사진으로 보는 핵심간호술

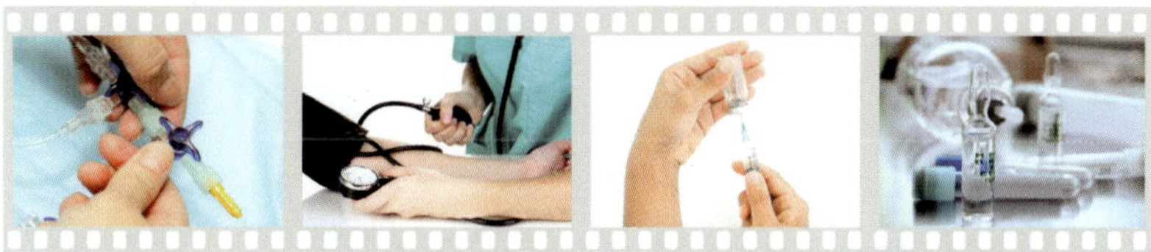

Pacific Book

집필진

【대표저자】

- **김동옥**(서울대학교 간호대학 대학원)
- **이진수**(서울대학교병원)

【감수위원】

- **강영미**(경희대학교)
- **김경옥**(초당대학교)
- **김금순**(경북전문대학교)
- **김미숙**(경북전문대학교)
- **김미영**(안동과학대학교)
- **김소명**(영남이공대학교)
- **김소영**(구미대학교)
- **김소영**(두원공과대학교)
- **김수연**(강동대학교)
- **김순옥**(신한대학교)
- **김승주**(한림성심대학교)
- **김일옥**(삼육대학교)
- **김자숙**(동강대학교)
- **김종임**(중원대학교)
- **김혜영**(전북대학교)
- **김홍순**(안동과학대학교)
- **도은수**(대구보건대학교)
- **박미성**(용인송담대학교)
- **박민정**(군산대학교)
- **박현주**(위덕대학교)
- **박혜숙**(서정대학교)
- **손유림**(포항대학교)
- **손혜경**(가야대학교)
- **송미숙**(경북과학대학교)
- **신소홍**(경북과학대학교)
- **신아미**(영진전문대학)
- **신해진**(전북과학대학교)
- **심선숙**(경동대학교)
- **엄재현**(강원관광대학교)
- **염은이**(청운대학교)
- **오숙희**(전북과학대학교)
- **오윤정**(송원대학교)
- **오재우**(충북보건과학대학교)
- **유소영**(부천대학교)
- **이선미**(진주보건대학교)
- **이에리쟈**(서일대학교)
- **장백희**(두원공과대학교)
- **전재희**(세명대학교)
- **정혜영**(경동대학교)
- **지혜련**(동강대학교)
- **채명정**(광주여자대학교)
- **최동숙**(경북과학대학교)
- **최보람**(용인송담대학교)
- **최숙경**(경동대학교)
- **최연숙**(대원대학교)
- **최정은**(동남보건대학교)
- **한영인**(가야대학교)
- **함미영**(경민대학교)
- **황주희**(송호대학교)

(가나다 순)

INTRODUCTION

머/리/말

수준높은 지식과 기술 및 비판적 사고능력은 기본적이고 핵심적인 간호사의 역량입니다. 그리고 간호술기는 언제 어디서나 모든 간호사를 통해서 능숙하게 이루어져야 하는 간호행위입니다.

이에 본서는 한국간호평가원(제3판, 2014)이 제시한 핵심기본간호술의 항목과 수행절차를 사진으로 설명하였고, 그에 따른 이론적인 근거를 제시하였으며, 다양한 상황에서도 적절한 간호술기를 시행할 수 있도록 준비하였습니다.

본서의 특징은 다음과 같습니다.

첫째, 각 장마다 핵심간호술에 맞는 각각의 수행절차를 사진으로 제시하여 핵심간호술의 이해도를 높이고자 하였습니다.

둘째, 각각의 수행절차에 따른 이론적 근거를 제시하여 근거중심적인 간호행위를 수행하는데 도움을 주고자 하였습니다. 특히 간호사의 구두설명을 제시하여 임상실무활동을 준비하는 간호학생에게 큰 도움을 줄 수 있으리라 기대합니다.

셋째, 핵심간호술이 수행되는 임상 사례를 구체적으로 제시하여 적절한 핵심간호술을 종합적으로 이해하고 수행할 수 있도록 하였습니다. 또한 사례에 따른 추가적인 설명(질환 및 약물 정보 등)을 덧붙여 사례를 이해하는데 도움을 주고자 하였습니다.

따라서 본서의 전반부에서는 핵심간호술에 대한 지식을 얻을 수 있고, 후반부에서는 사례를 통한 핵심간호술의 응용과 훈련을 실시할 수 있을 것입니다. 그리고 이를 반복학습하면 핵심간호술의 수행능력 향상에 도움을 받을 수 있으리라 생각합니다.

바쁜 일정 속에서도 원고를 집필해주신 여러 교수님과 임상현장 관계자분들께 감사의 인사를 올립니다. 여전히 미흡하고 부족하지만 지속적으로 노력하여 더욱 좋은 책이 되도록 보완하겠습니다.

다양한 임상실무 안에서 가장 적절한 간호술을 수행하고 이를 준비하는데 있어서 본서가 도움이 되기를 희망합니다.

2016년 2월

저자 일동

CONTENTS

기본항목 ···················· 14

01장 활력징후 측정 ···················· 19

* 성취목표, 필요장비 및 물품, 수행시간
1. 목적 ···················· 22
2. 관련 선행지식 ···················· 22
3. 간호수행 절차와 이론적 근거 및 구두 설명 ···················· 26
- 사례 1 ···················· 58
- 간호기록 ···················· 59

02장 경구투약 ···················· 61

* 성취목표, 필요장비 및 물품, 수행시간
1. 목적 ···················· 64
2. 관련 선행지식 ···················· 64
3. 간호수행 절차와 이론적 근거 및 구두 설명 ···················· 66
- 사례 2 ···················· 74
- 간호기록 ···················· 76
- 사례 3 ···················· 77
- 간호기록 ···················· 78
- 사례 4 ···················· 79
- 간호기록 ···················· 80
- 사례 5 ···················· 81
- 간호기록 ···················· 82

CONTENTS

03장 근육주사 ······ 83

* 성취목표, 필요장비 및 물품, 수행시간
1. 목적 ······ 86
2. 관련 선행지식 ······ 86
3. 간호수행 절차와 이론적 근거 및 구두 설명 ······ 88
- 사례 6 ······ 100
- 간호기록 ······ 101

04장 피하주사 ······ 103

* 성취목표, 필요장비 및 물품, 수행시간
1. 목적 ······ 106
2. 관련 선행지식 ······ 106
3. 간호수행 절차와 이론적 근거 및 구두 설명 ······ 108
- 사례 7 ······ 126
- 간호기록 ······ 128
- 사례 8 ······ 129
- 간호기록 ······ 130

05장 피내주사 ······ 131

* 성취목표, 필요장비 및 물품, 수행시간
1. 목적 ······ 134
2. 관련 선행지식 ······ 134
3. 간호수행 절차와 이론적 근거 및 구두 설명 ······ 136
- 사례 9 ······ 150
- 간호기록 ······ 151

CONTENTS

06장 정맥 수액 주입 ···· 153

* 성취목표, 필요장비 및 물품, 수행시간
1. 목적 ···· 156
2. 관련 선행지식 ···· 156
3. 간호수행 절차와 이론적 근거 및 구두 설명 ···· 158
ㅣ사례 10 ···· 172
ㅣ간호기록 ···· 174
ㅣ사례 11 ···· 175
ㅣ간호기록 ···· 176
ㅣ사례 12 ···· 177
ㅣ간호기록 ···· 178
ㅣ사례 13 ···· 179
ㅣ간호기록 ···· 180

07장 수혈요법 ···· 181

* 성취목표, 필요장비 및 물품, 수행시간
1. 목적 ···· 184
2. 관련 선행지식 ···· 184
3. 간호수행 절차와 이론적 근거 및 구두 설명 ···· 188
ㅣ사례 14 ···· 202
ㅣ간호기록 ···· 204

08장 간헐적 위관영양 ···· 205

* 성취목표, 필요장비 및 물품, 수행시간
1. 목적 ···· 208
2. 관련 선행지식 ···· 208

CONTENTS

3. 간호수행 절차와 이론적 근거 및 구두 설명 ······ 212
사례 15 ······ 226
간호기록 ······ 227

09장 단순도뇨 ······ 229

✻ 성취목표, 필요장비 및 물품, 수행시간
1. 목적 ······ 232
2. 관련 선행지식 ······ 232
3. 간호수행 절차와 이론적 근거 및 구두 설명 ······ 234
사례 16 ······ 252
간호기록 ······ 253
사례 17 ······ 254
간호기록 ······ 255
사례 18 ······ 256
간호기록 ······ 257

10장 유치도뇨 ······ 259

✻ 성취목표, 필요장비 및 물품, 수행시간
1. 목적 ······ 262
2. 관련 선행지식 ······ 262
3. 간호수행 절차와 이론적 근거 및 구두 설명 ······ 264
사례 19 ······ 288
간호기록 ······ 289
사례 20 ······ 290
간호기록 ······ 291

CONTENTS

11장 배출관장 293

* 성취목표, 필요장비 및 물품, 수행시간
1. 목적 296
2. 관련 선행지식 296
3. 간호수행 절차와 이론적 근거 및 구두 설명 298
- 사례 21 312
- 간호기록 313
- 사례 22 314
- 간호기록 315
- 사례 23 316
- 간호기록 318

12장 수술 전 간호 319

* 성취목표, 필요장비 및 물품, 수행시간
1. 목적 322
2. 관련 선행지식 322
3. 간호수행 절차와 이론적 근거 및 구두 설명 328
- 사례 24 352
- 간호기록 353
- 사례 25 354
- 간호기록 355

13장 수술 후 간호 357

* 성취목표, 필요장비 및 물품, 수행시간
1. 목적 360
2. 관련 선행지식 360

CONTENTS

3. 간호수행 절차와 이론적 근거 및 구두 설명 ······ 362

- 사례 26 ······ 376
- 간호기록 ······ 377
- 사례 27 ······ 378
- 간호기록 ······ 379
- 사례 28 ······ 380
- 간호기록 ······ 381

14장 입원 관리하기 ······ 383

* 성취목표, 필요장비 및 물품, 수행시간

1. 목적 ······ 386
2. 관련 선행지식 ······ 386
3. 간호수행 절차와 이론적 근거 및 구두 설명 ······ 390

- 사례 29 ······ 402
- 간호기록 ······ 404
- 사례 30 ······ 405
- 간호기록 ······ 407
- 사례 31 ······ 408
- 간호기록 ······ 410

15장 격리실 출입 시 보호 장구 및 폐기물 관리 ······ 411

* 성취목표, 필요장비 및 물품, 수행시간

1. 목적 ······ 414
2. 관련 선행지식 ······ 414
3. 간호수행 절차와 이론적 근거 및 구두 설명 ······ 416

- 사례 32 ······ 436
- 간호기록 ······ 437

CONTENTS

16장 산소포화도 측정과 심전도 모니터 적용 ········ 439

* 성취목표, 필요장비 및 물품, 수행시간
1. 목적 ········ 442
2. 관련 선행지식 ········ 442
3. 간호수행 절차와 이론적 근거 및 구두 설명 ········ 446
- 사례 33 ········ 460
- 간호기록 ········ 461
- 사례 34 ········ 462
- 간호기록 ········ 463

17장 비강 캐뉼라를 이용한 산소요법 ········ 465

* 성취목표, 필요장비 및 물품, 수행시간
1. 목적 ········ 468
2. 관련 선행지식 ········ 468
3. 간호수행 절차와 이론적 근거 및 구두 설명 ········ 470
- 사례 35 ········ 480
- 간호기록 ········ 481
- 사례 36 ········ 482
- 간호기록 ········ 483
- 사례 37 ········ 484
- 간호기록 ········ 486
- 사례 38 ········ 487
- 간호기록 ········ 488

CONTENTS

18장 기관내 흡인 ········· 489

* 성취목표, 필요장비 및 물품, 수행시간

1. 목적 ········· 492
2. 관련 선행지식 ········· 492
3. 간호수행 절차와 이론적 근거 및 구두 설명 ········· 494

사례 39 ········· 506
간호기록 ········· 507
사례 40 ········· 508
간호기록 ········· 509

19장 기관절개관 관리 ········· 511

* 성취목표, 필요장비 및 물품, 수행시간

1. 목적 ········· 514
2. 관련 선행지식 ········· 514
3. 간호수행 절차와 이론적 근거 및 구두 설명 ········· 516

사례 41 ········· 532
간호기록 ········· 533

20장 기본 심폐소생술 및 제세동기 적용 ········· 535

* 성취목표, 필요장비 및 물품, 수행시간

1. 목적 ········· 538
2. 관련 선행지식 ········· 538
3. 간호수행 절차와 이론적 근거 및 구두 설명 ········· 540

사례 42 ········· 550
사례 43 ········· 551

손위생

매 술기의 처음은 손씻기로 시작한다. 손씻기로 대표되는 손위생은 의료관련감염 예방을 위한 가장 효과적이고 중요한 감염관리 방법이다. 손의 위생을 유지함으로써 병원균의 주요 전파 경로인 의료인의 손에 의한 교차감염을 예방할 수 있다.

1. 손위생의 정의

1) 손위생(Hand hygiene) : 손씻기, 손소독 등을 포함하여 손을 깨끗이 하는 것을 말한다.
2) 알코올 제제를 이용한 핸드럽(Alcohol-based handrub) : 물 없이 알코올 제제를 이용하여 손을 마찰하는 손위생 방법이다.
3) 손씻기(Handwashing) : 물과 비누 또는 물과 항균비누를 이용하여 손을 씻는 것이다.
4) 외과적 손위생(Surgical antisepsis/surgical hand preparation) : 물과 항균비누를 사용하는 외과적 핸드스크럽(surgical hand scrub)과 알코올 제제를 이용한 외과적 핸드럽(surgical handrub)을 말한다.

2. 손위생이 필요한 경우

1) 손이 육안으로 보이게 더러워졌거나, 단백질 성분의 물질에 오염되었거나 또는 혈액이나 다른 체액에 의해서 눈에 띄게 오염된 경우에는 반드시 비누와 물 또는 항균제가 포함된 비누와 물로 씻어야 한다.
2) 만약 눈에 띄는 오염이 보이지 않는 경우는 알코올이 함유된(alcohol-based) 제품을 이용하여 손을 마찰시킨다.
3) 환자와 직접 접촉하기 전에 반드시 손의 오염을 제거한다.
4) 중심정맥관을 삽입하기 전 멸균장갑을 끼기 전에 반드시 손의 오염을 제거한다.
5) 유치도뇨관을 삽입하기 전, 말초혈관 카테터 삽입 전, 수술방법을 요하지 않는 침습적인 기구를 삽입하기 전에는 반드시 손의 오염을 제거한다.
6) 환자의 건강한 피부와 접촉한 후에는 손의 오염을 제거한다(환자의 맥박 측정, 혈압 측정, 환자 옮기기 등).
7) 환자의 체액, 분비물, 점막이나 손상된 피부와 접촉한 후, 드레싱을 한 후에는 육안으로 보이는 오염이 없더라도 손의 오염을 제거한다.
8) 장갑을 벗은 후에는 손의 오염을 제거한다.
9) 식사를 하기 전, 화장실을 이용한 뒤에는 항균제가 포함된 비누 또는 포함되지 않은 비누와 물로 손을 씻는다.

10) 세계보건기구(WHO)는 의료환경에서 꼭 손을 씻어야 하는 5가지 상황에 대한 '손씻기 가이드라인'을 다음과 같이 제시하였다.

- 환자 접촉 전
- 무균시술 수행 전
- 체액 및 분비물과 접촉 후
- 환자접촉 후
- 환자 주변환경 접촉 후

3. 손위생 방법

1) 알코올 제제를 이용한 손소독(Alcohol-based handrub)

한 손의 손바닥에 제품의 적정량을 따른 후, 양손을 잘 비벼서 손과 손가락의 모든 표면이 덮이도록 하고, 마를 때까지 마찰한다.

2) 물과 비누를 이용한 손씻기(Handwashing)

① 물로 손을 적신 후 적당량을 손에 부어 손의 모든 표면과 손가락이 충분히 접촉하도록 한다. 물로 헹구어 낸 후 일회용 종이 타월로 손을 건조시키고, 사용한 종이 타월로 수도꼭지 손잡이를 잠근다.

② 뜨거운 물을 반복적으로 사용하는 것은 피부염(dermatitis)을 초래할 수 있으므로, 적당한 온수를 사용하고 뜨거운 물은 사용하지 않는다.

③ 여러 번 사용하는 타월은 사용하지 않으며, 같은 타월을 여러 사람들이 사용하지 않는다.

3) 손씻기 단계

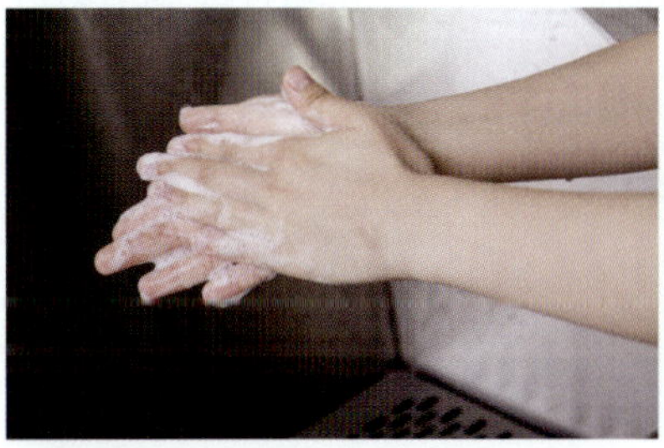

① 손바닥과 손바닥을 마찰하면서 닦는다.

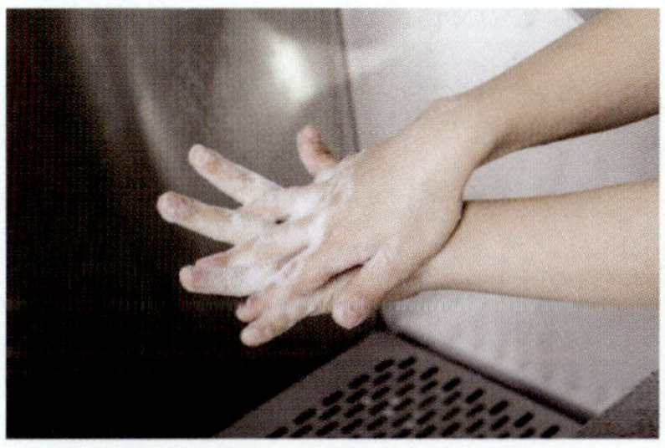

② 손바닥으로 다른 손의 손등을 문지른다.

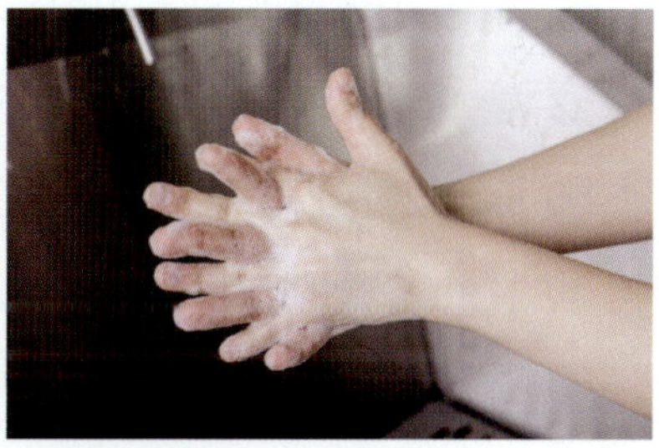

③ 손바닥을 마주 대고 손가락 사이를 문지른다.

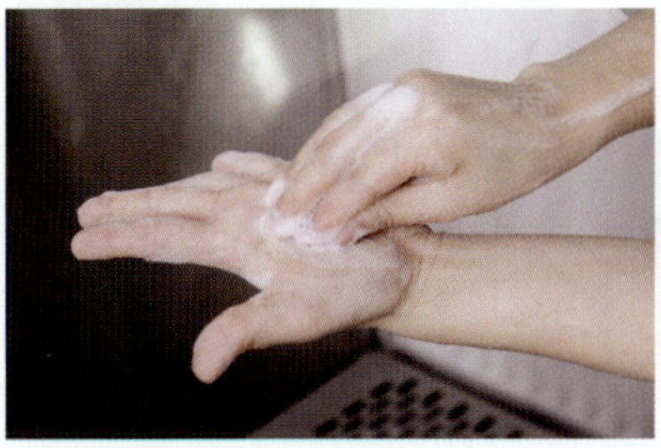

④ 손가락 끝으로 다른 손의 손바닥을 비빈다.

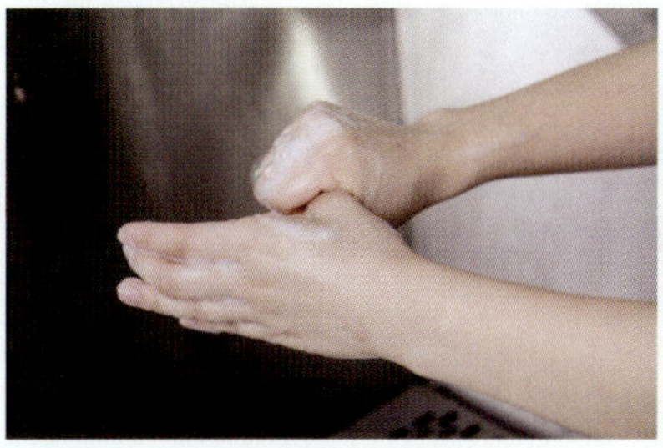

⑤ 한 손에 엄지를 거머쥐듯이 쥐고 회전하며 문지른다.

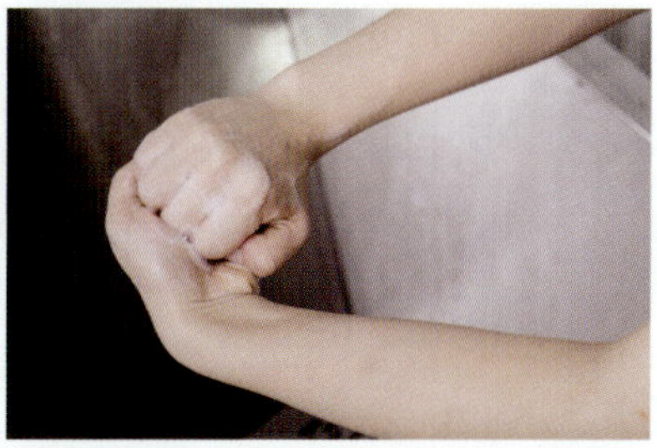

⑥ 손톱을 다른 손바닥에 마찰하듯이 문지른다.

4. 외과적 손위생 방법

1) 일반 지침

① 외과적 손위생 전에 반지, 팔찌, 손목시계를 벗는다.

② 인조 손톱은 금지한다.

③ 눈에 보이는 오염이 있는 경우 외과적 손위생 전에 비누를 이용하여 손을 씻는다.

④ 흐르는 물에서 네일 클리너를 사용하여 손톱 밑의 오염을 제거한다.

⑤ 외과적 손위생은 멸균장갑 착용 전에, 소독력 지속성이 확인된 적절한 항균비누나 알코올 핸드럽 제품을 이용하여 시행한다.

⑥ 항균비누를 사용하여 외과적 손위생을 시행할 때, 제조사에서 권고되는 시간동안 손과 전완을 스크럽한다. 일반적으로 2~5분이며 10분 이상의 긴 시간은 불필요하다.

⑦ 외과적 핸드 스크럽과 외과적 알코올 핸드럽을 동시에 시행하지 않는다.

2) 외과적 핸드 스크럽(물과 항균비누를 이용한 전통적 방법)

① 외과적 핸드 스크럽의 전단계로, 처음 수술실에 들어가기 전이나 손에 눈에 보이는 오염이 있는 경우 비누와 물을 이용하여 손과 팔을 씻는다.

② 네일 클리너를 이용하여 흐르는 물에 양손의 손톱 밑을 깨끗하게 씻어낸다.

③ 흐르는 물에 손과 전박을 헹군다.

④ 젖은 손과 전박에 항균 스크럽 제품을 문지른다.

⑤ 각 손가락 손과 팔을 4면으로 시각화하여 효과적으로 씻어내고, 반대 손도 같은 방법으로 반복한다.

⑥ 한 방향으로 흐르는 물에 손끝에서 팔꿈치 방향으로 손과 팔을 헹군다.

⑦ 스크럽하는 전 과정 동안 손은 팔보다 위를 향하도록 하고 수술복에 닿지 않도록 한다.

⑧ 물이 수술복에 튀지 않도록 주의한다.

⑨ 사용한 스폰지는 쓰레기통에 버린다.

⑩ 수술방에서 멸균 타월로 손과 팔을 건조시키고 무균술을 준수하여 멸균가운과 멸균장갑을 착용한다.

3) 외과적 알코올 핸드럽

① 외과적 손위생을 위한 알코올 핸드럽 방법은 깨끗하고 건조된 손에 수행한다.

② 처음 수술실에 들어가기 전이나 손에 눈에 보이는 오염이 있는 경우 비누와 물을 이용하여 손과 팔을 씻는다.

③ 네일 클리너를 이용하여 흐르는 물에 손톱 밑을 깨끗이 한다.

④ 흐르는 물에 손과 전박을 헹군다.

⑤ 종이 타월로 손과 팔을 건조시킨다.

⑥ 외과적 핸드럽 제품을 따른다.

⑦ 제조사에서 권고하는 시간 동안 알코올 핸드럽을 반복하여 시행한다.

⑧ 건조될 때까지 충분히 문지른다.

5. 손위생 제제

손 소독제의 종류와 사용방법은 다음의 표와 같다.

손 소독제 종류	성분	사용방법	비고
비누	계면활성제	10~15초간 마찰해서 건조	물 사용
Microshield	4% Chlorhexidine gluconate	손 씻기 : 10~15초간 마찰 스크럽 : 120초 이상 솔질	5ml, 물 사용
Hibiclen	4% Chlorhexidine gluconate	손 씻기 : 10~15초가 마찰 스크럽 : 120초 이상 솔질	5ml, 물 사용
Betadine	Iodine (100g 중 0.9g 포함)	스크럽 : 120초 이상 솔질	물 사용 주로 수술 전 손 씻기에 사용
Avagard	0.5% Chlorhexidine gluconate +70% ethyl alcohol	손 씻기 : 10~15초간 마찰 스크럽 : 120초 이상 마찰	물 없이 사용
H-tine G	5% Chlorhexidine gluconate +70% isoprophyl alcohol	10~15초간 마찰해서 건조	물 없이 사용
Clean N fresh	62% ethyl alcohol	10~15초간 마찰해서 건조	물 없이 사용 손에 단백물질 오염시 효과 저하 높은 온도나 불꽃에서 멀리 떨어진 곳에서 손마찰 시행 보관시 화재 조심 눈에 들어가지 않도록 주의 필요

외과적 알코올 핸드럽 방법

60초 동안 아래의 방법대로 핸드럽 해주세요!

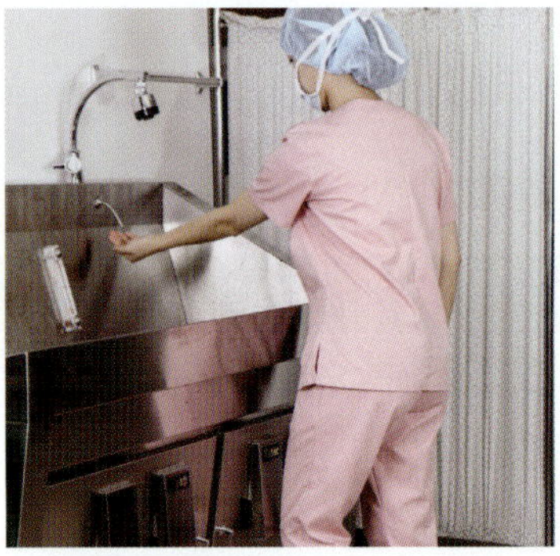

① 손을 직접 접촉하지 않도록하여 알코올제제를 약 5ml 정도 왼쪽 손바닥에 따른다.

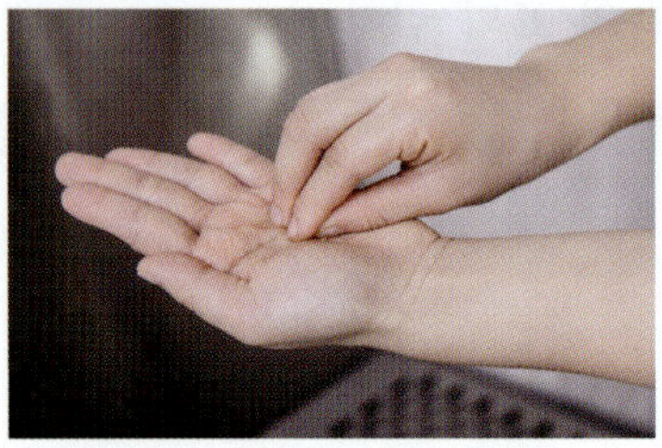

② 오른쪽 손끝을 먼저 소독액에 담그어 손톱 밑을 소독한다(5초).

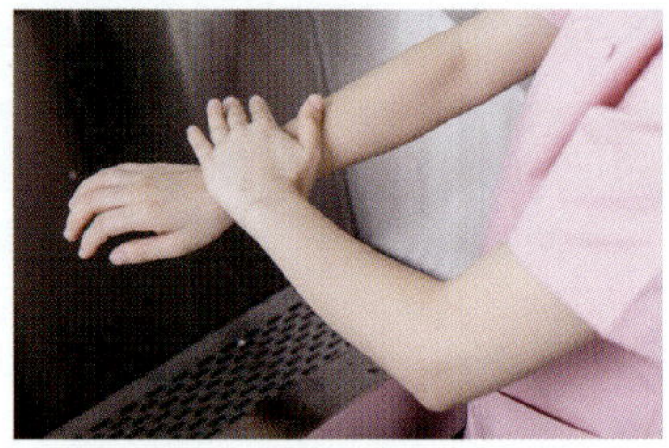

③ ③~⑦번 오른쪽 전완부터 팔꿈치를 향하여 회전하면서 전체 피부 표면이 덮이도록 소독액이 마를때까지 문지른다(10~15초).

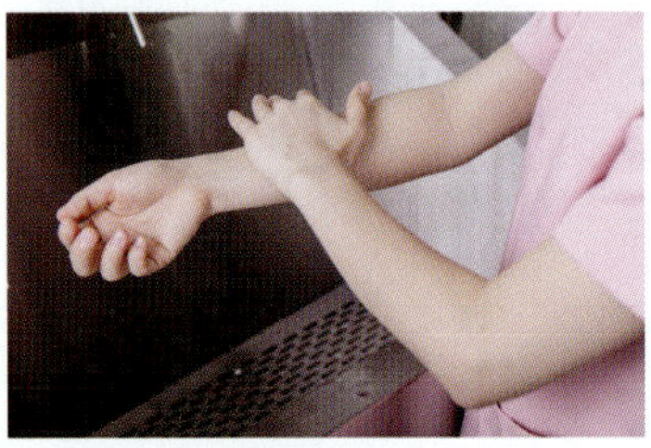

④ ③번 그림 참조

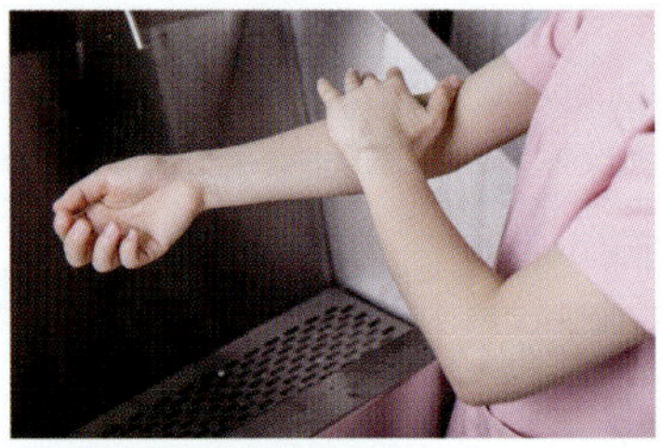

⑤ ③번 그림 참조

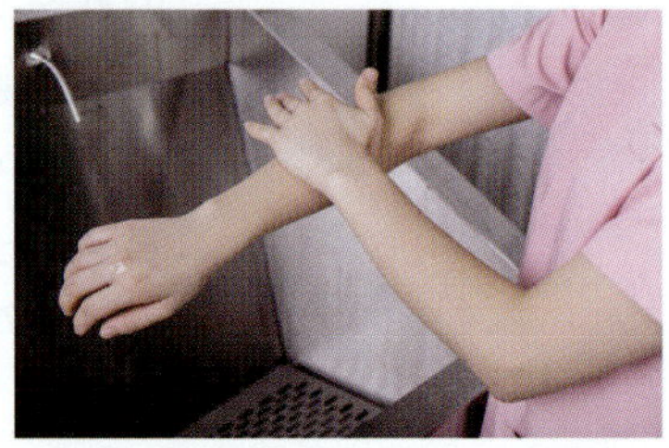

⑥ ③번 그림 참조

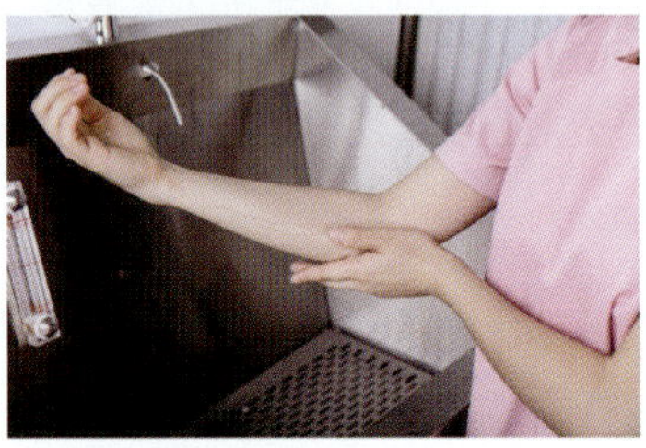

⑦ ③번 그림 참조

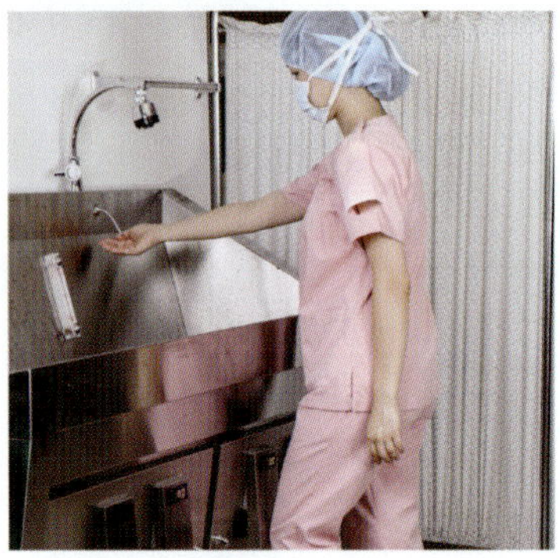

⑧ 손을 직접 접촉하지 않도록하여 알코올제제를 약 5ml 정도 오른쪽 손바닥에 따른다.

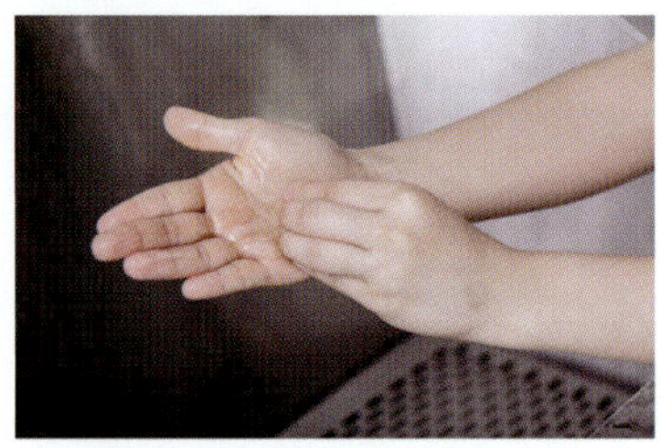

⑨ 왼쪽 손끝을 먼저 소독액에 담그어 손톱 밑을 소독한다(5초).

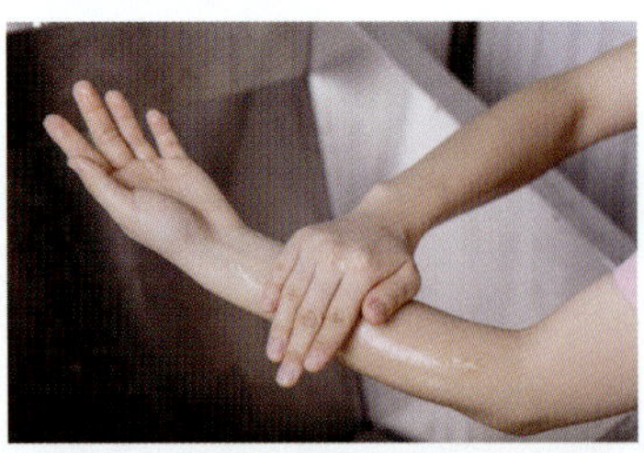

⑩ 전완에서 팔꿈치까지 알코올 제제를 바른다. 알코올 제제가 완전히 마를때까지 전완 주위로 회전하면서 피부 전체 표면을 문지른다(10~15초).

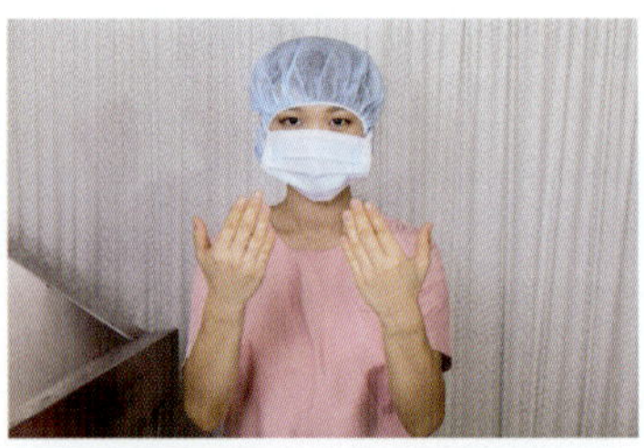

⑪ 손을 완전히 건조 시킨 후, 멸균 장갑을 착용한다.

01

활력징후 측정

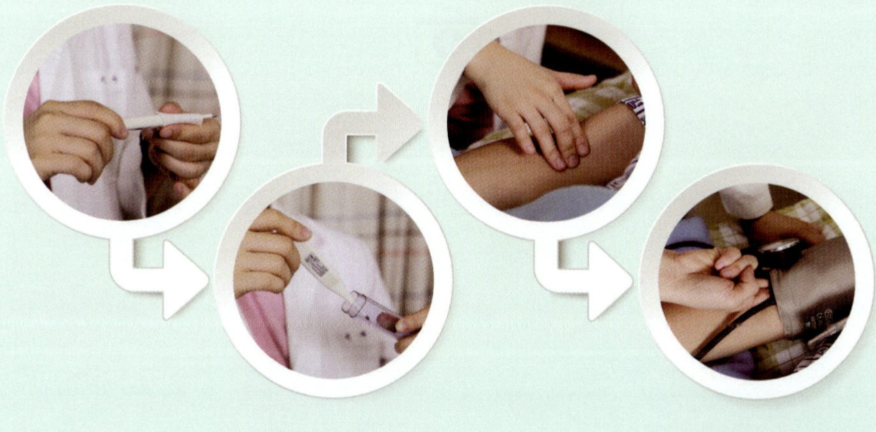

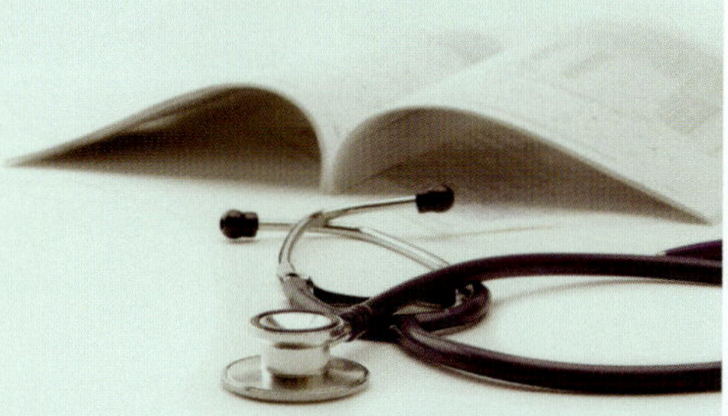

성취목표

필요장비 및 물품

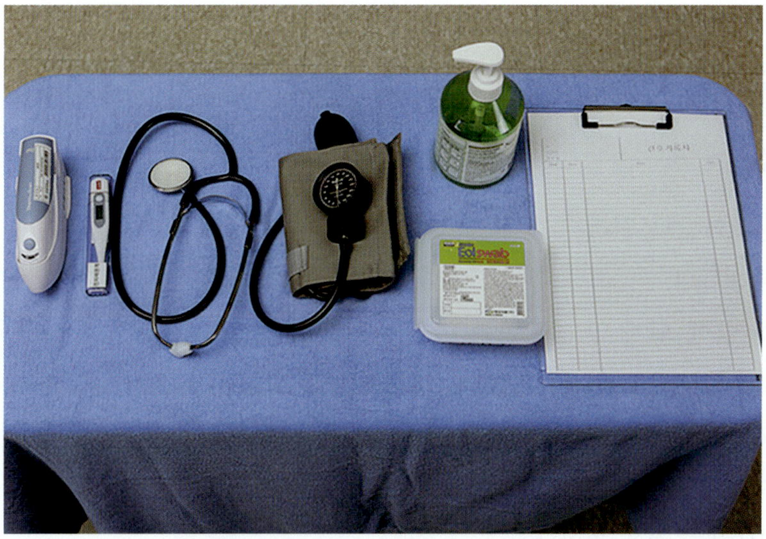

수행시간

- (   )분

1 목적

1) 신체상태 평가를 위한 기초적인 자료를 얻기 위함이다.
2) 특정 치료에 대한 반응으로 심부체온에 변화가 있는지 확인하기 위함이다.
3) 대상자의 체온 불균형의 위험성을 확인하기 위함이다.
4) 맥박수가 정상인지 확인하기 위함이다.
5) 맥박 리듬이 규칙적이고 강도가 적당하며, 신체 각 부위의 말초맥박이 동일한지 확인하기 위함이다.
6) 맥박 변화의 위험성을 확인하고 사지의 혈액 흐름을 평가하기 위함이다.
7) 비정상적인 호흡, 호흡의 양상과 변화를 확인하기 위함이다.
8) 특정 질환에 따른 대상자의 호흡 변화 위험을 측정하기 위함이다.
9) 대상자의 순환상태를 파악하기 위함이다.
10) 질환의 경과와 약물치료 결과로 혈압의 변화가 있는지를 확인하고 측정하기 위함이다.

2 관련 선행지식

1) 내과적 무균법

(1) 내과적 무균법의 기본원리

- 손을 자주 씻는다.
- 더러워진 물품에 닿지 않도록 한다.
- 더럽혀진 물품은 바닥에 닿지 않도록 한다.
- 대상자가 직접 다른 사람에게 기침, 재채기 또는 호흡하는 것을 피한다.
- 솔질, 먼지 털기, 물건 세척 시 기구는 신체로부터 멀리 놓는다.
- 먼지를 일으키는 것을 피한다.
- 사용한 물품은 즉시 적절한 곳에 버린다.
- 병원체가 있는 것으로 의심되는 물품은 멸균한다.

(2) 개인 건강 및 위생

- 샤워나 목욕을 자주한다. 세척은 피부에 있는 미생물의 수를 감소하고 성장을 억제시킬 수 있기 때문이다.
- 자주 머리를 감아 청결히 함으로써 머리카락과 두피에 있는 미생물의 수를 줄인다.
- 자주 칫솔질을 하며 입안을 씻어줌으로써 치아의 건강을 유지하고 구강 내 세균수를 줄인다.
- 손을 자주 씻고 적절히 보호한다. 피부가 트거나 갈라지면 세균이 정착되거나 감염되기가 쉽다.
- 손톱 밑에도 미생물이 모이기 쉽기 때문에 가능한 한 손톱을 짧게 자르고 청결하게 유지한다.
- 가운이나 신발을 청결하게 유지한다.

(3) 내과적 무균법의 종류

- 손씻기(Handwashing) : 세균의 확산을 예방하기 위한 가장 효과적인 방법으로, 손의 먼지나 일시균(transient bacteria)을 제거하여, 상주균(resident bacteria)이 되는 것을 방지한다.
- 마스크 착용 : 비말이나 공기를 통해서 호흡기로 이동하는 균의 전파를 방지한다.
- 격리 가운 착용 : 전염성 배설물이나 분비물이 있는 대상자와의 접촉 시 간호사의 복장이 오염되는 것을 방지한다. 또한 중환자, 신생아와 같은 취약한 대상자가 일반적인 환경에 의해 오염되는 것을 방지한다.

2) 체온, 맥박, 호흡, 혈압의 정상범위

연령별	체온(℃)	맥박(회/분)	호흡(회/분)	혈압(mmHg)	
				수축기압	이완기압
신생아	35.6~37.5	70~190	30~60	60~90	20~60
영아	37.4~37.6	80~160	30~60	74~100	50~70
유아	37.2~37.6	80~130	24~40	80~112	50~80
학령전기	37.0~37.2	80~120	22~34	82~110	50~78
소년기	36.7~37.0	75~110	18~30	84~120	54~80
청년기	36.1~37.2	60~90	12~20	94~140	62~88
성인	36.1~37.2	60~100	12~20	90~140	60~90
노인	35.6~37.2	60~100	12~20	90~140	60~90

3) 체온, 맥박, 호흡, 혈압에 영향을 미치는 요인

(1) 체온에 영향을 미치는 요인

요인	내용
아동	• 영아의 체온은 극히 불안정하므로 저체온을 예방하기 위해 보온하고 피부를 건조하게 유지해야 한다. • 아동의 액와체온은 다른 부위에서의 측정치보다 정확성이 낮다. • 보통 고막체온이나 측두동맥 체온이 추천된다. • 구강체온의 측정은 3세 이상의 어린이에게 적용되고 파손되지 않는 전자식 체온계가 권장된다.
노인	• 중년보다 체온이 낮은 경향이 있다. • 환경과 체내 온도의 변화에 민감하다. 따라서 고체온증이나 저체온증의 위험성이 높다.
운동	• 근육의 활동은 신진대사를 촉진하고 열생산을 증가시켜 체온을 상승시킨다.
호르몬	• 여성은 생리 중 호르몬의 변화, 폐경, 피하지방의 영향으로 체온의 변화가 남성보다 심하다.
스트레스	• 신체적, 정서적 스트레스는 내분비계와 신경계를 자극하여 체온을 상승시킨다.
환경	• 따뜻한 실내에 있는 대상자는 열소실이 감소하여 체온이 상승할 수 있다. • 아동과 노인은 환경 온도 변화에 매우 민감하다.
약물	• 일부의 약물은 발한, 혈관수축 또는 혈관이완을 증진시키며, 체온조절중추인 시상하부의 기능을 방해하기도 한다.
24시간 주기 리듬	• 체온은 정상적으로 24시간 동안 0.5~1.0℃의 차이를 두고 변화한다. 오전 1~4시 사이에 가장 낮고, 오후 4~6시 사이에 가장 높다.

(2) 맥박에 영향을 미치는 요인

요인	내용
아동	• 신생아, 영아와 2~3세 아동의 맥박 측정 시에는 심첨맥박을 사용한다. • 아기가 울거나 불안정하면 심박동수에 변화를 초래하므로 아기를 안거나 안정시켜야 한다. • 인형 등을 사용해서 아동에게 시범을 보이고, 청진기를 아동이 만져보게 하는 것은 아동의 불안감을 감소시키고 협조를 증가시킬 수 있다.
노인	• 대상자의 손과 팔에 심한 떨림(tremor)이 있으면 요골맥박의 측정이 어렵다. • 심박출량 감소, 심장판막의 경화, 부정맥과 같은 변화가 있는 노인은 심첨맥박을 측정하는 것이 좋다.
운동	• 단기간의 운동은 맥박을 상승시킨다.
온도	• 체온 상승과 열은 맥박을 증가시키고, 저체온증은 맥박을 감소시킨다.
정서	• 급성 통증과 불안은 교감신경을 자극하여 심장박동에 영향을 미쳐 맥박을 증가시킨다. • 완화되지 않는 만성 통증은 부교감신경을 자극하여 심장박동을 감소시킨다.
약물	• 에피네프린은 맥박을 상승시키고, 강심제와 베타차단제 등은 맥박을 감소시킨다.
출혈	• 출혈은 맥박을 상승시킨다.
체위	• 앉거나 서는 것은 맥박을 상승시키고, 눕는 것은 맥박을 감소시킨다.

(3) 호흡에 영향을 미치는 요인

요인	내용
아동	• 아동이 울거나 움직이면 호흡 측정이 부정확하므로 호흡 측정 전에 안정시켜야 한다. • 아동은 주로 횡격막 호흡을 하기 때문에 복부의 오르내림을 관찰한다.
노인	• 나이가 많으면 호흡기계의 효율성이 저하되기 때문에 호흡수와 유형에 변화가 있는 경우 즉시 의사에게 보고한다.
운동	• 운동으로 인한 추가적인 산소 공급 및 이산화탄소의 제거로 호흡이 깊고 빨라진다.
통증	• 급성 통증 시 호흡 횟수와 리듬에 변화가 있으면 호흡은 얕아진다.
불안	• 불안은 교감신경을 자극하여 호흡의 횟수와 깊이를 증가시킨다.
흡연	• 만성적 흡연은 기도를 변화시켜 비흡연 시에도 호흡수가 증가한다.
약물	• 마약성 진통제, 전신마취제, 안정제 등은 호흡수와 깊이를 감소시킨다. • 기관지확장제는 기도 평활근을 이완시켜 기도 수축으로 인해 야기된 빈호흡을 완화시킨다.
헤모글로빈 기능	• 빈혈 등의 헤모글로빈 수치의 감소는 혈액의 산소운반량을 감소시켜 호흡을 증가시킨다. • 높은 고도의 지역에서는 산소포화도가 떨어져 호흡수와 깊이가 증가한다.

(4) 혈압에 영향을 미치는 요인

요인	내용
아동	• 아동에게 혈압 측정 단계와 느낌을 설명하고, 인형을 사용해서 시범을 보인다. • 불편감은 혈압을 상승시킬 수 있으므로 불편한 절차 전에 혈압을 측정한다.
노인	• 피부가 약한 노인의 경우엔 커프 압력을 올린 상태를 필요 이상으로 오래 유지하지 않는다. • 항고혈압제를 복용 중이면 마지막 복용 시간을 확인한다.
체위	• 누운 자세에서 앉거나 일어나면 혈압이 떨어진다.
활동	• 운동 등의 활동은 산소요구도를 증가시켜 혈압을 상승시킨다.
교감신경 자극	• 통증, 불안, 발열은 교감신경을 자극하여 혈압을 상승시킨다.
약물	• 항고혈압 약제와 마약성 진통제는 혈압을 감소시킨다. • 혈관수축제는 혈압을 상승시킨다.
흡연	• 흡연은 혈관수축을 일으켜 혈압을 상승시킨다. 흡연 시에 혈압은 상승하고 흡연 후 약 15분이 지나면 정상 혈압으로 돌아온다.

4) 기록

기록의 원칙은 다음과 같다.

- 모든 기록은 정확한 사실이어야 한다.
- 간호, 투약이나 처치에 관한 기록은 반드시 실시한 이후에 기록한다.
- 관찰한 것에 대한 개인적인 견해나 해석은 기술하지 않고, 관찰된 사실을 그대로 적어 편견을 배제한다.
- 대상자의 상태 변화나 비정상적인 증상은 기록하고 보고한다.

MEMO

3 간호수행 절차와 이론적 근거 및 구두 설명

1) 액와 체온

수행절차	이론적 근거
1. 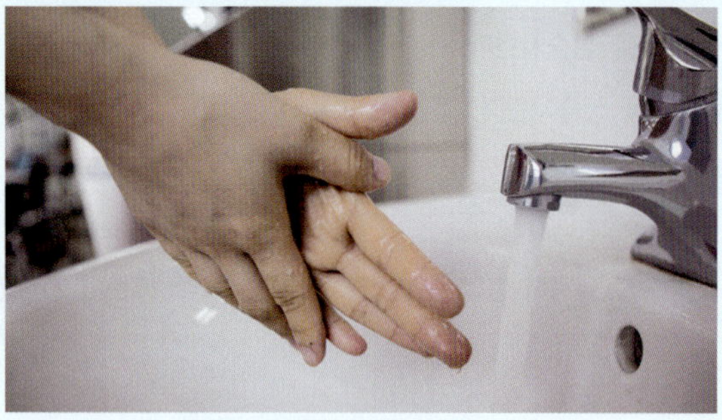	1. 세균의 전파를 막아 감염의 기회를 줄인다.
2. 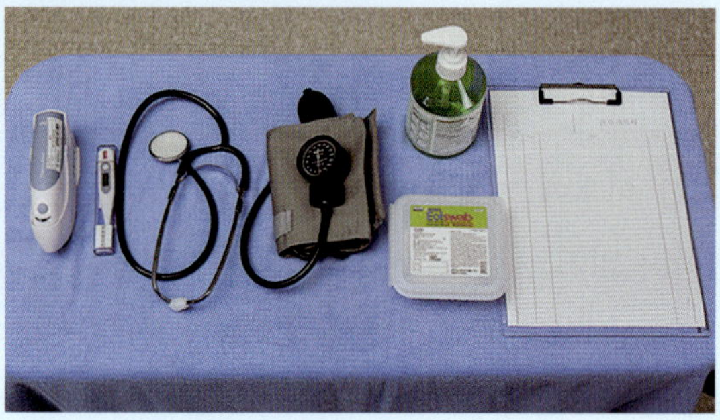	2. 효과적으로 절차를 수행할 수 있다.
3. 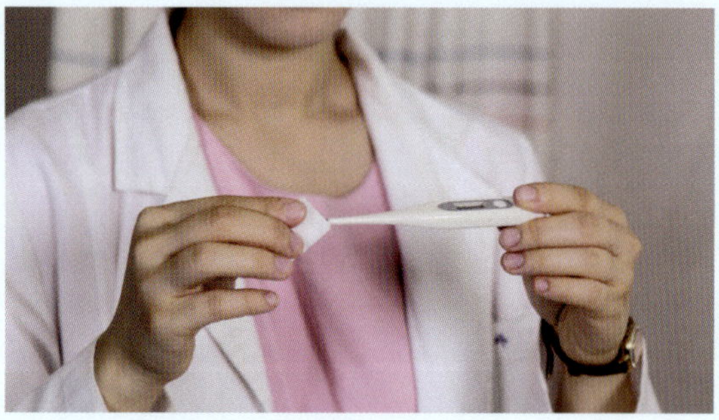	3. 체온계의 끝부분의 오염을 감소시킨다.
4.* 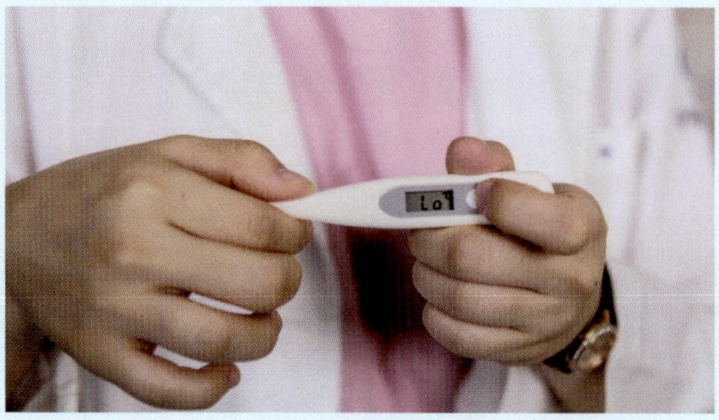	4.

구두 설명	자가평가			교수평가
	수행가능여부	이론적 근거제시 가능여부	연습필요	
1.				
2.				
3.				
4.				

수행절차	이론적 근거	
5. 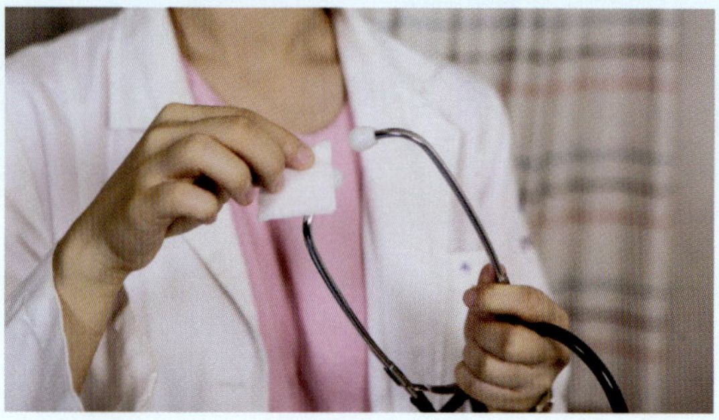	5.	
6. 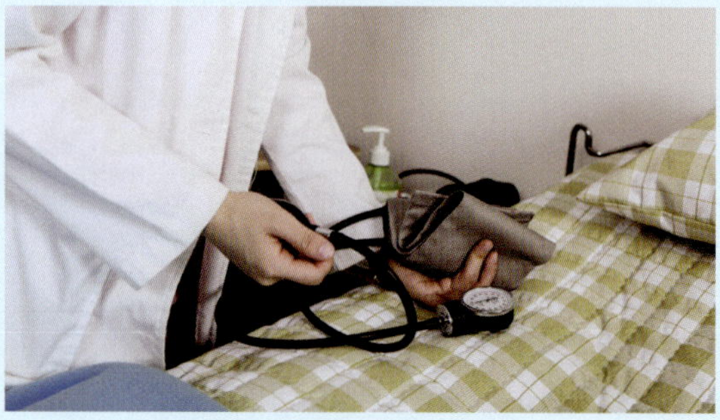	6.	
7.* 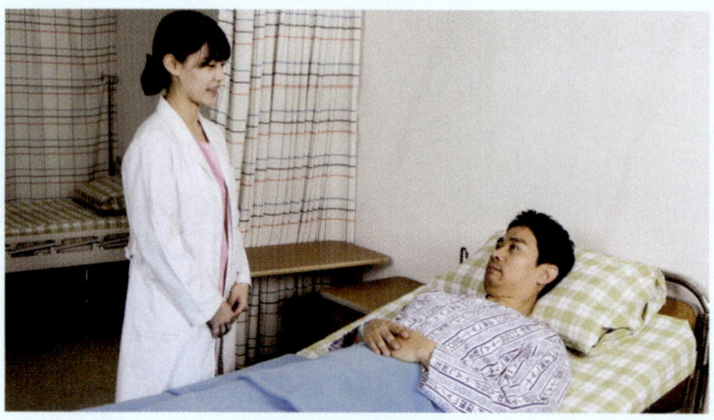	7. 불안을 감소시키고 체온 측정 절차에 대해 협조를 구한다.	
8.* 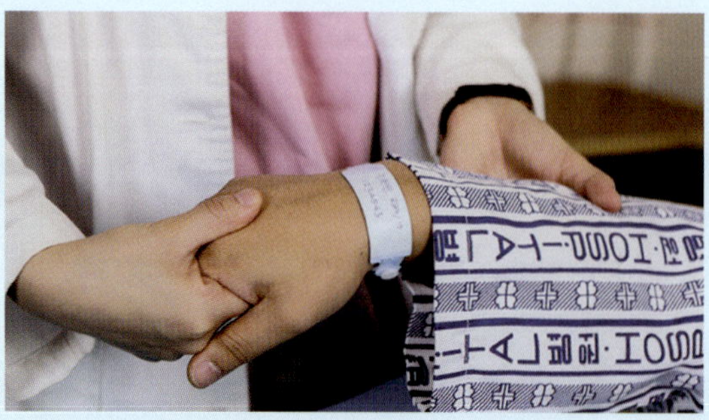	8. 안전한 간호를 수행하기 위한 대상자 확인 절차이다.	

구두 설명	자가평가			교수평가
	수행가능여부	이론적 근거제시 가능여부	연습필요	
5.				
6.				
7. “안녕하세요, 학생간호사 ○○○입니다.”				
8. “환자분 성함이 어떻게 되시나요? 등록번호는 어떻게 되시나요?”				

수행절차	이론적 근거
9. 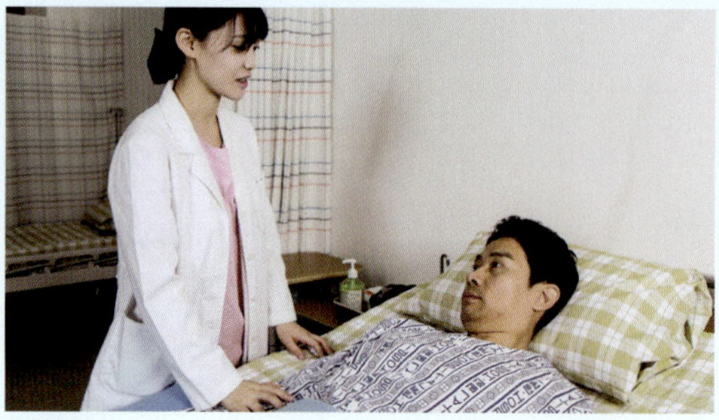	9. 환자의 불안을 감소시키고 체온/맥박/호흡 측정 절차에 대해 협조를 얻을 수 있다.
10.* 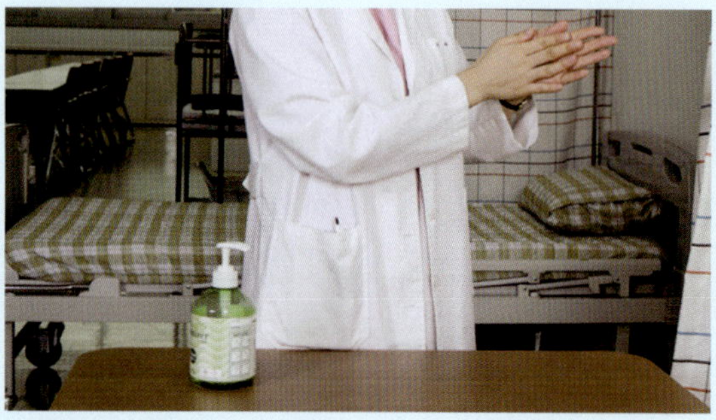	10. 세균의 전파를 막아 감염의 기회를 줄인다.
11. 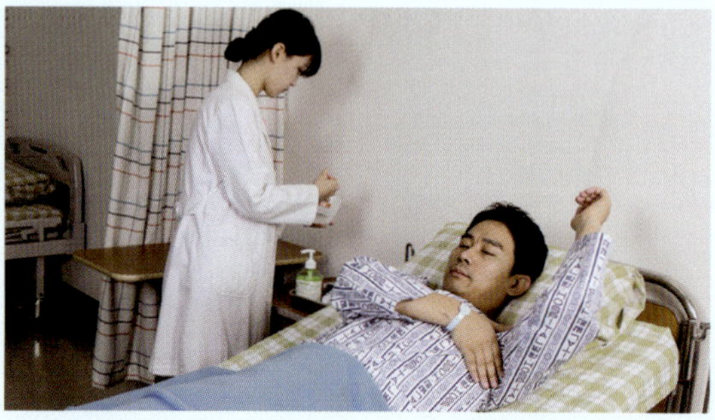	11. 액와에 땀이 있으면 체온이 낮게 측정될 수 있으며, 땀을 문질러서 닦아내면 마찰열이 발생할 수 있다.
12.* 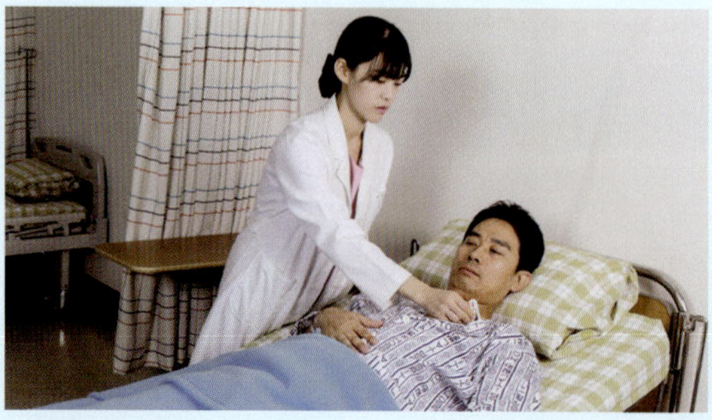	12. 액와의 가장 깊은 부위로 체온을 가장 정확하게 측정할 수 있다.

구두 설명	자가평가			교수평가
	수행가능여부	이론적 근거제시 가능여부	연습필요	
9. "지금부터 환자분 상태를 확인하기 위해서 체온, 호흡, 맥박을 측정하도록 하겠습니다. 괜찮으신가요?"				
10.				
11. "액와로 체온을 측정하겠으니 잠시 겨드랑이를 보여주세요. 땀이 나있으면 이 종이타월로 닦은 후 측정하겠습니다."				
12.				

수행절차	이론적 근거
13. 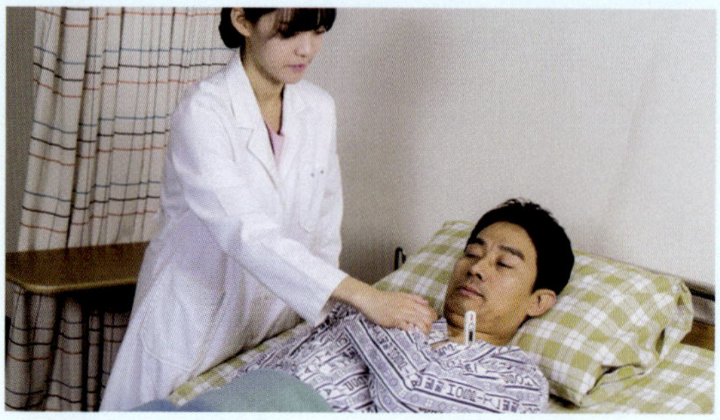	13. 체온계가 빠지지 않고 액와의 혈관 부위에 체온계를 잘 위치시키기 위함이다.
14. 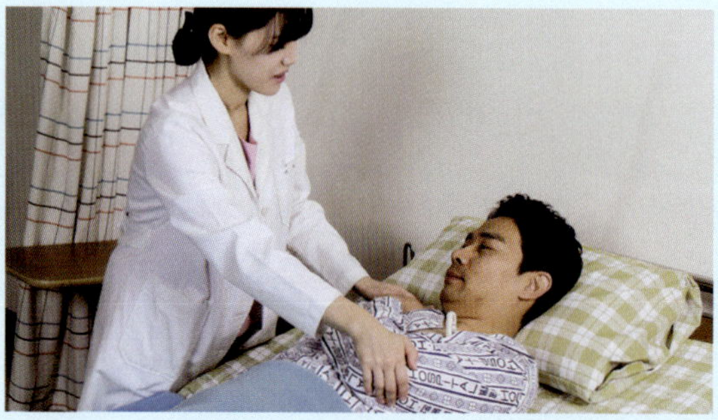	14. 체온을 정확하게 측정할 수 있다.
15. 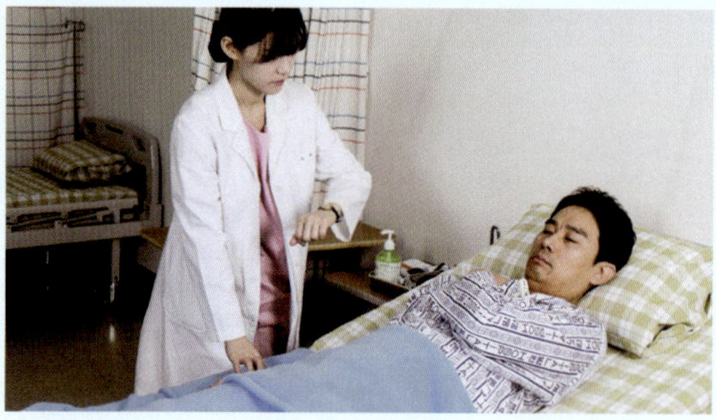	15.

구두 설명	자가평가			교수평가
	수행가능여부	이론적 근거제시 가능여부	연습필요	
13. "체온계가 꽂힌 팔로 반대쪽 어깨를 잡아주세요."				
14. "체온이 정확하게 측정될 수 있도록 일정 정도 체온계가 꽂힌 팔로 반대쪽 어깨를 잡아주세요."				
15.				

2) 맥박과 호흡

수행절차	이론적 근거
16. 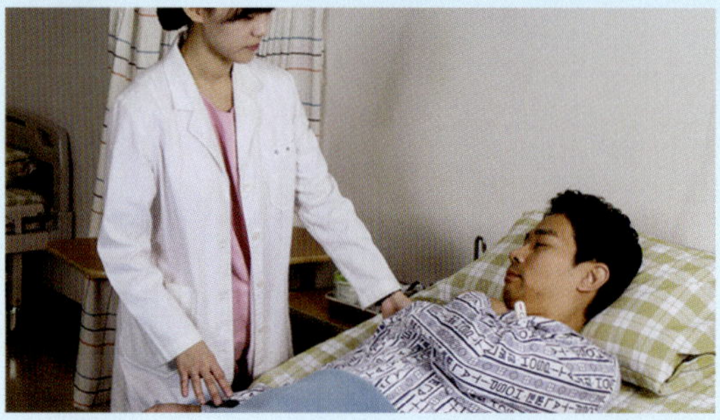	16. 대상자에게 편안감을 주고 측정을 용이하게 하는 자세이다.
17.* 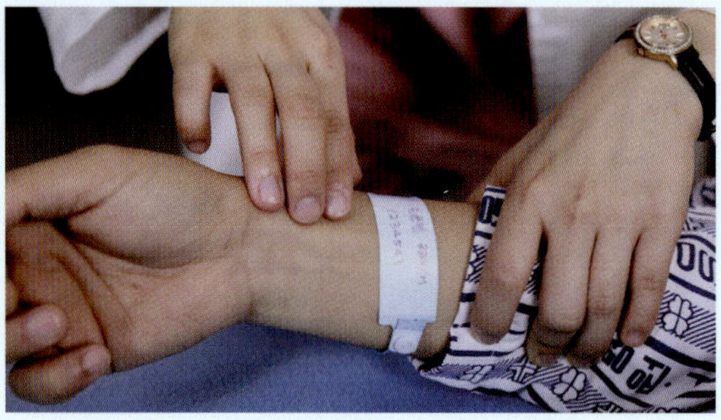	17. 손가락 끝이 가장 예민한 부위이므로 동맥의 박동을 감지할 수 있다. 엄지손가락에는 간호사의 박동이 있어 정확한 측정을 방해할 수 있다.
18. 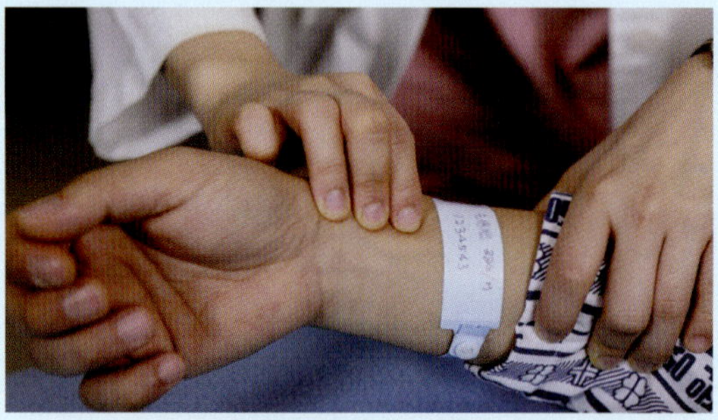	18.
19. 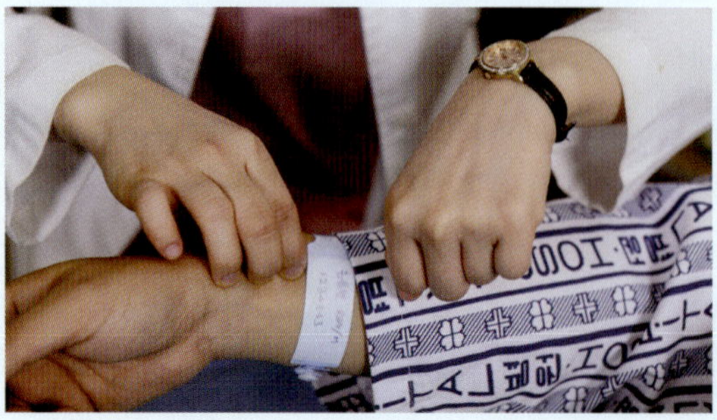	19. 처음 입원 시에는 1분간 측정하나, 이후 맥박이 규칙적인 경우에는 30초간 측정하여 2배 하여도 대체적으로 정확성을 확보할 수 있다.

구두 설명	자가평가			교수평가
	수행가능여부	이론적 근거제시 가능여부	연습필요	
16. "다음으로 환자분의 맥박을 측정하도록 할게요. 팔을 편하게 놓아주세요."				
17.				
18.				
19. "환자분의 맥박수는 분당 ○○회 입니다."				

수행절차	이론적 근거
20. 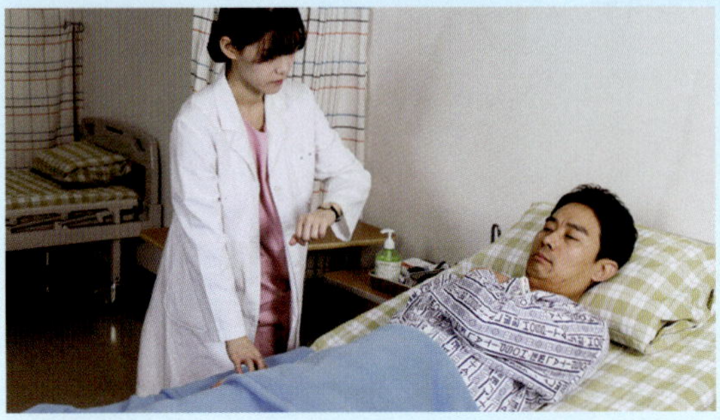	20. 환자의 자연스러운 호흡양상을 파악하기 위함이다.
21. 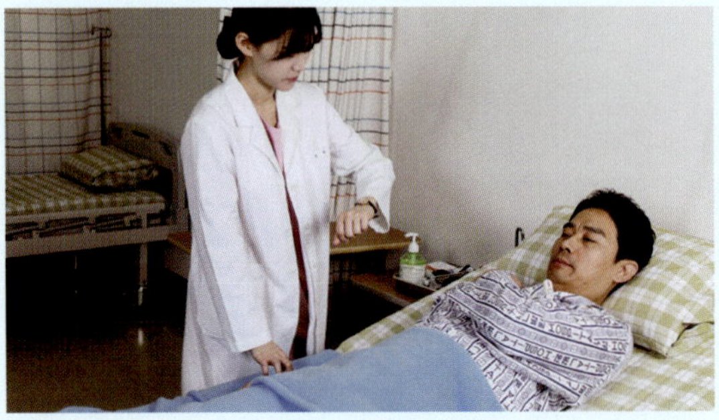	21. 처음 입원 시에는 1분간 측정하나, 이후 호흡이 규칙적인 경우에는 30초간 측정하여 2배 하여도 대체적으로 정확성을 확보할 수 있다. 하지만 불규칙적이면 반드시 1분간 측정한다.
22. 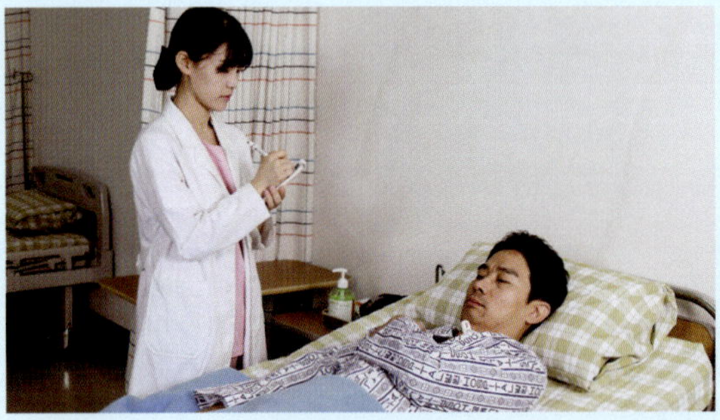	22.
23. 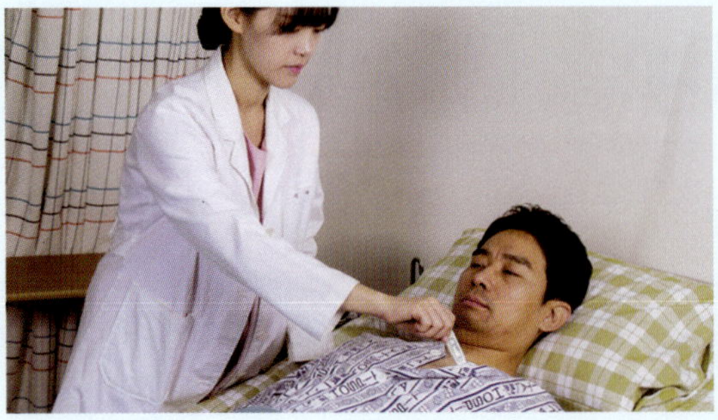	23.

구두 설명	자가평가			교수평가
	수행가능여부	이론적 근거제시 가능여부	연습필요	
20.				
21. "환자분의 호흡수는 분당 ○○회이며 호흡의 깊이는 정상적입니다."				
22.				
23.				

수행절차	이론적 근거
24. 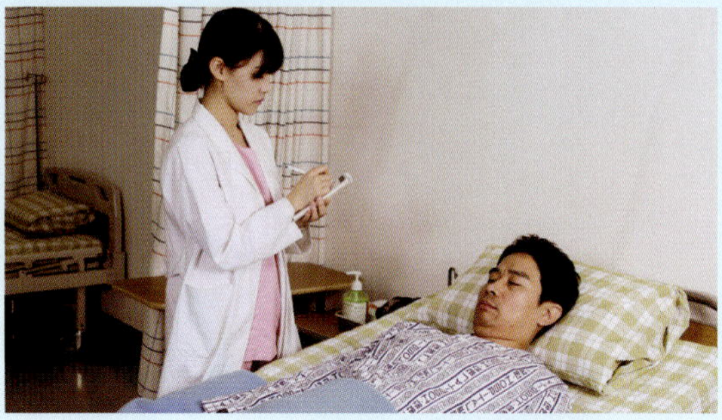	24.
25. 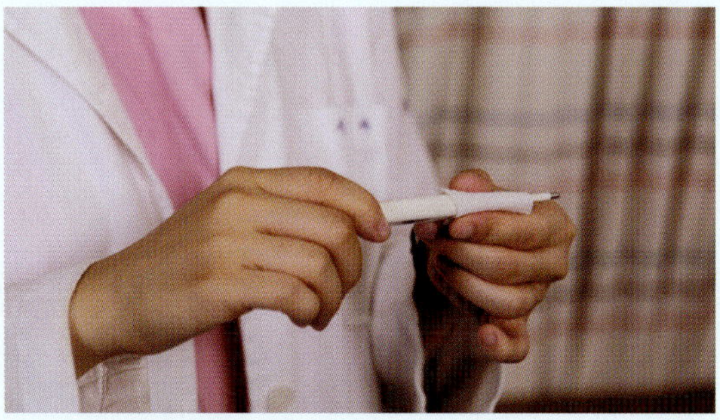	25. 교차감염을 예방하기 위함이다.
26. 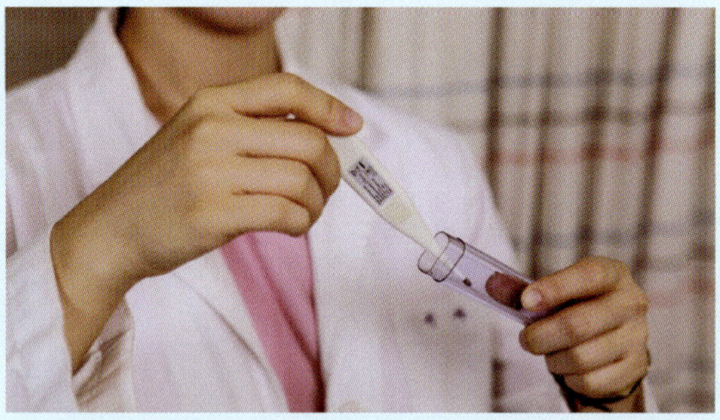	26.
27. 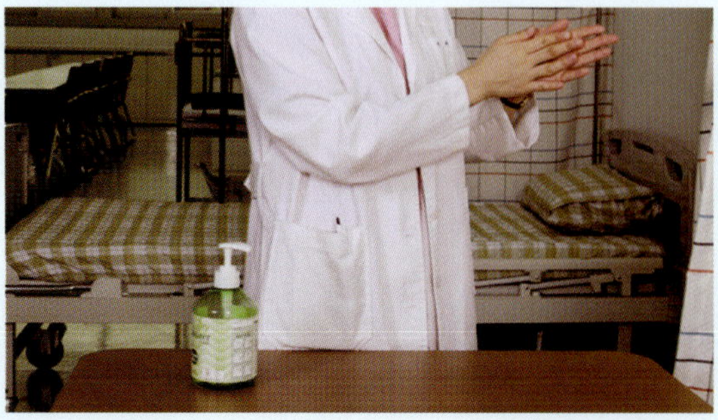	27. 세균의 전파를 막아 감염의 기회를 줄인다.

구두 설명	자가평가			교수평가
	수행가능여부	이론적 근거제시 가능여부	연습필요	
24.				
25.				
26.				
27.				

3) 혈압

수행절차	이론적 근거
28. 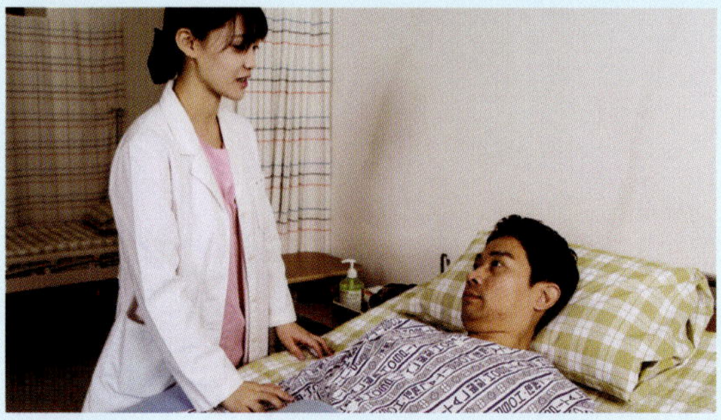	28. 불안을 감소시키고 혈압 측정 절차에 대해 협조를 얻을 수 있다.
29. 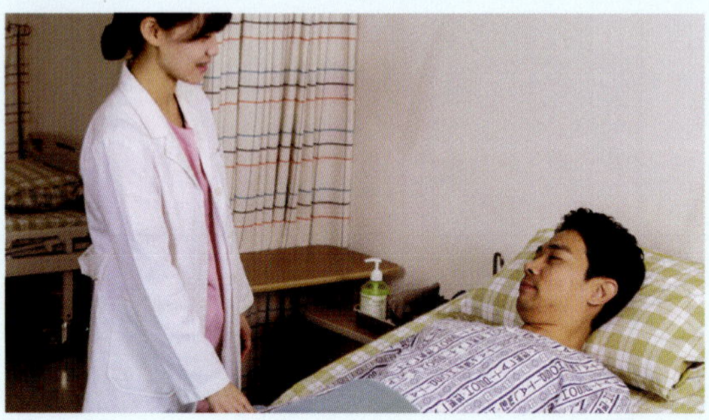	29. 대상자의 정서적 흥분, 운동, 통증 등은 혈압을 변화시킬 수 있다.
30. 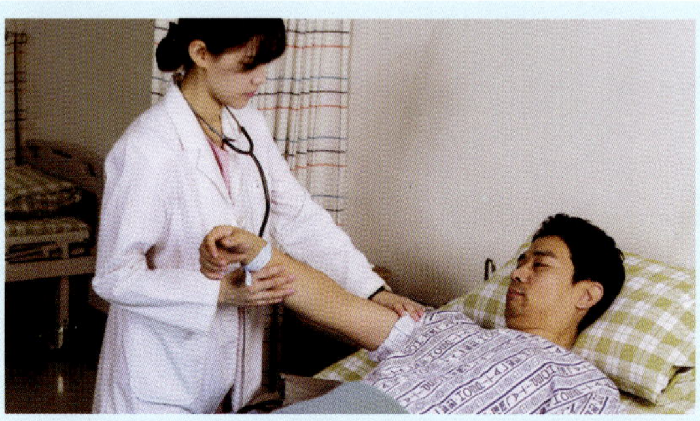	30. 옷은 소리를 듣는 것을 방해하여 정확한 혈압 측정을 하지 못할 수도 있다.
31. 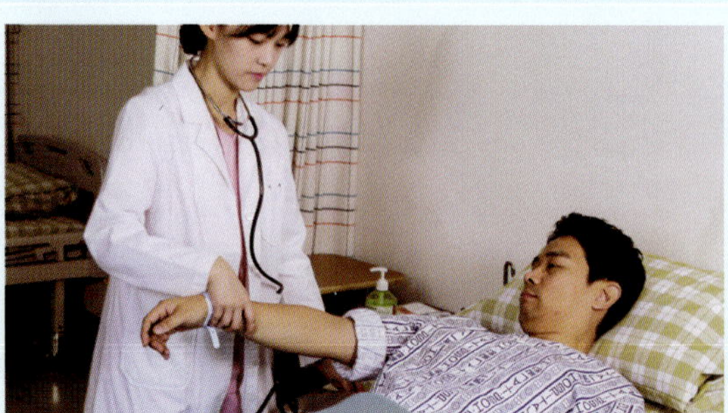	31. 심장보다 팔이 높게 위치하면 혈압이 낮아진다. 앙와위에서 팔이 심장 높이보다 5cm 정도 더 높게 하면 이완기압이 3~4mmHg 정도 낮아진다.

구두 설명	자가평가			교수평가
	수행가능여부	이론적 근거제시 가능여부	연습필요	
28. “다음으로 혈압을 측정하겠습니다. 옷이 꽉 끼면 벗어주시고, 환자복 소매를 위로 올려주세요.”				
29.				
30.				
31.				

수행절차	이론적 근거
32.* 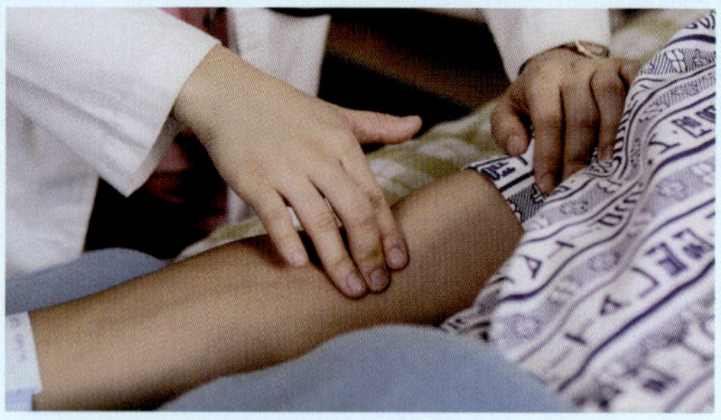	32. 정확하게 혈압을 측정하기 위함이다.
33. 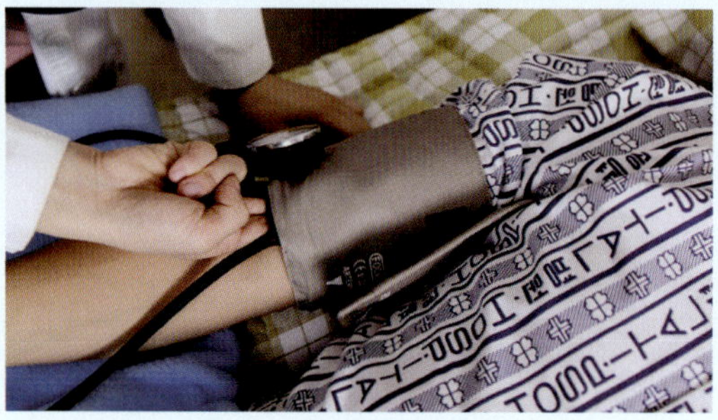	33. 균일하고 단단하게 감는 것은 공기압이 균등하게 배분되도록 하여 혈압을 정확하게 측정할 수 있도록 하기 위함이다. 커프가 너무 느슨하면 혈압 측정치가 높게 나올 수 있다.
34.* 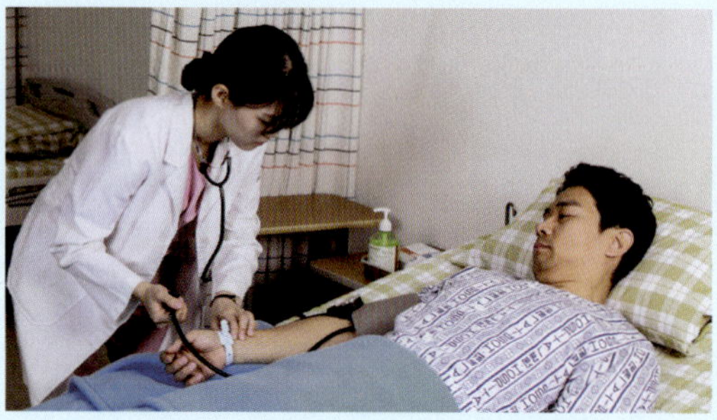	34. 정확하게 혈압을 측정하기 위함이다.
35.* 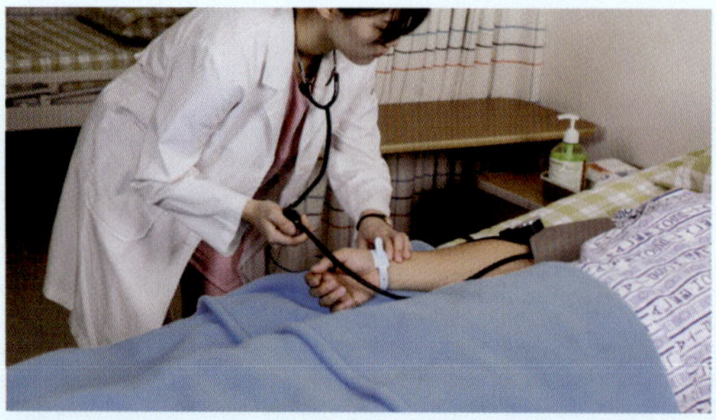	35. 수축기 혈압을 확인하여 청진상 차이(auscultatory gap)로 혈압이 낮게 측정되는 것을 예방하기 위함이고, 정확한 측정을 위해 최대 팽창지점을 촉진으로 결정할 수 있게 하기 위해서이다.

구두 설명	자가평가			교수평가
	수행가능여부	이론적 근거제시 가능여부	연습필요	
32.				
33.				
34.				
35.				

수행절차	이론적 근거
36.* 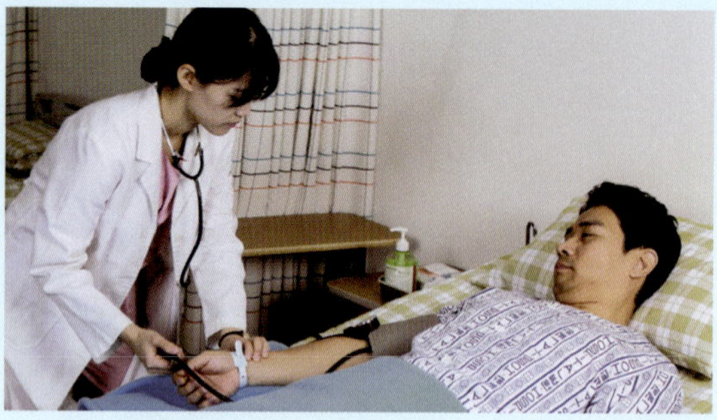	36. 정확하게 혈압을 측정하기 위함이다.
37. 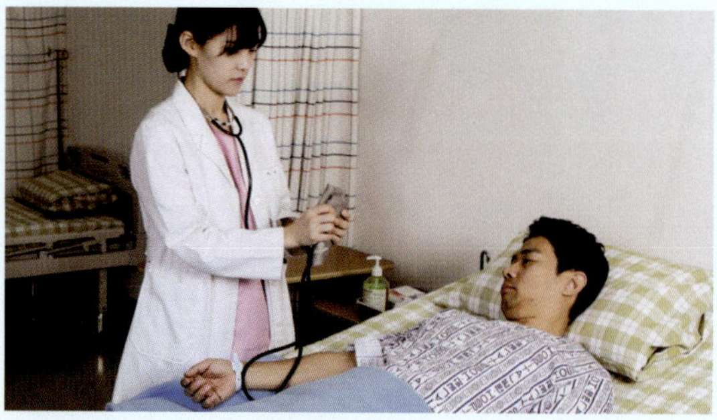	37. 순환이 회복된 후에 측정해야 오차 발생을 예방할 수 있다.
38. 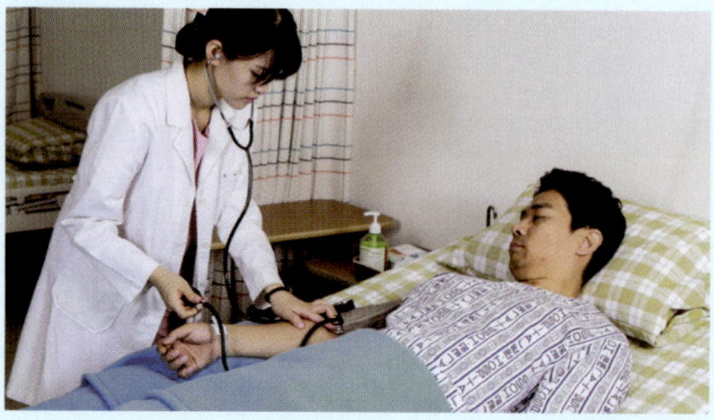	38.
39. 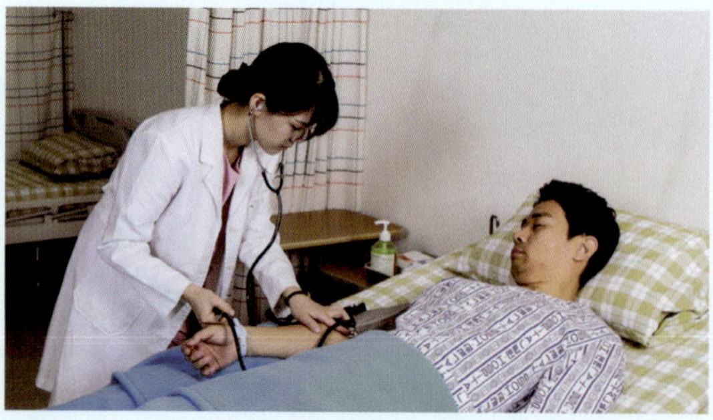	39.

구두 설명	자가평가			교수평가
	수행가능여부	이론적 근거제시 가능여부	연습필요	
36.				
37.				
38.				
39.				

수행절차	이론적 근거
40.* 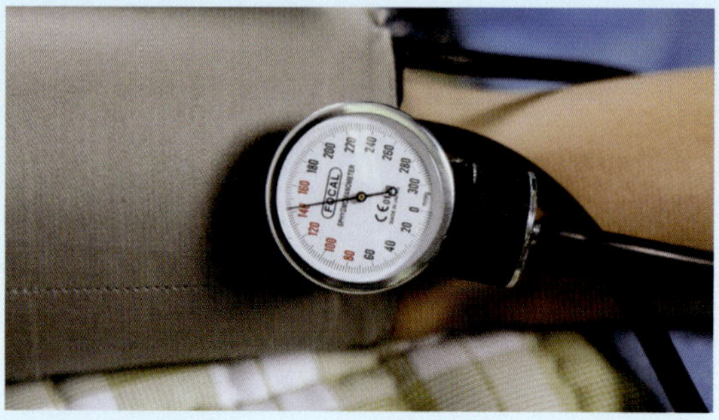	40. 맥박소실점 이상으로 압력을 증가시키는 것은 수축음으로 간주되는 첫 음을 정확하게 듣기 위한 시간적 여유를 갖게 하기 위함이다.
41.* 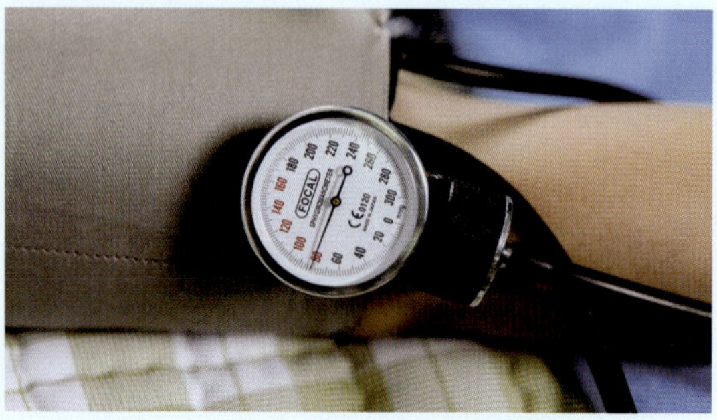	41. 커프의 압력이 너무 빠르거나 느리게 줄어들면 수축기혈압의 측정이 부정확할 수 있다.
42.* 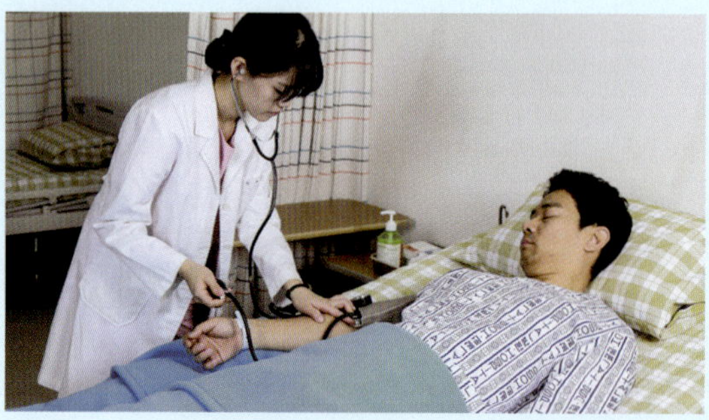	42. 이완기압을 측정하기 위함이다.
43. 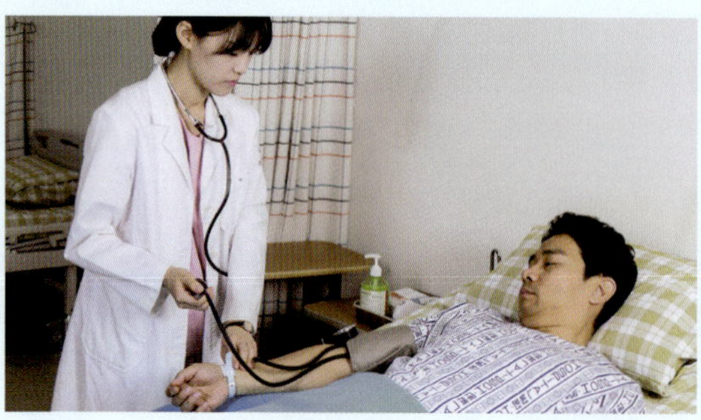	43.

구두 설명	자가평가			교수평가
	수행가능여부	이론적 근거제시 가능여부	연습필요	
40.				
41.				
42.				
43.				

수행절차	이론적 근거
44. 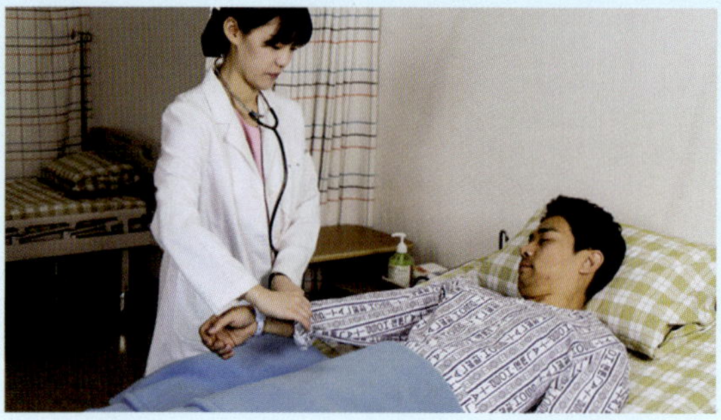	44. 환자의 프라이버시를 보호하고 편안감을 제공한다.
45. 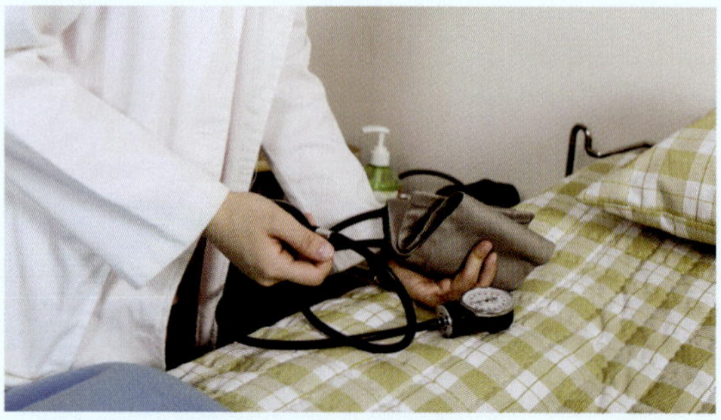	45.
46. 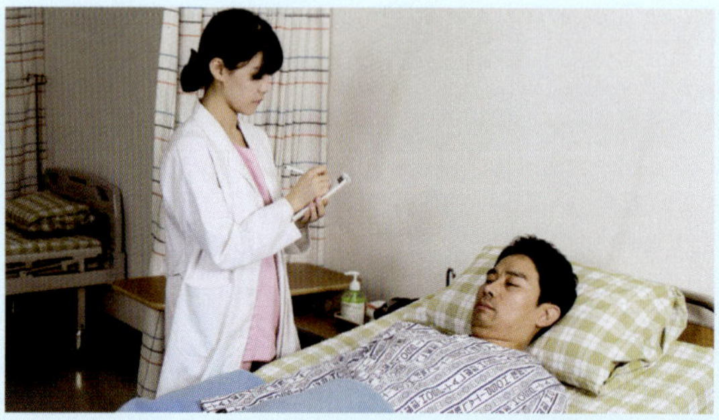	46.
47. 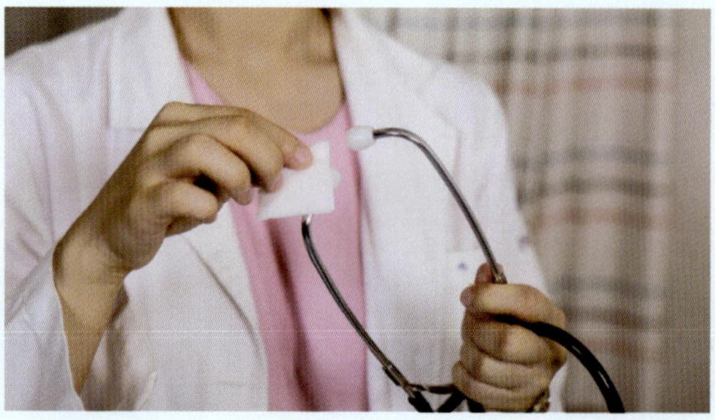	47.

구두 설명	자가평가			교수평가
	수행가능여부	이론적 근거제시 가능여부	연습필요	
44. "환자분의 혈압은 ○○○/○○mmHg입니다."				
45. "환자분의 활력징후를 모두 측정하였습니다. 옷을 바로 입으시고 편하게 쉬세요."				
46.				
47.				

수행절차	이론적 근거
48. 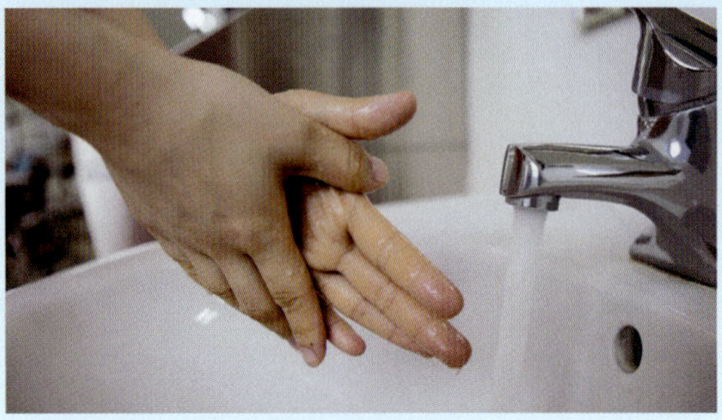	48. 세균의 전파를 막아 감염의 기회를 줄인다.
49. 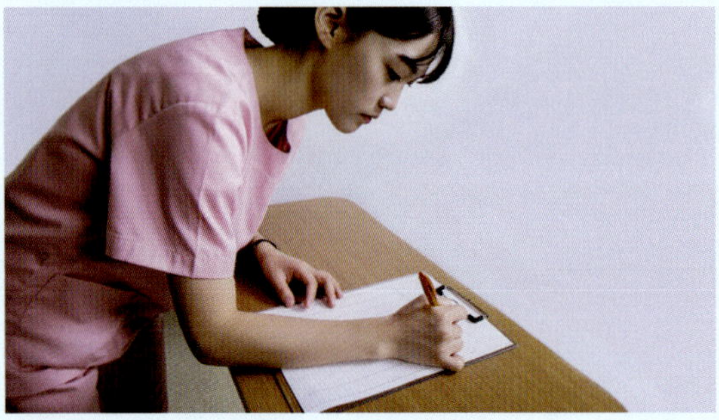	49.

4) 고막 체온

수행절차	이론적 근거
1. 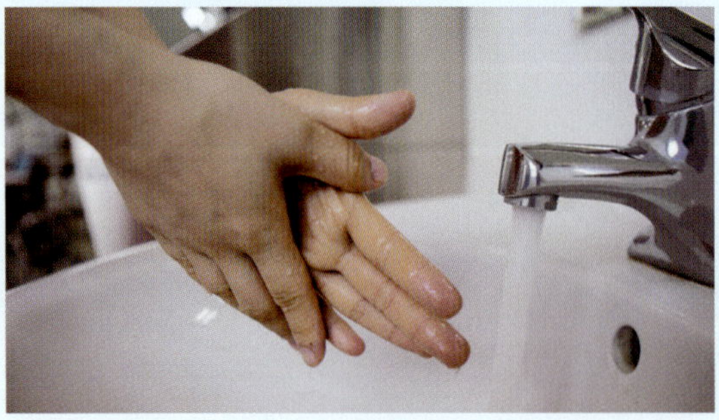	1. 세균의 전파를 막아 감염의 기회를 줄인다.

	구두 설명	자가평가			교수평가
		수행가능여부	이론적 근거제시 가능여부	연습필요	
	48.				
	49.				

	구두 설명	자가평가			교수평가
		수행가능여부	이론적 근거제시 가능여부	연습필요	
	1.				

수행절차	이론적 근거
2. 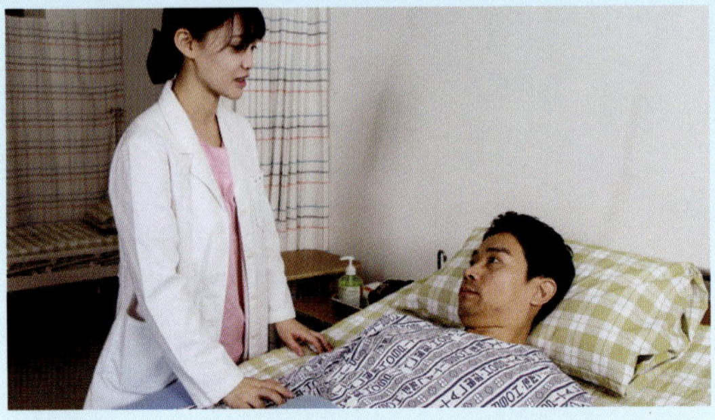	2. 불안을 감소시키고 체온 측정 절차에 대해 협조를 얻을 수 있다.
3. 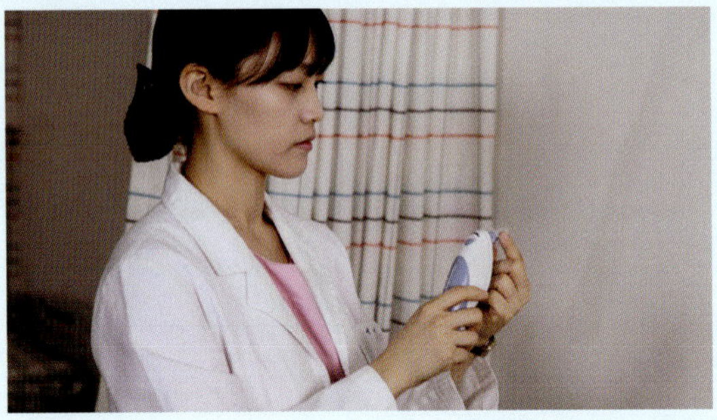	3.
4.* 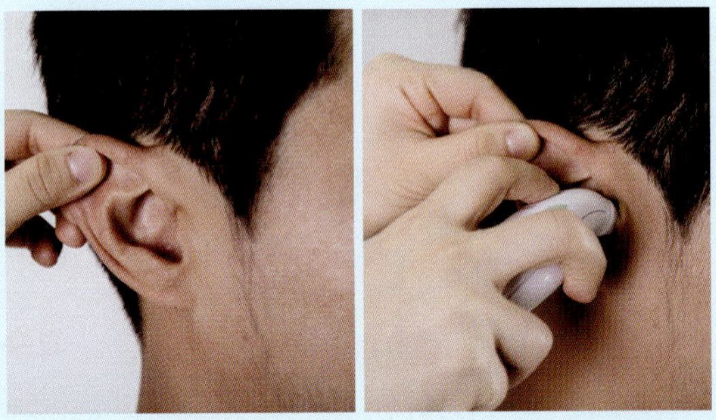	4. 외이도를 일직선으로 만들어서 정확한 체온을 측정하기 위함이다.
5. 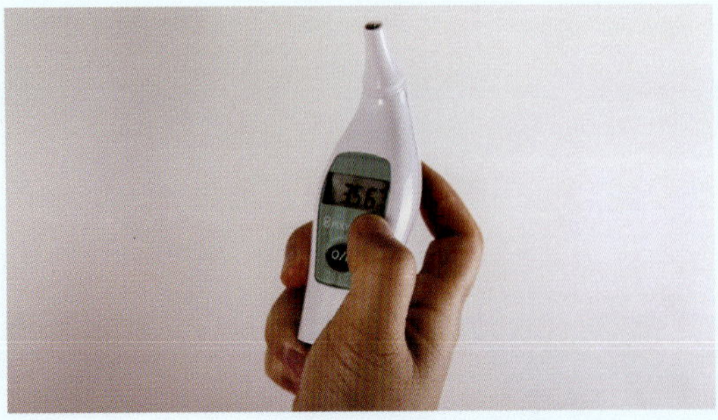	5. 소리가 날 때까지 충분히 기다린다.

	구두 설명	자가평가			교수평가
		수행가능여부	이론적 근거제시 가능여부	연습필요	
	2. “지금부터 환자분 상태를 확인하기 위해서 체온을 측정하도록 하겠습니다. 괜찮으신가요?”				
	3.				
	4.				
	5.				

수행절차	이론적 근거
6. 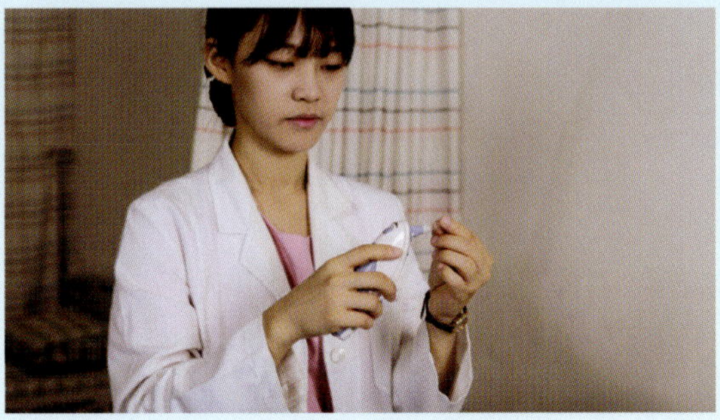	6. 교차감염을 예방하기 위함이다.
7. 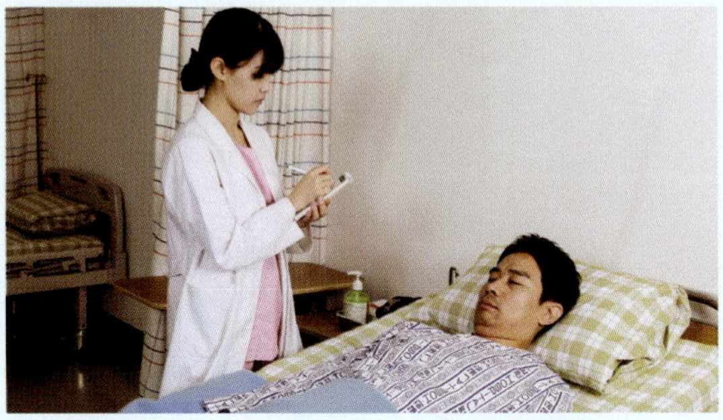	7.
8. 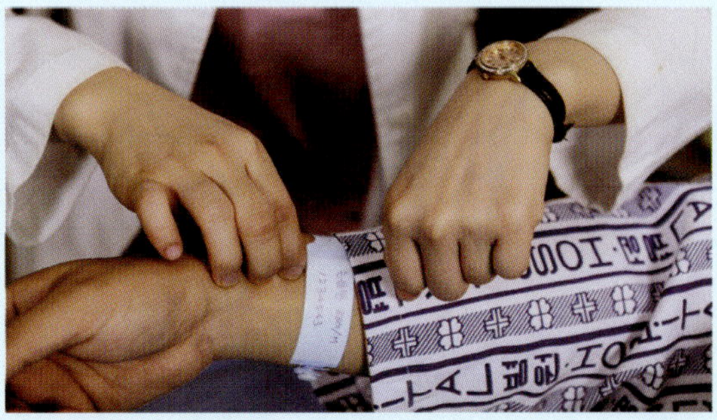	8.
9. 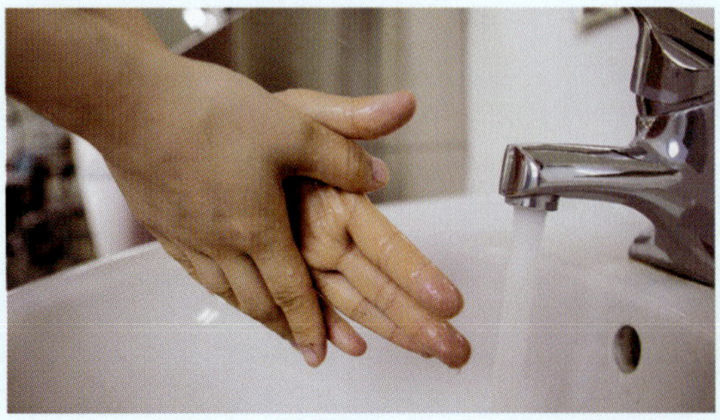	9. 세균의 전파를 막아 감염의 기회를 줄인다.

구두 설명	자가평가			교수평가
	수행가능여부	이론적 근거제시 가능여부	연습필요	
6.				
7. "환자분의 체온은 ○○.○℃입니다."				
8.				
9.				

수행절차	이론적 근거	
10. 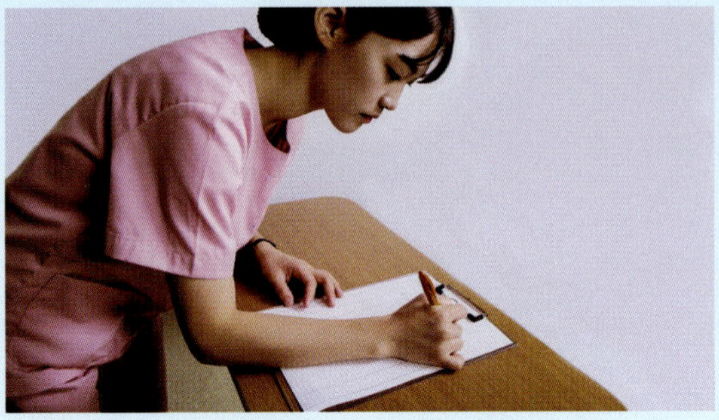	10.	

구두 설명	자가평가			교수평가
	수행가능여부	이론적 근거제시 가능여부	연습필요	
10.				

사례 1

25세 남자 양○○ 환자가 4m 높이의 건물에서 떨어져서 생긴 다발성 골절로 응급실에 왔다. 기저질환은 없었으며, 현재 양쪽 다리에 개방성 골절로 다량의 출혈이 관찰되며 눈과 귀부분에도 출혈이 관찰되어 지혈작업과 splint를 이용한 고정을 적용하였다. 담당의의 환자 처치 후 아래와 같은 EMR order가 추가되었다.

• V/S check

알맞은 간호활동을 수행하시오.

EMR order 해설

• V/S check

활력징후를 측정한다.

간호 수행

• 활력징후를 측정한다. 단, 체온측정 시 귀 부분에 찰과상이 있으니 액와를 이용해 측정한다.

✓ <1장 활력징후 측정> 수행절차 적용

간호기록 사례 1 | 활력징후 측정

날짜	시간	간호기록	서명
00/00/0000	15:00	활력징후 측정함. BP: 120/80mmHg, PR: 78회/분, RR: 20회/분, BT: 36.7℃	○○○

02

경구투약

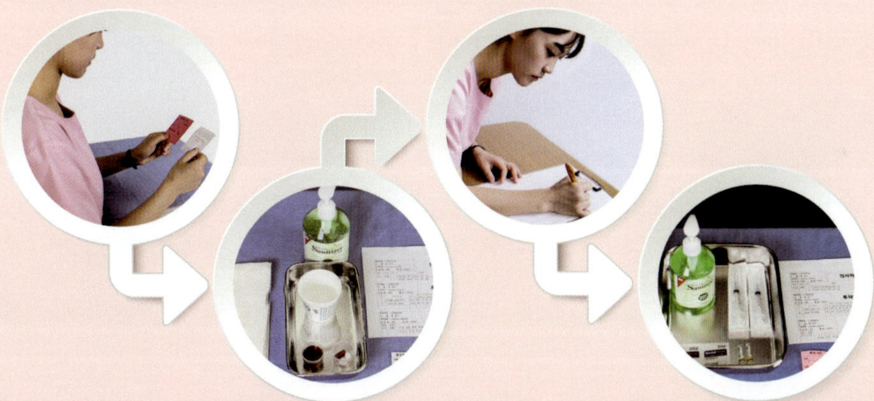

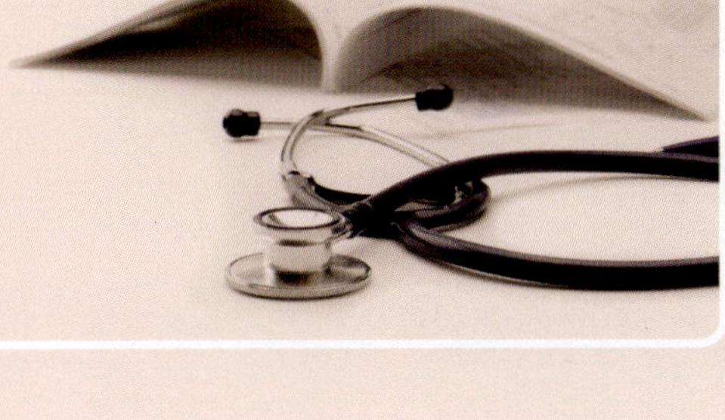

성취목표

필요장비 및 물품

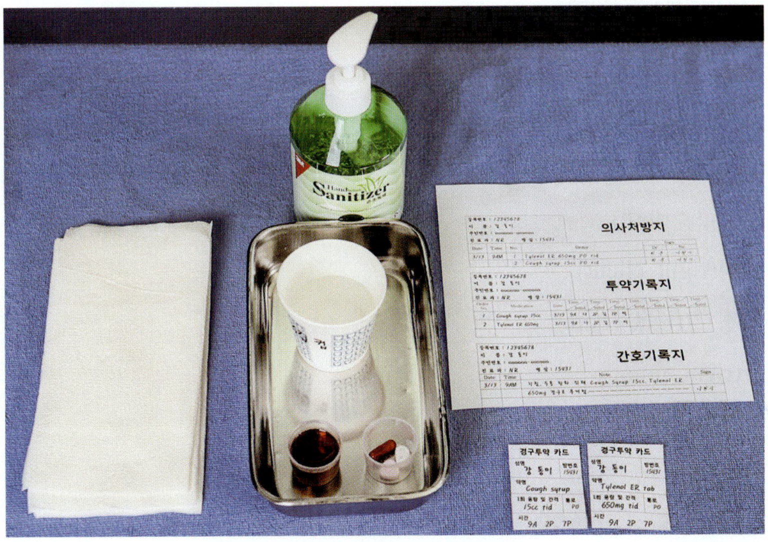

수행시간

- (　　　　　　)분

1 목적

대상자에게 약물을 구강으로 정확하고 안전하게 투여하기 위함이다.

2 관련 선행지식

1) 투약의 기본원칙

(1) 5 Rights

- 정확한 약물(right drug)
- 정확한 용량(right dose)
- 정확한 대상자(right client)
- 정확한 투여경로(right route)
- 정확한 시간(right time)

(2) 6 Rights

- 정확한 약물(right drug)
- 정확한 용량(right dose)
- 정확한 대상자(right client)
- 정확한 투여경로(right route)
- 정확한 시간(right time)
- 정확한 기록(right documentation)

2) 안전하게 경구투약하는 방법

- 투약의 5가지 원칙, 또는 6가지 원칙을 철저히 지킨다.

3) 대상자의 경구투약 가능 여부 사정

- 대상자가 삼키고 기침할 수 있는지 사정한다.
- 구개반사(gag reflex)가 있는지 확인한다.

③ 간호수행 절차와 이론적 근거 및 구두 설명

1) 경구 투약

수행절차	이론적 근거
1. 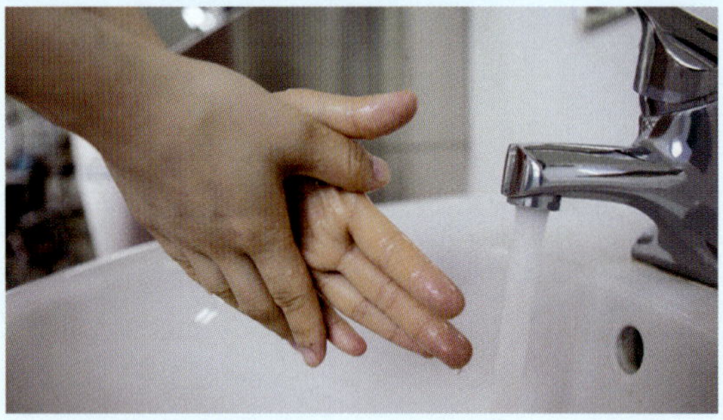	1. 세균의 전파를 막아 감염의 기회를 줄인다.
2.* 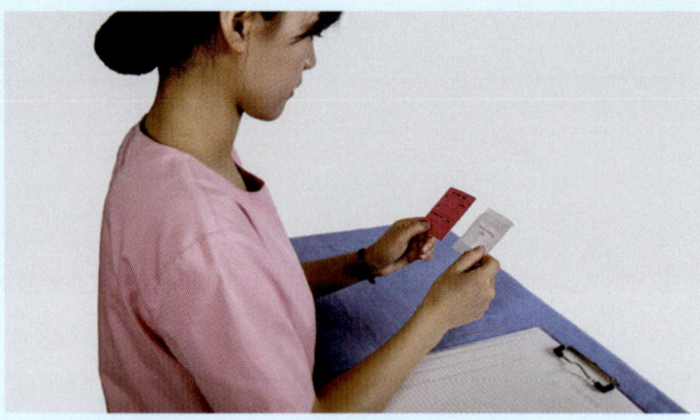	2. 투약카드에 따라 정확하게 약물을 확인함으로써 정확한 대상자에게 정확한 약을 투여할 수 있다.
3. 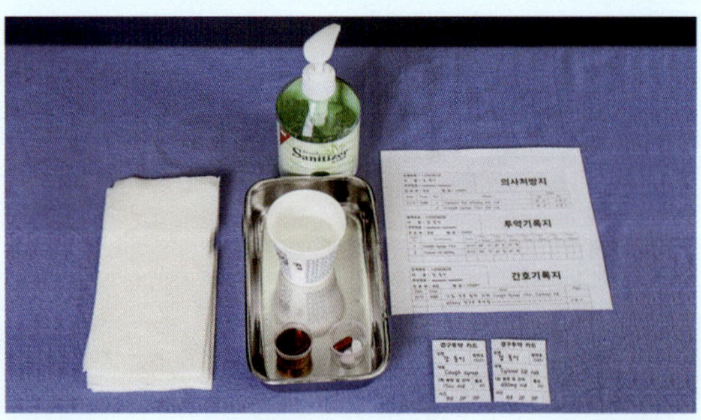	3. 효과적으로 절차를 수행할 수 있다.

구두 설명	자가평가			교수평가
	수행가능여부	이론적 근거제시 가능여부	연습필요	
1.				
2.				
3.				

수행절차	이론적 근거
4. 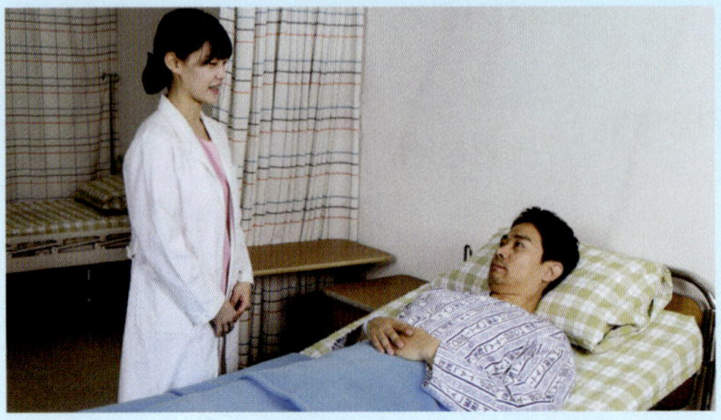	4. 불안을 감소시키고 투약 절차에 대해 협조를 구한다.
5.* 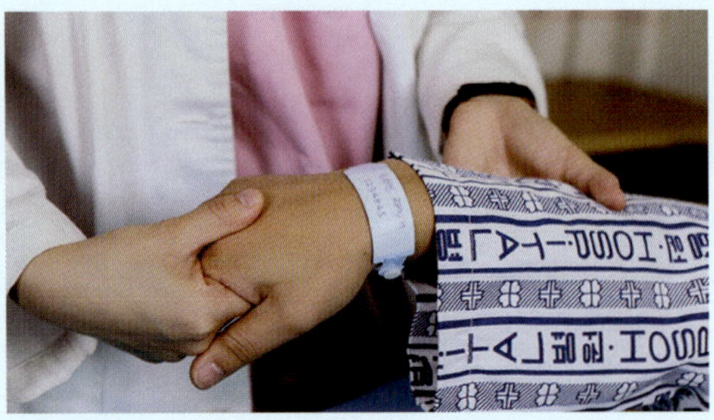	5. 안전한 간호를 수행하기 위한 대상자 확인 절차이다.
6.* 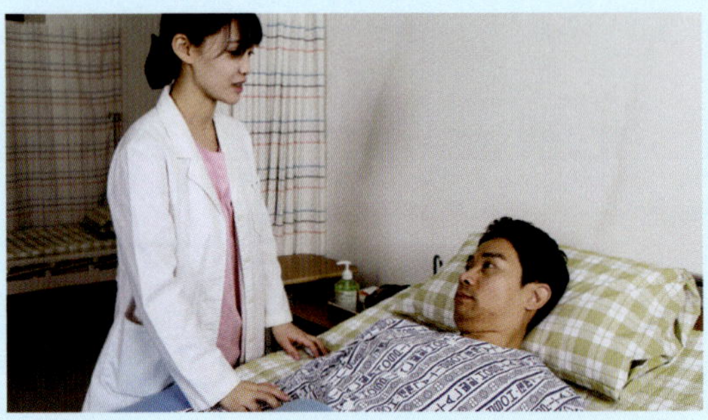	6. 대상자에게는 알 권리가 있으며, 대상자가 본인이 복용하는 약물에 대해서 잘 알고 있으면 약물요법을 더욱 잘 따르게 된다. 복약설명문을 함께 제공하면 대상자의 약물에 대한 이해도를 더욱 높일 수 있다.
7.* 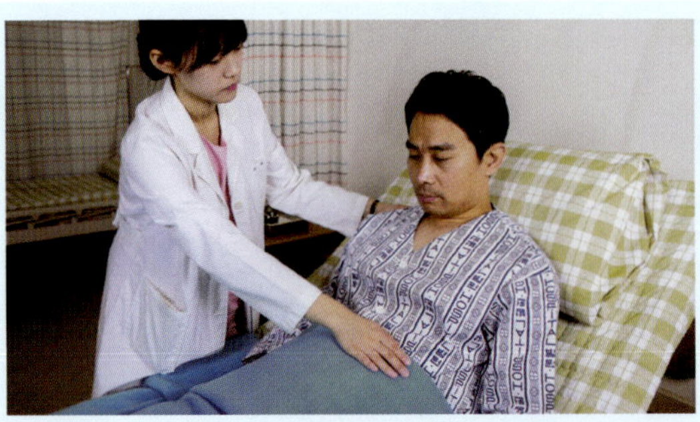	7. 머리를 너무 뒤로 젖히면 약이 기도로 넘어갈 수 있기 때문에 유의하여야 한다.

	구두 설명	자가평가			교수평가
		수행가능여부	이론적 근거제시 가능여부	연습필요	
	4. "안녕하세요, 학생간호사 ○○○입니다."				
	5. "환자분 성함이 어떻게 되시나요? 등록번호는 어떻게 되시나요?"				
	6. "지금 드시는 약은 ○○약입니다. 약을 복용하신 후에는 30분 동안 침대에 편하게 누워 계세요. 그리고 약물의 부작용은 ○○일 수 있으니 증상이 나타나면 알려주시기 바랍니다."				
	7. "침대에 등을 기대거나 똑바로 앉아주세요."				

수행절차	이론적 근거
8. 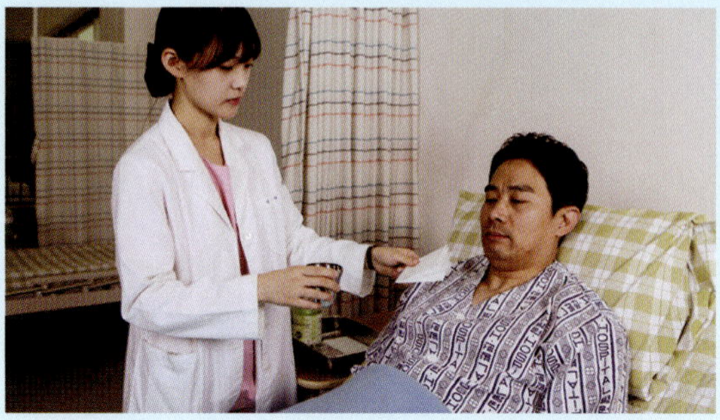	8. 경구투약으로 인한 오염을 방지하고 쾌적한 환경을 조성한다.
9.* 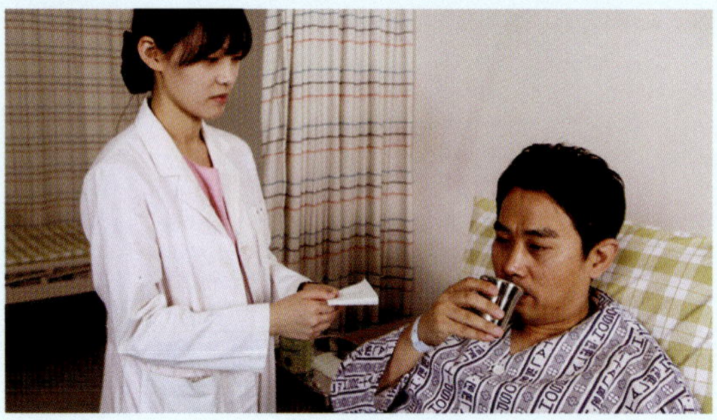	9. 연하곤란 대상자를 확인하여 정확한 투여 형태를 결정하고 투약이 정상적으로 이루어지도록 하기 위함이다.
10. 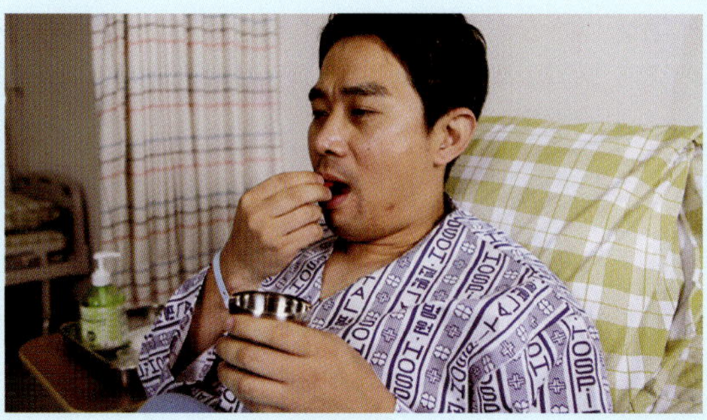	10. 약물을 한 개씩 투여함으로써 삼키기 쉽고 흡인의 위험성을 낮출 수 있다.
11. 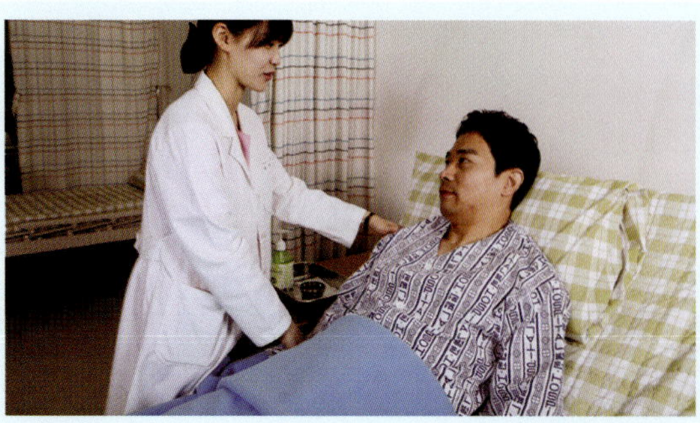	11. 해당 약물이 용량에 맞게 투여되지 않았거나 잘 투여되었는지를 확인하기 위함이다.

구두 설명	자가평가			교수평가
	수행가능여부	이론적 근거제시 가능여부	연습필요	
8. "약이나 물이 흘러내리지 않도록 수건을 깔도록 하겠습니다."				
9. "한번 침을 삼켜보시겠습니까?"				
10.				
11. "다 드셨나요?"				

수행절차	이론적 근거
12. 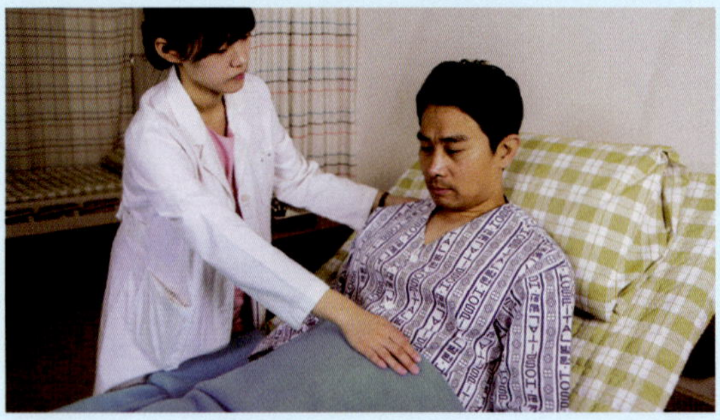	12. 대상자의 안위를 유지한다.
13. 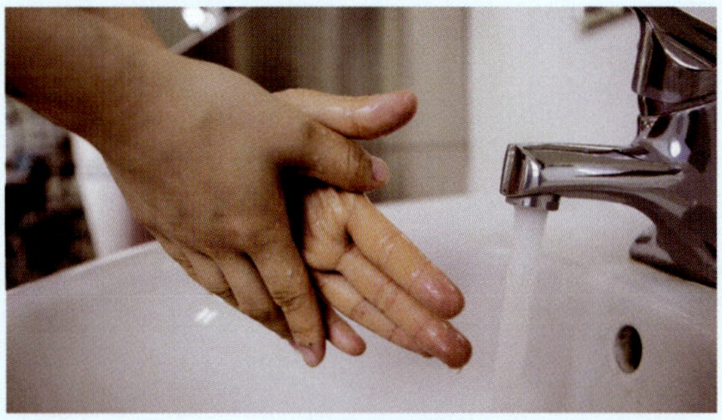	13. 세균의 전파를 막아 감염의 기회를 줄인다.
14. 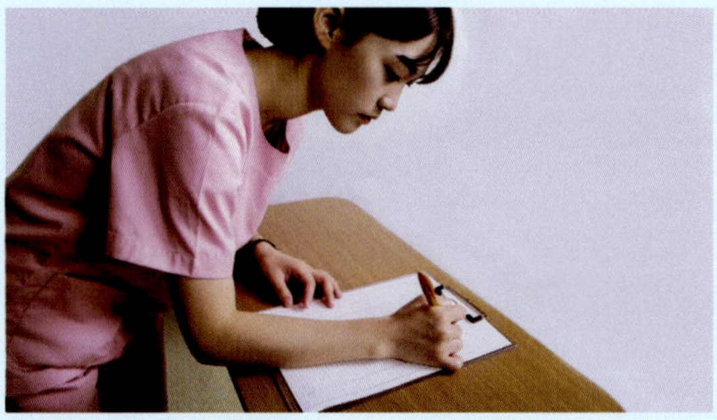	14. 투약 후 즉시 기록하여 약물이 이중으로 투여되는 것을 방지한다. 투약 거절이나 보류된 경우에는 반드시 이유를 기록하고 의사에게 보고한다. 마약은 마약대장에 기록하고 보류된 마약은 반드시 약국에 반납한다.

	구두 설명	자가평가			교수평가
		수행가능여부	이론적 근거제시 가능여부	연습필요	
	12.				
	13.				
	14.				

사례 2

47세 남자 이○○ 환자가 상세불명의 고열로 입원하였다. 환자는 고혈압을 진단받고 혈압약을 지속적으로 복용 중이었다. 현재 환자는 심한 오한과 열감을 호소하고 있으며 상기 증상을 의사에게 알렸다. EMR order는 다음과 같다.

- BP & BT check

  prn) Herben 30mg 1t PO ** SBP 150mmHg 이상

  prn) AAP 650mg 1t PO ** BT 38.0℃ 이상

order를 확인한 후 활력징후 측정 결과 혈압은 155/95mmHg이며, 고막체온계를 이용해 측정한 체온은 38.8℃였다. 활력징후 측정 내용을 포함하여 알맞은 간호활동을 수행하시오.

EMR order 해설

1) BP & BT check

   혈압과 체온을 측정한다.

2) prn) Herben 30mg 1t PO ** SBP 150mmHg 이상

   수축기 혈압이 150mmHg 이상일 때 해당 약물을 경구투약한다.

3) prn) AAP 650mg 1t PO ** BT 38.0℃ 이상

   체온이 38.0℃ 이상시 해당 약물을 경구투약한다.

간호 수행

1) 혈압과 체온(고막체온계를 이용)을 측정한다.

   ✓ <1장 활력징후 측정－혈압> 수행절차 및 <1장 활력징후 측정－고막 체온> 수행절차 적용

2) 활력징후 측정 결과 혈압은 155/96mmHg, 체온은 38.8℃이므로 EMR order의 prn 약물 사용 사유에 해당한다. 따라서 Herben 30mg 1t와 AAP 650mg 1t를 환자에게 경구투약한다.

   ✓ <2장 경구투약> 수행절차 적용

약물 정보

1) Herben 30mg

   calcium channel blocker로 고혈압, 관상동맥의 고정폐쇄 혹은 관상혈관계의 혈관 경련과 혈관수축에 의한 심근성 허혈증에 사용한다.

2) AAP(acetaminophen) 650mg

   중추신경계에서 prostaglandin의 합성을 저해하고 말초에서 pain impulse generation을 차단하여 진통 효과, 시상하부 열 조절 중추에 작용하여 해열작용하며 해열 및 감기에 의한 동통과 두통, 치통, 근육통, 허리동통, 생리통, 관절통의 완화에 사용한다.

고체온 환자에게 적용 가능한 간호

1) 미온수 목욕

27~37℃ 정도의 미온수를 물수건에 적셔 물이 흐르지 않을 정도로 짜되 충분히 촉촉하게끔 한다. 얼굴, 팔, 다리, 등, 엉덩이의 순으로 3~5분간 적용하되 장의 연동운동을 항진시켜 복통을 유발할 수 있는 복부는 닦지 않도록 한다. 적용 시간은 30분을 넘지 않도록 하는데 30분 초과 시 오히려 모세혈관이 이완되어 역효과를 낼 수 있다.

2) 얼음주머니 적용

얼음주머니에 얼음을 1/2~2/3 정도 채운 후 혈관이 많이 분포하는 겨드랑이와 서혜부에 적용하는 것이 체온을 저하시키는데 효과적이다. 단, 대상자가 오한이 있을 시 오한이 사라진 후 적용하며, 개방성 상처나 순환장애, 감각장애가 의심되는 부위는 적용을 피한다. 적용시간은 15분~20분으로 하며 적용부위의 피부상태를 5~10분마다 주기적으로 관찰한다.

간호기록 사례 2 | 경구투약

날짜	시간	간호기록	서명
00/00/0000	16:00	오한, 열감 호소함. BP: 155/96mmHg, BT: 38.8℃ 측정됨. Herben 30mg	
		1t 경구 투여함(prn 처방), AAP 650mg 1t 경구 투여함(prn 처방).	
		부작용 설명함. 침상 안정중임.	○○○

사례 3

15세 남자 김○○ 환자가 상세 불명의 하복부 통증으로 응급실에 내원하였다. 입원 면담 시 대변을 8일 전에 봤다고 하였다. X-ray 촬영 후 담당의 검진시 장에 변이 있어 배출관장을 시행하였다. 관장시행 후 1시간 뒤 대변을 보았으나 양이 많지 않으며 배가 더부룩한 느낌이 지속된다고 호소하여 담당의 notify 후 아래와 같은 EMR order가 추가되었다.

- Magmil 500mg 1t PO tid ac

알맞은 간호활동을 수행하시오.

EMR order 해설

- Magmil 500mg 1t PO tid ac

  Magmil 500mg 1t를 하루 3회 식전에 경구투약 한다.

간호 수행

- Magmil 500mg 1t를 하루 3회 식전에 경구투약 한다.

  ✓ <2장 경구투약> 수행절차 적용

약물 정보

- Magmil 500mg

  위·십이지장궤양, 위염, 위산과다로 인한 제산작용이나 만성변비에 변비약으로 사용한다.

간호기록 사례 3 | 경구투약

날짜	시간	간호기록	서명
00/00/0000	17:00	복부 더부룩함 호소하여 Magmil 500mg 1t 경구 투여함. 부작용 설명함.	
		투약 후 30분 동안 앉아 있도록 설명함.	○○○
미투여			
00/00/0000	07:00	금일 위내시경 예정으로 금식상태임. Magmil 500mg 1t 투여 안함.	○○○

사례 4

59세 남자 김○○ 환자가 고열로 입원하였다. 환자는 고혈압을 진단받고 혈압약을 지속적으로 복용 중이었다. 현재 환자는 심한 오한과 열감을 호소하고 있으며 상기증상을 의사에게 알렸다. EMR order는 다음과 같다.

- BP & BT check

  prn) norvasc 10mg 1t PO ** SBP 150mmHg 이상

  prn) AAP 650mg 1t PO ** BT 38.0℃ 이상

order를 확인 후 활력징후 측정 결과 혈압은 156/94mmHg이며, 고막체온계를 이용해 측정한 체온은 38.6℃였다. 활력징후 측정 내용을 포함하여 알맞은 간호활동을 수행하시오.

EMR order 해설

1) BP & BT check

   혈압과 체온을 측정한다.

2) prn) norvasc 10mg 1t PO ** SBP 150mmHg 이상

   수축기 혈압이 150mmHg 이상일 때 해당 약물을 경구투약한다.

3) prn) AAP 650mg 1t PO ** BT 38.0℃ 이상

   체온이 38.0℃ 이상시 해당 약물을 경구투약한다.

수행 절차

1) 혈압과 체온(고막체온계를 이용)을 측정한다.

   ✓ <1장 활력징후 측정 – 혈압> 수행절차 및 <1장 활력징후 측정 – 고막 체온> 수행절차 적용

2) 활력징후 측정 결과 혈압은 156/94mmHg, 체온은 38.6℃이므로 EMR order의 prn 약물 사용 사유에 해당한다. 따라서 norvasc 10mg 1t와 AAP 650mg 1t를 환자에게 경구투약한다.

   ✓ <2장 경구투약> 수행절차 적용

약물 정보

- Norvasc 10mg

  calcium channel blocker로 고혈압, 관상동맥의 고정폐쇄 혹은 관상혈관계의 혈관 경련과 혈관수축에 의한 심근성 허혈증에 사용한다.

간호기록 사례 4 | 경구투약

날짜	시간	간호기록	서명
00/00/0000	16:00	오한, 열감 호소함. BP: 156/94mmHg, BT(T): 38.6℃ 측정됨.	
		PRN 처방에 따라 norvasc 10mg 1t 경구 투여와 AAP 650mg 1t 경구 투여함.	
		약물 투여 목적과 작용 및 유의사항을 설명함. 침상안정 격려함.	○○○

사례 5

17세 여자 양○○ 환자가 상세 불명의 하복부 통증으로 응급실에 내원하였다. 입원 면담 시 대변을 7일 전에 봤다고 하였다. X-ray 촬영 후 담당의의 검진시 장에 변이 있어 배출관장을 시행하였다. 관장시행 후 1시간 뒤 대변을 보았으나 양이 많지 않으며 배가 더부룩한 느낌이 지속된다고 호소하여 담당의 notify 후 아래와 같은 EMR order가 추가되었다.

- Duphalac 15ml 1sup PO tid ac

알맞은 간호활동을 수행하시오.

EMR order 해설

- Duphalac 15ml 1sup PO tid ac

  Duphalac 15ml 1sup를 하루 3회 식전에 경구투약 한다.

수행 절차

- Duphalac 15ml 1sup를 하루 3회 식전에 경구투약 한다.

  ✓ <2장 경구투약> 수행절차 적용

약물 정보

- Duphalac 15ml

  변비약으로 만성변비, 영·유아 및 소아의 변비, 분만 후의 변비에 사용한다.

간호기록 사례 5 | 경구투약

날짜	시간	간호기록	서명
00/00/0000	17:00	복부 더부룩감 있음. Duphalac 15ml 경구 투여함.	
		약물 투여 목적과 작용 및 유의사항을 설명함.	○○○
		투약 후 30분 동안 앉아 있도록 설명함.	
		미투여	
00/00/0000	07:00	금일 위내시경 예정으로 금식상태임. Duphalac 15ml 투여 안함(혹은 skip 함).	○○○

03

근육주사

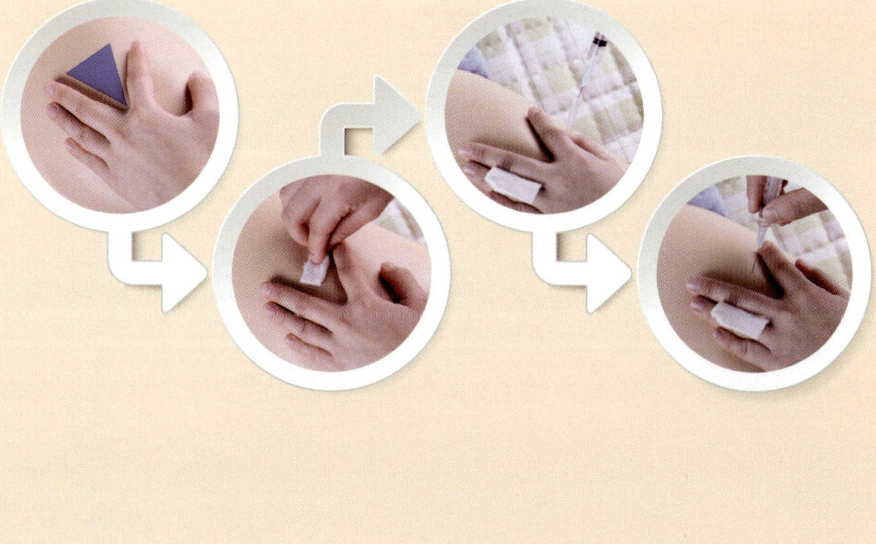

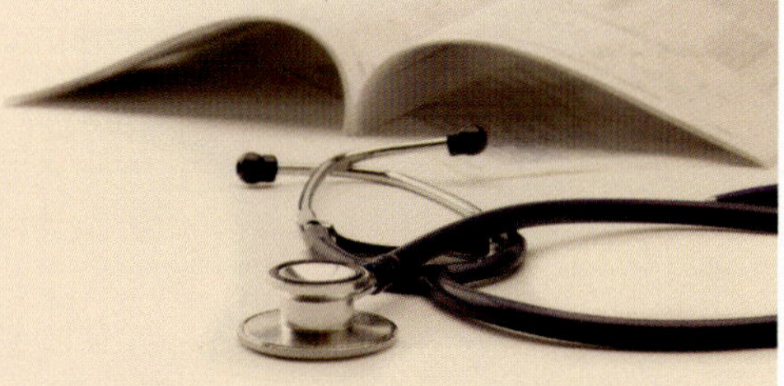

성취목표

필요장비 및 물품

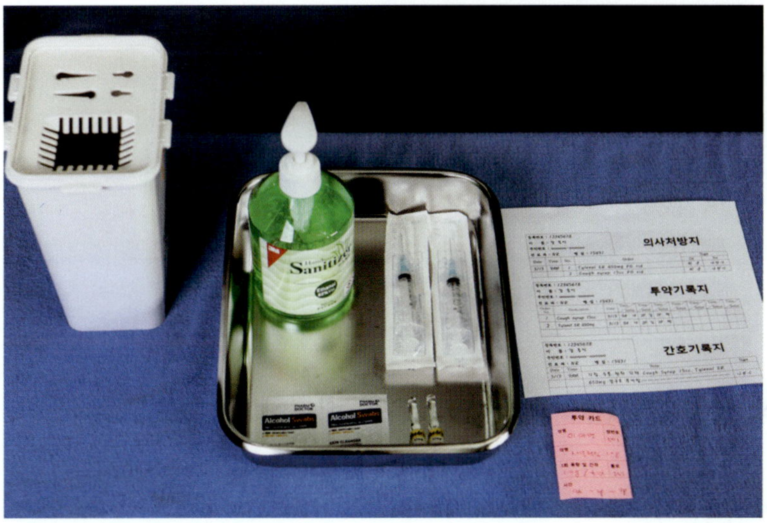

수행시간

- (   )분

1 목적

1) 피하조직에 자극을 주는 약물을 안전하게 주사하기 위함이다.

2) 피하주사보다 많은 양의 약물을 투여하기 위함이다.

2 관련 선행지식

1) 둔부의 근육주사 부위 : 둔부의 복면, 둔부의 배면, 대퇴직근, 외측광근, 삼각근

(1) 둔부의 복면 부위

- 둔부의 복면(ventrogluteal site)부위는 중둔근과 소둔근을 포함한다.
- 어린이와 어른에게 모두 가능하며, 큰 신경과 혈관이 없고, 뼈와도 거리가 멀어서 가장 안전한 부위이다.

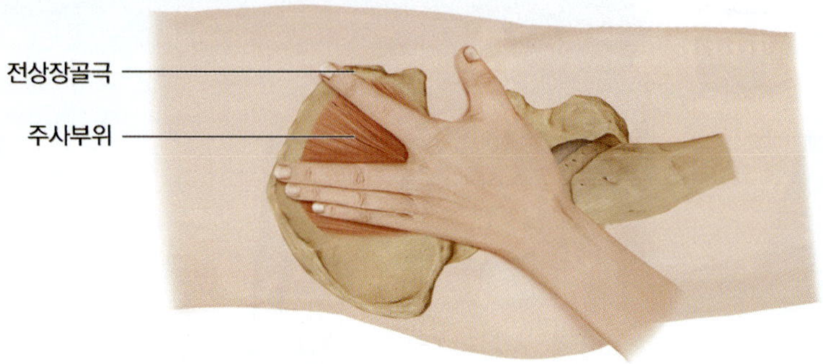

(2) 둔부의 배면 부위

- 둔부의 배면(dorsogluteal site)부위는 근육주사에 제일 많이 쓰이는 일반적인 부위이다.
- 이 부위는 중둔근과 대둔근을 포함하며, 후상 장골극과 대전자를 연결한 상외측부위이다.

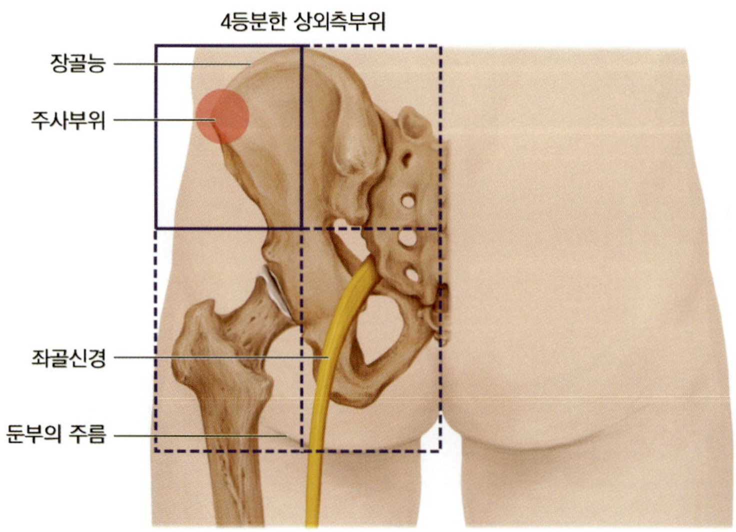

- 좌골신경은 임의의 선과 평행되어 밑으로 지나가기 때문에 부위가 정확하다면 근육주사로 인한 좌골신경의 손상은 피할 수 있다.
- 이 부위는 3세 이상의 어린이와 성인에게 근육주사를 실시하기 좋은 부위이다.

2) 근육주사 시 통증감소 간호법

- 주사침의 굵기는 부위와 약물의 종류에 따라 달라지지만, 가능하면 가느다랗고 적절한 길이의 주사침을 사용한다.
- 근육주사 전에 근육을 충분히 이완시킨다.
- 주사침은 가능하면 빨리 찌르고, 약물 주입 후에는 같은 각도로 빨리 뽑는다.
- 정해진 용량만을 주사한다.
- 주사 전에 대상자와 충분히 대화를 나누어 대상자의 불안감을 감소시킨다.
- 주사를 지속적으로 맞아야 하는 경우에는 부위를 바꾸어가며 주사한다.

3) 투약의 기본원칙(6 Rights)

- 정확한 약물(right drug)
- 정확한 용량(right dose)
- 정확한 대상자(right client)
- 정확한 투여경로(right route)
- 정확한 시간(right time)
- 정확한 기록(right documentation)

③ 간호수행 절차와 이론적 근거 및 구두 설명

1) 근육주사[둔부의 배면(dorsogluteal site)]

수행절차	이론적 근거
1. 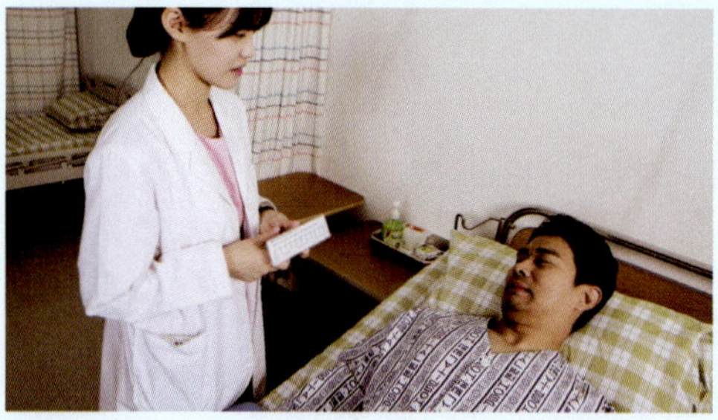	1. 진통제 투여의 경우, 약물의 효과를 비교하기 위함이다.
2. 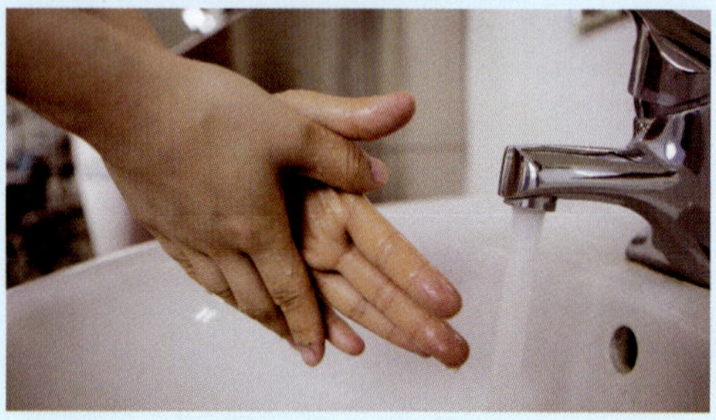	2. 세균의 전파를 막아 감염의 기회를 줄인다.
3.* 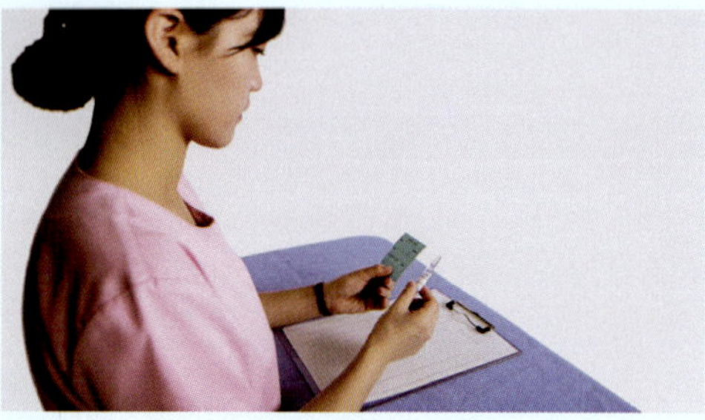	3. 투약카드에 따라 정확하게 약물을 확인함으로써 정확한 대상자에게 정확한 약을 투여할 수 있다.
4.* 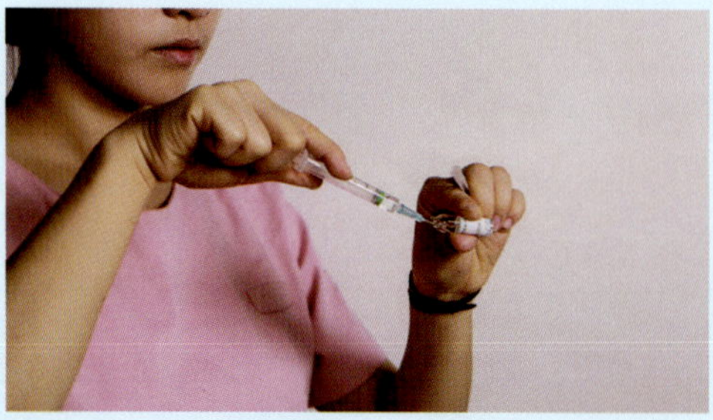	4. 약물의 유효기간과 용량을 확인하여 투약 사고를 예방한다.

구두 설명	자가평가			교수평가
	수행가능여부	이론적 근거제시 가능여부	연습필요	
1.				
2.				
3.				
4.				

수행절차	이론적 근거
5.* 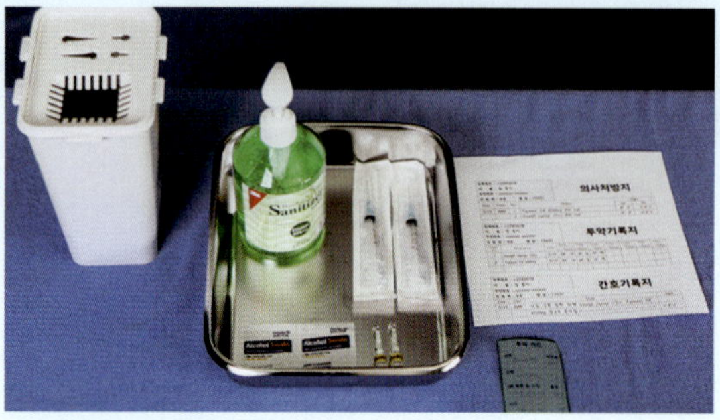	5. 효과적으로 절차를 수행할 수 있다.
6. 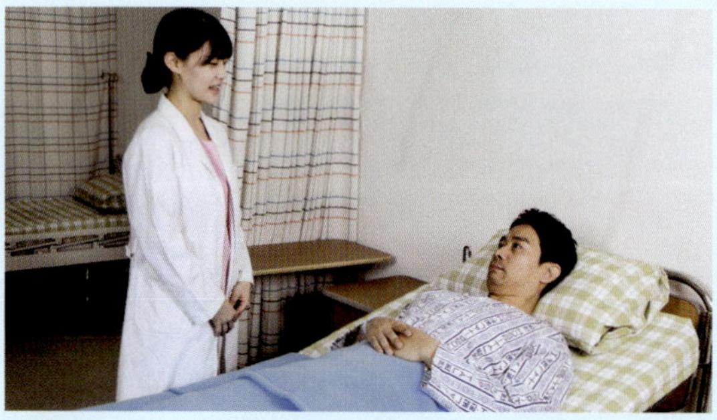	6. 불안을 감소시키고 투약 절차에 대해 협조를 구한다.
7.* 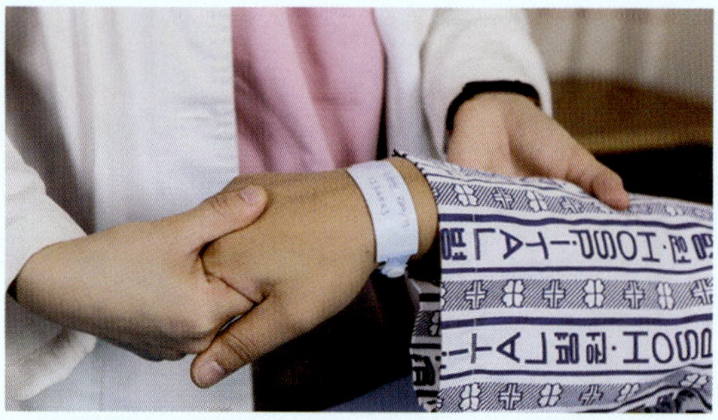	7. 안전한 간호를 수행하기 위한 대상자 확인 절차이다.
8. 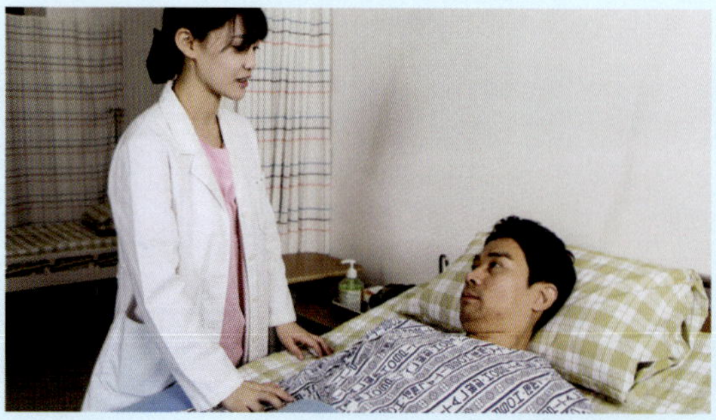	8. 대상자에게는 알 권리가 있으며, 대상자가 본인이 투여받는 약물에 대해서 잘 알고 있으면 약물요법을 더욱 잘 따르게 된다. 또한 간호사의 충분한 설명은 주사로 인한 대상자의 통증과 불안을 감소시킬 수 있다.

구두 설명	자가평가			교수평가
	수행가능여부	이론적 근거제시 가능여부	연습필요	
5.				
6. "안녕하세요, 학생간호사 ○○○입니다."				
7. "환자분 성함이 어떻게 되시나요? 등록번호는 어떻게 되시나요?"				
8.				

수행절차	이론적 근거
9. 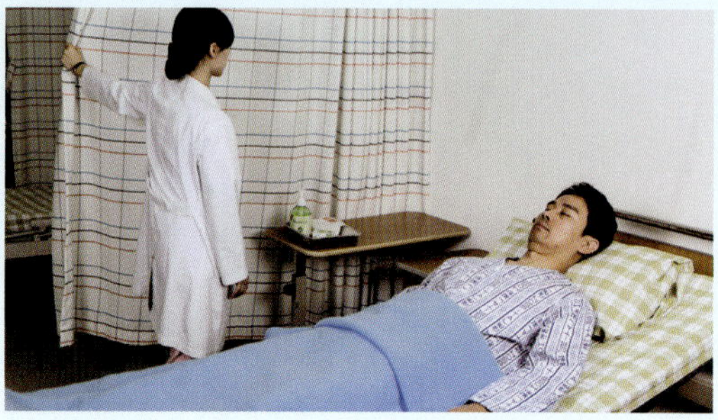	9. 대상자의 프라이버시를 유지하기 위함이다.
10. 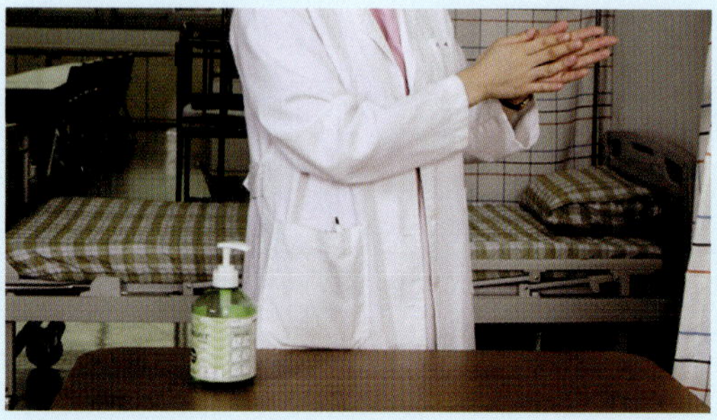	10. 세균의 전파를 막아 감염의 기회를 줄인다.
11.* 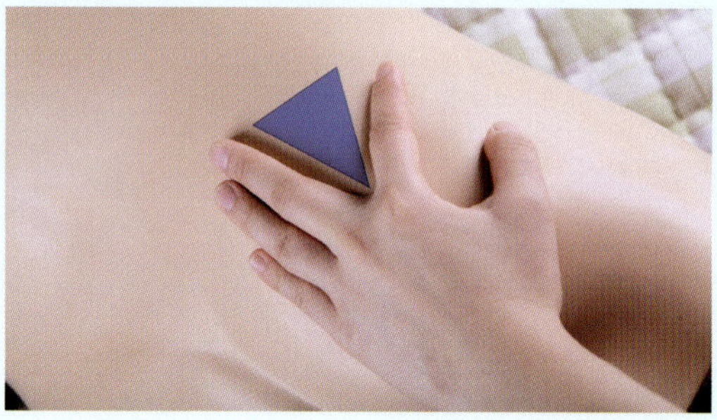	11. 이 부위(둔부의 복면)는 주요 신경이나 혈관이 없어 근육주사에 가장 많이 쓰이는 부위이다.
12. 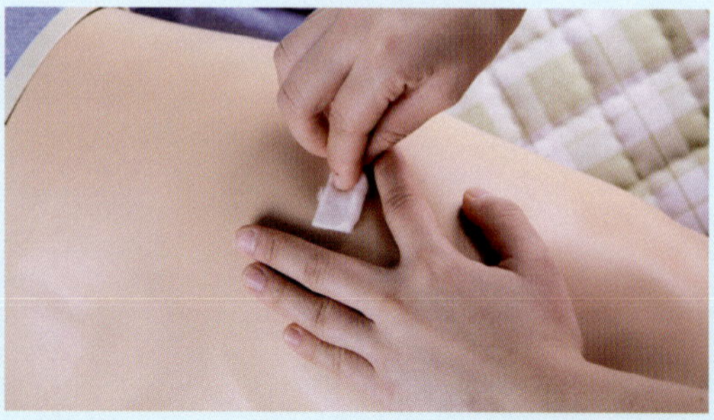	12. 피부의 세균 수를 감소시키기 위함이다.

구두 설명	자가평가			교수평가
	수행가능여부	이론적 근거제시 가능여부	연습필요	
9. "옆으로 살짝 돌아눕고 바지를 조그만 내려주세요. 긴장하지 마시고 편안하게 계세요."				
10.				
11.				
12. "소독할 때 조금 차가울 수 있습니다."				

수행절차		이론적 근거
13.	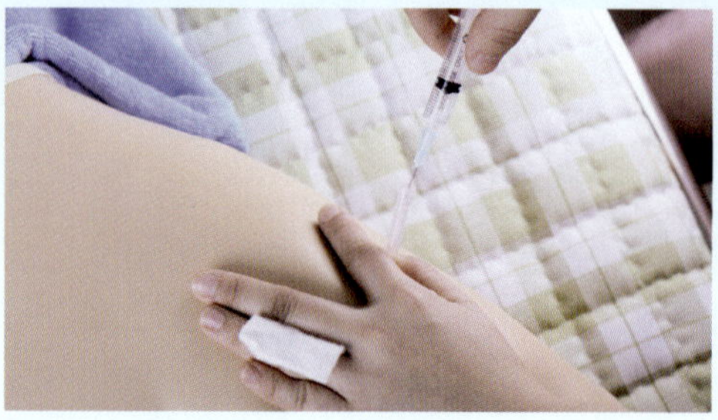	13. 주사 후 주사부위를 누르거나 마사지할 때 쉽게 하기 위함이다.
14.*	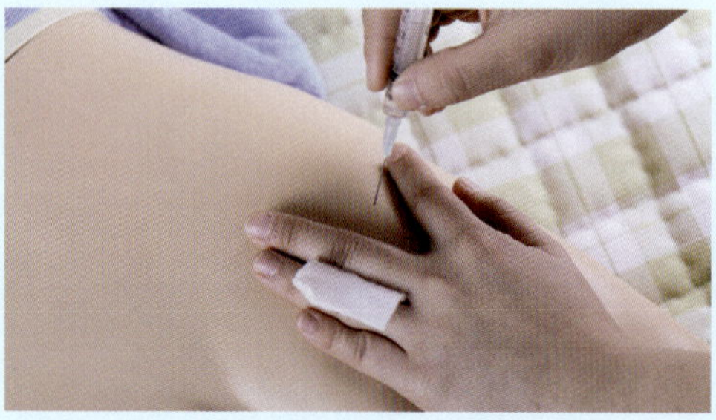	14. 90° 각도의 삽입은 주사바늘이 근육 깊이 도달되도록 하며, 신속한 주사는 대상자의 통증을 감소시킨다.
15.	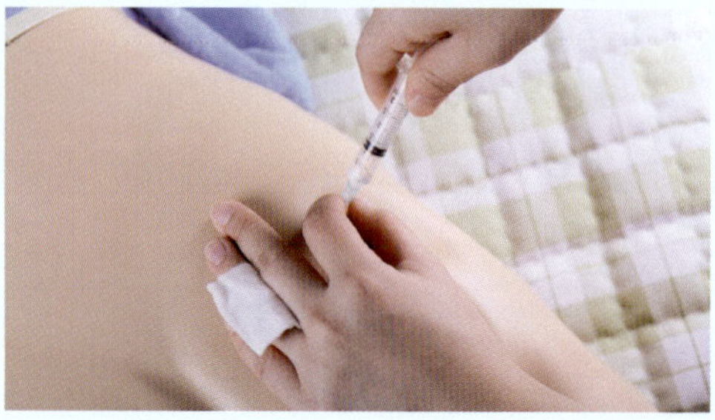	15. 만일 혈액이 올라오면 주사바늘이 혈관에 삽입된 것이므로 주사바늘을 뺀 후 주사기를 버리고 새로 준비해야 한다.
16.*	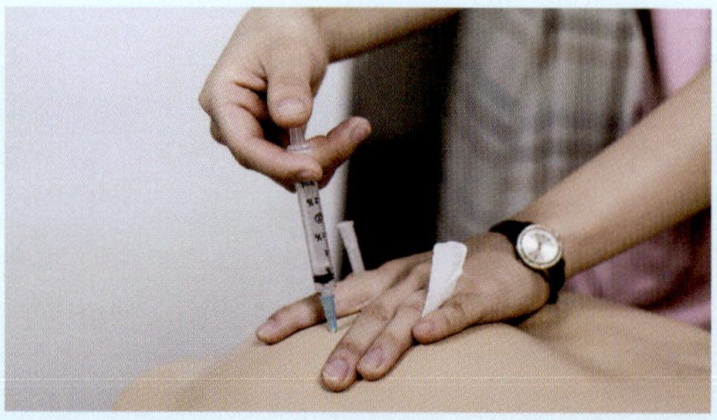	16. 천천히 주입하면 약물이 조직에 분산되어 흡수되고 대상자의 통증과 불편감을 감소시킬 수 있다.

구두 설명	자가평가			교수평가
	수행가능여부	이론적 근거제시 가능여부	연습필요	
13.				
14. "주사를 놓겠습니다. 움직이지 마세요."				
15.				
16.				

수행절차	이론적 근거
17. 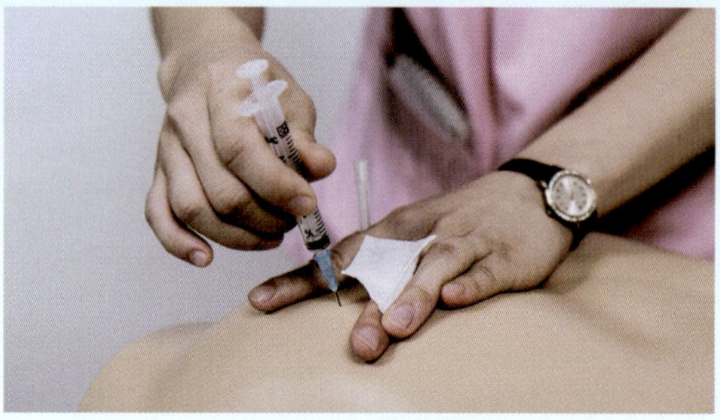	17. 주사 부위를 눌러 약물이 피하조직으로 스며들어가는 것을 최소화한다. 또한 같은 각도로 바늘을 제거하면 조직의 열상을 막을 수 있다.
18. 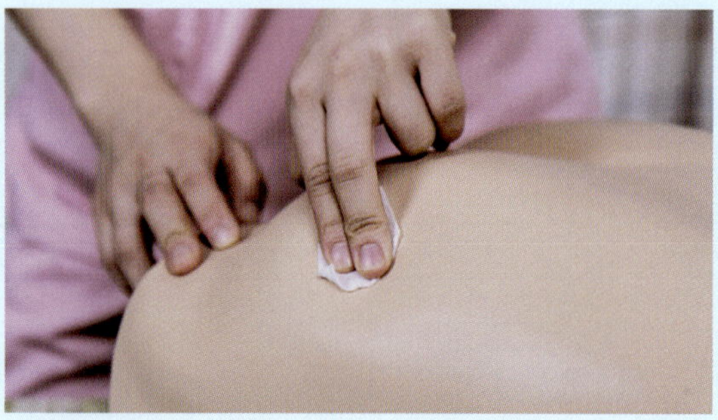	18. 약물의 흡수를 촉진하고 대상자의 불편감을 완화시키기 위함이다.
19. 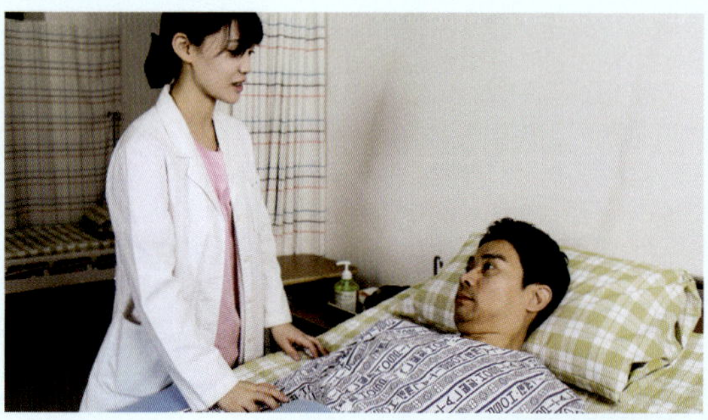	19. 대상자에게 약물의 기대효과 및 부작용을 미리 알려주면 대상자가 이상증상이 나타나는 경우 즉시 간호사에게 보고할 수 있고, 이에 따른 적절한 조치를 취하는 것이 가능해진다.
20.* 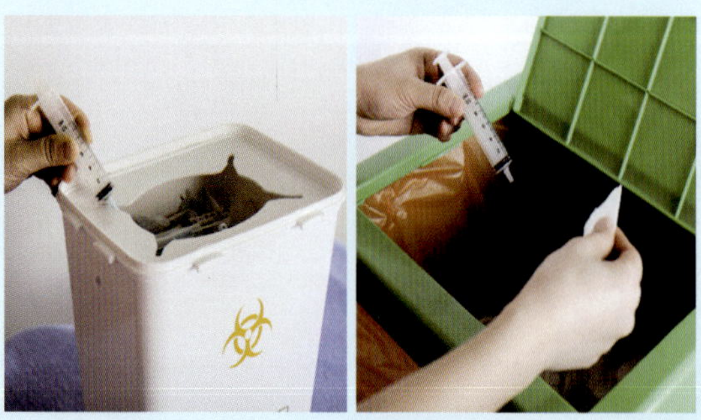	20. 주사침 찔림 사고예방과 병원의 교차감염을 예방하기 위함이다.

구두 설명	자가평가			교수평가
	수행가능여부	이론적 근거제시 가능여부	연습필요	
17.				
18.				
19. “방금 주사를 놓았으니 이제 통증이 줄어들 것입니다. 그리고 주사 후에 졸리고 어지러울 수 있으니 가능하면 침대에서 쉬세요. 혹시라도 주사부위가 아프거나 몸이 이상하면 간호사에게 즉시 알려주세요.”				
20.				

수행절차	이론적 근거
21. 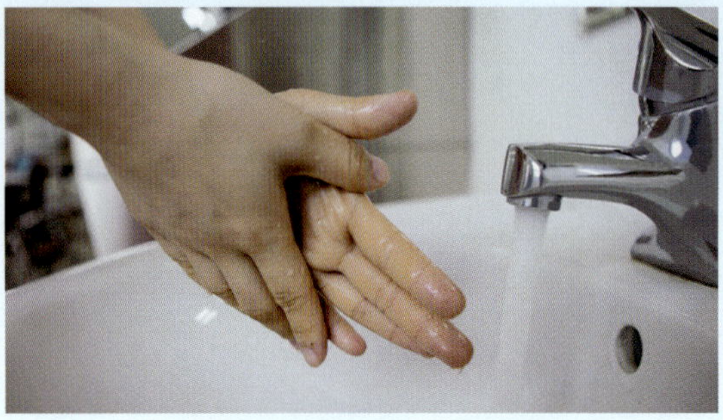	21. 세균의 전파를 막아 감염의 기회를 줄인다.
22. 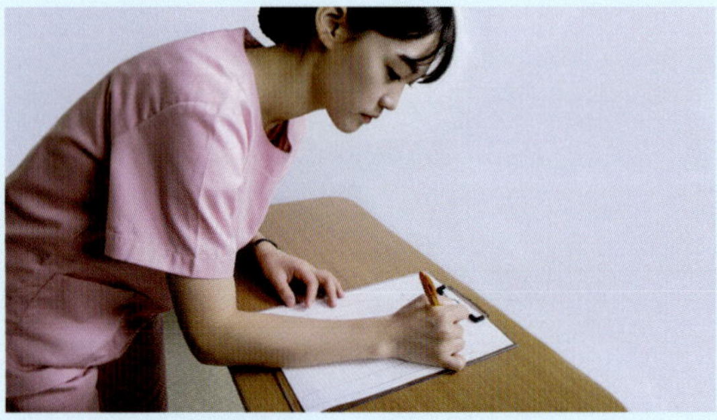	22. 투약 후 즉시 기록하여 약물이 이중으로 투여되는 것을 방지한다. 투약 거절이나 보류된 경우에는 반드시 이유를 기록하고 의사에게 보고한다.

구두 설명	자가평가			교수평가
	수행가능여부	이론적 근거제시 가능여부	연습필요	
21.				
22.				

사례 6

37세 남자 박○○ 환자가 왼쪽 엉덩이에 못이 찔려 입원하였다. 상처부위의 통증을 심하게 호소하며 사정 시 통증점수가 9점이라고 하였으며 파상풍 백신 접종은 21세 이후에 맞지 않았다고 한다. 담당의 검진 후 아래와 같은 EMR order가 추가되었다.

- DTAP vaccine 0.5ml syringe IM
- prn) Ultracet ER semi 1t PO ** 통증점수 6점 이상 시

알맞은 간호활동을 수행하시오.

EMR order 해설

1) DTAP vaccine 0.5ml syringe IM

   DTAP vaccine 0.5ml 주사기를 근육주사 한다.

2) prn) Ultracet ER semi 1t PO ** 통증점수 6점 이상 시

   통증점수 6점 이상 시 Ultracet ER semi 1t를 경구투약 한다.

간호 수행

1) DTAP vaccine 0.5ml 주사기를 근육주사 한다.

   ✓ <3장 근육주사> 수행절차 적용

2) 통증점수 9점이므로 EMR order의 prn 약물 사용 사유에 해당한다. 따라서 Ultracet ER semi 1t를 경구투약 한다.

   ✓ <2장 경구투약> 수행절차 적용

약물 정보

1) DTAP vaccine 0.5ml

   백일해, 파상풍, 디프테리아의 예방을 위해 사용하는 백신이다.

2) Ultracet ER semi

   해열진통소염제로 사용되며 복통, 변비 현기증, 소화불량 등의 부작용이 올 수 있다.

간호기록 사례 6 | 근육주사

날짜	시간	간호기록	서명
00/00/0000	17:00	오른쪽 둔부에 DTAP vaccine 0.5ml 근육주사 함.	
		주사 후 부작용에 대해 설명 함. 특이 증상 호소 없음. 침상안정 교육함.	○○○
	18:00	통증 호소함(NRS : 9점). Ultracet ER semi 1T 경구 투여함(prn 처방).	
		투약 후 30분간 반좌위 취하도록 교육함.	○○○
		미투여	
00/00/0000	18:00	통증 호소함(NRS : 9점). Ultracet ER semi 1T prn 처방 있으나 검사위해	
		금식중이라 투여 못함. 의사 ○○○에게 보고함.	○○○

04

피하주사

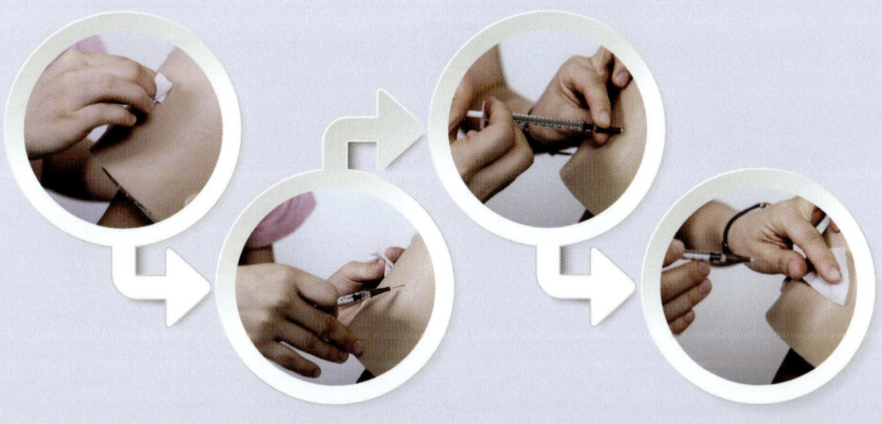

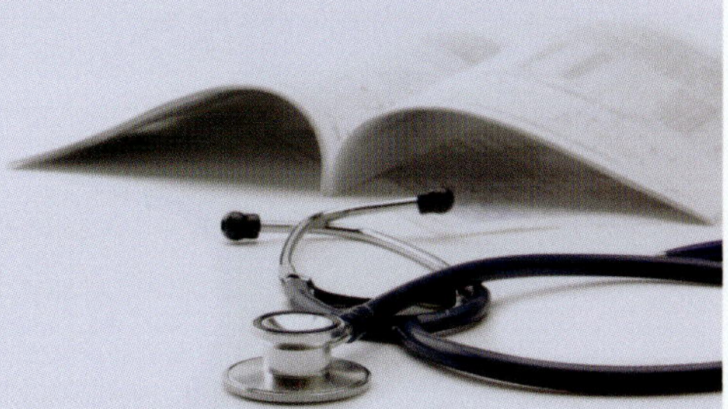

성취목표

필요장비 및 물품

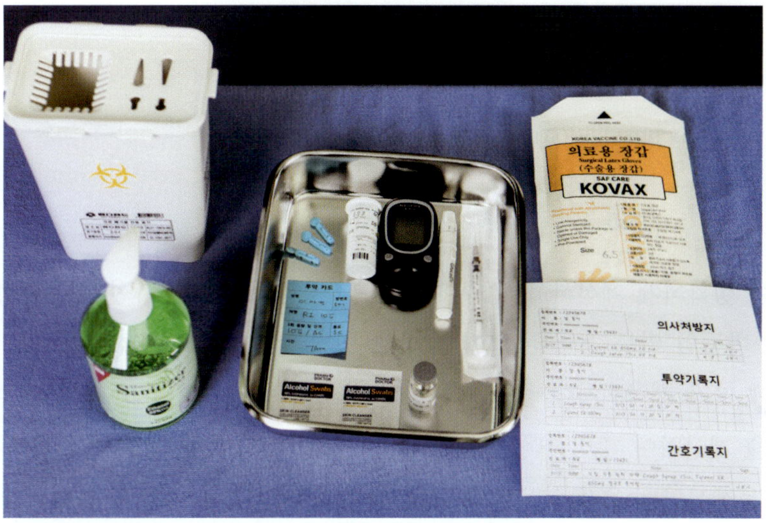

수행시간

- (　　　　　)분

1 목적

1) 경구투약에 비해 효과가 빠르고 약의 효과가 소화효소로 인해 감소되거나 파괴되는 것을 방지할 수 있다.
2) 근육주사보다 흡수가 느리지만 약물이 조직 속에 완전히 흡수될 수 있다.
3) 인슐린, 백신, 헤파린 등의 약물을 투여하기 위함이다.

2 관련 선행지식

1) 투약의 원칙(6 Rights)

- 정확한 약물(right drug)
- 정확한 용량(right dose)
- 정확한 대상자(right client)
- 정확한 투여경로(right route)
- 정확한 시간(right time)
- 정확한 기록(right documentation)

2) 약물용량 계산

- 약물의 용량은 정확하게 계산하고, 경우에 따라 다른 간호사에게 자신의 계산이 맞는지 이중으로 체크한다. 특히 아동의 약물 용량은 성인에 비해 훨씬 적으므로 특별한 주의가 필요하다.
- 약물의 종류에 따라 제약회사에서 공급하는 단위로 직접 사용할 수도 있으나, 어떤 경우에는 특별히 약물의 용량을 계산하여 준비한다. 이 경우에는 약물의 단위를 반드시 확인해야 한다.
- 주사 시에는 등장성의 수용성 약물로 자극과 점성이 없는 2ml 미만의 용량으로 약물을 투여한다. 영유아의 한 부위 최대 투여 권장용량은 0.5ml이다.

3) 피하주사 부위 선정

- 상박의 바깥 뒷부분, 늑골 끝에서 장골능까지의 복부 전면, 대퇴의 전측면, 둔부, 견갑골 아래, 복둔근과 배둔근의 위쪽 부분 등이 피하주사의 적합한 부위이다.
- 피부 표면이 딱딱한 곳, 반흔, 소양감, 멍, 염증, 부종, 발적, 작열감이 있는 부위는 약물의 흡수를 방해하고 염증을 일으킬 수 있으므로 피하주사의 부위에서 피한다.
- 일반적으로 사용하는 주사바늘은 25G이다.
- 약물을 피하조직에 도달시키기 위해 적절한 주사 각도를 결정한다. 성인인 경우, 주사 각도가 45°이면 1.6cm를 삽입하고, 90°이면 1.3cm를 삽입한다. 소아의 경우, 26~30G 1/2in 주사바늘을 90° 각도로 삽입한다.
- 주사펜(injection pen)은 대상자 스스로 약물을 투여(자가투여) 할 수 있는 기구이다.
- 피하주사 부위는 다음과 같다.

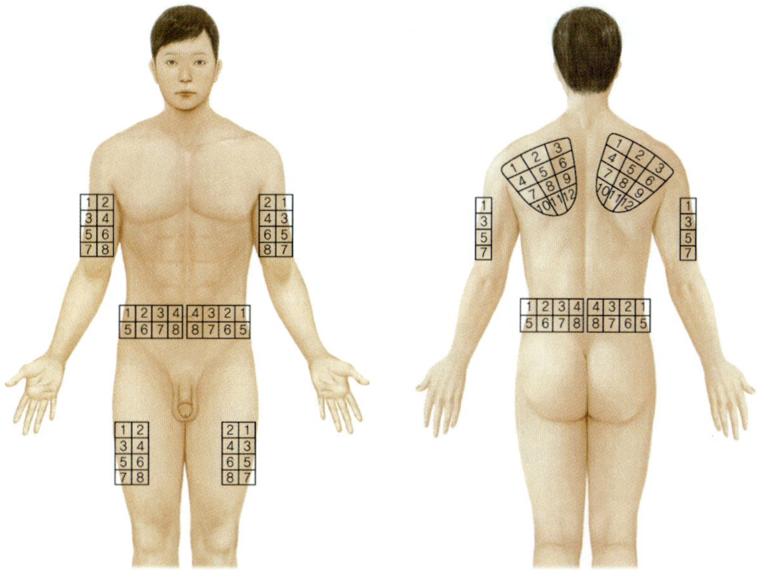

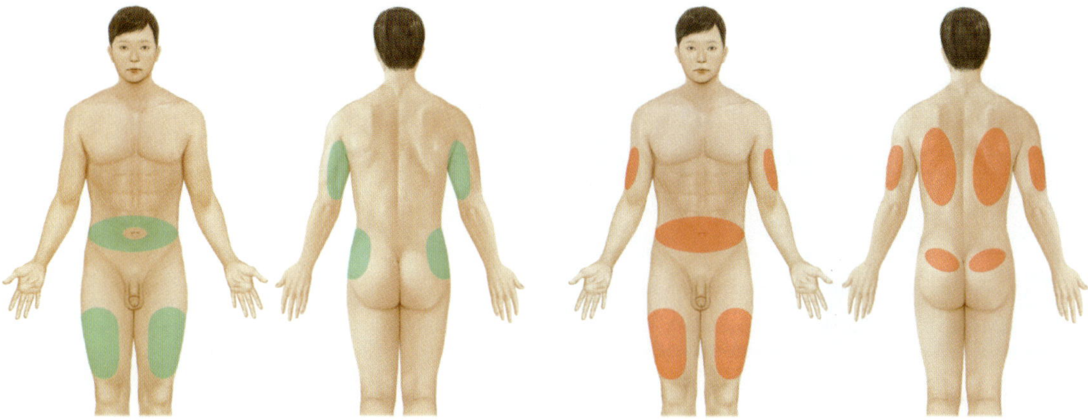

4) 간이 혈당측정기 사용 및 관리법

- 혈당측정기의 전원을 켠다.
- 채혈기에 채혈침을 끼워 대상자의 피부 상태에 맞도록 삽입 깊이를 조절한다.
- 손가락 끝부분의 측면에 채혈기를 놓고 채혈침이 피부를 순간적으로 천자하도록 버튼을 누른다.
- 혈액이 자연스럽게 흘러나오게 하여 혈액방울을 검사지에 묻힌다.
- 혈당측정기의 모니터에 나온 수치를 확인하고 대상자에게 설명한다.
- 채혈침은 손상성 폐기물 전용용기에 버리고, 사용했던 소독솜과 피 묻은 검사지는 일반 의료폐기물 전용용기에 버린다.

3 간호수행 절차와 이론적 근거 및 구두 설명

1) 간이 혈당측정

수행절차	이론적 근거
1. 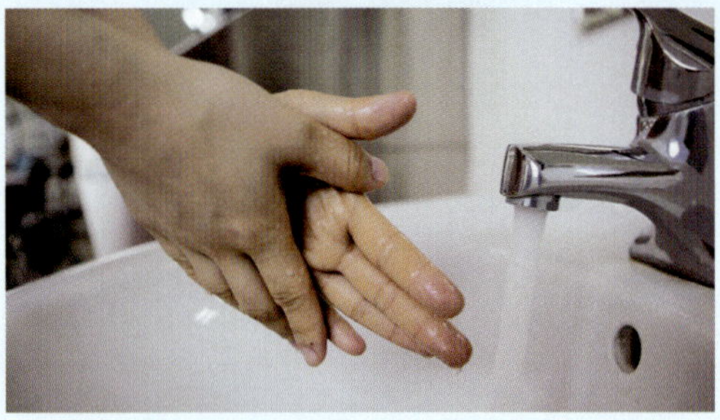	1. 세균의 전파를 막아 감염의 기회를 줄인다.
2. 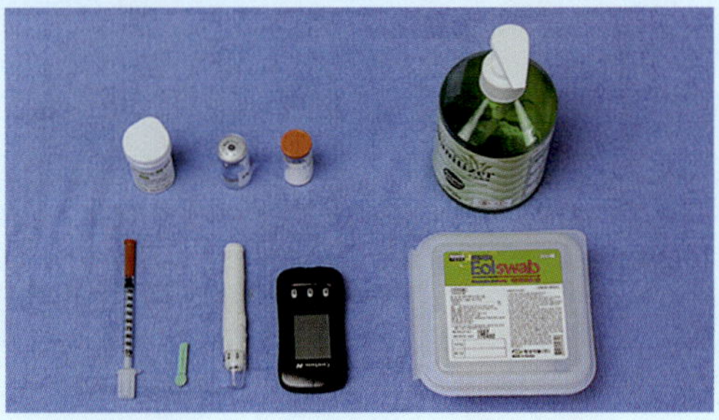	2.
3. 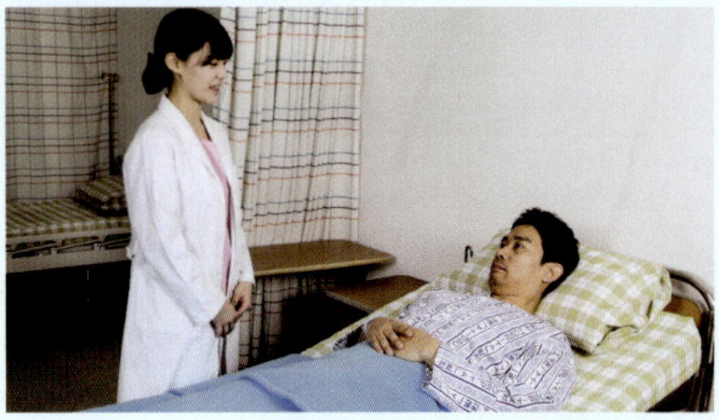	3. 불안을 감소시키고 절차에 대해 협조를 구한다.
4.* 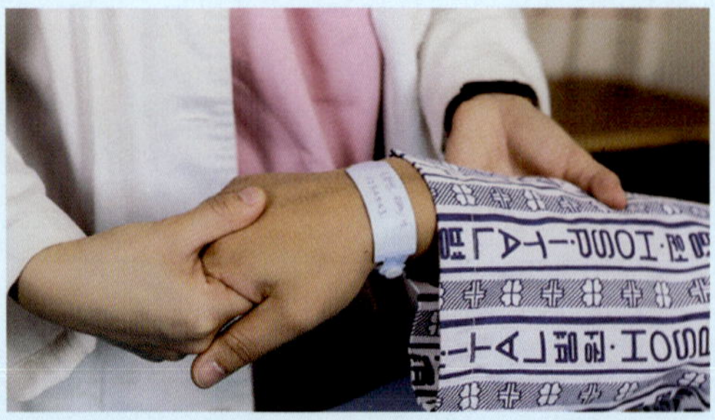	4. 안전한 간호를 수행하기 위한 대상자 확인 절차이다.

구두 설명	자가평가			교수평가
	수행가능여부	이론적 근거제시 가능여부	연습필요	
1.				
2.				
3. "안녕하세요, 학생간호사 ○○○입니다."				
4. "환자분 성함이 어떻게 되시나요? 등록번호는 어떻게 되시나요?"				

수행절차	이론적 근거
5. 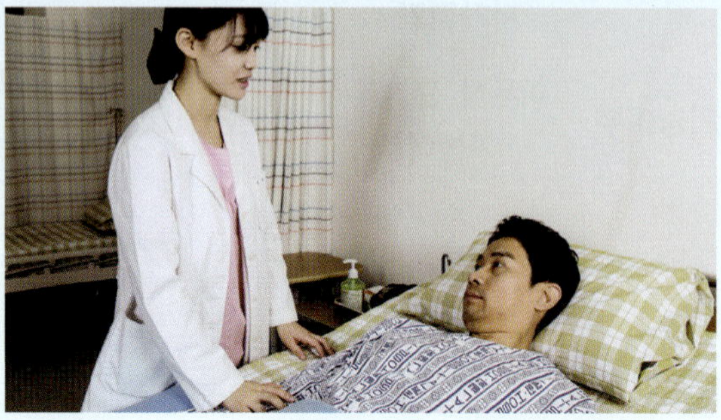	5. 불안을 감소시키고 절차에 대해 협조를 구한다.
6. 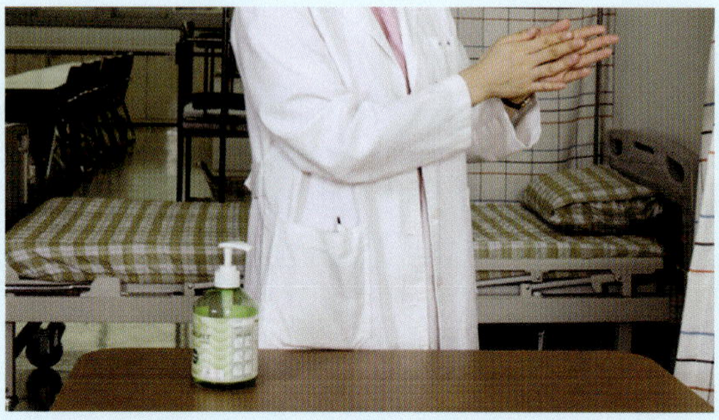	6. 세균의 전파를 막아 감염의 기회를 줄인다.
7. 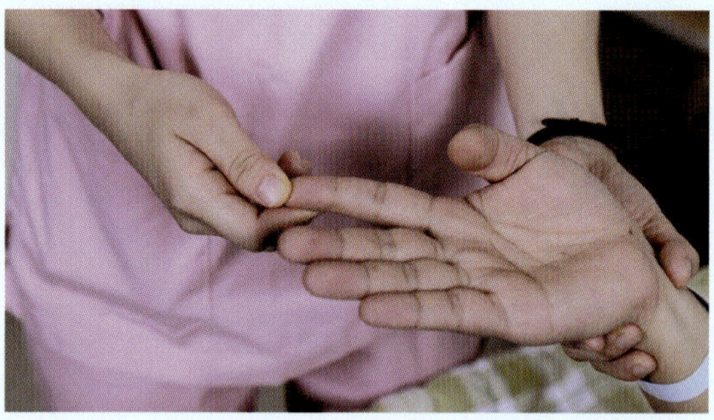	7. 손을 심장 아래로 내리면 혈액이 손가락 끝 쪽으로 몰려 피가 충분히 나온다.
8.* 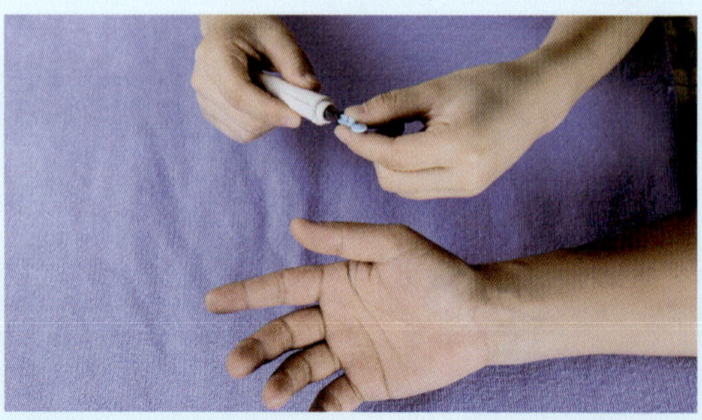	8.

<table>
<tr><th rowspan="2">구두 설명</th><th colspan="3">자가평가</th><th rowspan="2">교수평가</th></tr>
<tr><th>수행가능여부</th><th>이론적 근거제시 가능여부</th><th>연습필요</th></tr>
<tr><td>5. “지금부터 환자분 상태를 확인하기 위해서 혈당을 측정하도록 하겠습니다. 괜찮으신가요?”</td><td></td><td></td><td></td><td></td></tr>
<tr><td>6.</td><td></td><td></td><td></td><td></td></tr>
<tr><td>7.</td><td></td><td></td><td></td><td></td></tr>
<tr><td>8.</td><td></td><td></td><td></td><td></td></tr>
</table>

수행절차	이론적 근거
9.* 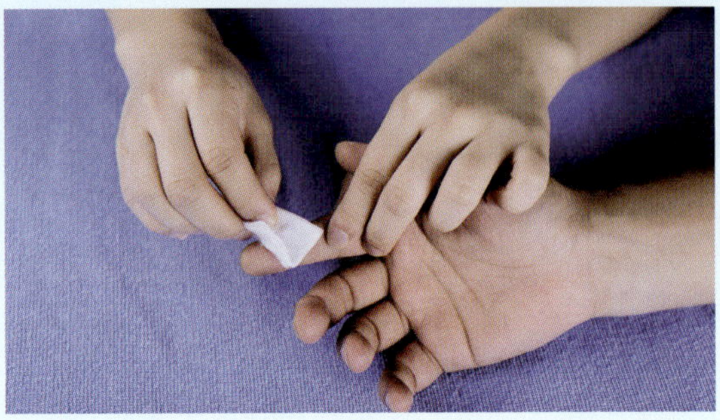	9. 세균의 전파를 막아 감염의 기회를 줄인다.
10. 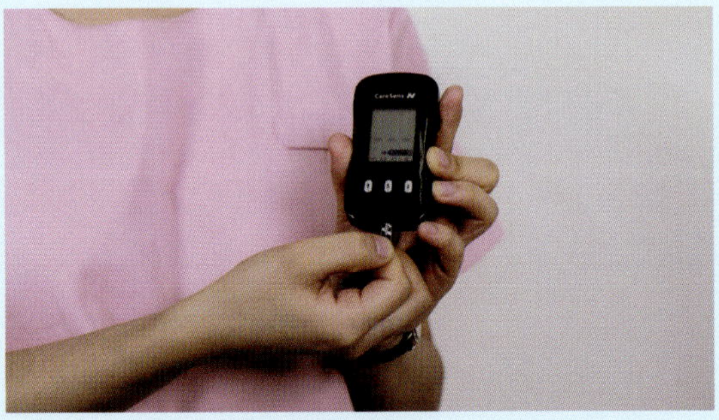	10.
11.* 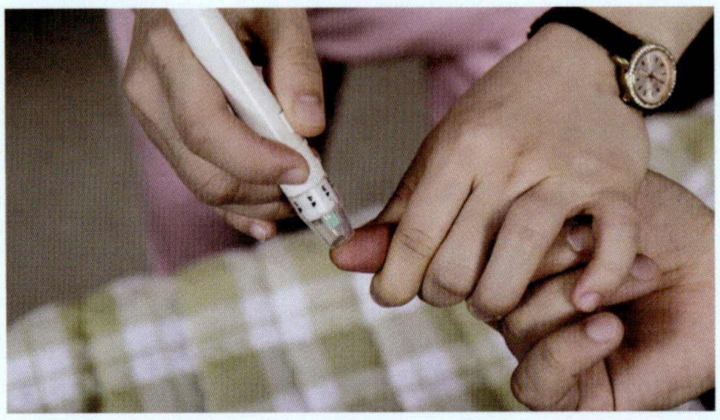	11. 손가락 옆쪽 면이 통증에 덜 예민하다.
12.* 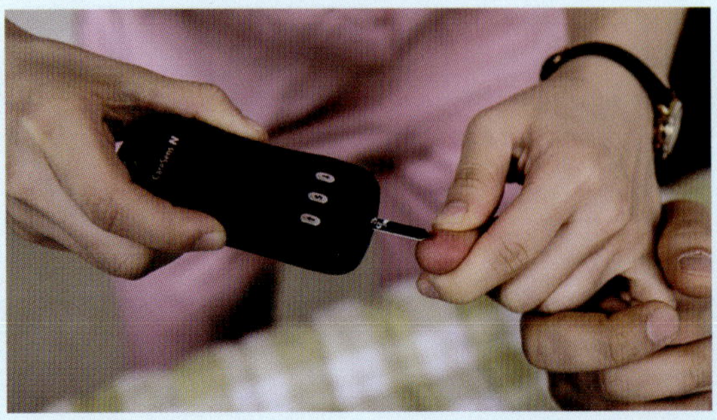	12. 천자부위는 짜거나 압력을 주어 혈액이 나오면 검사 결과에 영향을 미칠 수도 있다.

구두 설명	자가평가			교수평가
	수행가능여부	이론적 근거제시 가능여부	연습필요	
9.				
10.				
11. "조금 따끔할 수도 있습니다."				
12.				

수행절차	이론적 근거
13. 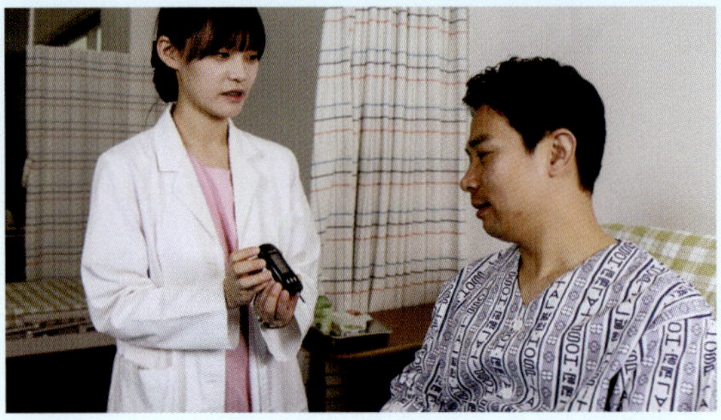	13.
14.* 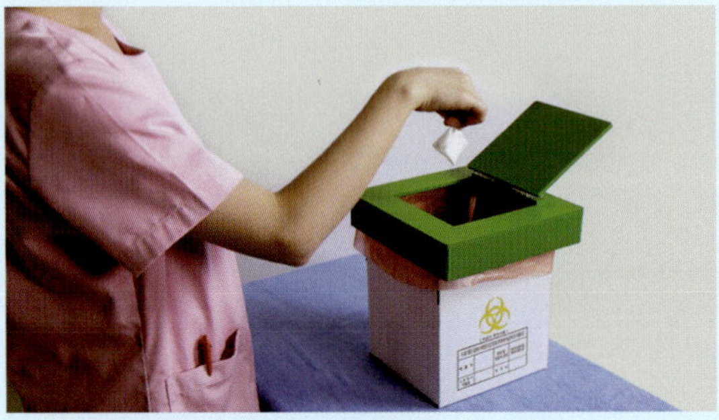	14. 병원의 교차감염을 예방하기 위함이다.
15. 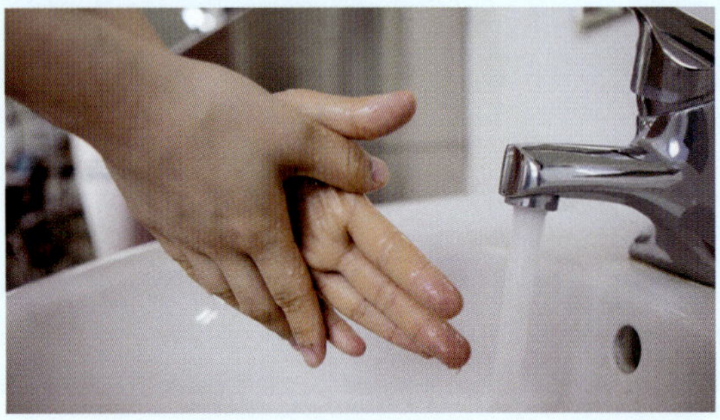	15. 세균의 전파를 막아 감염의 기회를 줄인다.
16. 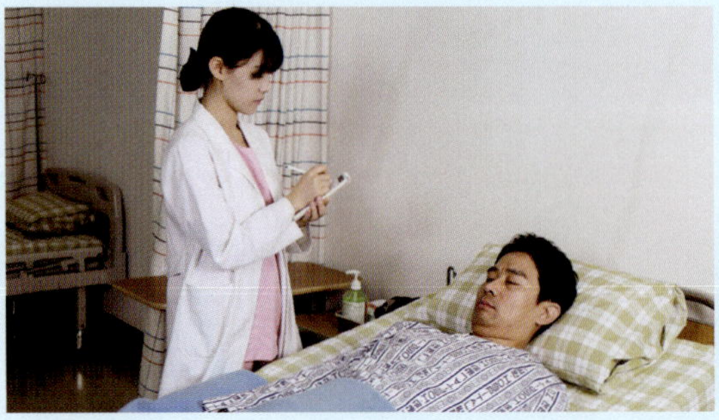	16.

구두 설명	자가평가			교수평가
	수행가능여부	이론적 근거제시 가능여부	연습필요	
13. "혈당 수치가 ○○○mg/dL입니다."				
14.				
15.				
16.				

2) 피하주사

수행절차	이론적 근거
1. 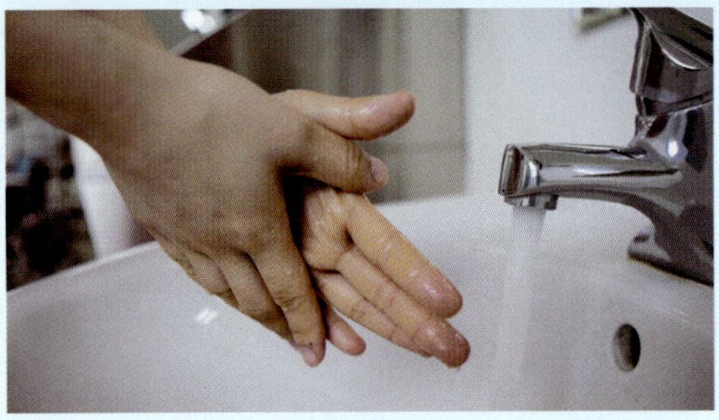	1. 세균의 전파를 막아 감염의 기회를 줄인다.
2.* 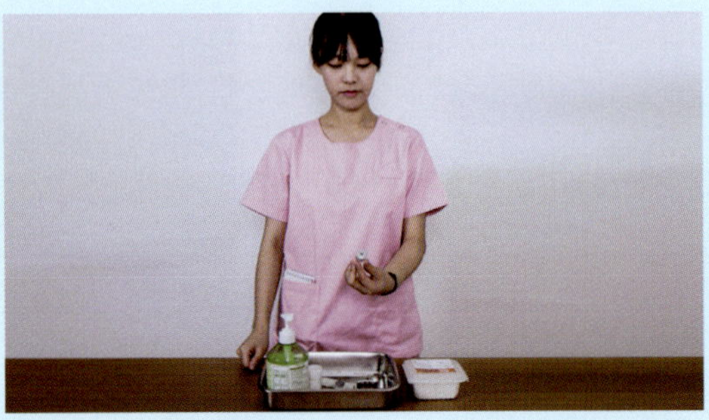	2.
3. 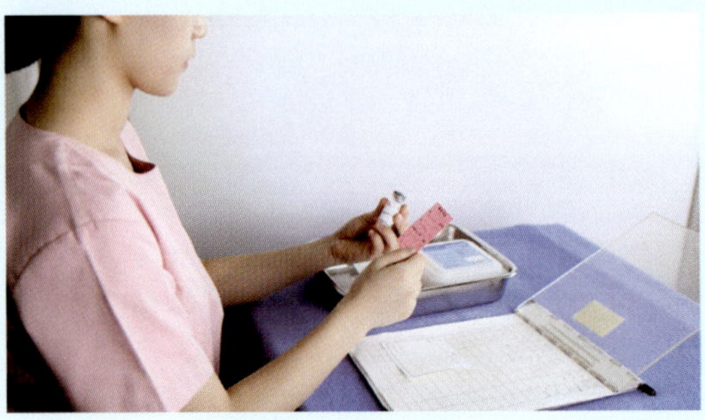	3. 투약카드에 따라 정확하게 약물을 확인함으로써 정확한 대상자에게 정확한 약을 투여할 수 있다.
4.* 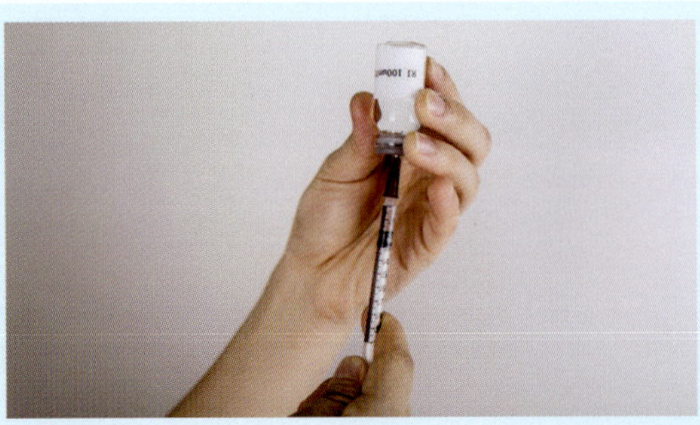	4. 약물의 유효기간과 용량을 확인하여 투약 사고를 예방한다.

	구두 설명	자가평가			교수평가
		수행가능여부	이론적 근거제시 가능여부	연습필요	
	1.				
	2.				
	3.				
	4.				

수행절차	이론적 근거
5. 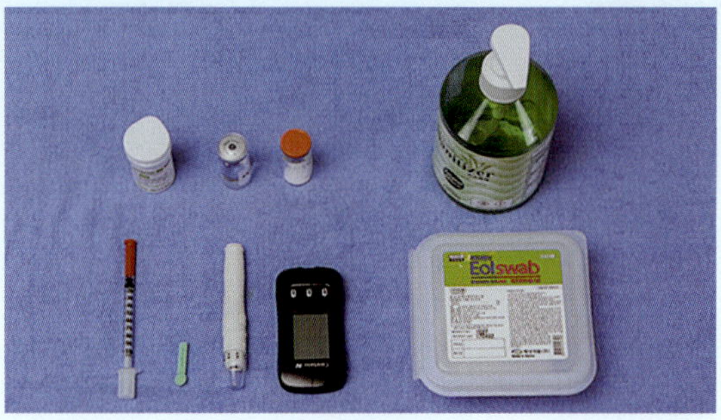	5.
6.* 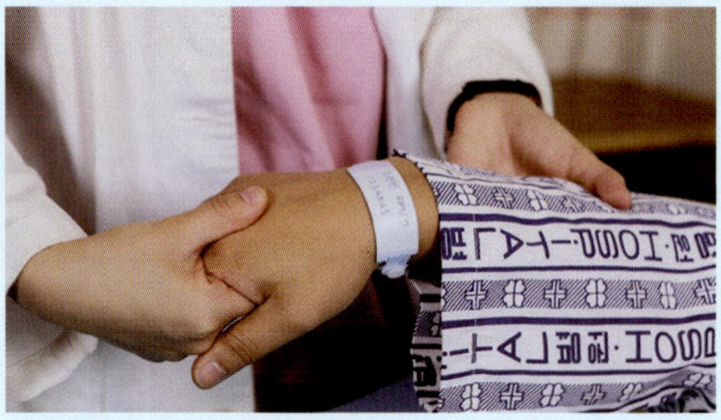	6. 안전한 간호를 수행하기 위한 대상자 확인 절차이다.
7. 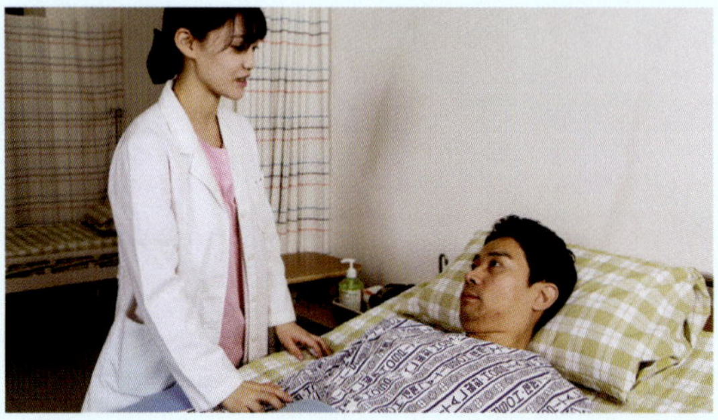	7. 대상자에게는 알 권리가 있으며, 대상자가 본인이 투여 받는 약물에 대해서 잘 알고 있으면 약물요법을 더욱 잘 따르게 된다.
8. 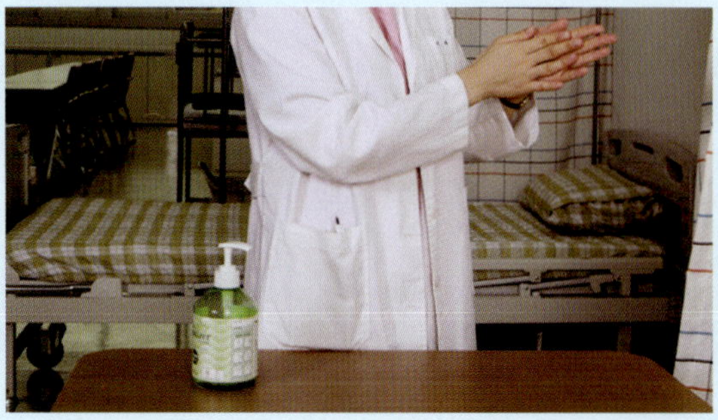	8. 세균의 전파를 막아 감염의 기회를 줄인다.

구두 설명	자가평가			교수평가
	수행가능여부	이론적 근거제시 가능여부	연습필요	
5.				
6. "환자분 성함이 어떻게 되시나요? 등록번호는 어떻게 되시나요?"				
7. "조금 전에 측정한 혈당이 ○○○mg/dL로 나와서, 인슐린을 투여하도록 하겠습니다. 괜찮으신가요? 혹시라도 인슐린 투여 후에 식은땀이 나시거나 어지러우시면 간호사에게 알려주세요."				
8.				

<table>
<tr><th>수행절차</th><th>이론적 근거</th></tr>
<tr><td>9.*
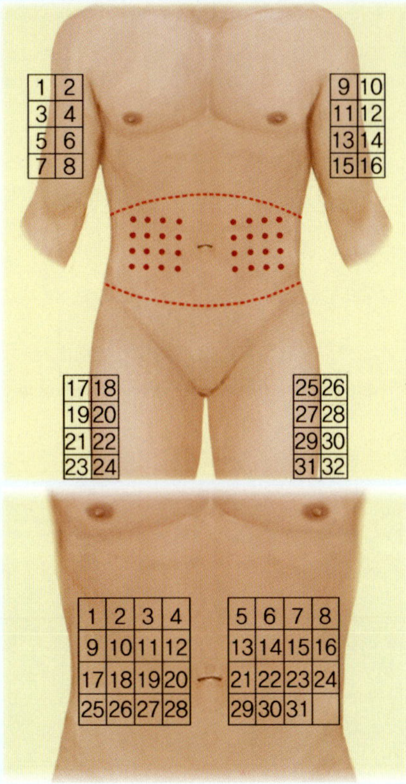
</td><td>9. 동일 부위에 계속 주사하면 지방비대(lipohypertrophy)로 인해 단단해질 수 있다. 또한 주사할 부위에 문제가 있으면 약물의 흡수를 방해할 수 있다.</td></tr>
<tr><td>10.
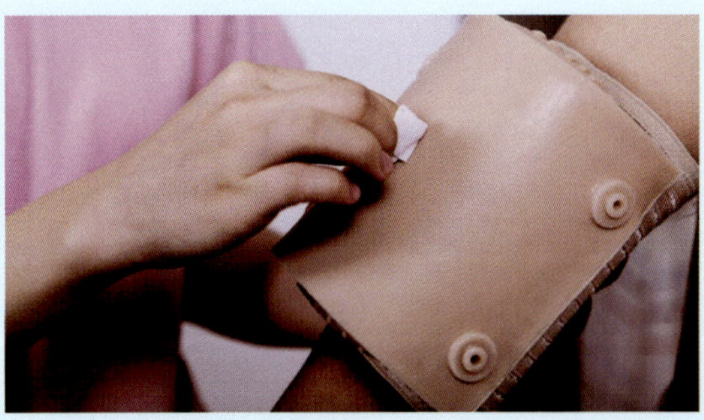</td><td>10. 피부의 분비물을 제거하기 위함이다.</td></tr>
</table>

구두 설명	자가평가			교수평가
	수행가능여부	이론적 근거제시 가능여부	연습필요	
9.				
10. "소독할 때 조금 차가울 수 있습니다."				

수행절차	이론적 근거
11.* 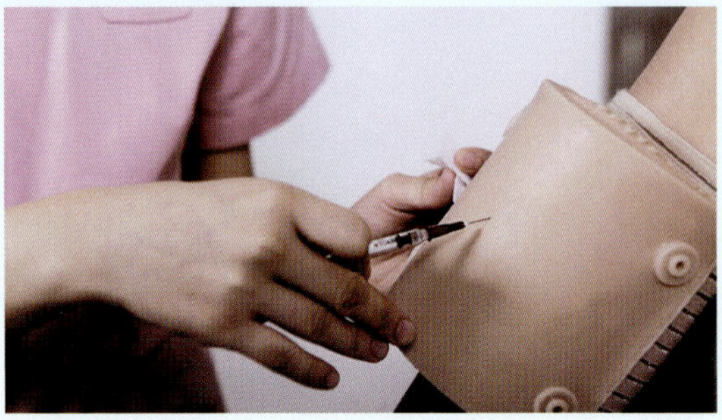	11. 팽팽한 피부에 주사바늘이 통과하기가 더 쉽다.
12. 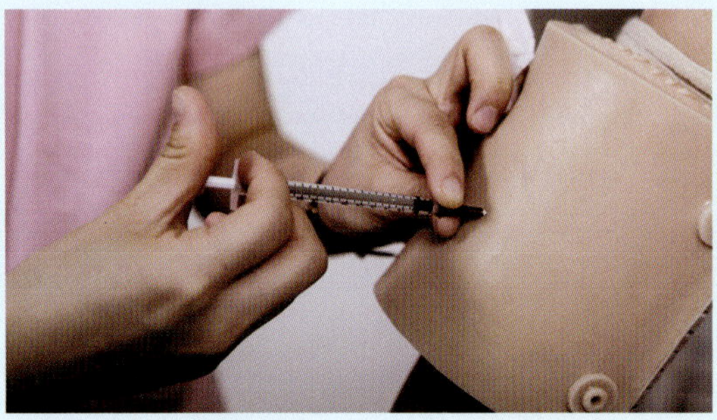	12.
13.* 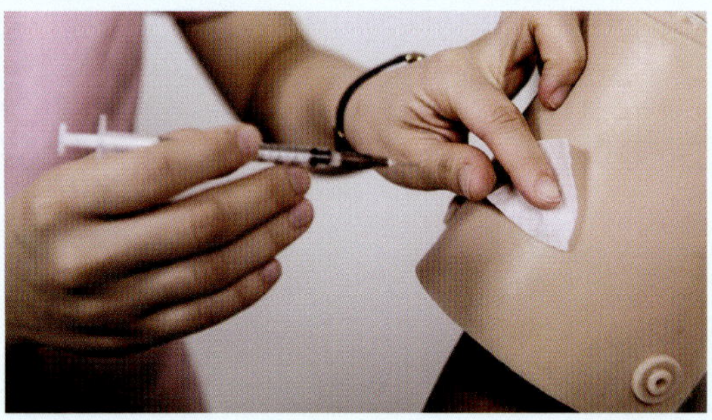	13. 신속히 빼내는 것은 조직의 열상을 막기 위함이다. 인슐린의 경우는 약물이 조직 속으로 천천히 흡수되도록 하기 위해서 마사지를 하지 않는다.
14.* 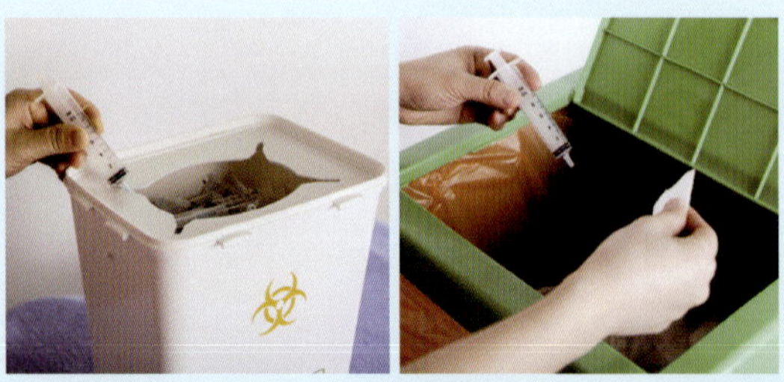	14. 주사침 찔림 사고예방과 병원의 교차감염을 예방하기 위함이다.

구두 설명	자가평가			교수평가
	수행가능여부	이론적 근거제시 가능여부	연습필요	
11. "주사바늘 삽입 시 따끔합니다. 주사 부위에 힘 주지 마세요."				
12.				
13. "지금 주사 맞은 부위가 불편하거나 몸에 이상이 느껴지지는 않으신가요? 주사 후에 식은땀이 나시거나 어지러우시면 간호사에게 즉시 알려주세요."				
14.				

수행절차	이론적 근거
15. 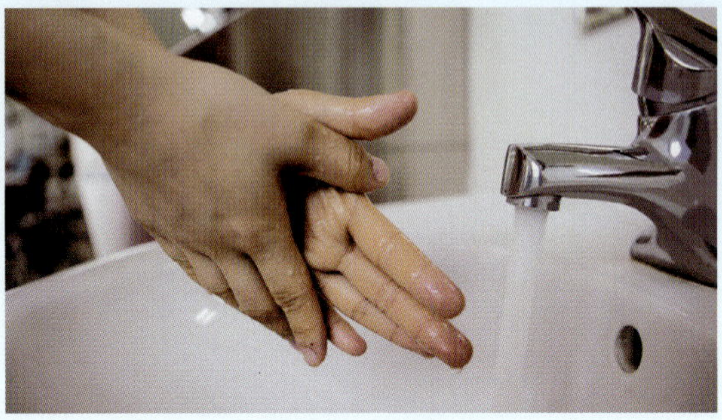	15. 세균의 전파를 막아 감염의 기회를 줄인다.
16. 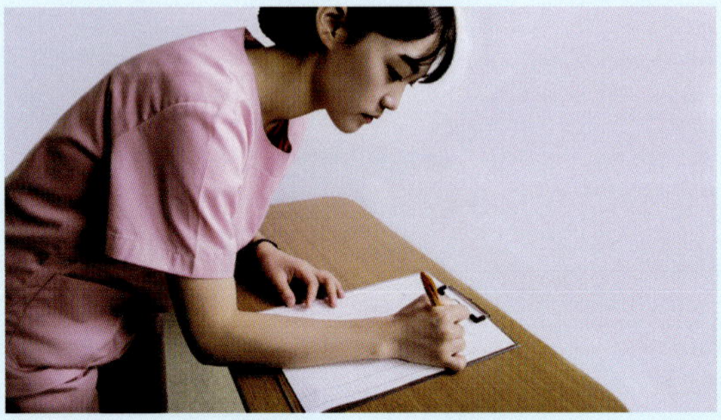	16. 투약 후 즉시 기록하여 약물이 이중으로 투여되는 것을 방지한다. 투약 거절이나 보류된 경우에는 반드시 이유를 기록하고 의사에게 보고한다.

구두 설명	자가평가			교수평가
	수행가능여부	이론적 근거제시 가능여부	연습필요	
15.				
16.				

사례 7

67세 남자 양○○ 환자가 당뇨병성 망막합병증으로 수술을 위해 입원하였다. 환자의 EMR order는 다음과 같다.

1. BR
2. BST check 4회/day ** 비고 측정시간(7A, 11A, 5P, 10P)
3. Humulin N 20iu SC 8A
4. Humulin R 4iu SC 매식전
   - if, BST 120~160 Humulin R basal unit + 1iu SC
   - if, BST 161~200 Humulin R basal unit + 2iu SC
   - if, BST 201~250 Humulin R basal unit + 4iu SC
   - if, BST 251~300 Humulin R basal unit + 6iu SC

낮 근무 시작 후 혈당측정 결과 환자의 혈당은 240mg/dL이었다. 혈당 측정하는 방법을 포함하여 필요한 간호활동을 수행하시오.

EMR order 해설

1) BR

   환자를 침상내 안정토록 한다.

2) BST check 4회/day ** 비고 측정시간(7A, 11A, 5P, 10P)

   BST는 blood sugar test(혈당측정)를 의미한다. 측정시간 지정이 되어 있으므로 세끼 식전 3회와 자기 전 1회 총 4회를 측정한다.

3) hHmulin N 20iu SC 8A

   Humulin N 중간형 인슐린을 20단위 오전 8시에 피하주사 한다.

4) Humulin R 4iu SC 매식전

   Humulin R 속효성형 인슐린을 매 식사 전에 4단위 피하주사하며 혈당 측정 결과가 아래와 같이 초과범위 해당할 때는 기본 단위인 4단위에 아래의 order와 같이 추가하여 피하주사 한다.

   - if, BST 120~160 Humulin R basal unit + 1iu SC
   - if, BST 161~200 Humulin R basal unit + 2iu SC
   - if, BST 201~250 Humulin R basal unit + 4iu SC
   - if, BST 251~300 Humulin R basal unit + 6iu SC

간호 수행

1) 혈당측정을 먼저 시행한다.

   ✓ <4장 피하주사–간이 혈당측정> 수행절차 적용

2) 혈당측정 결과 240mg/dl이므로 Humulin N은 20단위, Humulin R은 8단위를 피하주사 한다.

   ✓ <4장 피하주사–피하주사> 수행절차 적용

약물 정보

1) Humulin N

중간형 인슐린 제재로 식사 전 30분 이내에 피하주사 한다. 무색투명한 바이알에 들어있는 백색의 현탁액으로서 방치하면 상층부는 무색의 용액이고 하층은 흰색의 침전이 형성된다. 흰색 침전은 천천히 흔들어 주면 금방 현탁된다.

2) Humulin R

속효성 인슐린 제재로 보통 식사 전 30분 이내에 피하주사하며 다른 인슐린 제재와 병용한다. 당뇨병 혼수에서는 필요에 따라 피하, 근육, 정맥 주사 또는 지속 정맥 주사한다.

Insulin 주사부위

1) 우리 몸의 피하지방층은 양팔, 복부, 양쪽 대퇴부가 있으나 임산부나 복막투석을 하고 있거나 기타 복수가 차 있거나 복부수술로 복부에 상처가 있지 않으면, 피하지방층이 넓어 흡수 효과도 좋고 흡수 시간이 일정한 복부에 주사한다.
2) 복부주사 시 각 부위의 간격은 손가락 마디 하나(1~2cm)의 간격으로 번갈아 주사한다.
3) 복부에 주사가 금기인 경우에는 양 대퇴부 바깥 부위를 주사하도록 한다. 한 쪽 대퇴부를 2주 간 사용하고 다른 대퇴부로 순환하여 주사한다.

간호기록 사례 7 | 피하주사

날짜	시간	간호기록	서명
00/00/0000	17:00	혈당검사 결과 : 240mg/dl. Humulin N 20단위, Humulin R 8단위 피하주사 함	
		(오른 대퇴부위), 저혈당 증상에 대해서 설명함.	○○○
미투여			
00/00/0000	17:00	혈당검사 결과 : 240mg/dl. 식은땀 나고 현기증 있다며 인슐린 투여 거부함.	
		의사 ○○○에게 알림	○○○

사례 8

84세 남자 송○○ 환자가 Lt femur Fx로 입원하였다. 환자는 심근경색으로 순환기내과 진료를 지속하며 와파린을 15년간 복용 중이었다. 수술 시 출혈 가능성으로 복용중인 와파린 복용을 중단하고 다른 약물로 변경하기로 하였으며 순환기내과 진료 후 다음과 같은 EMR order가 추가 되었다.

- Clexane 80mg/0.8ml syringe SC

알맞은 간호활동을 수행하시오.

EMR order 해설

- Clexane 80mg/0.8ml syringe SC

  clexane 80mg/0.8ml을 피하주사 한다.

간호 수행

- clexane 80mg/0.8ml을 피하주사 한다.

  ✓ <4장 피하주사－피하주사> 수행절차 적용

약물 정보

- Clexane 80mg/0.8ml

  혈전색전증 예방을 위해 사용하며 부작용으로 피하주사부위의 통증, 혈종, 반상출혈 양상 및 출혈, 혈소판 감소증의 증세가 올 수 있다.

간호기록 사례 8 | 피하주사

날짜	시간	간호기록	서명
00/00/0000	17:00	Clexane 80mg/0.8ml 피하주사 함. 부위 : 오른쪽 상박.	
		주사부위 부종, 경결, 변색 없음.	○○○

05

피내주사

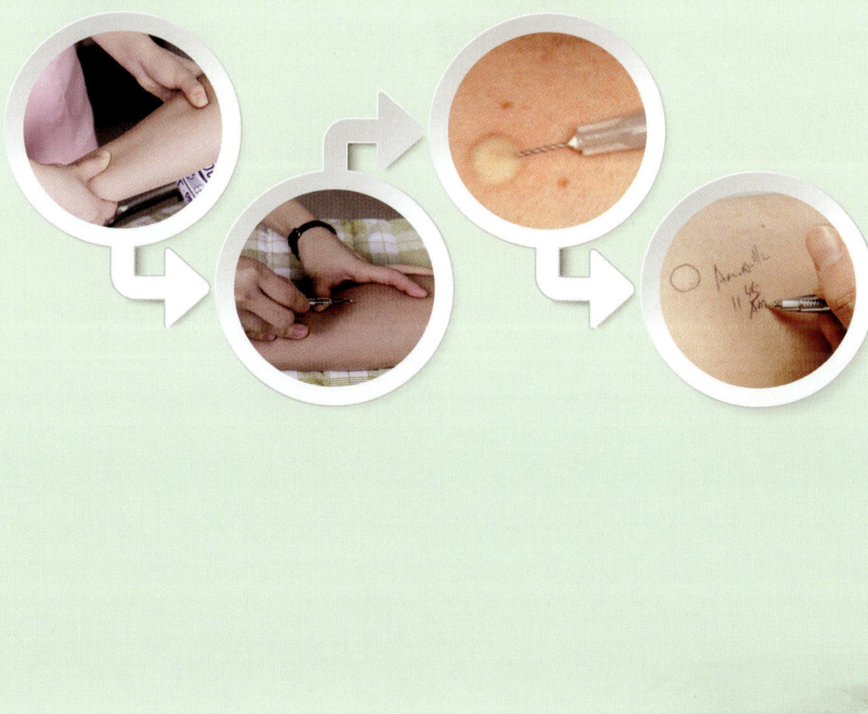

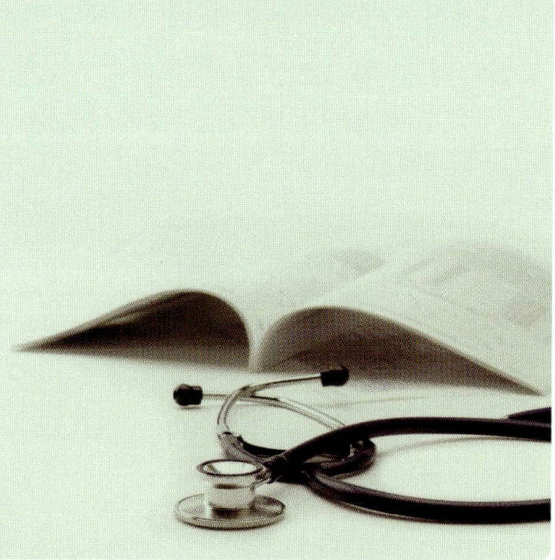

성취목표

필요장비 및 물품

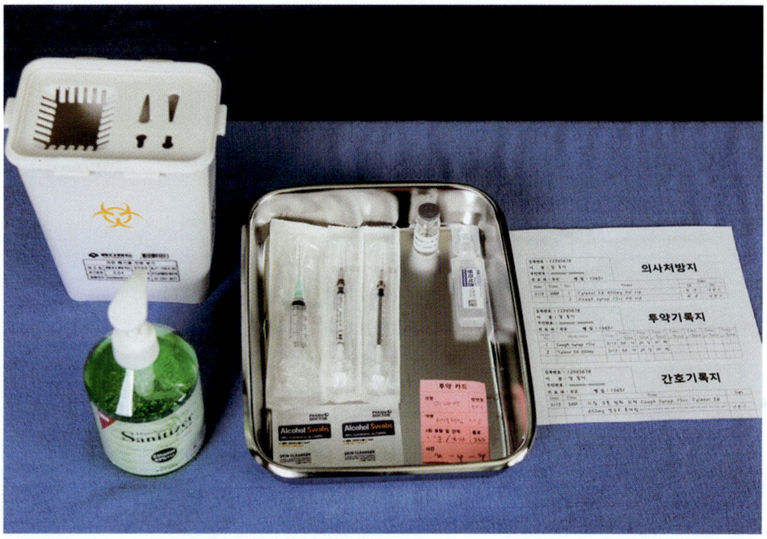

수행시간

• (   )분

1 목적

1) 약물에 대한 알레르기 반응이나 과민반응을 알아보기 위해 사용된다.
2) 투베르쿨린 반응검사와 같은 진단검사에 사용된다.
3) 빠른 속도로 순환계로 들어가서 과민반응을 일으킬 수 있는 약물의 경우에는 혈류공급량이 적고 천천히 흡수될 수 있는 진피에 소량 주입한다.

2 관련 선행지식

1) 투약의 원칙(6 Rights)

- 정확한 약물(right drug)
- 정확한 용량(right dose)
- 정확한 대상자(right client)
- 정확한 투여경로(right route)
- 정확한 시간(right time)
- 정확한 기록(right documentation)

2) 피내주사 부위 선정

전박 안쪽(inner forearm)과 등 상부(upper back) 등이 가장 적합한 부위이다.

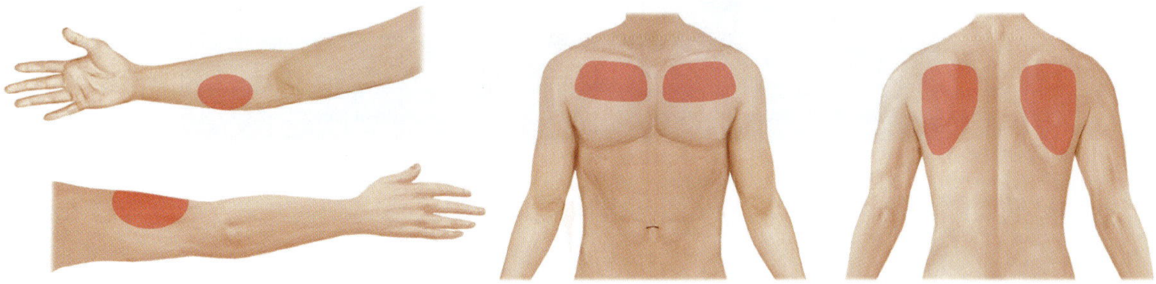

3) 피내주사 결과 해석

- 주사 후 낭포가 만들어지지 않거나 주사바늘을 뺀 후 약물이 새어 나온다면 약물이 피하로 들어갔을 확률이 크므로, 이런 경우 피부반응검사(skin test)의 결과는 정확하지 않을 수 있다.
- 약물반응검사 : 10~15분 후 판독
  - 양성 : 피부 발적부위의 지름이 10mm 이상, 가렵고, 호흡곤란, 천명음, 빈맥 등이 나타나면 해당 약물에 알레르기가 있다고 판단
  - 의양성 : 피부발적부위 크기가 5~9mm, 주사부위 반대쪽 부위에 생리식염수 0.1ml를 피내주사 후 그 결과와 비교
  - 음성 : 피부발적부위 지름이 5mm 미만

- 투베르쿨린 반응검사 : 48～72시간 뒤 피부의 경화 정도를 파악한다.
  - 피부 경결 부위 15mm 이상 : 현재 결핵균 감염자
  - 피부 경결 부위 10mm 이상 : 최근에 이주한 사람, 주사용 마약 사용자, 결핵 고위험 환경 거주자, 만성질환이 있거나 4세 이전의 영유아, 고위험 성인에게 노출된 신생아·영유아·미성년자
  - 피부 경결 부위 5mm 이상 : HIV 양성자, 과거 결핵 감염으로 인한 흉부 엑스레이 상의 섬유증성 변화 존재, 장기이식수술 대상자, 면역력 저하 대상자

MEMO

3 간호수행 절차와 이론적 근거 및 구두 설명

1) 피내주사(전완의 내측면)

수행절차	이론적 근거
1. 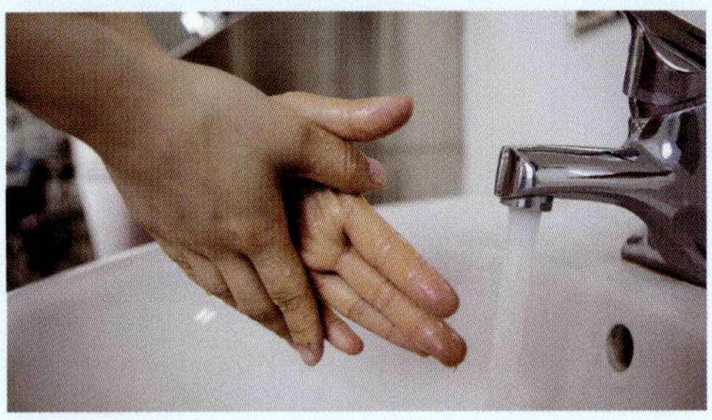	1. 세균의 전파를 막아 감염의 기회를 줄인다.
2.* 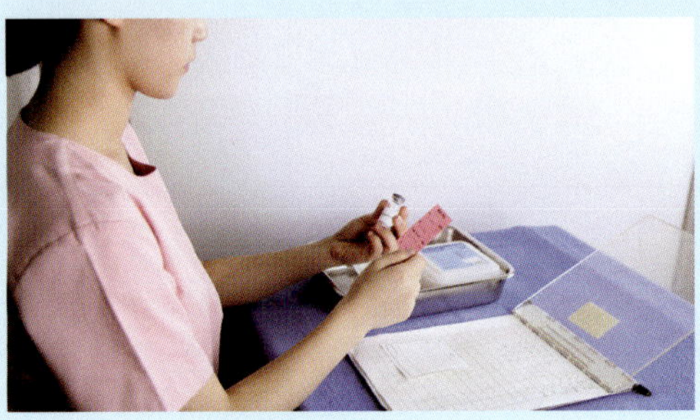	2. 투약카드에 따라 정확하게 약물을 확인함으로써 정확한 대상자에게 정확한 약을 투여할 수 있다.
3. 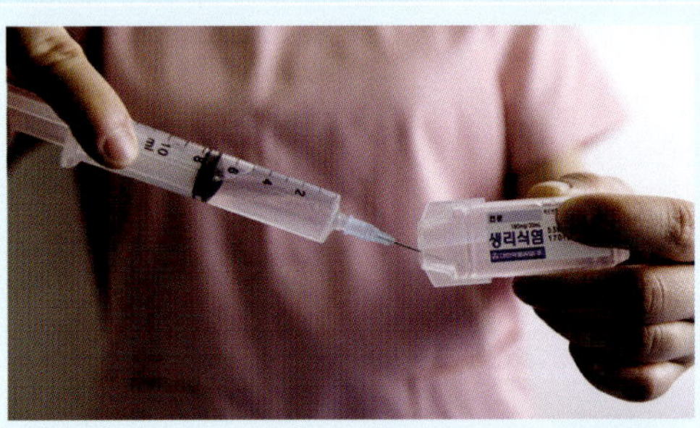	3.
4. 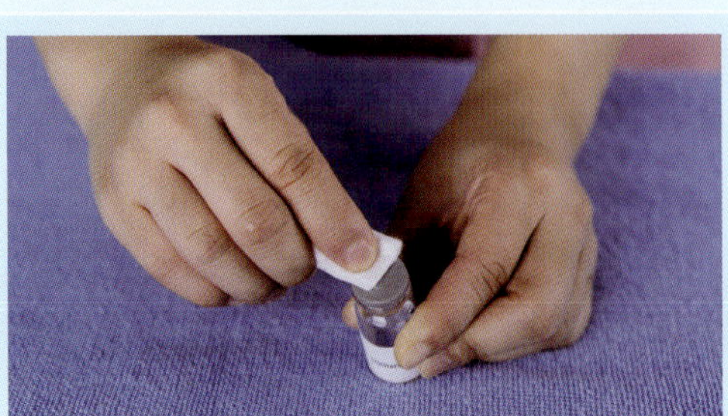	4. 투약할 약물의 소독 상태를 확인한다.

구두 설명	자가평가			교수평가
	수행가능여부	이론적 근거제시 가능여부	연습필요	
1.				
2.				
3.				
4.				

수행절차	이론적 근거
5.* 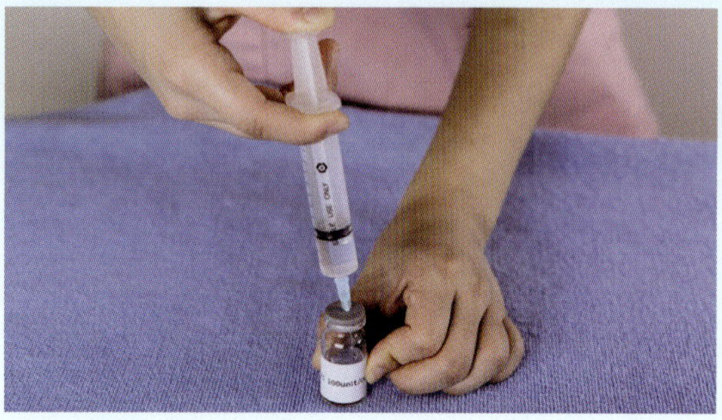	5.
6. 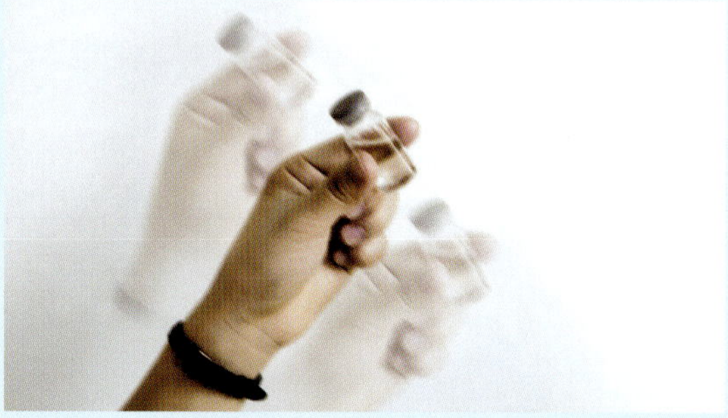	6.
7. 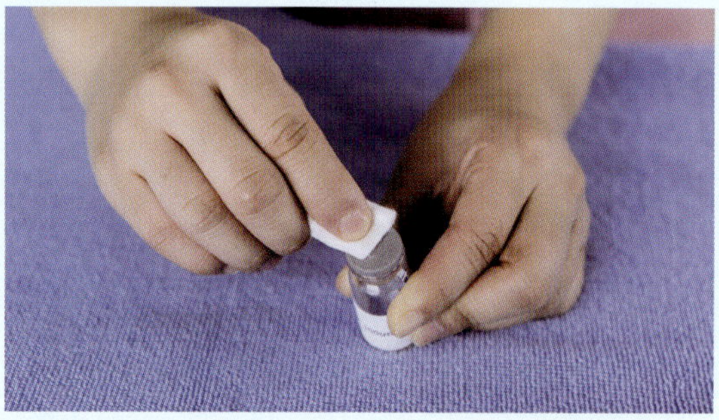	7. 투약할 약물의 소독 상태를 다시 한번 확인한다.
8.* 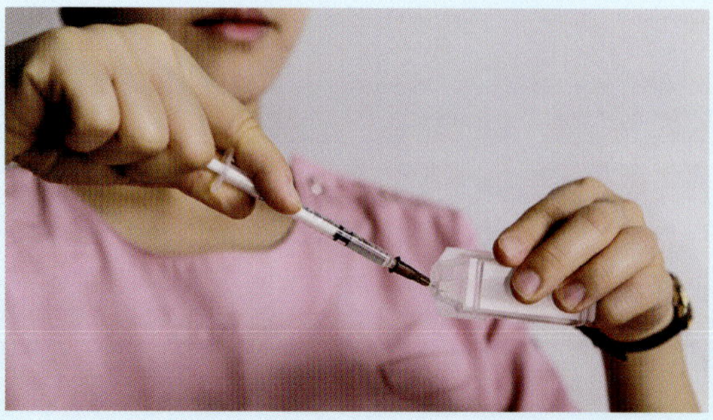	8.

구두 설명	자가평가			교수평가
	수행가능여부	이론적 근거제시 가능여부	연습필요	
5.				
6.				
7.				
8.				

수행절차	이론적 근거
9.* 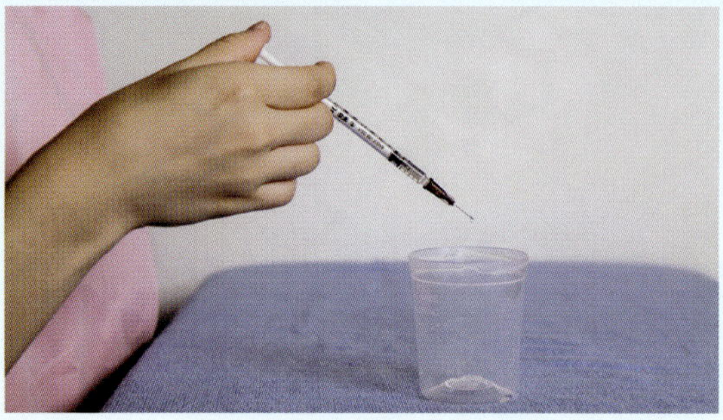	9.
10. 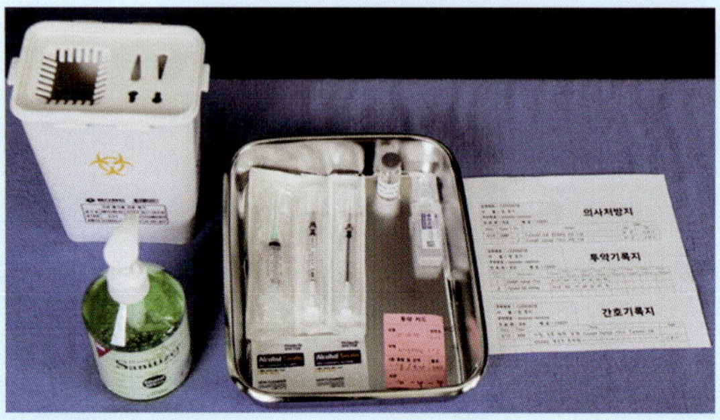	10.
11. 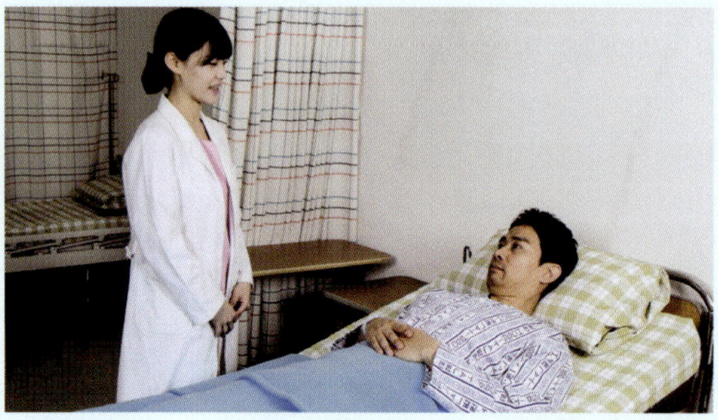	11. 불안을 감소시키고 절차에 대해 협조를 구한다.
12.* 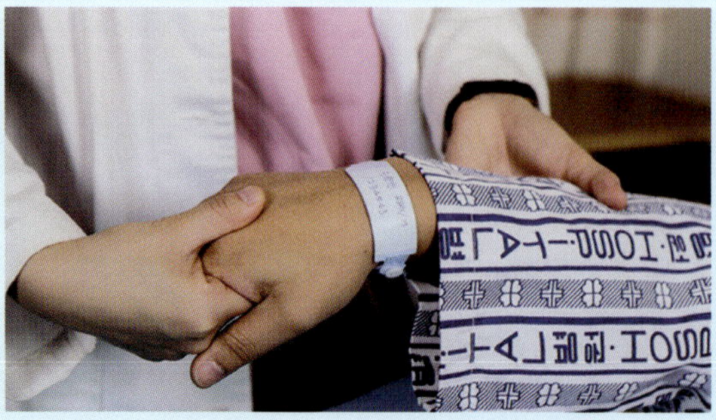	12. 안전한 간호를 수행하기 위한 대상자 확인 절차이다.

구두 설명	자가평가			교수평가
	수행가능여부	이론적 근거제시 가능여부	연습필요	
9.				
10.				
11. "안녕하세요, 학생간호사 ○○○입니다."				
12. "환자분 성함이 어떻게 되시나요? 등록번호는 어떻게 되시나요?"				

수행절차	이론적 근거
13. 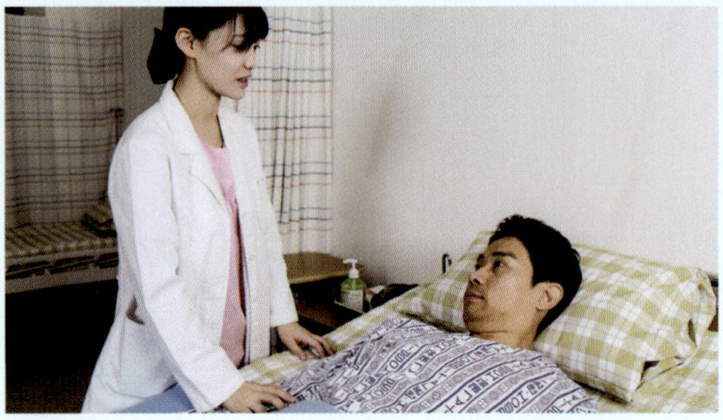	13. 충분한 설명은 주사로 인한 불안과 통증을 완화시킬 수 있다.
14. 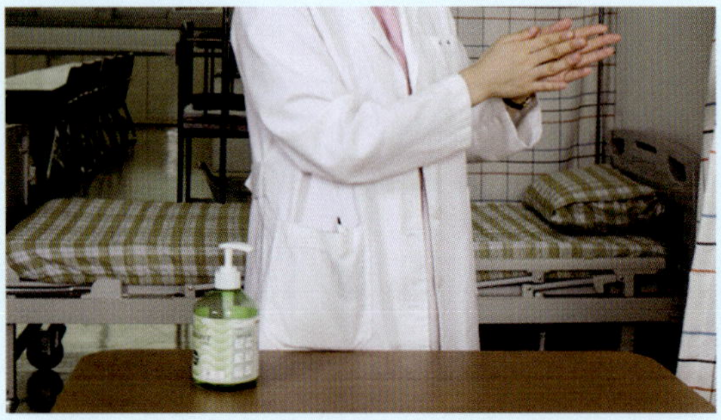	14. 세균의 전파를 막아 감염의 기회를 줄인다.
15.* 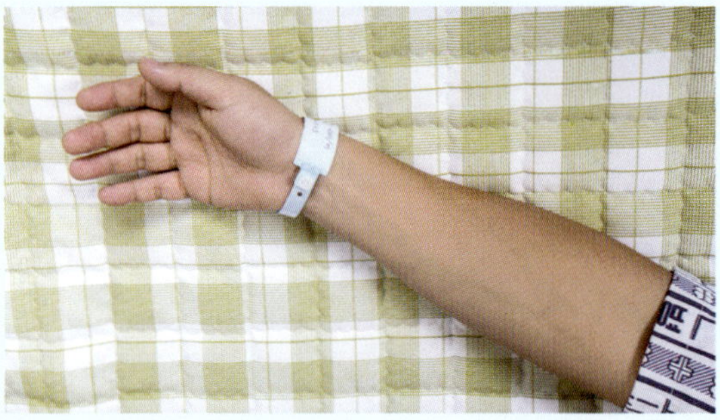	15. 전완의 내측면인 경우 대상자의 팔을 침대 바닥면이나 침상 밑 탁자(over-bed table)의 바닥면 위에 바로 펴서 얹은 다음 편안한 자세로 있게 한다.
16. 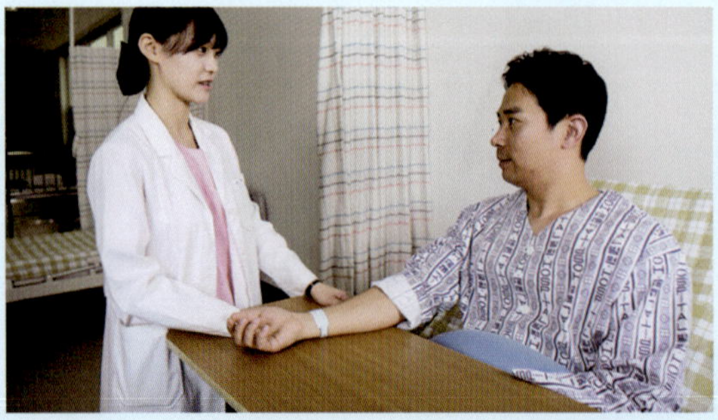	16. 주사 부위에 쉽게 접근할 수 있도록 주사 부위를 고정시킨다.

<table>
<tr><th rowspan="2">구두 설명</th><th colspan="3">자가평가</th><th rowspan="2">교수평가</th></tr>
<tr><th>수행가능여부</th><th>이론적 근거제시 가능여부</th><th>연습필요</th></tr>
<tr><td>13. “환자분의 정확한 진단을 위해 피부반응검사를 실시하겠습니다. 괜찮으신가요?”</td><td></td><td></td><td></td><td></td></tr>
<tr><td>14.</td><td></td><td></td><td></td><td></td></tr>
<tr><td>15. “검사할 부위인 왼쪽 팔이 보이도록 충분히 소매를 걷어 올려 주세요. 그리고 편안한 자세로 있어주세요.”</td><td></td><td></td><td></td><td></td></tr>
<tr><td>16.</td><td></td><td></td><td></td><td></td></tr>
</table>

수행절차	이론적 근거
17. 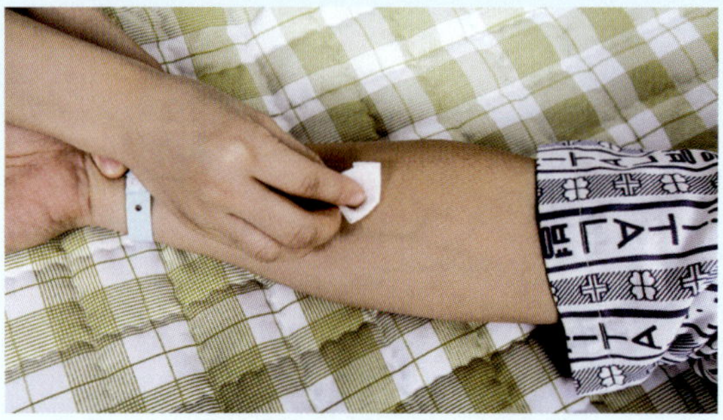	17. 피부의 분비물을 제거하기 위함이다.
18. 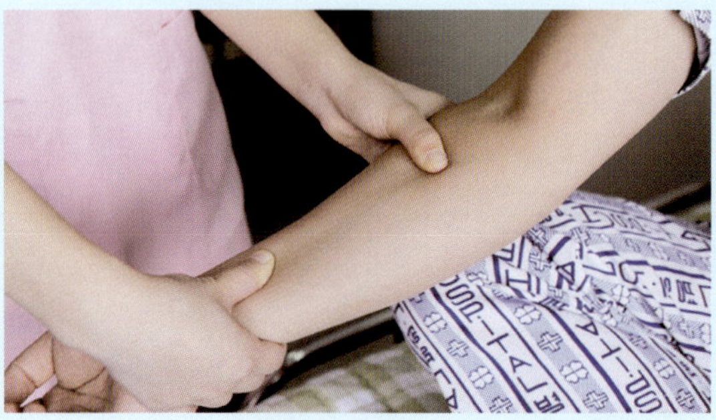	18. 팽팽한 피부에 주사바늘이 통과하기가 더 쉽다.
19.* 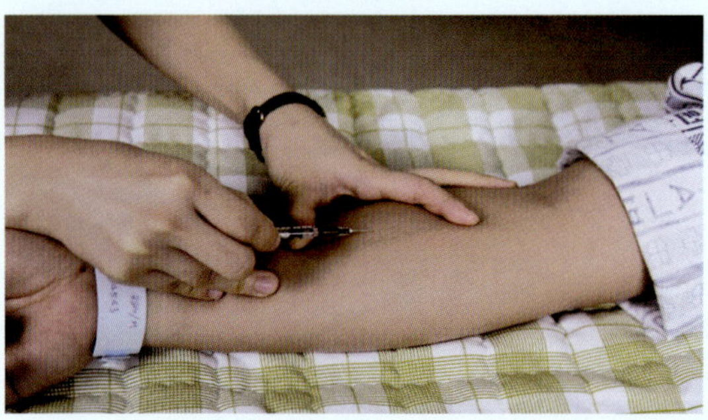	19. 주사바늘의 사면을 위로 오게 하면 진피 아래 조직에 약물을 투입하기가 쉽다.

구두 설명	자가평가			교수평가
	수행가능여부	이론적 근거제시 가능여부	연습필요	
17. "소독할 때 조금 차가울 수 있습니다."				
18.				
19. "주사바늘 삽입 시 따끔합니다. 주사 부위에 힘 주지 마세요."				

수행절차	이론적 근거
20.* 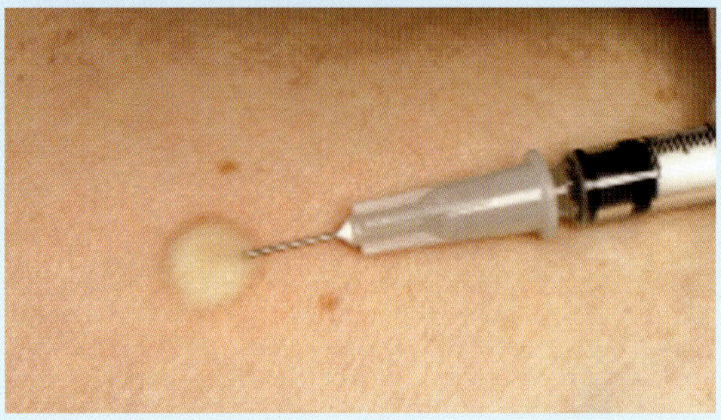	20. 낭포가 생기는 것은 진피에 약물이 위치해 있다는 것을 의미한다.
21.* 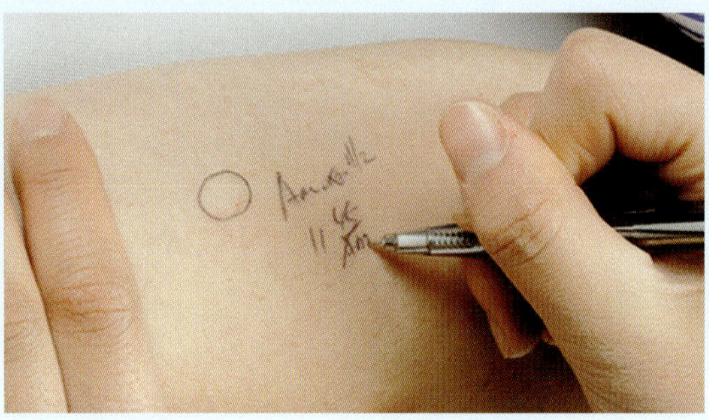	21. 피부반응검사에 대한 징후를 대상자도 알고 있으면 적시에 결과를 확인하는데 도움을 얻을 수 있다. **참고)** 1ml 주사기에 생리식염수를 준비하여 반대쪽 팔(혹은 주사 부위에서 3~4cm 떨어진 곳)의 대칭부위에 같은 양을 대조약으로 피내주사하여 음성대조군을 만들어 비교하는 절차가 있으나 여기서는 생략함
22.* 	22.

<table>
<tr><th rowspan="2"></th><th rowspan="2">구두 설명</th><th colspan="3">자가평가</th><th rowspan="2">교수평가</th></tr>
<tr><th>수행가능여부</th><th>이론적 근거제시 가능여부</th><th>연습필요</th></tr>
<tr><td></td><td>20.</td><td></td><td></td><td></td><td></td></tr>
<tr><td></td><td>21. “지금 주사 맞은 부위가 불편하거나 몸에 이상이 느껴지지는 않으신가요?”</td><td></td><td></td><td></td><td></td></tr>
<tr><td></td><td>22.</td><td></td><td></td><td></td><td></td></tr>
</table>

수행절차	이론적 근거
23.* 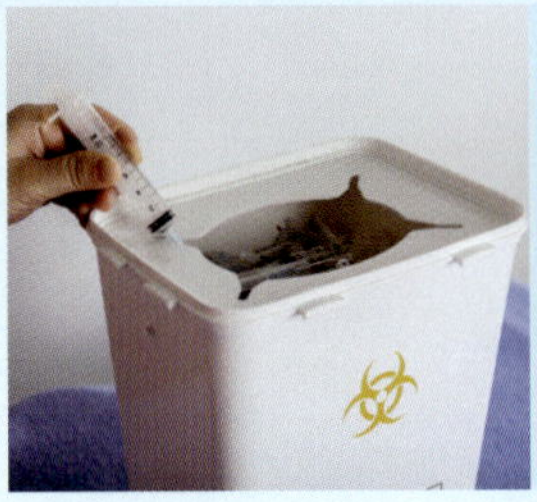 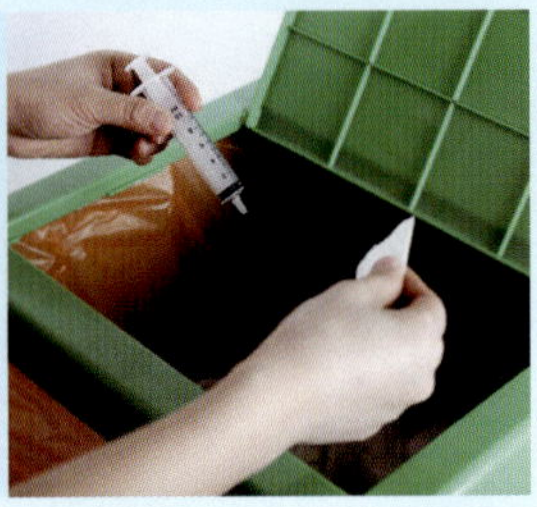	23. 주사침 찔림 사고예방과 병원의 교차감염을 예방하기 위함이다.
24. 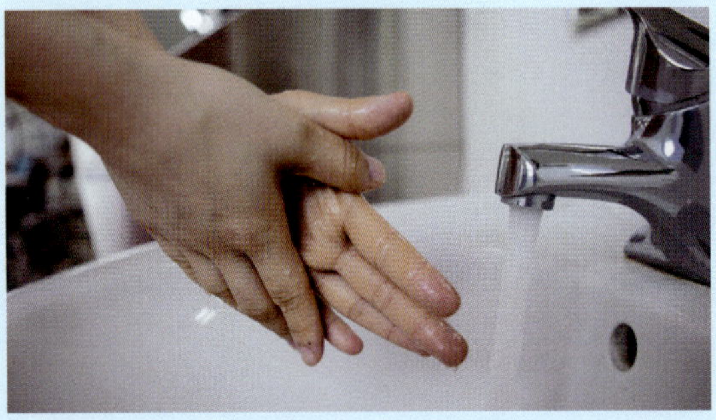	24. 세균의 전파를 막아 감염의 기회를 줄인다.
25.* 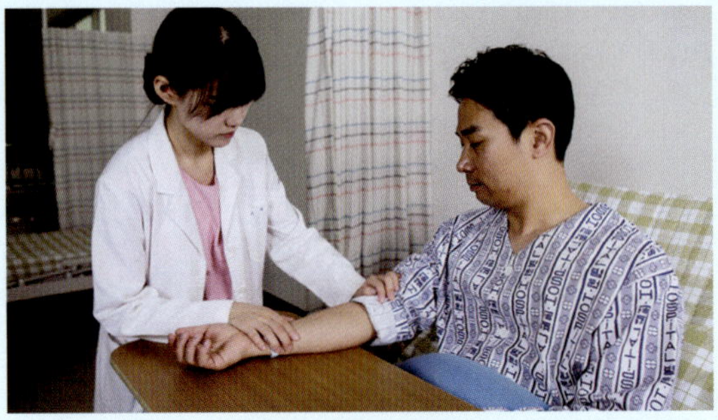	25.
26. 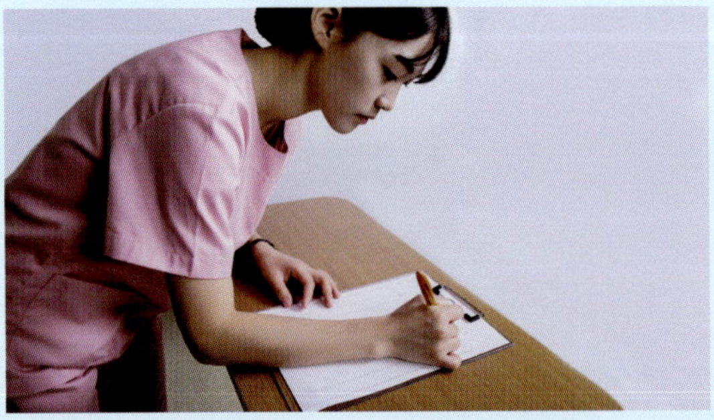	26. 투약 후 즉시 기록하여 약물이 이중으로 투여되는 것을 방지한다.

	구두 설명	자가평가			교수평가
		수행가능여부	이론적 근거제시 가능여부	연습필요	
	23.				
	24.				
	25.				
	26.				

사례 9

23세 여자 김○○ 환자가 상세불명의 발열과 급격한 체중감소로 응급실에 내원하였다. 환자는 체중이 2주간 8kg 감소하였고, 식욕부진 및 구갈증세가 매우 심하다고 하였다. 담당 주치의 확인 후 폐결핵이 의심된다며 다음과 같은 EMR order가 추가되었다.

- BT check q2hr
- Tuberculin PPD RT 2TU SC ** tuberculin test

order를 확인 후 고막 체온계를 이용해 알맞은 간호활동을 수행하시오.

EMR order 해설

1) BT check q2hr
   환자의 체온을 2시간 마다 측정한다.
2) Tuberculin PPD RT 2TU SC ** tuberculin test
   투베르쿨린 검사를 시행하기 위해 Tuberculin PPD RT 2단위를 피내주사 한다.

간호 수행

1) 환자의 체온을 2시간 마다 측정한다.
   ✓ <1장 활력징후 측정－고막 체온> 수행절차 적용
2) 투베르쿨린 검사를 시행하기 위해 Tuberculin PPD RT 2단위를 피내주사 한다.
   ✓ <5장 피내주사> 수행절차 적용

약품정보

- Tuberculin PPD RT

결핵 감염진단의 목적으로 사용하며 25～26G 바늘침을 가진 1ml 주사기를 사용해 8～10mm 직경의 되게 주사하고 48～72시간 후에 경결을 촉지하며 크기를 측정한다. 경결의 크기가 6mm 이상인 경우 양성반응으로 인정한다.

간호기록 사례 9 | 피내주사

날짜	시간	간호기록	서명
00/00/0000	16:00	고막체온 측정함(결과 : 38.2℃). 한기 없으나 열이 나는 것 같다고 호소함.	○○○
	17:00	Tuberculin PPD RT 2단위 피내 주사함(부위 : 왼쪽 전박부위).	
		주사부위 만지지 않도록 교육함. 72시간 후 판독예정임을 설명함.	○○○

06

정맥 수액 주입

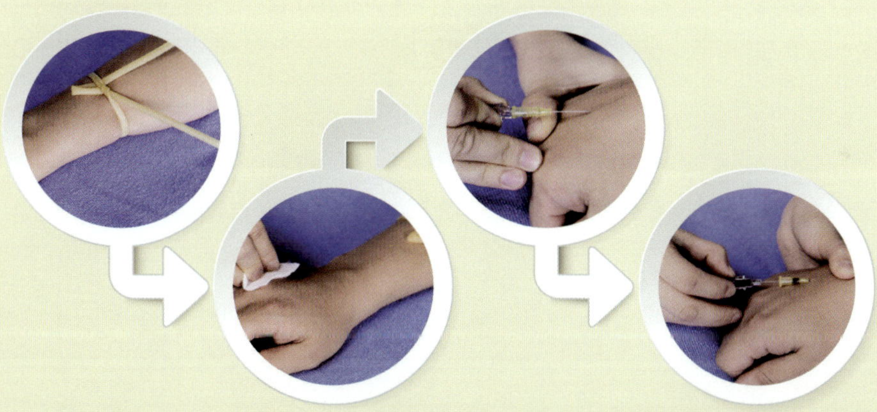

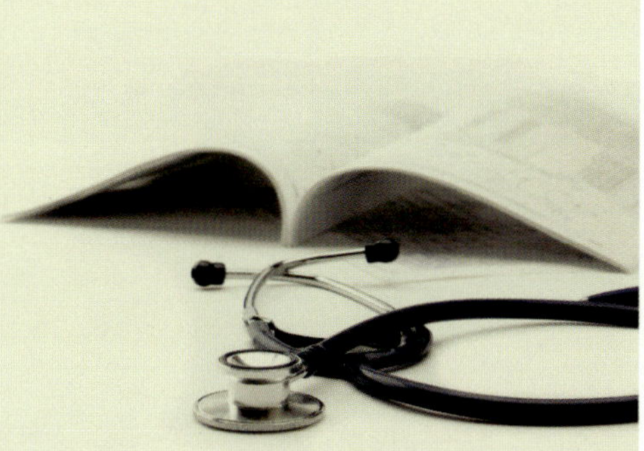

성취목표

필요장비 및 물품

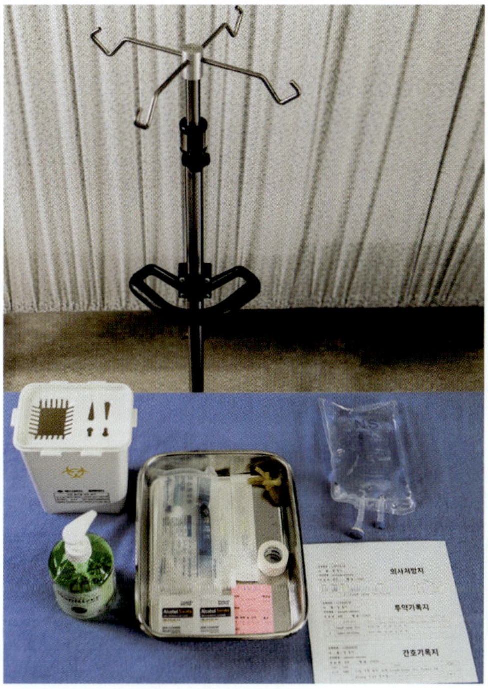

수행시간

- (   )분

1 목적

1) 체내의 수분, 전해질 및 영양의 균형을 유지하거나 불균형을 예방하기 위함이다.
2) 산-염기 균형을 유지하기 위함이다.
3) 약물을 희석하여 주입하기 위함이다.
4) 지속적인 수액요법으로 혈중농도를 일정하게 유지하기 위함이다.
5) 금식환자, 무의식환자, 수술환자 및 탈수 환자에게 정맥을 통해 수액, 영양제, 항생제, 항암제, 혈액 등을 주입하기 위함이다.
6) 약물이 위장관계 통과 없이 완전하게 흡수되도록 하여 신속한 효과를 얻기 위함이다.
7) 정맥 주사 이외의 방법으로 약물투여 시 대상자의 신체조직손상이나 불편감을 줄이기 위함이다.

2 관련 선행지식

1) 무균술

- 대상자를 감염으로부터 보호하기 위하여 무균적 관리를 철저하게 시행한다.
- 수액 준비 전, 대상자 처치 전과 후에 손씻기를 실시한다.
- 수액요법 시에는 항상 무균술을 적용해야 한다.
  - 수액을 준비하는 과정 동안 주사기의 주사바늘 중심부(hub)를 제외한 바늘(needle), 외관 연결 부위 및 외관 내부는 무균적으로 유지한다.
  - 혈관 카테터(angio catheter)의 바늘과 캐뉼라(introducer needle and cannula), 외부 연결 부위는 무균적으로 유지한다.
  - 수액세트의 삽입침(insertion spike), 연결관(connector), 주입 포트(rubber injection port), 주사바늘 연결 부위(needle adapter) 등은 무균적으로 유지한다.

2) 말초정맥 천자법

- 일반적으로 정맥수액 주입을 위해 사용하는 방법은 혈관 카테터(angio catheter) 또는 나비바늘(scalp needle)을 사용하는 방법이다.
- 말초정맥 천자 수행 전에 모든 물품을 준비하고 사용하기 편리한 곳에 둔다.
- 고정 테이프는 필요한 만큼 미리 잘라 놓는다.
- 침습적 처치 시에는 장갑을 착용한다.
- 정맥 천자 부위의 피부를 엄지를 사용하여 잡아당겨 팽팽하게 한다.
- 바늘의 사면이 심장쪽으로 위로 향하게 하여 45°로 잡은 후 피부를 찌를 때 혈관 깊이에 따라 15~30° 정도로 낮추어 주사바늘이 정맥 내로 들어가게 한다.
- 정맥 내로 바늘이 제대로 삽입되면 혈액이 보인다.
- 정맥혈관 안에 바늘이나 카테터가 제대로 삽입되었을 때 지혈대를 푼다.

3) 수액주입 준비

- 의사의 처방을 정확하게 확인해야 한다(수액종류 & 첨가약물, 주입할 전체 용량, 주입속도 등).
- 처방에 맞는 수액을 정확하게 준비하여 필요한 모든 장비를 갖춘 뒤에 대상자를 준비시킨다.
- 대상자에게 정맥수액 주입의 목적 등에 대하여 설명하고 필요한 경우에는 교육을 실시한다.
- 정맥주사 천자 부위를 선택한다.
  - 대부분 표재정맥을 사용한다.
  - 가장 접근하기 쉬운 정맥을 선택한다.
  - 곧고 부드러우며 탄력이 있는 혈관을 선택한다.
  - 가능한 한 작은 정맥보다는 큰 정맥을 사용한다.
  - 말초 부분의 정맥을 먼저 사용하도록 하고, 점차 위쪽에 위치한 정맥을 사용한다.
  - 대상자의 상태를 고려하여 천자 부위를 선택한다.
- 정맥수액 주입 전 수액 내 침전물 여부, 유효기간 등을 점검한다.

4) 수액주입속도 조절

(1) 시간당 주입량 계산법

$$\text{시간당 주입량(mL/hr)} = \frac{\text{총 주입량(mL)}}{\text{총 주입 시간(hr)}}$$

(2) 분당 방울 수 계산법

$$\text{분당 방울 수(방울/분)} = \frac{\text{총 주입량(mL)} \times \text{1mL당 방울 수(gtt/mL)}}{\text{총 주입 시간(분)}}$$

1mL당 방울 수(gtt/mL) = 보통 20gtt/mL

MEMO

3 간호수행 절차와 이론적 근거 및 구두 설명

1) 정맥수액주입

수행절차	이론적 근거
1. 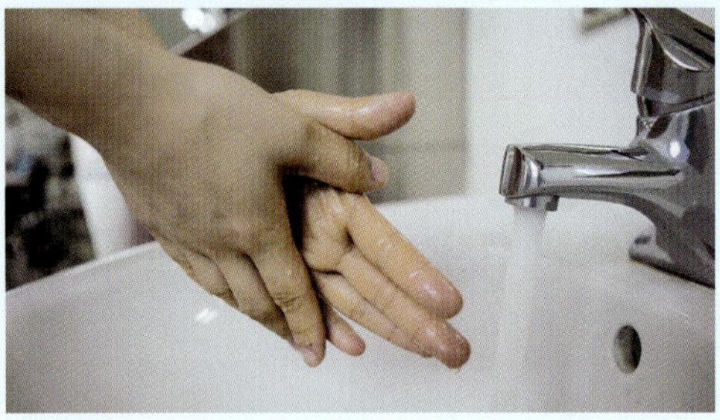	1. 세균의 전파를 막아 감염의 기회를 줄인다.
2.* 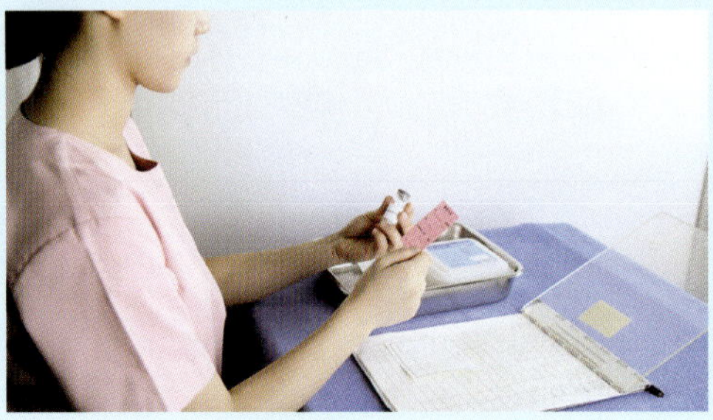	2. 처방에 따라 정확하게 약물을 확인함으로써 정확한 대상자에게 정확한 약을 투여할 수 있다.
3. 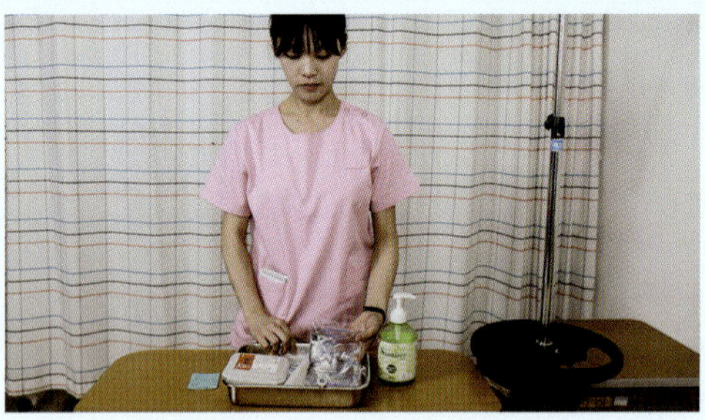	3. 처방에 따른 정확한 약물 및 투여 방법을 확인함으로써 투약 오류를 줄일 수 있다.
4.* 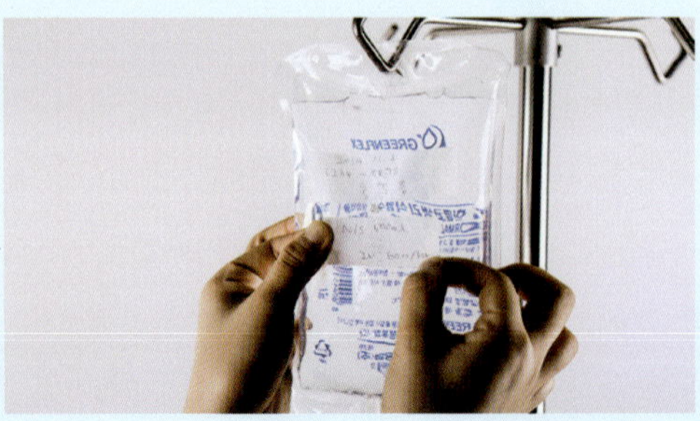	4. 라벨 부착으로 대상자 이름, 수액명, 용량, 주입속도 등을 확인함으로써 정확하고 안전한 투약을 할 수 있다.

구두 설명	자가평가			교수평가
	수행가능여부	이론적 근거제시 가능여부	연습필요	
1.				
2.				
3.				
4.				

수행절차	이론적 근거
5.* 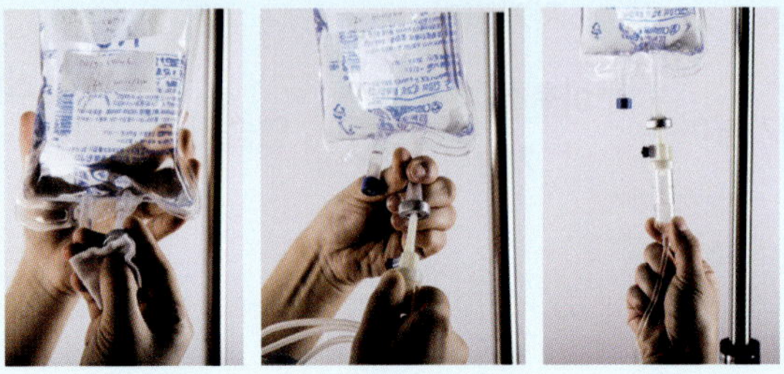	5. 1) 수액백 고무마개의 미생물이 수액 안으로 들어가는 것을 방지한다. 수액이 점적통으로 흘러 들어가게 함으로써 공기가 수액튜브 안으로 이동하는 것을 방지한다.
6.* 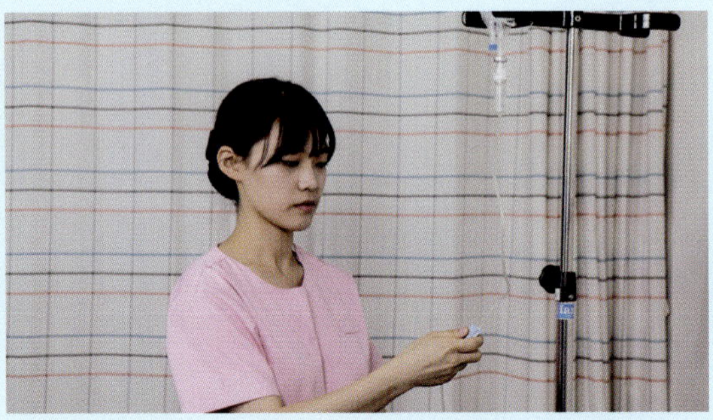	6. 2) 공기색전을 유발할 수 있는 다량의 공기를 수액튜브에서 제거한다.
7. 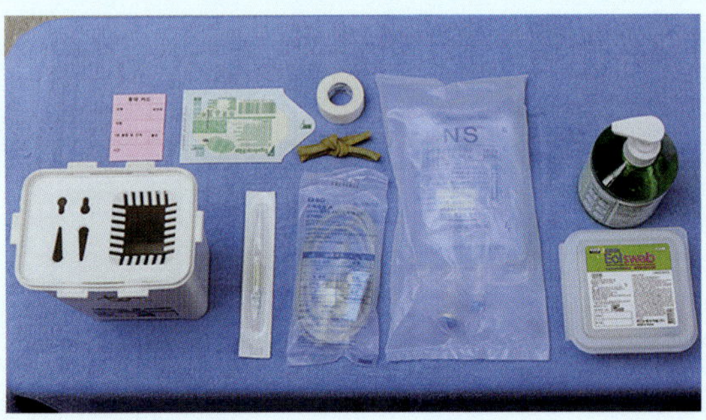	7. 효과적으로 절차를 수행할 수 있다.
8. 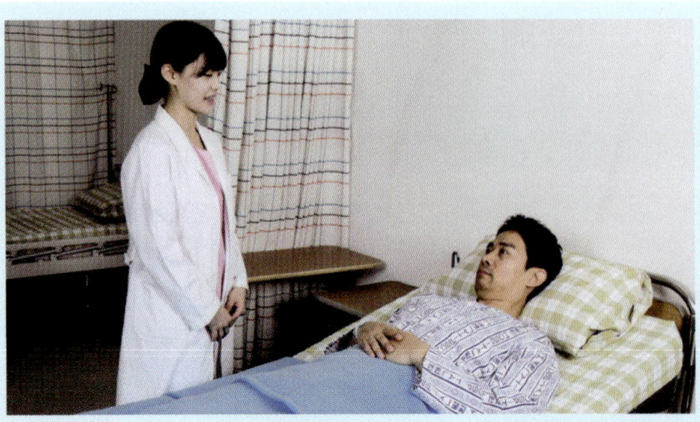	8. 처치에 대한 불안을 감소시키고 절차에 대해 협조를 구한다.

구두 설명	자가평가			교수평가
	수행가능여부	이론적 근거제시 가능여부	연습필요	
5.				
6.				
7.				
8. “안녕하세요, 학생간호사 ○○○입니다.”				

수행절차	이론적 근거
9.* 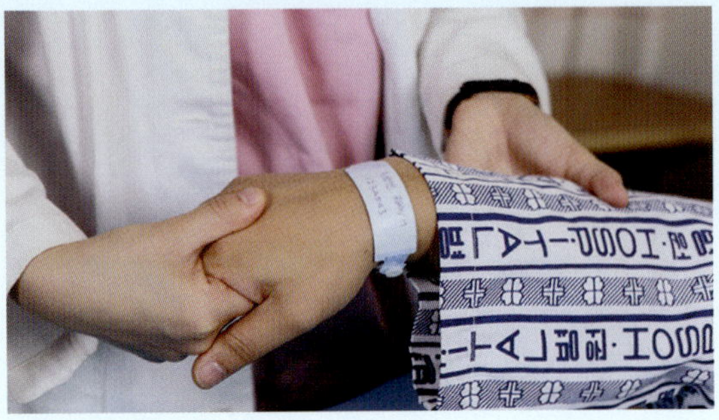	9. 안전한 간호를 수행하기 위한 대상자 확인 절차이다.
10. 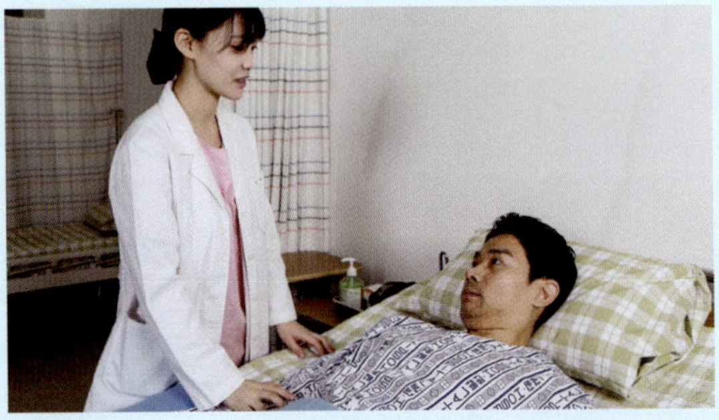	10. 충분한 설명은 대상자의 불안과 통증을 완화시킬 수 있다.
11. 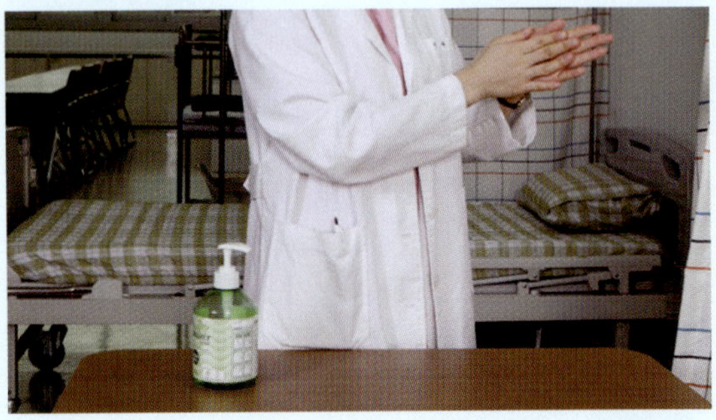	11. 세균의 전파를 막아 감염의 기회를 줄인다.
12. 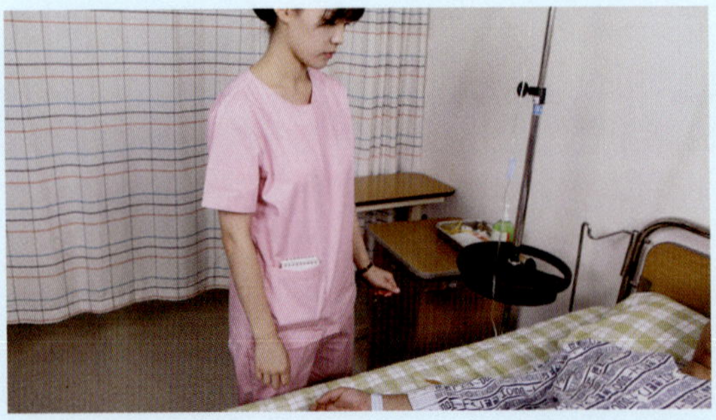	12. 수액백을 미리 걸어두고 작업 동선을 줄이면 업무수행의 효율성이 증가한다.

구두 설명	자가평가			교수평가
	수행가능여부	이론적 근거제시 가능여부	연습필요	
9. "환자분 성함이 어떻게 되시나요? 등록번호는 어떻게 되시나요?"				
10. "환자분께 ○○을 투여하도록 하겠습니다. ○○은 정맥혈관으로 주입할 것입니다."				
11.				
12.				

수행절차	이론적 근거
13. 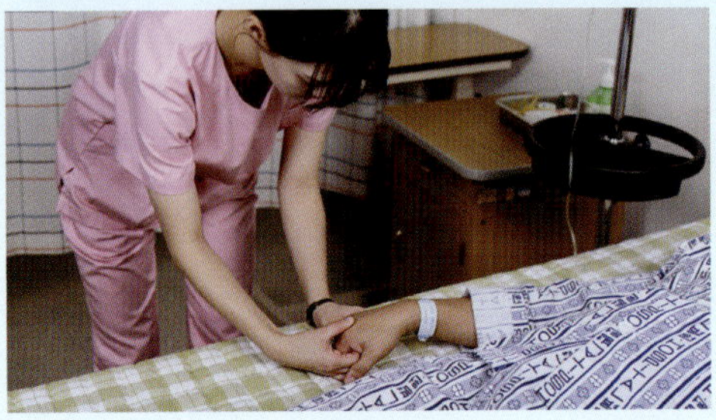	13. 혈관수축으로 인한 현기증 발생 위험성을 감소시키기 위해 자세를 편안하게 해준다.
14.* 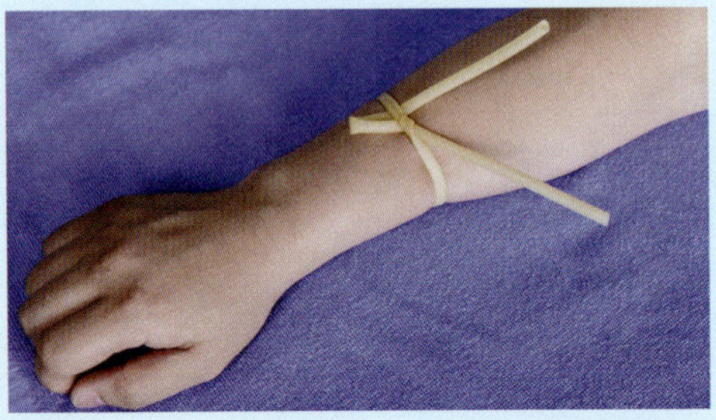	14. 지혈대로 묶음으로써 주사 부위의 정맥을 울혈시키고 충혈되는 혈액량을 증가시키면 혈관을 더욱 쉽게 촉지할 수 있다(혈관을 가볍게 두드리면 히스타민이 분비되어 혈관이 확장된다).
15. 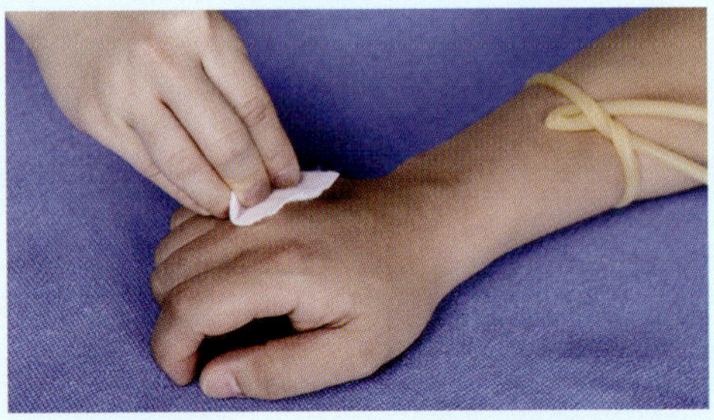	15. 천자할 부위로부터 바깥쪽으로 넓게 닦음으로써 천자 부위의 미생물을 제거하고 천자부위로 미생물이 이동하는 것을 막기 위함이다.
16.* 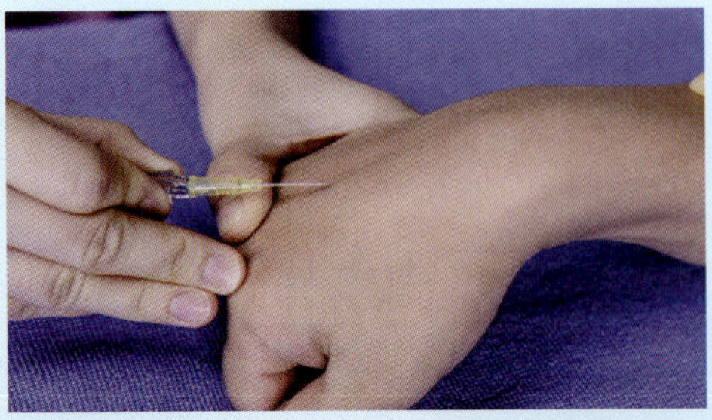	16. 바늘이 들어갈 때 혈관을 고정시켜야 하며, 30° 이상의 각도는 정맥을 통과하여 다른 조직으로 카테터가 들어갈 위험을 크게 한다.

구두 설명	자가평가			교수평가
	수행가능여부	이론적 근거제시 가능여부	연습필요	
13. "주사할 부위인 왼쪽 팔이 보이도록 소매를 걷어 올리겠습니다. 편안한 자세로 계시면 됩니다."				
14.				
15. "소독할 때 조금 차가울 수 있습니다."				
16. "주사바늘 삽입 시 따끔합니다. 많이 불편하시면 말씀해주세요."				

<table>
<tr><th>수행절차</th><th>이론적 근거</th></tr>
<tr><td>17.* 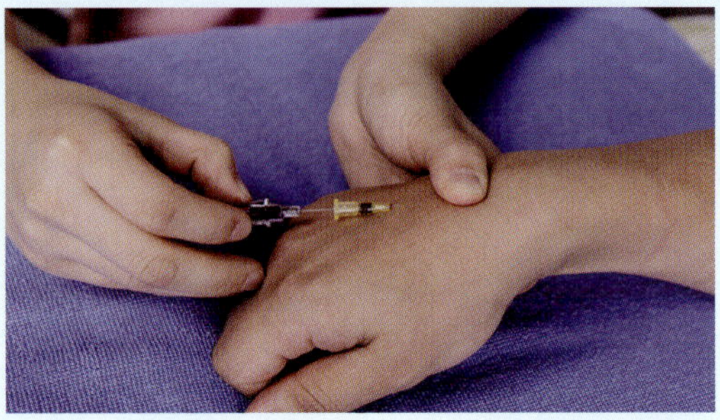</td><td>17. 혈액의 역류는 카테터의 끝이 혈관에 삽입되었다는 것을 보여주는 것이다.</td></tr>
<tr><td>18.* 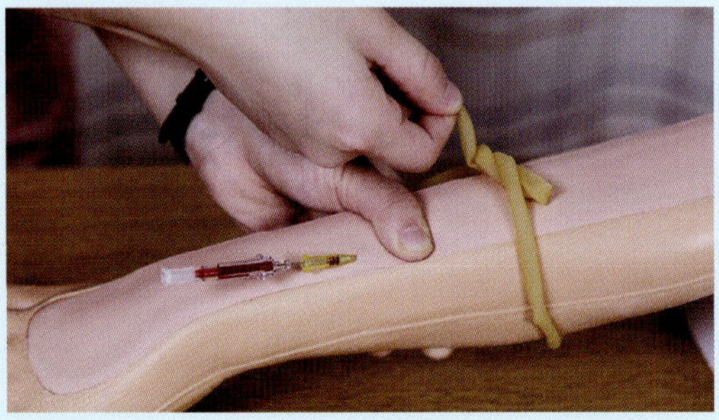</td><td>18. 지혈대를 오랫동안 감아두면 정맥울혈이 지속되어 불편감을 느낀다. 또한 지혈대를 3분 이상 감은 상태를 유지하면 조직으로의 혈액 공급이 차단되어 통증과 조직괴사가 발생할 수 있다.</td></tr>
<tr><td>19. 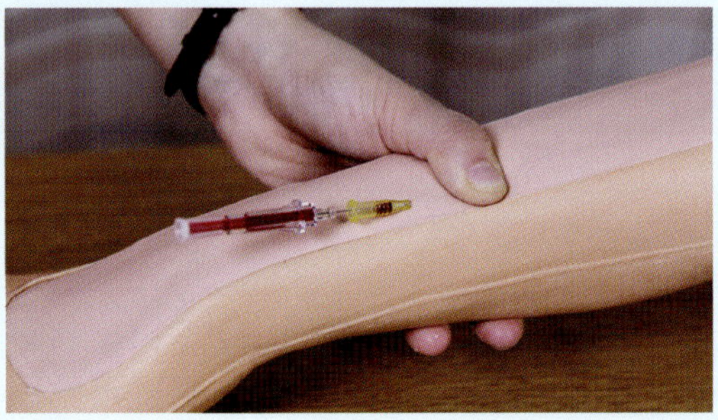</td><td>19. 혈액의 손실을 예방한다.</td></tr>
<tr><td>20. 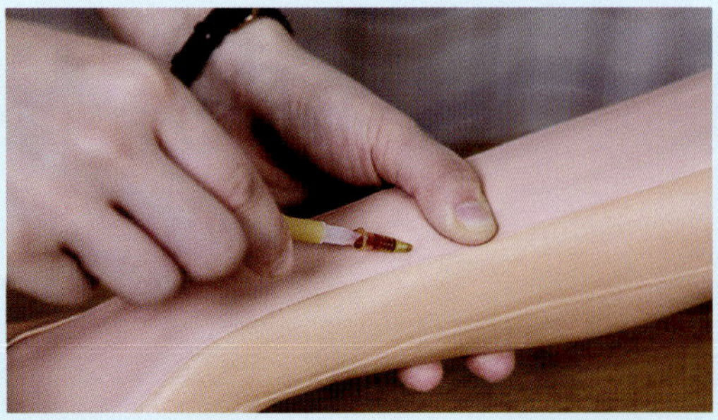</td><td>20.</td></tr>
</table>

구두 설명	자가평가			교수평가
	수행가능여부	이론적 근거제시 가능여부	연습필요	
17.				
18.				
19.				
20.				

수행절차	이론적 근거
21. 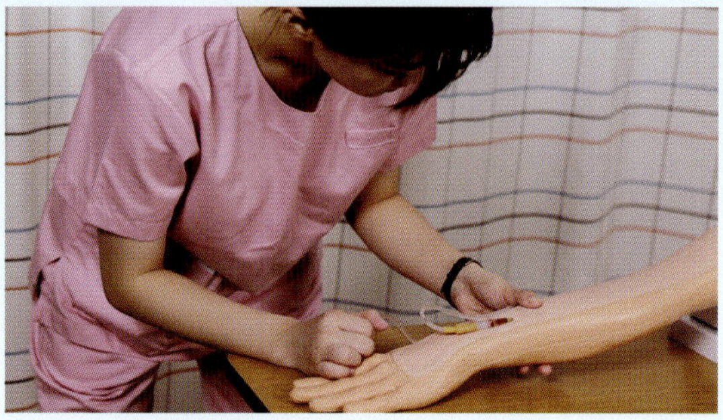	21. 부종, 통증 등의 침윤증상은 카테터가 정맥 내에 위치하지 않은 것이기 때문에, 수액주입을 중지하고 필요시 차가운 물수건을 대준다.
22. 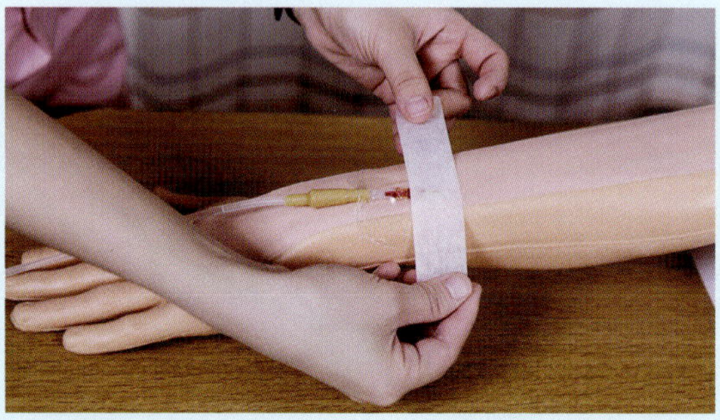	22. 감염을 예방하고 주사바늘이 빠지는 것을 방지하기 위함이다.
23.* 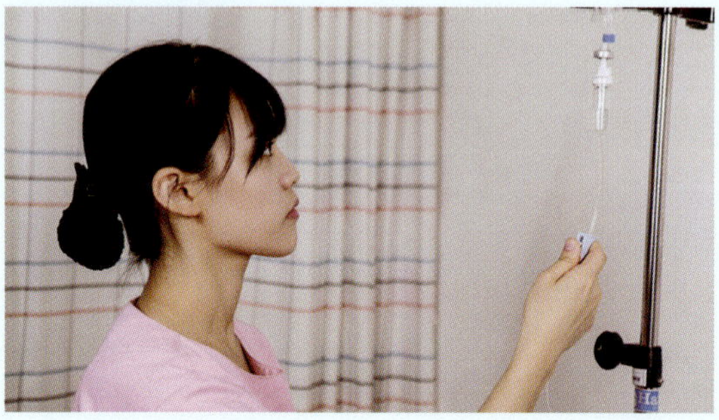	23. 주입 속도가 빠르면 피부 조직의 침윤과 정맥염이 발생할 수 있다. 또한 너무 빠른 속도는 순환계에 부담을 주어 폐부종을 유발할 수 있다.
24.* 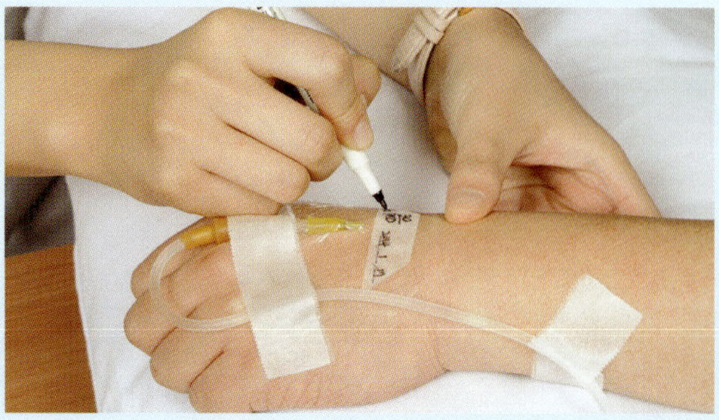	24. 교환시기를 확인하기 위하여 삽입 날짜를 기입하고, 주사 부위는 72~96시간마다 바꿔야 한다. 또한 카테터의 크기에 따라 사용할 수 있는 수액의 종류가 다르다.

구두 설명	자가평가			교수평가
	수행가능여부	이론적 근거제시 가능여부	연습필요	
21.				
22.				
23. "지금 주사 맞은 부위가 불편하거나 몸에 이상이 느껴지지는 않으신가요?"				
24.				

수행절차	이론적 근거
25. 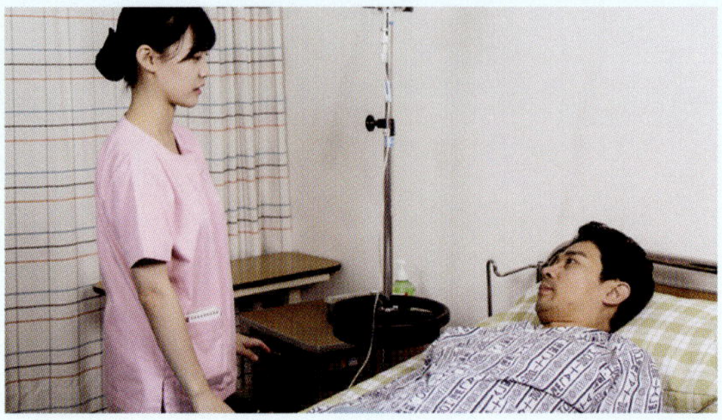	25.
26.* 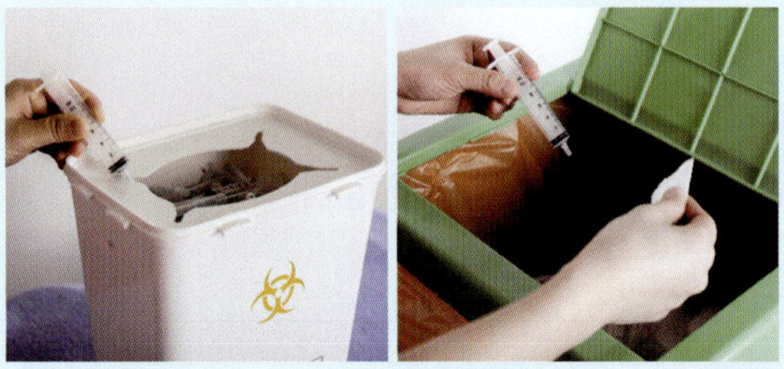	26. 주사침 찔림 사고예방과 병원의 교차감염을 예방하기 위함이다.
27. 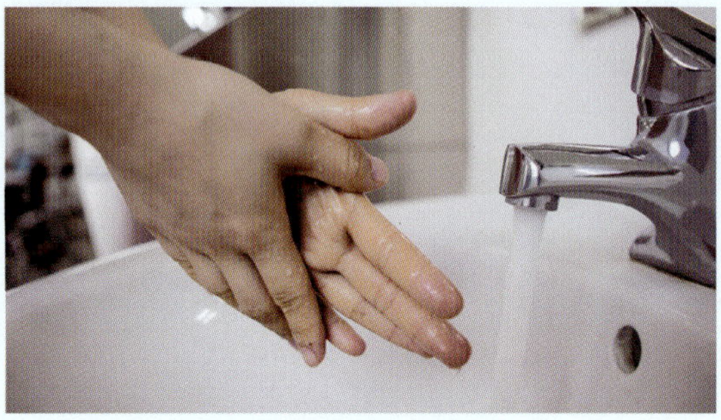	27. 세균의 전파를 막아 감염의 기회를 줄인다.
28. 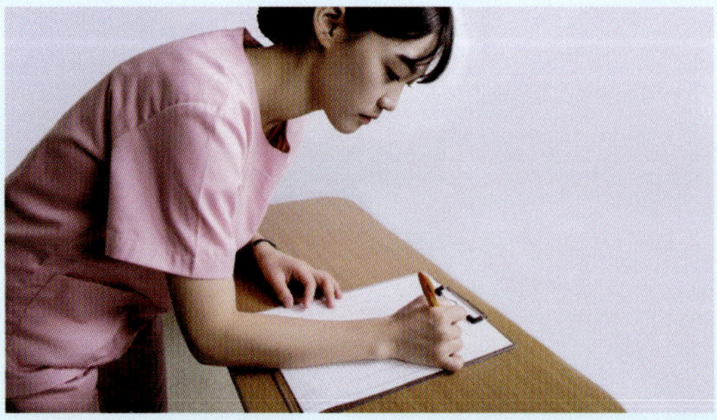	28. 정확한 기록으로 투약 오류의 위험을 줄인다.

구두 설명	자가평가			교수평가
	수행가능여부	이론적 근거제시 가능여부	연습필요	
25. "주사 후에 가슴이 답답하거나 숨이 차거나 어지럽거나 주사 맞은 부위가 부어오르고 통증이 느껴지면 간호사에게 즉시 알려주세요."				
26.				
27.				
28.				

사례 10

20세 남자 임○○ 환자가 오른쪽 엄지손가락이 부어오르고 발적이 관찰되어 입원하였다. cellulitis로 진단받고 다음과 같은 EMR order가 추가되었다.

1. Cefazolin 1g AST
2. Cefazolin 1g IV q8hr ** AST 음성반응일 시

order를 확인 후 간호활동을 수행하시오.

EMR order 해설

1) Cefazolin 1g AST

cefazolin 1g을 피내주사하여 피부반응검사를 한다.

2) Cefazolin 1g IV q8hr ** AST 음성반응일 시

피부반응검사 음성일 시 cefazolin 1g을 정맥주사로 8시간마다 투약한다.

간호 수행

1) cefazolin의 피부반응검사를 시행한다.

✓ <5장 피내주사> 수행절차 적용

2) cefazolin의 피부반응검사 음성 확인 후 정맥주사를 시행한다.

✓ <6장 정맥 수입 주입> 수행절차 적용

약물 정보

• Cefazolin

1세대 세팔로스포린계 항생제로서 주로 그람양성, 음성균에 작용한다.

Cellulitis

1) Cellulitis(봉와직염)

진피와 피하 조직에 나타나는 급성 세균 감염증의 하나로, 세균이 침범한 부위에 홍반, 열감, 부종, 통증이 있는 것이 특징이며, 대부분이 A군 용혈성 사슬알균이나 황색 포도알균에 의해 발생한다.

2) 치료

초기인 경우를 제외하고는 1~2주 정도의 입원치료가 원칙이다.

- 항생제 : 가장 많은 원인균인 황색 포도할균과 사슬알균에 감수성이 높은 항생제를 선택해야 하고 주사제가 효과적이다. 1차 선택 약은 1세대 세팔로스포린계 항생제이며 균 동정검사(균을 배양시켜 감별하는 검사)나 치료 경과를 보아 항생제를 변경할 수 있다.
- 진통 소염제 : 열이나 통증 있을 때

- 경구용 스테로이드 : 재발률을 감소시키는데 도움이 되며, 당뇨병 등 부신피질 호르몬제에 의해 악화되는 질환이 없을 때 사용할 수 있다.

3) Cellulitis 환자 간호

봉와직염에 가장 중요한 간호는 감염전파와 합병증 예방이다. 손씻기는 환자와 접촉이 있기 전과 후에 필수적이며 환자 및 보호자 모두에게 강조해야 한다. 병변을 짜거나 자극하는 행위는 감염의 전파나 병변의 악화 위험을 초래할 수 있으므로 주의하도록 한다. 병변부의 냉찜질이 도움이 되며 다리에 병변이 있을 때는 다리를 올리도록 한다.

간호기록 사례 10 | 정맥 수액 주입

날짜	시간	간호기록	서명
00/00/0000	16:00	cefazolin AST함.	○○○
	16:15	cefazolin AST 결과 : 음성. cefazolin 1g 정맥 주사함. 주사 후 불편감 없음.	○○○

사례 11

51세 여자 장○○ 환자가 지속적인 속쓰림과 구역·구토로 내일 위내시경 검사를 위해 입원하였다. 1년 전 고혈압 진단을 받았으며 하루 한번 오전에 Olmetec 20mg을 복용하고 있었다. 환자의 혈압을 측정하니 177/97mmHg였으며 약간의 두통을 호소하고 있고 오늘 입원 전 매일 복용하던 혈압약을 복용하지 못하였다고 한다. 담당의 notify 후 아래와 같은 EMR order가 추가되었다.

- BP check q1hr
- Exforge 5/80mg 1t
- prn) perdipine 10mg 1@ 1mg IV **SBP 160mmHg 이상 시

order에 따라서 경구약을 복용 후 1시간 뒤 다시 혈압을 측정하였더니 165/90mmHg이었다. 경구약 복용을 포함하여 알맞은 간호활동을 수행하시오

EMR order 해설

1) BP check q1hr

   혈압을 1시간 마다 측정한다.

2) Exforge 5/80mg 1t

   Exforge 5/80mg 1t를 경구투약 한다.

3) prn) perdipine 10mg 1@ 1mg IV **SBP 160mmHg 이상 시

   수축기 혈압 160 이상 시 perdipine 10mg 1ampule 중 1mg을 정맥주사 한다.

간호 수행

1) 혈압을 1시간 마다 측정한다.

   ✓ <1장 활력징후 측정–혈압> 수행절차 적용

2) Exforge 5/80mg 1t를 경구투약 한다.

   ✓ <2장 경구투약> 수행절차 적용

3) 혈압이 165/90mmHg로 수축기 혈압이 160mmHg 이상이므로 perdipine 10mg 1ampule 중 1mg을 정맥주사 한다.

   ✓ <6장 정맥 수입 주입> 수행절차 적용

약물 정보

1) Exforge 5/80mg

   calcium channel blocker인 amlodipine과 angiotensin Ⅱ receptor antagonist인 valsartan의 혼합제로 본태성 고혈압의 치료에 사용한다.

2) perdipine 10mg

   calcium channel blocker로 수술 시 이상고혈압의 구급처치, 응급성 고혈압증에 사용한다.

간호기록 사례 11 | 정맥 수액 주입

날짜	시간	간호기록	서명
00/00/0000	16:00	BP: 177/97mmHg, 의사 ○○○에게 notify하고 Exforge 5/80mg 1t 경구	
		투여함.	○○○
		정맥투여	
	17:00	BP: 165/90mmHg, perdipine 1mg 정맥 주사함(prn 처방). 두통 약간 호소함.	
		침상안정 교육함.	○○○

사례 12

폐렴으로 입원한 13세의 남자 고OO 환자는 오한이 있으며 체온이 39.3℃로 측정되었고, 다량의 땀과 구토로 탈수 증세를 보이고 있다. 담당의 검진 후 수분 불균형을 교정하기 위해 다음과 같은 EMR order가 추가되었다.

- N/S 1L IV 100cc/hr

알맞은 간호활동을 수행하시오.

EMR order 해설

- N/S 1L IV 100cc/hr

  normal saline 1L를 시간당 100cc/hr로 정맥주사 한다.

간호 수행

- 아동환아를 대상으로 수액주입을 실시한다.
  - ✓ <6장 정맥 수입 주입> 수행절차 적용

간호기록 사례 12 | 정맥 수액 주입

날짜	시간	간호기록	서명
00/00/0000	11:00	갈증 호소하며 BT 39.3℃임. 좌측 전박에 N/S 1L IV 투여 시작함(100ml/hr).	
		주사부위 부종, 발적, 소양감 없음	○○○

사례 13

58세 남자 연○○ 환자가 duodenal ulcer로 진단받고 수술을 하기 위해 입원하였다. 1년 전 당뇨 진단을 받았으며 오전 8시에 Lantus 12단위와 Apidra 6단위를 투약하였고 오전 9시 응급 CT촬영을 위해 금식을 시작하였다. 오후 2시경 환자가 손을 떨고 땀을 많이 흘리며 구갈 증상을 호소하여 혈당 검사 결과 BST가 52mg/dL였다. 담당의 notify 후 다음과 같은 EMR order가 추가되었다.

- Dextrose 50% 100cc IV full drip
- 투약 종료 30분 후 BST 시행합니다.

알맞은 간호활동을 수행하시오.

EMR order 해설

1) Dextrose 50% 100cc IV full drip

   Dextrose 50% 100cc를 최고 속도로 정맥주사 투약한다.

2) 투약 종료 30분 후 BST 시행합니다.

   Dextrose 50% 100cc 최고속도 투여 종료 후 30분 후 혈당검사를 시행한다.

간호 수행

1) Dextrose 50% 100cc를 최고 속도로 정맥주사 투약한다.

   ✓ <6장 정맥 수입 주입> 수행절차 적용

2) Dextrose 50% 100cc 최고속도 투여 종료 후 30분 후 혈당검사를 시행한다.

   ✓ <4장 피하주사－간이 혈당측정> 수행절차 적용

간호기록 사례 13 | 정맥 수액 주입

날짜	시간	간호기록	서명
00/00/0000	14:00	식은땀 있으며 손떨림 호소함. BST 검사 결과 52mg/dl임.	
		의사 ○○○에게 알림 후 왼쪽 전박에 Dextrose 50% 100cc IV full drip함.	○○○
	14:30	식음땀 거의 없으며, 손떨림 없음. BST 검사 실사함(결과: 000mg/dl).	
		불편감 감소됨.	○○○

07

수혈요법

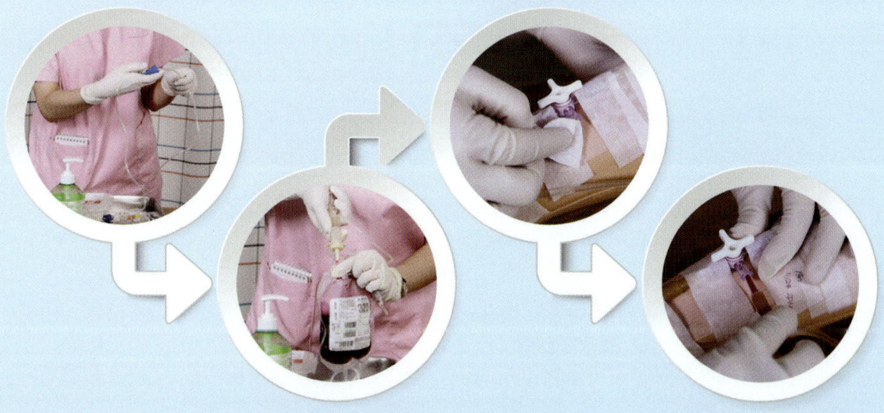

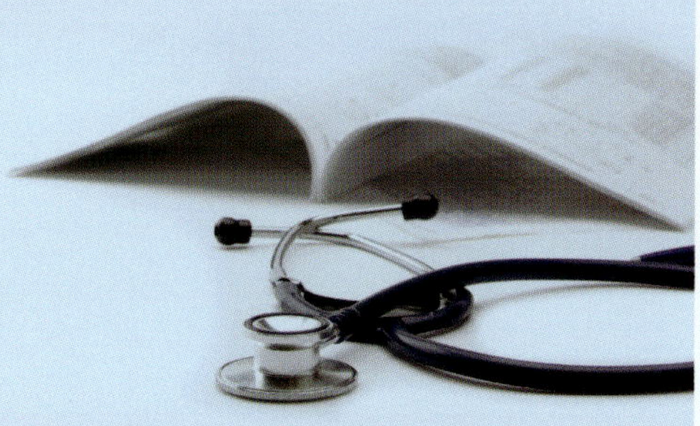

성취목표

필요장비 및 물품

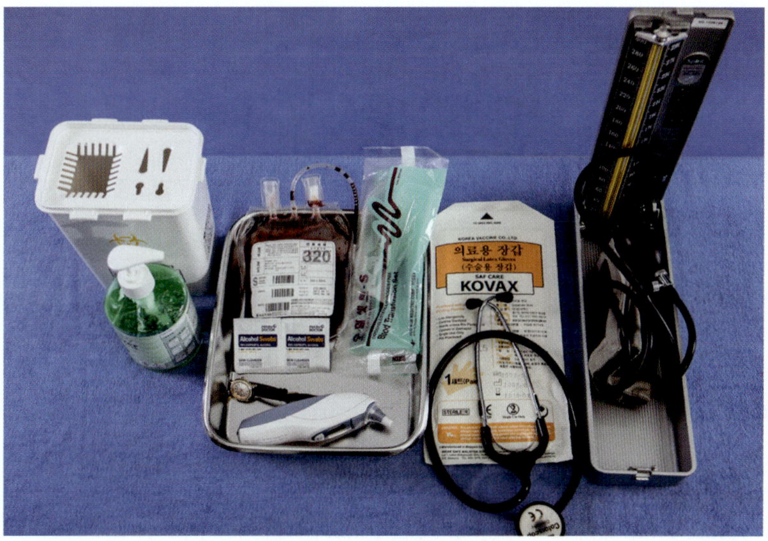

수행시간

- (　　　　　　)분

1 목적

1) 질병이나 손상으로 인해 손실된 순환 혈액을 보충하기 위함이다.
2) 부족한 혈액응고인자를 보충하기 위함이다.
3) 혈액량의 보충으로 산소 운반 능력을 증가시키기 위함이다.
4) 혈액량 부족으로 인한 쇼크를 예방하기 위함이다.

2 관련 선행지식

1) 혈액성분의 종류

혈액 성분	용량	주입 시간	적응증
적혈구(Red blood cell; RBC)	200~250cc	2~4시간	빈혈 교정을 통한 산소운반 능력 향상
혈소판 (Platelet concentrate; PC)	30~50cc	5~10분	혈소판감소증, 혈소판기능장애 시 출혈 예방
혈소판(Platelet)	250~300cc	30~60분	혈소판감소증, 혈소판기능장애 시 출혈 예방
백혈구 (White blood cell; WBC)	400cc	45~60분	호중구감소증, 항생제로 조절되지 않는 패혈증
신선동결혈장 (Fresh frozen plasma; FFP)	160~200cc	30~60분	응고인자의 부족으로 인한 출혈 예방

2) 수혈 시 필요한 혈액검사 결과

(1) 혈청검사

- ABO/Rh Typing : A, B와 D 항원의 적혈구 표면 존재 여부 결정
- 교차검사(cross matching, 적합성 검사) : 혈청 내 항체에 의해 초래되는 공여자 적혈구의 응집 여부 파악
- 직접 Coombs' 검사 : 적혈구에 부착된 항체의 존재 유무 확인
- 간접 Coombs' 검사 : 적혈구에 부착되어 있지 않은 항체를 찾아내어 항체의 존재 유무 확인

(2) 감염성 질환검사

- 간염검사(HBs Ag, Anti-HCV) : B형 간염 항원과 C형 간염 항체 유무검사
- HIV검사 : HIV에 대한 항체 유무 검사
- Cytomegalovirus(CMV)검사 : CMV에 대한 항체 유무 검사
- 매독검사 : 나선상 세균(spirochete)에 대한 항체 유무 검사

3) 정맥주입방법

(1) 수혈 시 사용 가능한 IV cannula 바늘 굵기

- 주사바늘의 굵기는 수혈 속도에 영향을 줄 수 있다. 크기가 작을수록 주입 속도가 느려짐으로 인하여 응고의 위험성이 높아지고, K^+ 농축이 증가하는 경향을 보여 고칼륨혈증(hyperkalemia)의 위험성이 높아진다.
- 성인 : 모든 혈액이 가능한 18G 이상을 권한다. 단, 대상자의 정맥 크기나 상태에 따라서 22G까지 가능하다.
- 소아 : 부득이한 경우 24G도 가능하다.

(2) 적절한 수혈세트 사용

- 수혈세트에는 혈액백 내의 microclots, aggregates 및 debris 등을 걸러주는 미세필터(직경 170㎛)가 있어 이들에 의한 색전증을 예방할 수 있다.
- 수액세트에는 필터가 달려 있지 않으므로 수액세트로 수혈을 하지 않는다.
- 농축적혈구(packed RBC)의 경우 2unit 이상 수혈할 경우에는 세트 내의 필터 능력이 떨어지므로 1unit마다 수혈세트를 교환하는 것이 좋다.
- 수혈세트의 chamber는 2/3～3/4 이상을 채운다. 이는 낙하로 인하여 세포가 파괴됨으로써 발생하는 용혈을 방지하기 위함이다.
- 수혈세트에는 적혈구용 수혈세트와 혈소판용 수혈세트가 구분되어 있으므로 혈액성분에 맞는 수혈세트를 사용하도록 한다.

(3) 수액제제와의 혼합

- 혈액제제와 혼합할 수 있는 수액제제는 생리식염수(Normal saline)이다.
- 5% 또는 10% 포도당 용액과 혈액제제가 혼합되면 용혈이 일어난다.
- 하트만 용액과 혈액제제가 혼합되면 하트만 용액 내의 칼슘이온이 혈액제제 내에 함유되어 있는 항응고제의 효과를 없애 혈액응고가 일어난다.
- 일부 약제는 pH가 높거나 낮으므로 혼합하지 않는다.

(4) 혈액 주입 속도

- 수혈 시작 후 첫 15분 동안은 서서히 주입하며, 30분～2시간까지 수혈되는 동안에는 대상자를 관찰하고 상태를 기록한다. 주입 속도는 수혈되는 혈액제제에 따라 달라진다.
  - 농축적혈구 : 1unit 당 2～3시간 사이(4시간 이내)
  - 혈소판 : 30～60분 또는 천천히(4시간 이내)
  - 신선 동결혈장 : 200ml/hr 또는 매우 천천히
  - 동경침전제제(cryoprecipitate) : 1～2ml/min

(5) 기타 유의사항

- 혈액 가온 시에는 온도가 40℃를 넘어가지 않도록 유의한다.
- Infusion pump를 사용할 때 주입 속도가 빨라지면 적혈구가 손상을 받을 수 있다.
- 혈액제제가 너무 오랫동안 실온에 노출되면 세균 증식의 가능성 및 혈액응고, K^+ 농축이 증가할 수 있으므로 4시간 이내에 주입하도록 한다.

4) 수혈 부작용의 종류 및 간호

유형	임상 소견	
세균성	• 체온 상승 • 저혈압 • 건조하고 상기된 피부 • 복통 • 두통 • 요통 • 갑작스러운 오한	• 즉시 수혈을 중단한다. • 정맥로를 확보하여 N/S를 주입한다. • 쇼크를 관찰하고 15분마다 활력징후를 관찰한다. • 유치도뇨관을 삽입하고 시간당 소변배설량을 측정한다. • 의사에게 보고하고 쇼크 예방을 위해 항생제와 스테로이드 처방을 받는다. • 항생제 투여 전에 혈액 배양 샘플을 채취한다. • 배양검사를 위해 남아 있는 혈액과 수혈세트를 검사실로 보낸다.
알레르기	• 경증 : 두드러기, 소양증 • 중증 : 호흡곤란, 천명음 • 아나필락시스 : 쇼크, 의식소실	• 즉시 수혈을 중단하고 필요한 경우 소생술을 실시한다. • 쇼크 가능성이 있으므로 활력징후를 관찰한다. • 증상이 경한 경우에는 수혈 속도를 줄이며 의사에게 보고하고, 처방된 항히스타민제를 투여한다. • 수혈을 계속할 경우 알레르기 반응을 주의깊게 관찰한다.
용혈성	• 옆구리와 가슴의 통증 • 바늘 삽입 부위의 통증 • 고열, 오한, 홍조 • 호흡곤란과 청색증 • IV 부위의 혈액 유출 • 두통 • 저혈압 • 혈뇨	• 즉시 수혈을 중단한다. • 정맥로를 확보하여 N/S를 주입한다. • 활력징후를 관찰한다. • 혈액은행에 즉시 보고한다. • 산소를 투여한다. • 의사에게 보고한다. • 급성 신세뇨관부전을 예방하기 위해 신혈관(renal artery) 확장을 위한 이뇨제나 혈관확장제를 투여한다. • 각각 다른 부위에서 채취한 혈액 샘플 2개, 소변 검체, 남은 혈액과 tubing, 수혈기록지 등을 검사실로 보낸다. • 급선 신부전이 의심되면 시간당 소변배설량을 관찰한다.

MEMO

③ 간호수행 절차와 이론적 근거 및 구두 설명

1) 수혈요법

수행절차	이론적 근거
1. 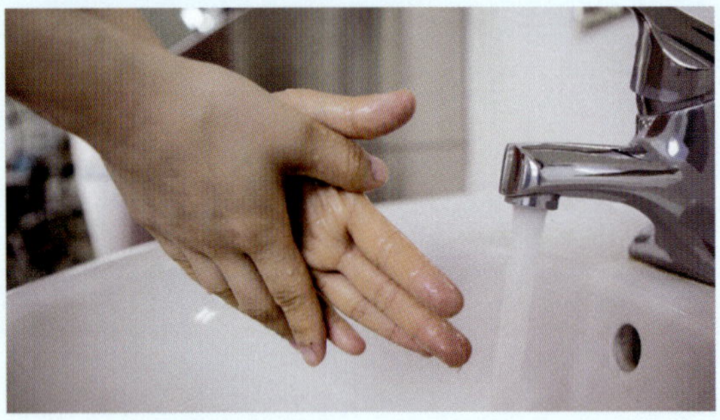	1. 세균의 전파를 막아 감염의 기회를 줄인다.
2. 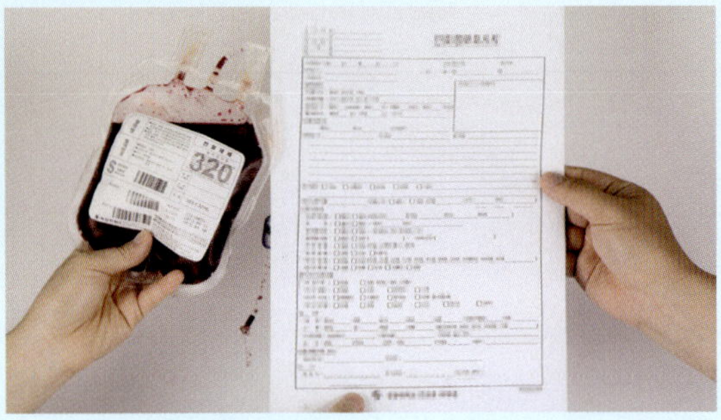	2. 수혈은 반드시 의사의 처방이 필요하다. 대상자에게 수혈의 효과와 잠재적 위험성에 대하여 정보를 제공한 후에 동의서를 받아야 한다.
3.* 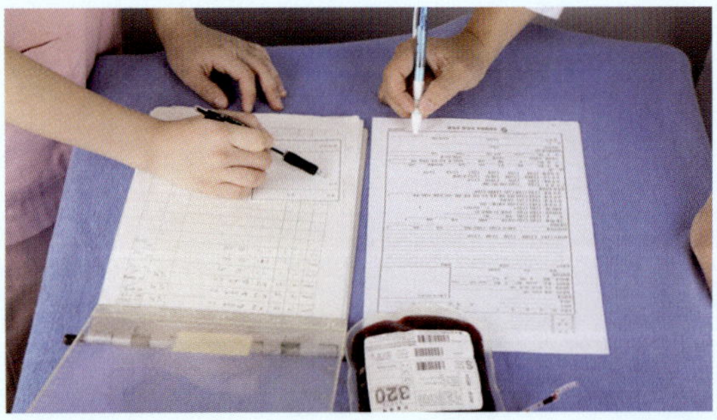	3. 세균의 성장과 적혈구의 파괴를 예방하기 위해서는 혈액은행에서 혈액 불출 30분 이내에 수혈을 시작한다. 엄격한 확인 과정은 수혈 오류의 위험성을 감소시킨다. 만약 이 과정에서 문제가 발견되면 혈액은행에 보고하고 수혈하지 않는다.

구두 설명	자가평가			교수평가
	수행가능여부	이론적 근거제시 가능여부	연습필요	
1.				
2.				
3.				

수행절차	이론적 근거
4. 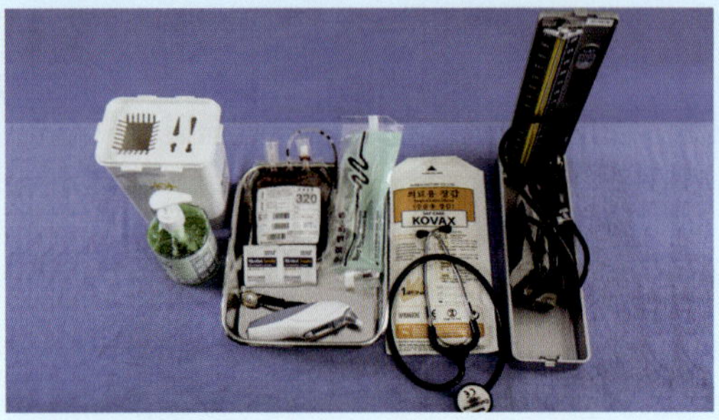	4. 효과적으로 절차를 수행할 수 있다.
5. 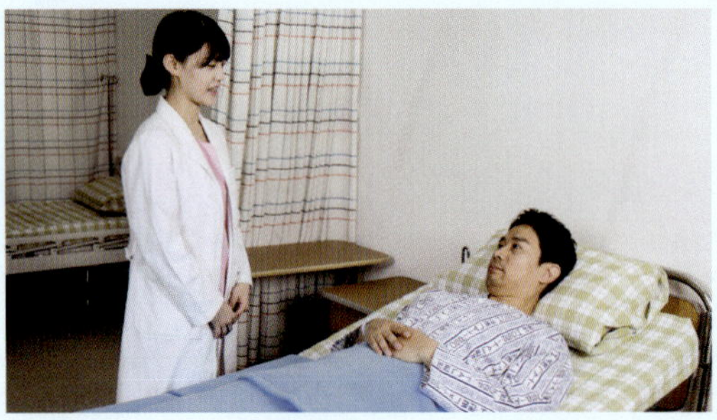	5. 처치에 대한 불안을 감소시키고 절차에 대해 협조를 구한다.
6.* 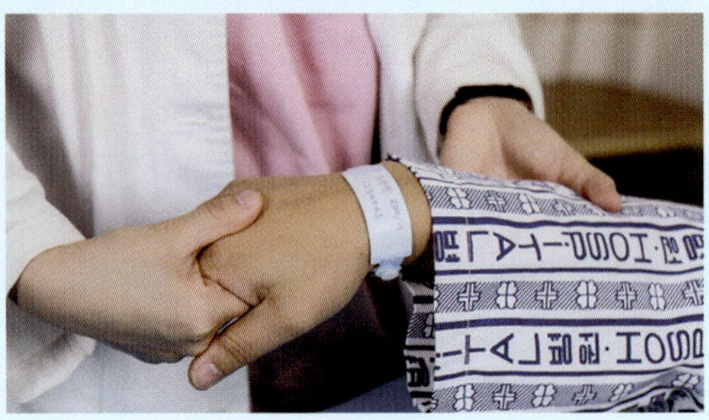	6. 안전한 간호를 수행하기 위한 대상자 확인 및 혈액 확인 절차이다.
7. 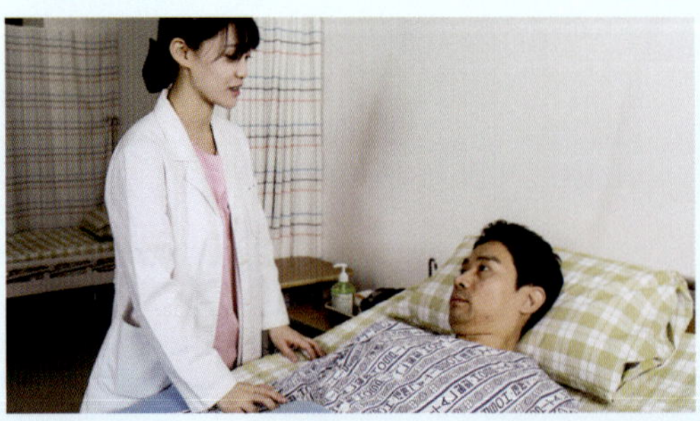	7. 대상자가 수혈과정을 이해하면 불안감이 감소될 수 있다.

구두 설명	자가평가			교수평가
	수행가능여부	이론적 근거제시 가능여부	연습필요	
4.				
5. "안녕하세요, 학생간호사 ○○○입니다."				
6. "환자분 성함이 어떻게 되시나요? 등록번호는 어떻게 되시나요?"				
7. "이제부터 수혈을 실시할 예정입니다. 지난 수술 시에 출혈이 다소 있어서 수혈을 통해 적혈구를 보충할 것입니다. 예전에 수혈 받아보신 적이 있으신지요? 혹시 그때 이상증상은 없으셨나요?"				

수행절차	이론적 근거
8. 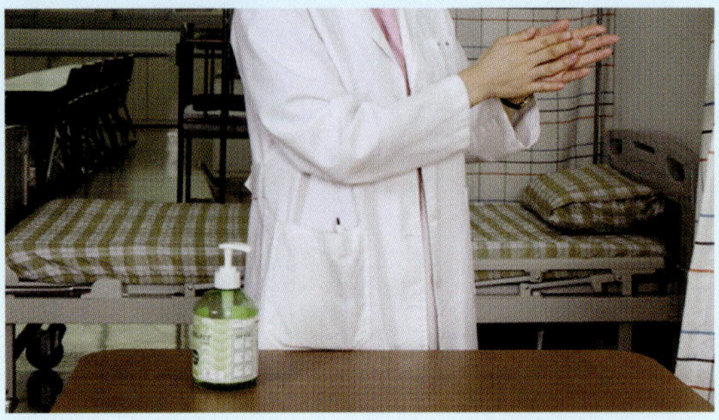	8. 세균의 전파를 막아 감염의 기회를 줄인다.
9.* 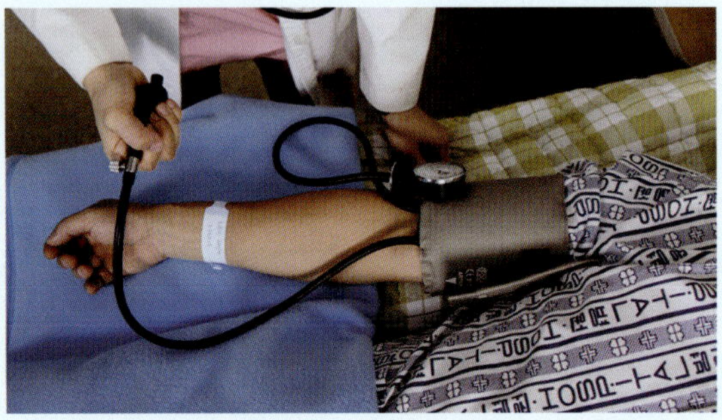	9. 1) 수혈하는 동안 활력징후의 변화는 부작용의 가능성이 높다는 것으로 간주할 수 있다.
10.* 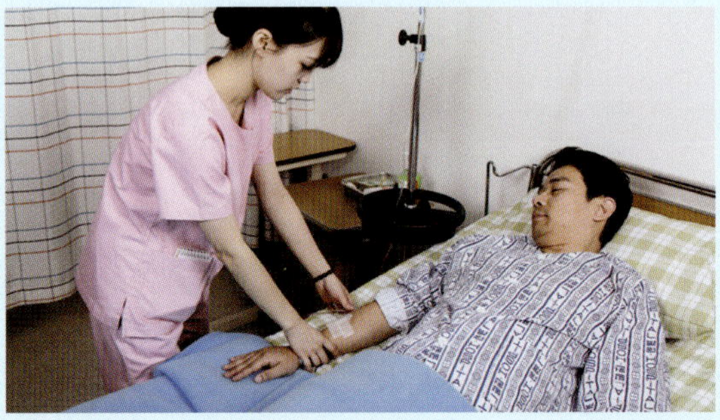	10. 2) 수혈로 인한 알레르기 반응 발생 여부를 확인하기 위함이다.
11. 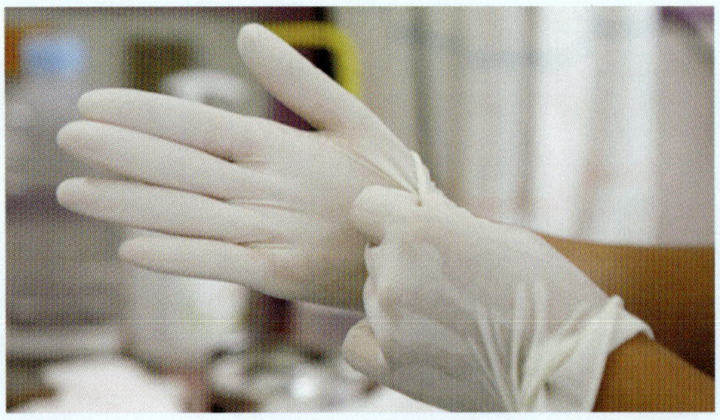	11. 세균의 전파를 막아 감염의 기회를 줄인다.

<table>
<tr><th rowspan="2">구두 설명</th><th colspan="3">자가평가</th><th rowspan="2">교수평가</th></tr>
<tr><th>수행가능여부</th><th>이론적 근거제시 가능여부</th><th>연습필요</th></tr>
<tr><td>8.</td><td></td><td></td><td></td><td></td></tr>
<tr><td>9. “수혈 전에 활력징후를 먼저 측정하도록 하겠습니다.”</td><td></td><td></td><td></td><td></td></tr>
<tr><td>10.</td><td></td><td></td><td></td><td></td></tr>
<tr><td>11.</td><td></td><td></td><td></td><td></td></tr>
</table>

수행절차	이론적 근거
12.* 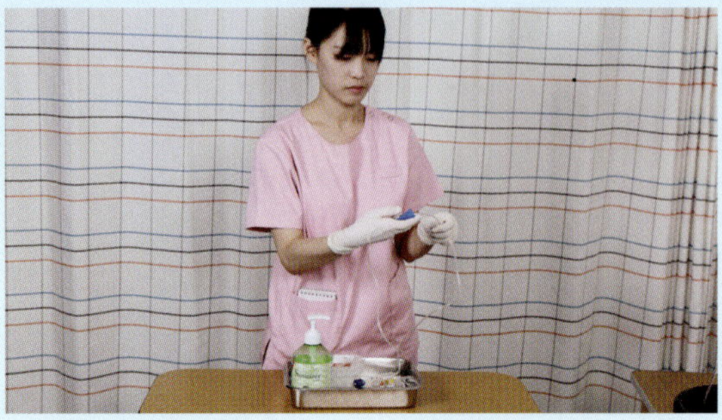	12. 1) 조절기를 잠가두면 혈액의 우발적 유출을 방지할 수 있다.
13.* 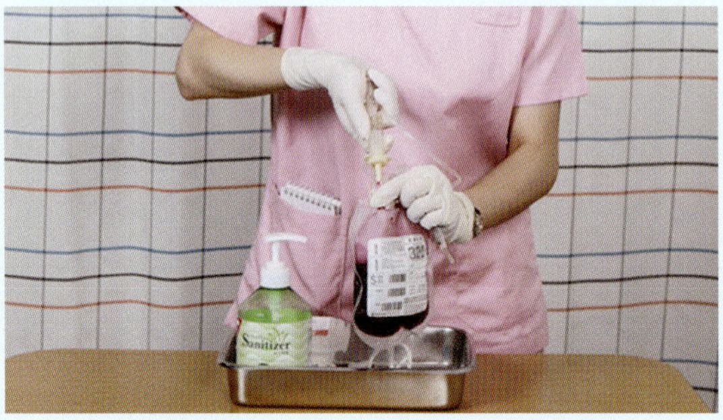	13.
14.* 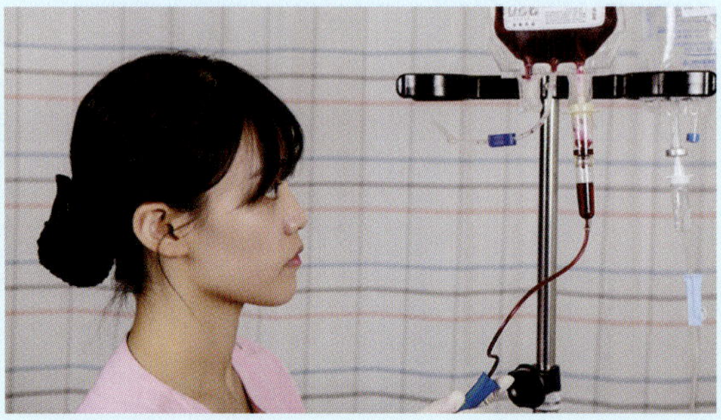	14. 1) drip chamber를 정확하게 채우면 drop 수 측정을 정확히 할 수 있다. 낙하로 인하여 세포가 파괴됨으로 인한 용혈을 예방하기 위함이다.
15.* 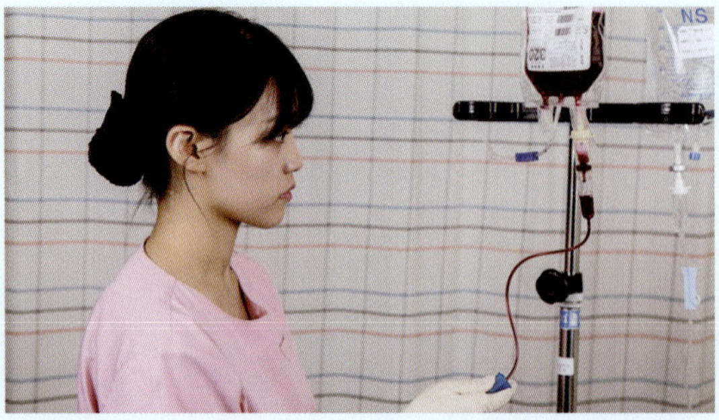	15. 2) 혈관 내로 공기가 들어가는 것을 방지한다.

구두 설명	자가평가			교수평가
	수행가능여부	이론적 근거제시 가능여부	연습필요	
12.				
13.				
14.				
15.				

수행절차	이론적 근거
16.* 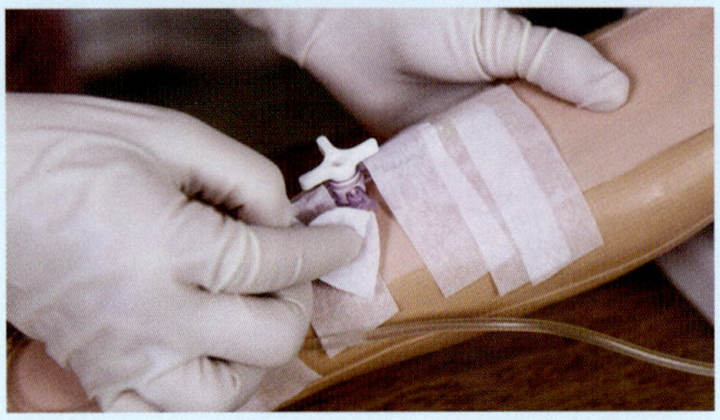	16.
17.* 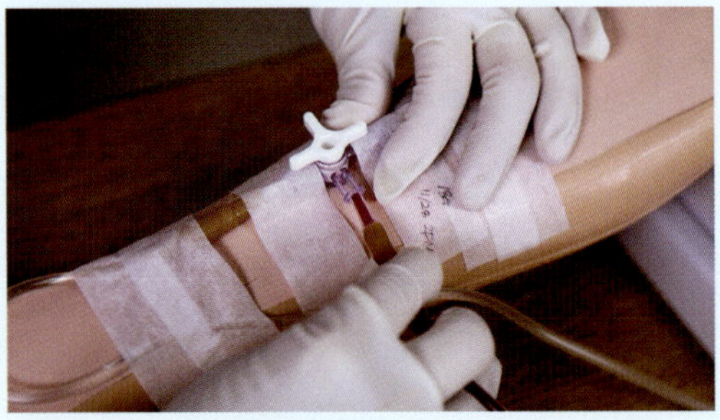	17.
18.* 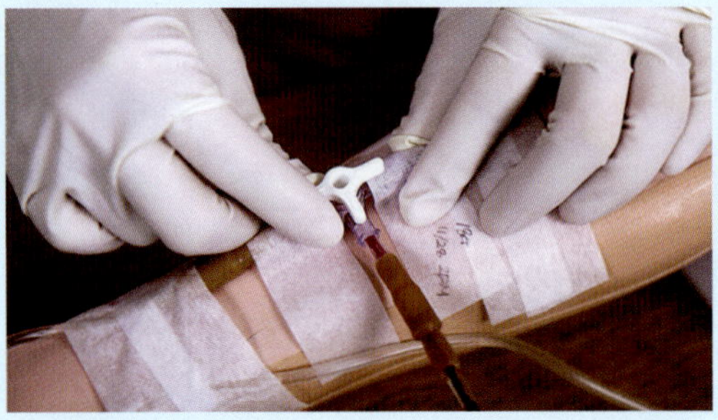	18.
19.* 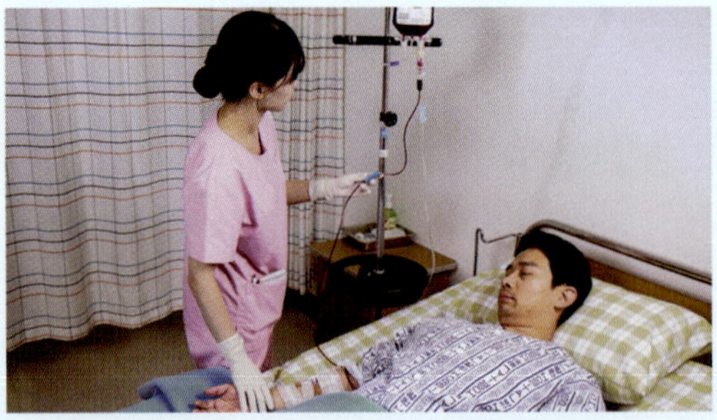	19. 1) 수혈과 관련된 이상증상은 주로 처음 15분 이내, 50～100ml를 주입하는 동안 나타난다.

구두 설명	자가평가			교수평가
	수행가능여부	이론적 근거제시 가능여부	연습필요	
16.				
17.				
18.				
19.				

수행절차	이론적 근거
20.* 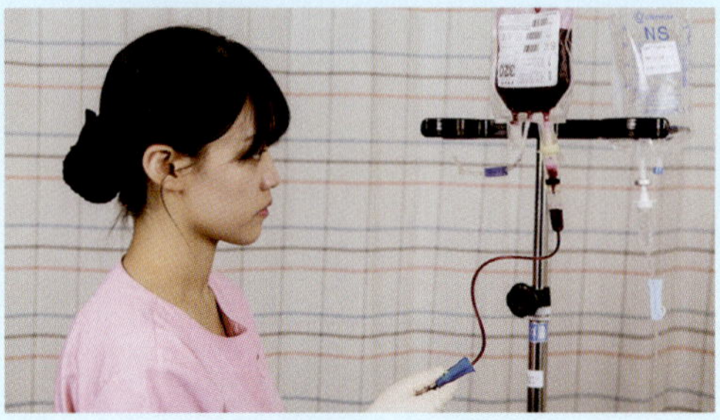	20.
21.* 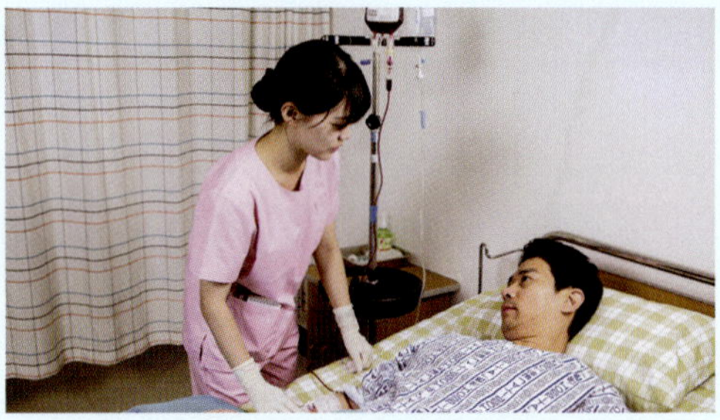	21. 1) 대상자가 수혈 시 이상증상을 경험하면 즉시 간호사에 알리도록 교육한다. 대부분의 수혈 이상증상은 수혈 후 15분 이내에 나타난다.
22.* 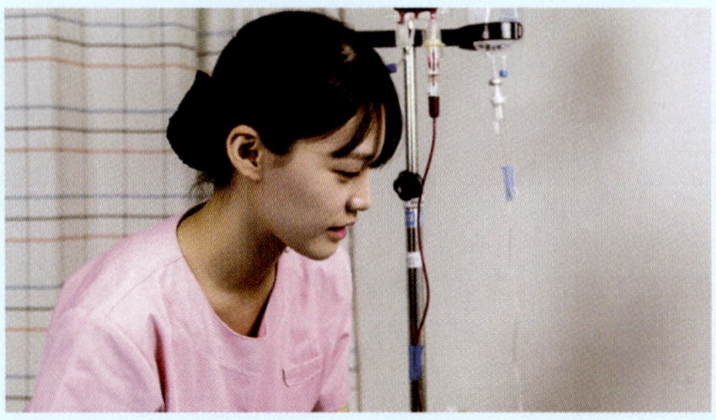	22. 2) 보통 농축적혈구와 전혈은 2~4시간에 걸쳐 주입한다.
23. 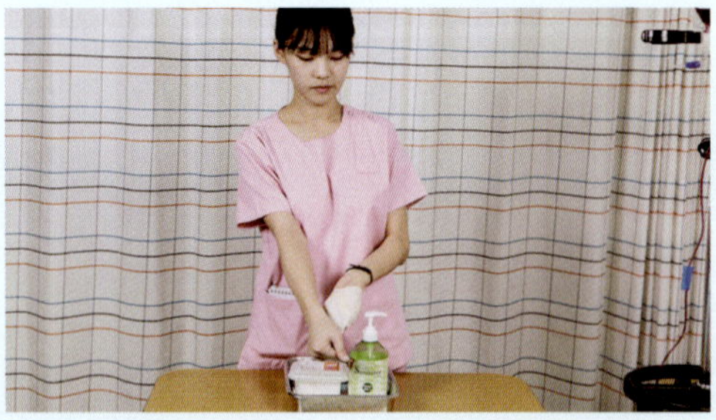	23.

구두 설명	자가평가			교수평가
	수행가능여부	이론적 근거제시 가능여부	연습필요	
20.				
21. "지금 주사 맞은 부위가 불편하거나 몸에 이상이 느껴지지는 않으신가요? 주사 후에 주사 맞은 부위가 부어오르고 통증이 있거나 속이 불편하시면 간호사에게 즉시 알려주세요."				
22. "혈액 1백은 약 2~3시간에 걸쳐서 주입될 예정입니다."				
23.				

수행절차	이론적 근거
24. 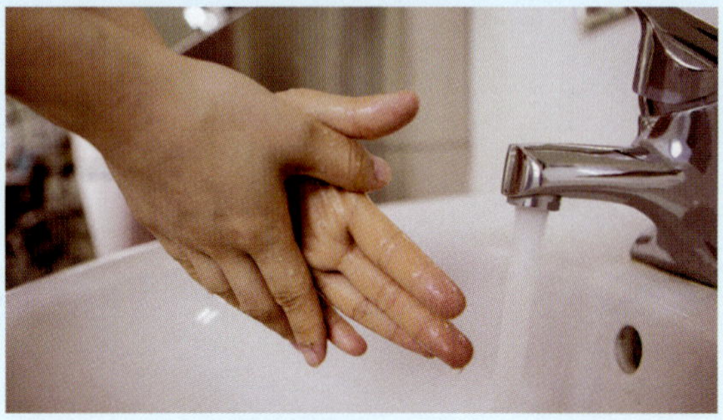	24. 세균의 전파를 막아 감염의 기회를 줄인다.
25. 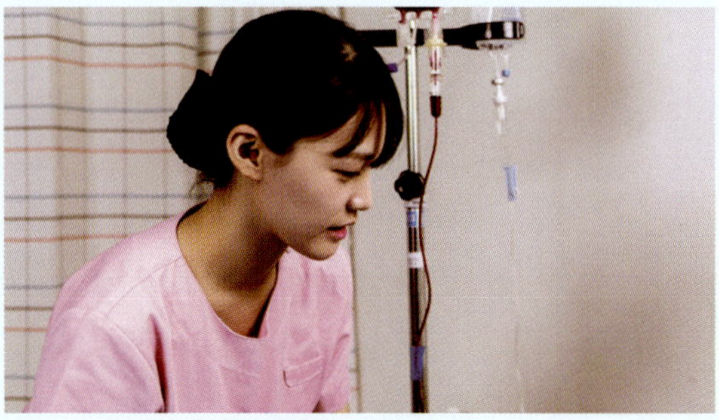	25. 대상자에게 수혈에 소요되는 예상 시간과 수혈 시 활력징후를 자주 측정해야 하는 이유를 설명하여 대상자의 협조를 구한다.
26. 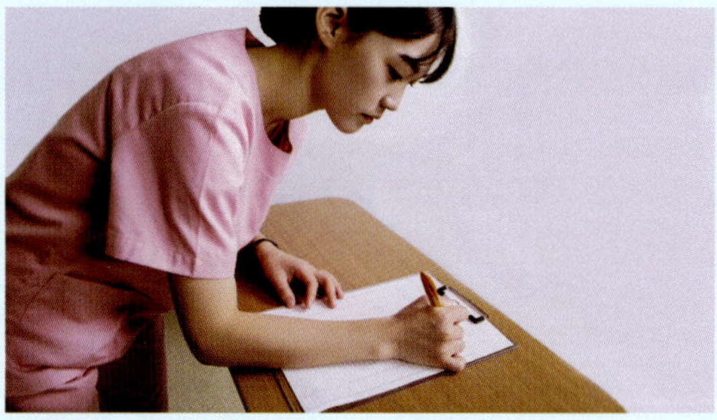	26.

구두 설명	자가평가			교수평가
	수행가능여부	이론적 근거제시 가능여부	연습필요	
24.				
25. "수혈 시작 후 15분이 지나면 활력징후를 측정할 예정입니다."				
26.				

사례 14

65세의 여자 오○○ 환자는 fibrosarcoma로 입원하여 오늘 mass excision 수술을 받았다. 환자의 수술 중 출혈량이 600cc이고 수술 후 혈액 검사 결과 Hb 6.5로 의사에게 알린 후 EMR order가 추가되었으며 내용은 다음과 같다.

- Chlorpheniramine 4mg 1ⓐ IM ** 수혈 전
- N/S 1L 1bag 40cc/hr IV ** 수혈 시작과 함께 투약
- Packed Red blood cell 1bag(400cc) IV

수혈 시 V/S 다음과 같이 check 해주세요.
1. 수혈 시작 전 1회 측정
2. 수혈 시작 후 1시간 동안 15분마다 측정

order를 확인 후 간호활동을 수행하시오.

EMR order 해설

1) Chlorpheniramine 4mg 1ⓐ IM ** 수혈 전
   수혈 시작 전 chlorpheniramine 4mg 1 ampule을 근육주사 한다.
2) N/S 1L 1bag 60cc/hr IV ** 수혈 시작과 함께 투약
   normal saline 1L를 시간당 60cc/hr로 정맥주사 한다.
3) Packed Red blood cell 1bag(400cc) IV
   농축적혈구 1bag을 정맥주사 한다.
4) 수혈 시 V/S 다음과 같이 check 해주세요.
   (1) 수혈 시작 전 1회 측정
       수혈 시작 전 활력징후를 측정한다.
   (2) 수혈 시작 후 1시간 동안 15분마다 측정
       수혈 시작 후 1시간 동안은 15분마다 활력징후를 측정한다.

간호 수행

1) chlorpheniramine 4mg 1 ampule을 근육주사 한다.
   ✓ <3장 근육주사> 수행절차 적용
2) normal saline 1L를 시간당 60cc/hr로 정맥주사 한다.
   ✓ <6장 정맥 수입 주입> 수행절차 적용
3) 농축적혈구 1bag을 수혈하며, 수혈 시작 전과 시작 후 1시간 동안은 15분마다 활력징후를 측정한다.
   ✓ <7장 수혈요법> 수행절차와 <1장 활력징후 측정> 수행절차 적용

약물 정보

1) Chlorpheniramine

항히스타민과 항알레르기 약물로서 두드러기, 고초열, 소양성 피부질환, 알레르기성 비염, 혈관 운동성 비염에 사용한다.

2) normal saline

수분, 전해질의 보급 및 주사제의 용해희석제재로 사용하는 수액

혈액의 제제의 보관

혈액 제제	용량(cc)	보존온도(℃)	유효기간
전혈	320~400	1~6	35일
농축적혈구	200~250	1~6	35일
백혈구제거 적혈구	200~240	1~6	24시간
농축혈소판	30~50	20~24	48시간
성분채집혈소판	250~300	20~24	24시간
성분채집백혈구	200~250	20~24	24시간
신선동결혈장	150~200	1~6	6시간
동경침전제제	20	22	1시간

간호기록 사례 14 | 수혈요법

날짜	시간	간호기록	서명
00/00/0000	11:00	수혈 예정임. Chlorpheniramine 4mg IM 주사함.	○○○
	11:10	왼쪽 전박에 N/S 1L 정맥 주사 시작함(60ml/hr). 활력징후 측정함.	
		BP: 120/80mmHg, PR: 78회/분, RR: 20회/분, BT: 36.7℃ 측정됨.	
		Packed Red blood cell 1 bag(400cc) 주입 시작함(20gtt). 혈액형 : B	
		irradiation : 유. 수혈 시작 후 부종, 발적 없음.	○○○
	11:25	활력징후 측정함. BP: 120/80mmHg, PR: 74회/분, RR: 20회/분, BT: 36.7℃	
		측정됨. 불편감 없음. 혈액 40gtt로 투여함.	○○○
	11:40	활력징후 측정함. BP: 120/80mmHg, PR: 78회/분, RR: 20회/분, BT: 36.7℃	○○○
	11:55am	활력징후 측정함. BP: 120/80mmHg, PR: 80회/분, RR: 20회/분, BT: 36.7℃	○○○

08

간헐적 위관영양

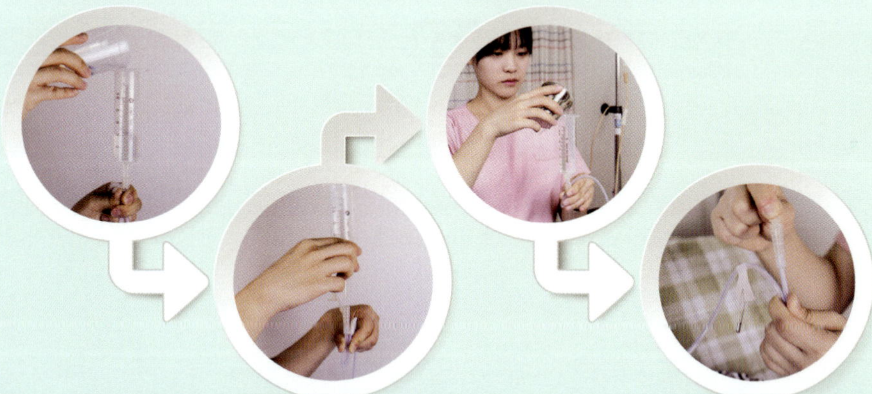

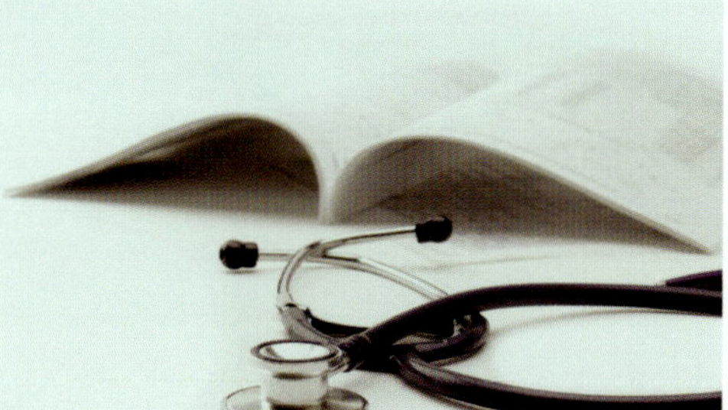

성취목표

필요장비 및 물품

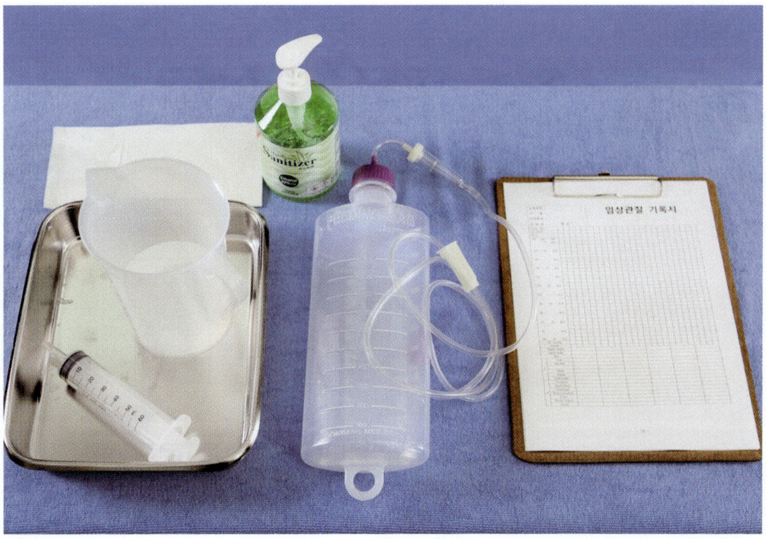

수행시간

- (   )분

1 목적

1) 정상적으로 음식물을 섭취할 수 없는 대상자에게 위관을 통해 영양물을 공급하기 위함이다.
2) 구강으로 약물을 섭취할 수 없는 대상자에게 위관을 통해 약물을 투여하기 위함이다.

2 관련 선행지식

1) 소화기계의 해부학적 상태

- 소화기계는 소화관과 부속 장기로 이루어져 있으며 소화관은 입에서 항문까지로 약 9m에 이른다. 입, 식도, 위, 소장, 대장, 직장, 항문까지로 간, 췌장, 담낭이 소화와 흡수를 도와준다.
- 해부학적으로 구강에서 식도와 기도가 연결되어 있으므로, 식도의 내용물이 역류하는 경우에는 기도로 흡입될 위험성이 있다.

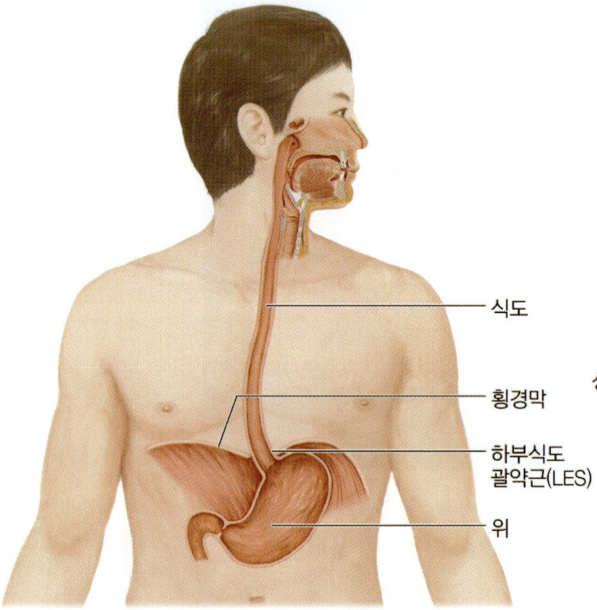

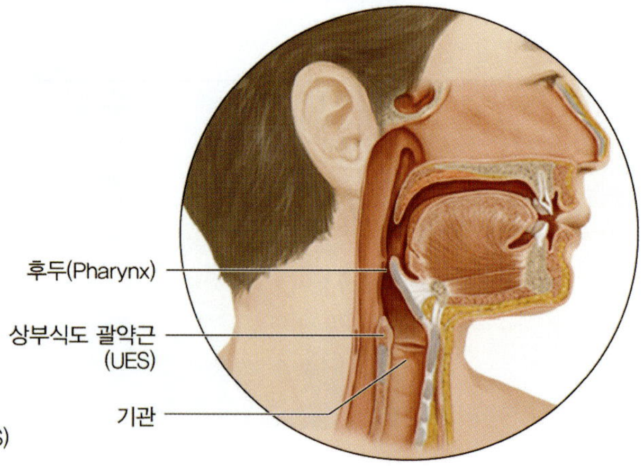

2) 소화기계의 기능과 섭취

(1) 구강(Oral cavity)

- 음식물을 섭취하는 통로로 미각을 느낄 수 있는 수용체가 분포하고 있다.
- 침샘(salivary)은 설하선(sublingual gland), 악하선(submandibular gland), 이하선(parotid gland)으로 구성되어 있으며 침은 하루 1.0~1.5L 정도가 분비되고 pH 6~7의 약산성으로 나트륨, 칼륨, 칼슘 등이 소량 들어있다.
- 침의 기능은 치아를 깨끗이 하고 맛을 느낄 수 있도록 음식을 분해한다. 또한 구강 내부를 촉촉하게 하여 말하기 쉽도록 해주며 항균작용을 한다. 그리고 침의 소화효소 아밀라제(amylase)는 탄수화물을 엿당(maltose)으로 분해한다.

(2) 식도(Esophagus)

- 식도는 인두에서 위까지 음식을 옮기는 지름 2cm, 길이 23~25cm의 근육성 관으로 기관과 후두 뒤편에 있다.
- 연하작용(swallowing)은 음식물이 구강으로부터 인두, 식도를 거쳐 위로 들어가는 일련의 과정이다.
- 하부식도괄약근(lower esophageal sphincter; LES)은 위로 들어가는 음식물의 양을 조절하고, 괄약근을 조여 위 역류를 방지한다.

(3) 위(Stomach)

- 위는 소화액을 분비하고 음식물을 저장하며 위액과 음식물을 섞어 분해한다.
- 하루에 약 1.5~3L의 위액을 분비하는데 위액의 종류에 따라 분비샘이 다르다. 위액은 염산, 점액, 소화효소의 혼합물이다. 위액에는 염산과 소화효소, 점액 및 내성인자 등의 성분이 포함되어 있다.
- 염산은 가스트린(gastrin)에 의해 분비가 촉진되며, 위를 산성으로 유지시킨다.
- 점액은 위벽을 덮어 소화효소나 염산에 의한 자가소화(self digestion)작용을 억제하고, 음식물의 통과를 쉽게 하며 산이나 염기의 완충작용을 한다.
- 위벽세포(parietal cell)에서 염산과 수분을 분비하여 위액의 산도를 pH 1~2로 유지하며, 내인자(intrinsic factor)를 생산하는데 이는 비타민 B_{12}와 결합하여 소장에서 B_{12} 흡수를 돕는다.
- 부교감신경은 위 운동을 증가시키고 교감신경은 위 운동을 감소시킨다.

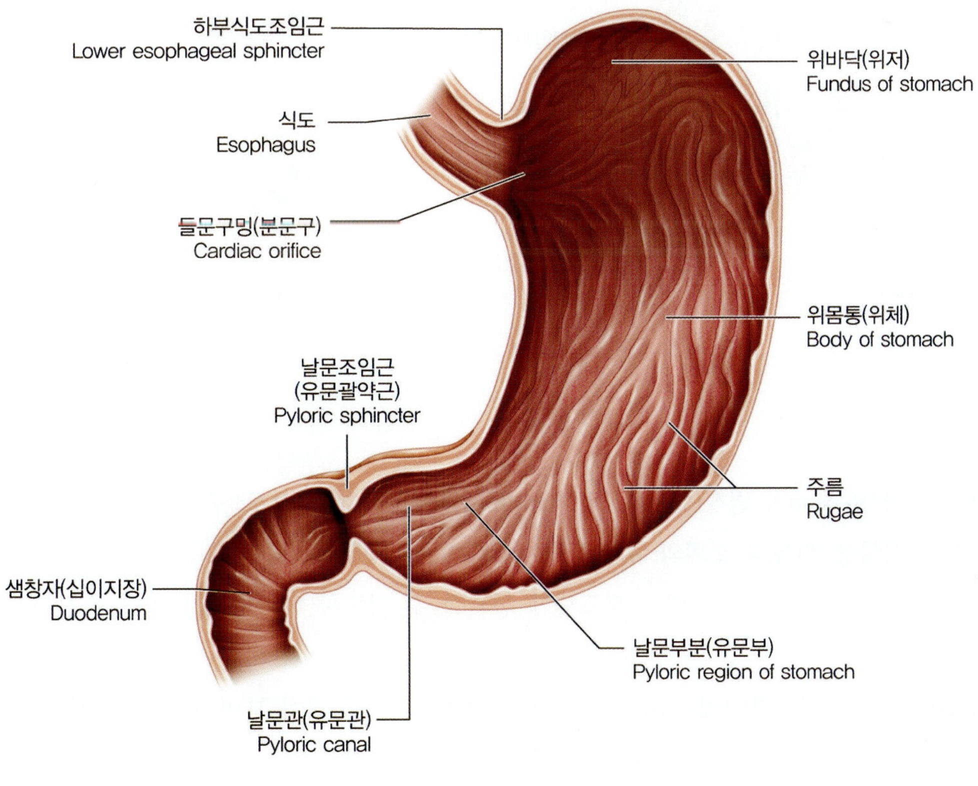

(4) 소장(Small Intestine)

- 소장은 지름이 약 2.5cm, 길이 약 6~7m이며 위에서 대장까지 이르는 관으로, 십이지장(duodenum), 공장(jejunum), 회장(ileum)의 세 부분으로 구성된다.
- 십이지장은 C자 모양으로 소장의 처음 25cm으로 담즙과 췌장액의 이통 통로이다. 십이지장에서 분비되는 세크레틴(secretin)은 위 운동을 저하시키고 유미즙의 이동을 조절한다.
- 담즙(bile juice)은 지방을 유화하여 췌장에서 분비된 리파아제(lipase)에 의해 지방을 분해할 수 있도록 돕는다. 담즙은 총담관에 있는 바터 팽대부(ampulla of Vater)를 통해 십이지장으로 분비된다.
- 췌장에서 분비되는 트립시노겐(trypsinogen)은 단백질을 분해하며, 바터 팽대부를 통해 십이지장으로 분비된다.
- 소장벽은 영양분을 흡수하기 용이한 특수 구조를 가지고 있는데, 소장 융모는 손가락 모양의 작은 점막 돌출물로 소장 내면의 흡수 면적을 증가시킨다.
- 소장은 연동운동, 분절운동과 혼합운동으로 소장 내용물을 대장으로 이동시키며 약 3~10시간이 소요된다.
- 소장에서 수분, 영양소, 전해질, 비타민 등이 대부분 흡수되며, 소장의 수분 흡수량은 1일 8.0~8.5L 정도이다.

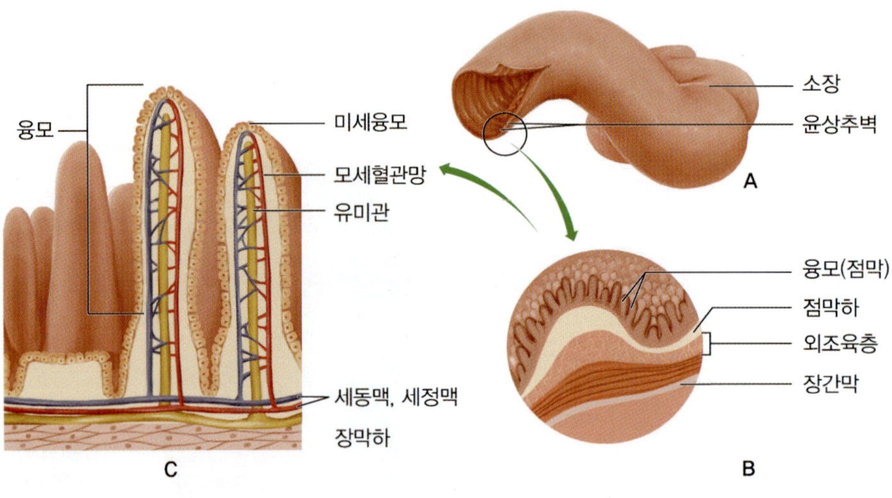

(5) 대장(Large Intestine)

- 대장은 맹장(cecum), 결장(colon), 직장(rectum) 및 항문(anus)으로 구성된다.
- 대장은 식물성 섬유의 소화와 수분의 흡수로 대변을 만드는 곳이다.
- 대장은 점액을 분비하여 대변이 부드럽게 통과할 수 있도록 해주며 장점막이 손상되지 않도록 보호한다.
- 대장에서 분비되는 장액에는 효소가 거의 없으며, 주로 점액이 분비되고 이 점액은 분변 내의 세균이나 자극성 물질로부터 장벽을 보호하는 역할을 한다.

MEMO

3 간호수행 절차와 이론적 근거 및 구두 설명

1) 간헐적 위관영양

수행절차	이론적 근거
1. 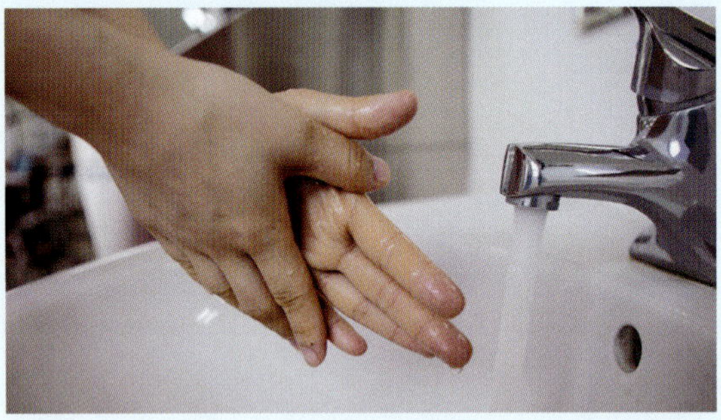	1. 세균의 전파를 막아 감염의 기회를 줄인다.
2. 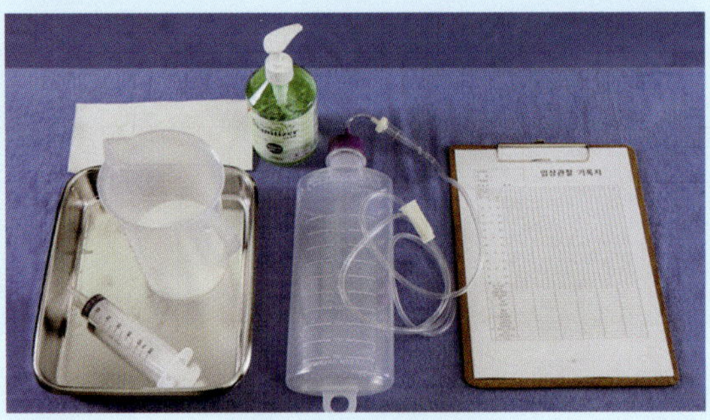	2.
3. 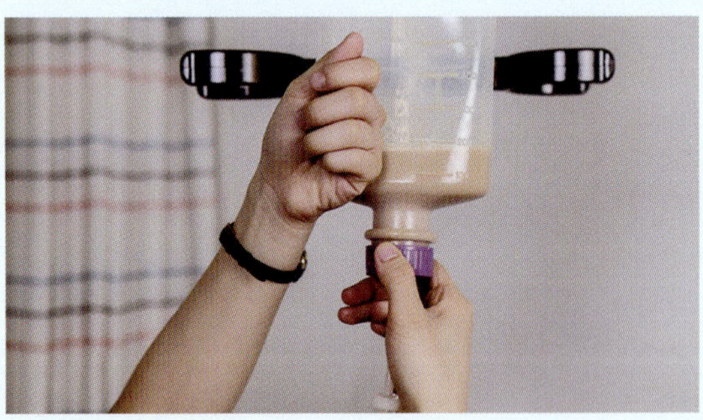	3. 설사나 경련, 구토를 예방하기 위해 체온 정도의 온도를 유지한다.
4. 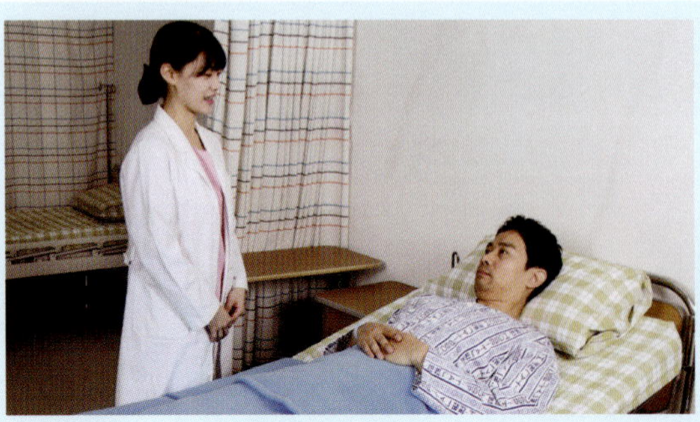	4. 처치에 대한 불안을 감소시키고 절차에 대해 협조를 구한다.

구두 설명	자가평가			교수평가
	수행가능여부	이론적 근거제시 가능여부	연습필요	
1.				
2.				
3.				
4. "안녕하세요, 학생간호사 ○○○입니다."				

수행절차	이론적 근거
5.* 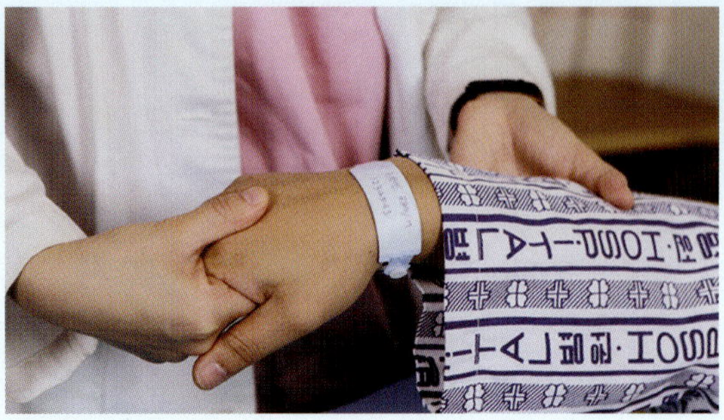	5. 안전한 간호를 수행하기 위한 대상자 확인 절차이다.
6. 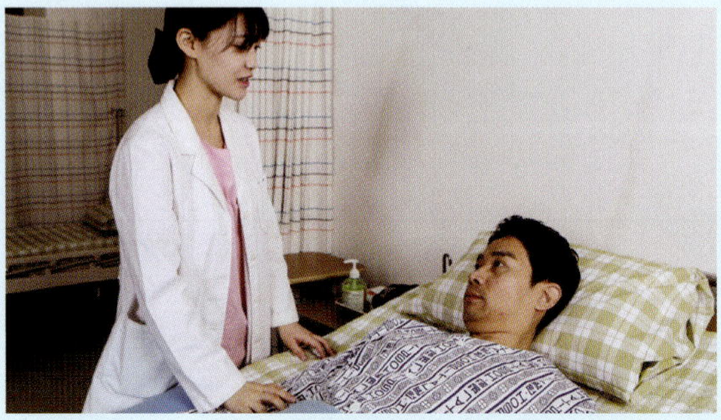	6. 충분한 설명은 대상자의 불안을 완화시킬 수 있으며, 협조를 이끌어낼 수 있다.
7. 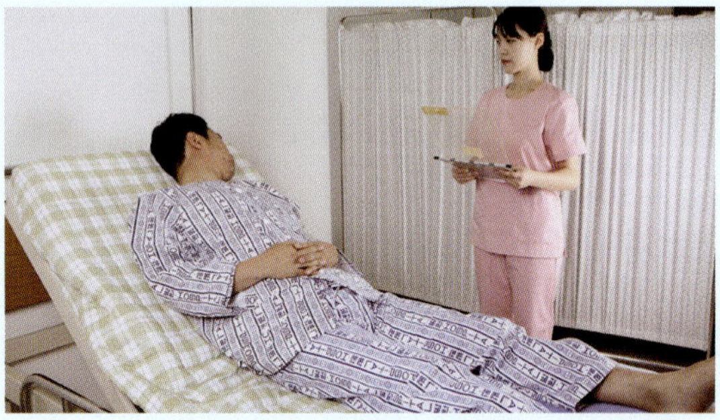	7. 좌위나 반좌위는 위관을 통한 영양액이 중력으로 쉽게 내려가게 하고, 음식물의 역류로 인한 기도흡인의 가능성을 줄여줄 수 있다.
8. 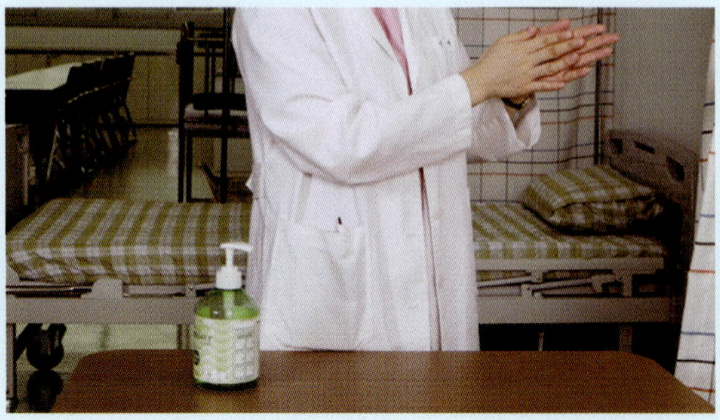	8. 세균의 전파를 막아 감염의 기회를 줄인다.

구두 설명	자가평가			교수평가
	수행가능여부	이론적 근거제시 가능여부	연습필요	
5. "환자분 성함이 어떻게 되시나요? 등록번호는 어떻게 되시나요?"				
6. "지금부터 유동식을 위관영양 하도록 하겠습니다. 위관영양 시 불편감이 있으시면 즉시 표현해주십시오."				
7. "침대를 조금 올려서 앉은 자세를 취하겠습니다."				
8.				

수행절차	이론적 근거
9. 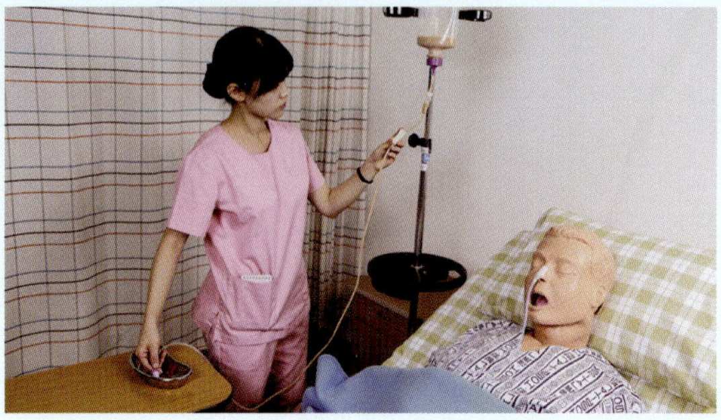	9. 위 내로 공기가 유입되는 것을 예방하기 위함이다.
10. 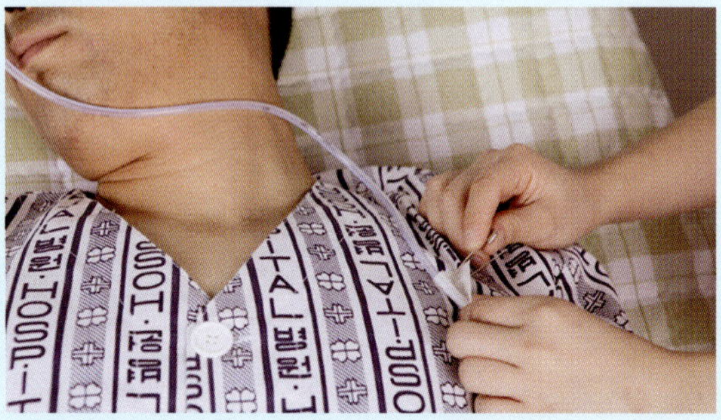	10.
11. 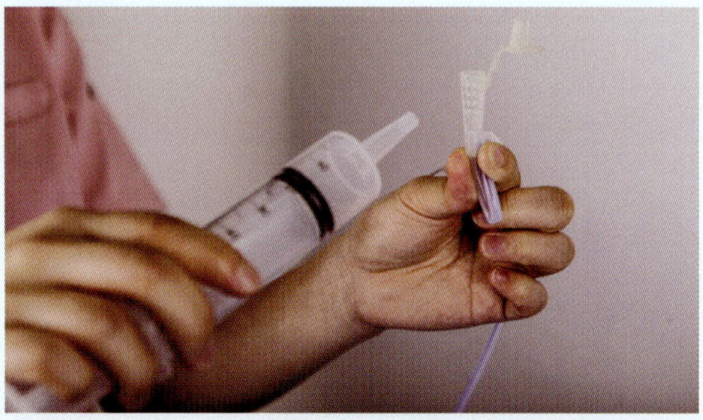 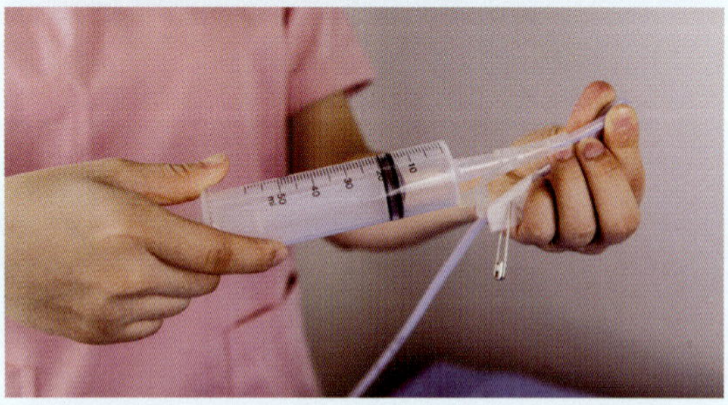	11. 위관을 꺾는 이유는 위 내로 공기가 유입되지 않게 하기 위함이다.

구두 설명	자가평가			교수평가
	수행가능여부	이론적 근거제시 가능여부	연습필요	
9.				
10.				
11.				

수행절차	이론적 근거
12.* 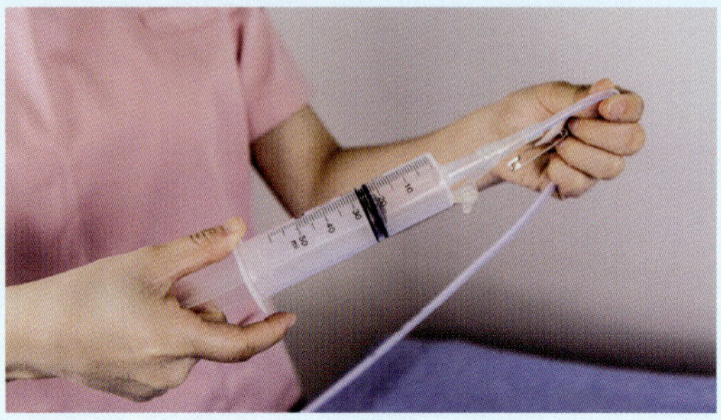	12. 비위관의 위치는 매 급식 전에 항상 확인한다.
13.* 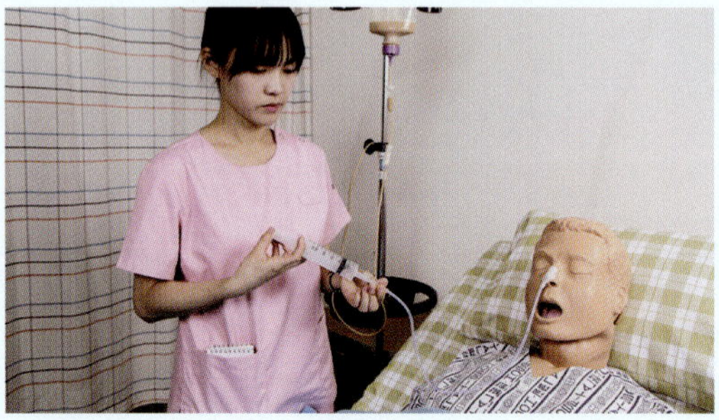	13. 흡인된 위 내용물을 다시 주입하여 체액과 전해질의 손실을 막아야 한다.
14. 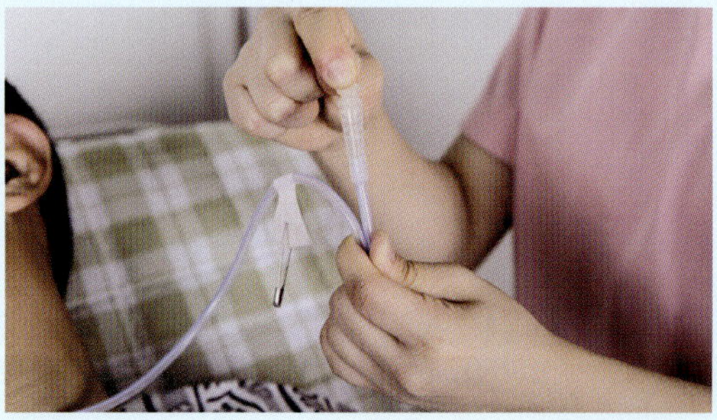	14. 위 내로 공기가 유입되는 것을 방지하기 위함이다.
15. 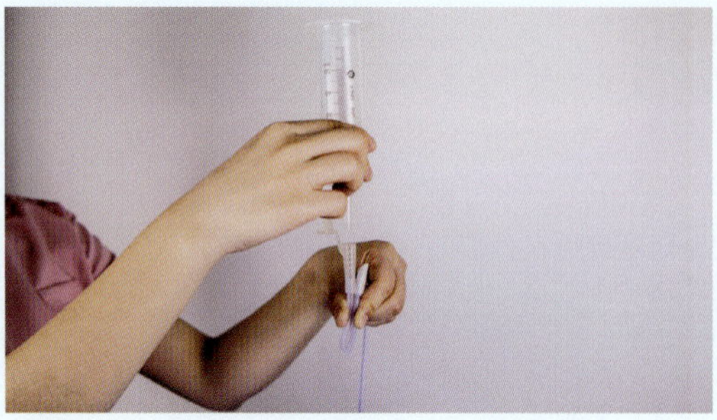	15. 위 내로 공기가 유입되는 것을 방지하기 위함이다.

구두 설명	자가평가			교수평가
	수행가능여부	이론적 근거제시 가능여부	연습필요	
12.				
13. "위관이 위내에 잘 위치하고 있는 것을 확인했으니, 영양액을 주입하도록 하겠습니다."				
14.				
15.				

수행절차	이론적 근거
16.* 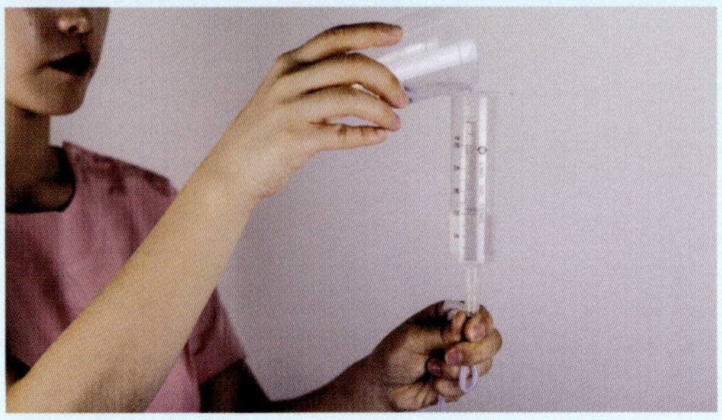	16. 위관이 막히는 것을 예방하기 위함이다.
17.* 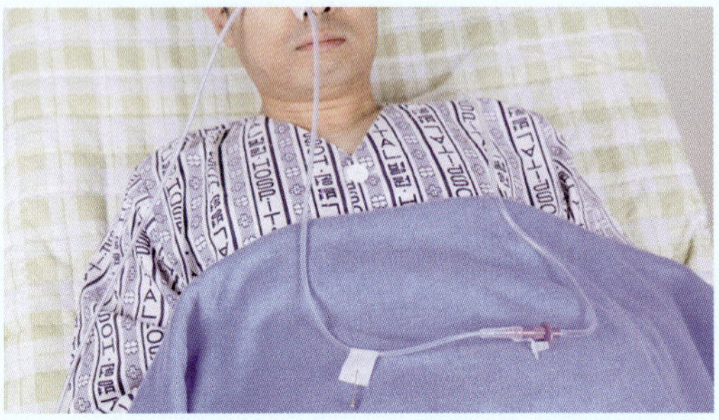	17. 빠른 주입은 위관의 막힘이나 오심, 구토를 유발할 수 있다. 복부경련이나 설사가 일어나는 경우, 위관 영양액의 농도를 희석하거나 주입속도를 줄이면 증상이 완화될 수 있다.
18. 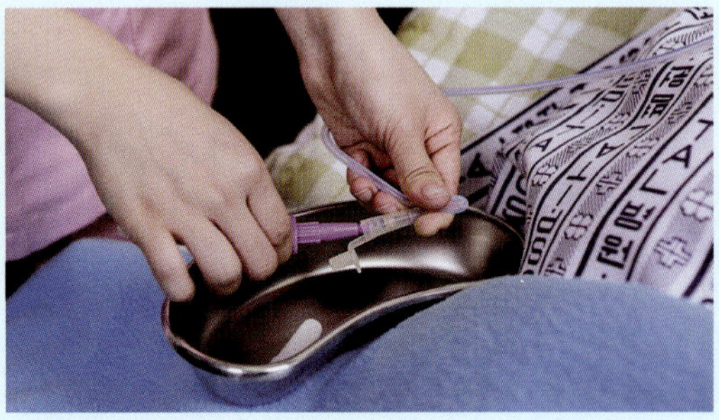	18. 빈 주사기로 인해 튜브에 공기가 차게 되면 대상자의 위로 공기가 이동하여 구토의 위험성을 증가시킨다.
19.* 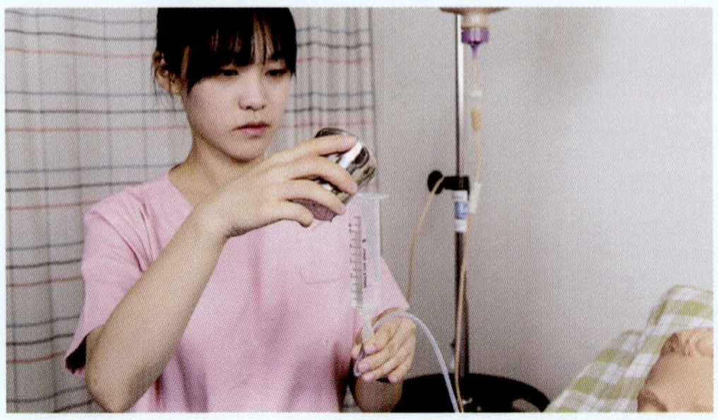	19. 농축된 유동식으로 인하여 위관이 막히는 것을 예방하고 깨끗이 유지하기 위함이다.

구두 설명	자가평가			교수평가
	수행가능여부	이론적 근거제시 가능여부	연습필요	
16.				
17.				
18.				
19.				

수행절차	이론적 근거
20. 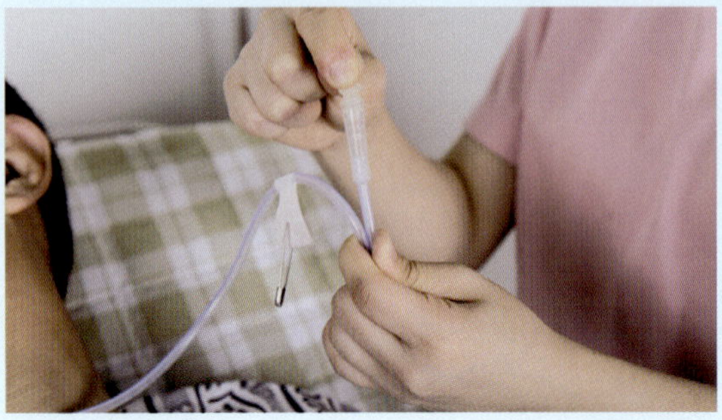	20. 위 내로 공기가 유입되는 것을 방지하기 위함이다.
21. 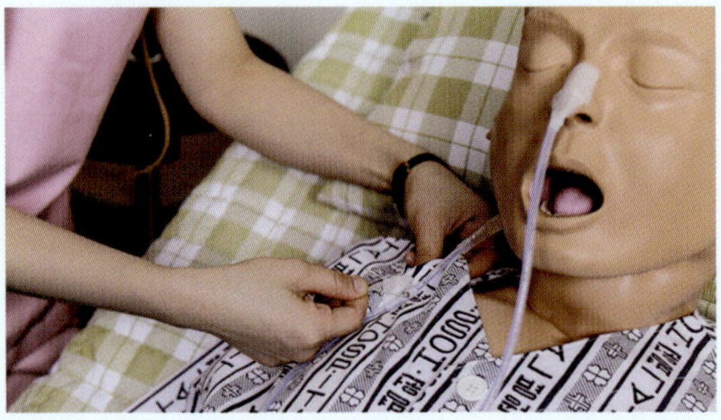	21. 비강을 자극하거나 위관이 빠져나오는 것을 방지하기 위함이다.
22.* 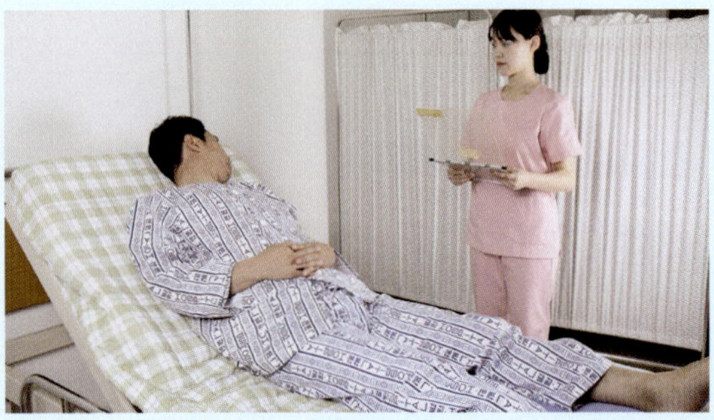	22. 좌위는 기도 흡인을 예방하고 소화를 돕는다.
23. 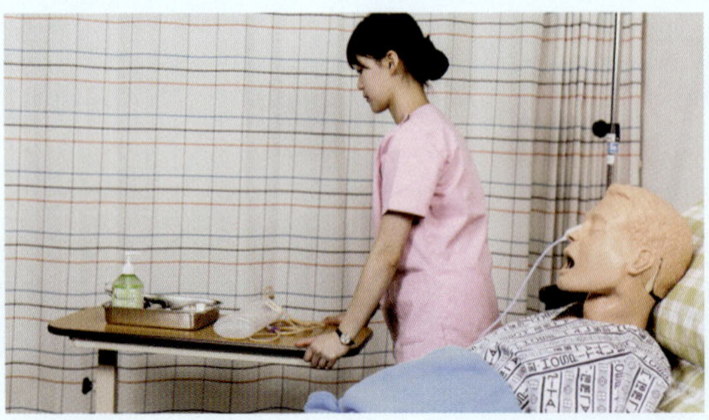	23.

구두 설명	자가평가			교수평가
	수행가능여부	이론적 근거제시 가능여부	연습필요	
20.				
21.				
22. "수고하셨습니다. 위관영양을 모두 마쳤습니다. 토할 수도 있으니 지금과 같은 자세로 30분 정도 있으세요."				
23.				

수행절차	이론적 근거
24. 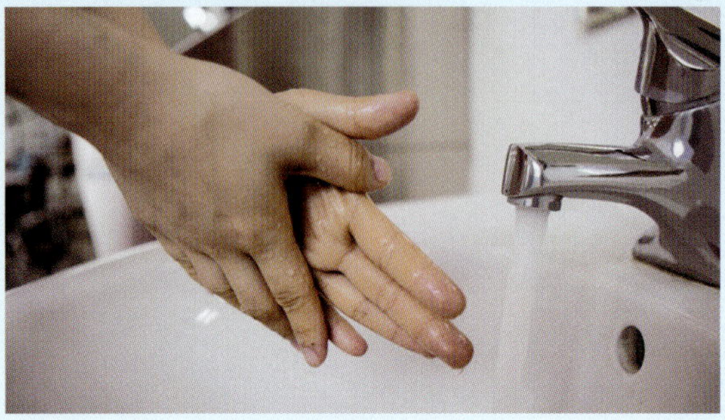	24. 세균의 전파를 막아 감염의 기회를 줄인다.
25. 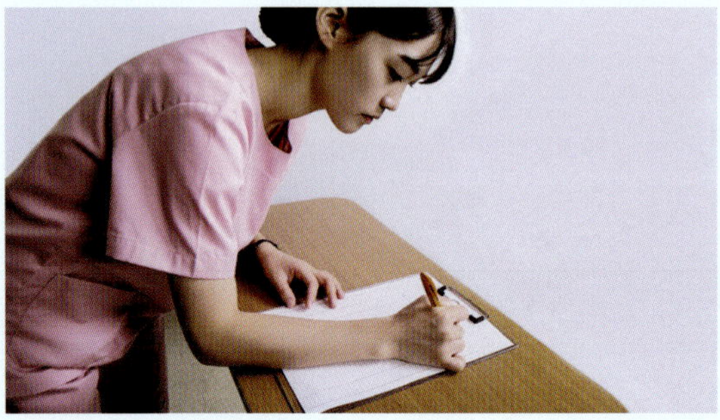	25.

구두 설명	자가평가			교수평가
	수행가능여부	이론적 근거제시 가능여부	연습필요	
24.				
25.				

사례 15

38세 남자 홍○○ 환자는 oral cavity cancer로 수술하였다. 환자는 POD#3로 어제까지 금식을 유지하고 있었다. 오전 담당의 회진 후 L-tube 삽입한 후 아래와 같은 EMR order가 추가 되었다.

• Liquid diet 1,900kcal 300cc

알맞은 간호활동을 수행하시오.

EMR order 해설

• liquid diet 1,900kcal 300cc

Levin tube를 통해 유동식 300mL(1,900kcal) 주입을 시행한다.

간호 수행

• Levin tube를 통해 유동식 300mL(1,900kcal) 주입을 시행한다.

✓ <8장 간헐적 위관영양> 수행절차 적용

위관 제거 시 간호

1) 위관을 제거할 때는 대상자를 반좌위로 취하게 하고 수건을 펴 놓은 후 위관을 잠근 다음, 숨을 깊이 들이쉬고 멈추도록 한 상태에서 중간속도로 위관을 뽑아낸다.
2) 위관 제거 후에는 구강과 비강간호를 해주고, 위관 제거시간, 대상자의 반응, 배출액의 양상 등을 기록한다.

간호기록 사례 15 | 간헐적 위관영양

날짜	시간	간호기록	서명
00/00/0000	10:00	liquid diet 300mL(1,900kcal) 위관영양 시행함. 주입 후 구토나 불편감 없음.	
		반좌위 취해주고 30분간 자세 유지하라고 설명함.	○○○

09

단순도뇨

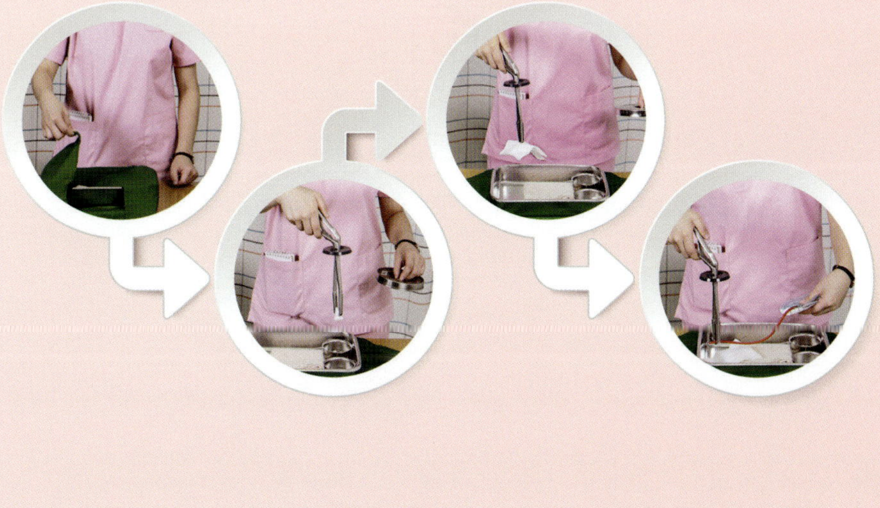

성취목표

필요장비 및 물품

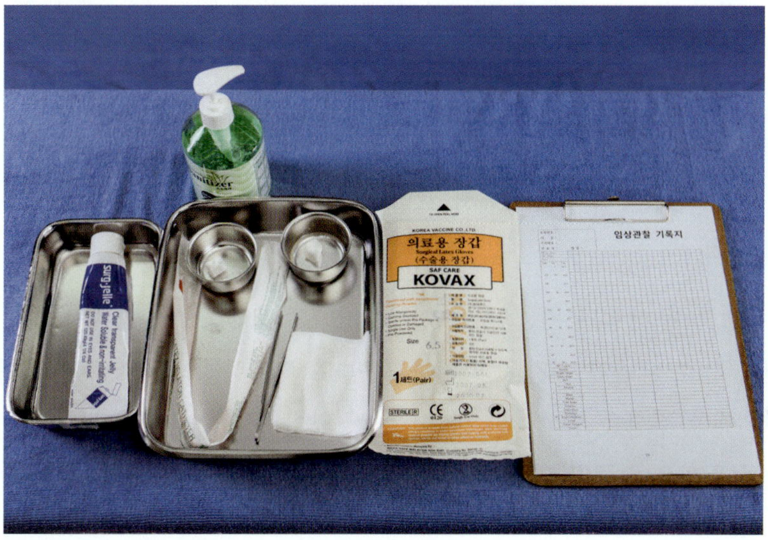

수행시간

- (   )분

1 목적

1) 방광을 비워 소변의 정체를 막기 위함이다.
2) 급성 방광팽만을 완화하기 위함이다.
3) 무균적으로 소변 검사물을 수집하기 위함이다.
4) 배뇨 후 잔뇨량을 측정하기 위함이다.

2 관련 선행지식

1) 멸균수법

(1) 이동감자 사용법

- 이동감자는 항상 멸균된 물품을 드레싱 상에 있는 용기에서 꺼낼 때와 옮길 때에만 사용한다.
- 감자 통에는 이동감자를 하나씩만 꽂아서 사용 중에 오염되지 않도록 한다.
- 감자 통에서 이동감자를 꺼낼 때 통의 가장자리는 오염된 것으로 간주한다. 따라서 가장자리에 닿지 않도록 감자 끝을 서로 잘 붙이고 수직 위치를 유지한다.
- 이동감자 사용 시에는 허리 높이에서 보일 수 있는 위치에서 움직이며 이동감자 끝이 항상 아래로 향하게 한다.

(2) 뚜껑이 있는 멸균 용기 다루기

- 멸균 용액의 유효 날짜와 시간을 확인하고, 필요시에는 통의 바깥쪽에 표시한다.
- 필요한 경우에만 뚜껑을 열고 가능한 한 빨리 닫아 공기 오염을 막는다.
- 멸균 용기의 뚜껑은 멸균된 내면이 아래로 향하게 하고 탁자 위에 놓을 때는 안쪽을 위로 향하게 하여 놓는다.
- 이미 개방된 멸균 용액 병의 용액을 따를 때에는 멸균 용기에 따르기 전에 조금 버려 병의 입구를 깨끗하게 한 후 멸균 용기에 따른다.
- 멸균 용액 병에서 용액을 따를 때에는 멸균 영역에서 10～15cm 높이에서 따른다.
- 멸균 물품 및 용액을 용기에서 일단 꺼냈다가 다시 넣은 것은 오염된 것으로 간주한다.

(3) 멸균 꾸러미를 열고 물품을 멸균 영역에 넣기

- 멸균 영역을 준비하기 전에 주위 환경이 깨끗하고 건조한 상태인지 확인한다.
- 간호사는 손을 깨끗이 닦는다.
- 소독 꾸러미를 꺼내어 유효기관, 봉인 상태, 건조 여부, 소독 표시 등 오염되지 않은 물품인지 확인한다.
- 충분한 거리를 두고 꾸러미의 윗부분을 간호사의 반대편으로 풀 수 있도록 놓고 테이프를 제거한다.
- 소독포 가장자리는 오염된 것으로 간주하므로 맨 위에 덮인 부분의 바깥쪽 끝을 잡고 천천히 펼친다.
- 좌우 양쪽 부분도 접힌 부분을 잡고 우선 오른쪽을 펴고 다음에 왼쪽을 편다.
- 간호사 가까운 쪽 부분을 내용물이 닿지 않도록 조심하면서 끝만 잡아서 펼친다.

- 멸균포의 가장자리가 쟁반 또는 테이블 아래로 내려왔으면 오염된 것으로 간주한다.
- 사용할 멸균된 물품은 준비된 멸균 영역에 오염되지 않도록 옮겨 놓는다.
- 멸균 영역 위로 넘나들지 않는다.
- 멸균 물품을 즉시 사용하지 않을 경우 멸균포로 멸균 부위를 덮어 공기 오염이나 접촉 오염이 되지 않도록 한다.

2) 방광, 요관, 요도의 해부학적 상태 및 기능

	해부학적 상태	기능
방광	• 골반 앞부분(두덩결합)과 직장 사이에 위치하고 아래로는 요도, 위로는 요관과 연결되어 있다. • 남성은 직장과 방광 사이에 정관의 끝부분이 위치하고 있으며 방광 하부에 전립선이 연결된다. 여성은 직장과 방광 사이에 자궁과 질이 위치해 있다.	소변 저장 및 배출
요관	• 신장의 안쪽에 위치하는 신우(renal pelvis)와 연결되어 두덩뼈(치골) 상부에 위치하는 방광까지 이어진다. • 큰 혈관인 대동맥, 대정맥과 평행하게 내려오다가 골반 근처에서 장골혈관의 위를 교차하면서 골반강에 위치하는 방광 뒤를 돌아 방광에 비스듬하게 연결된다.	연동운동으로 소변을 신장에서 방광까지 이동
요도	• 방광 아래에 위치하며 방광과 연결된다. • 남성은 음경에 싸여있고, 여성은 질 위에 위치한다.	소변 배출의 마지막 통로

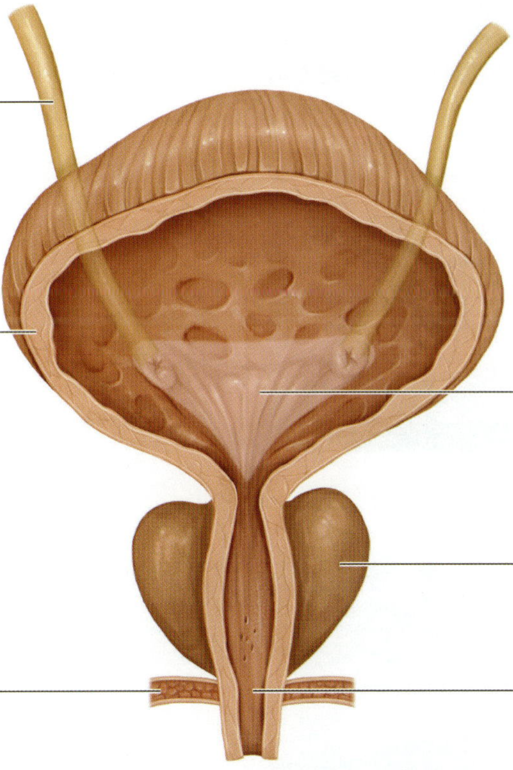

3 간호수행 절차와 이론적 근거 및 구두 설명

1) 단순도뇨

수행절차	이론적 근거	
1.* 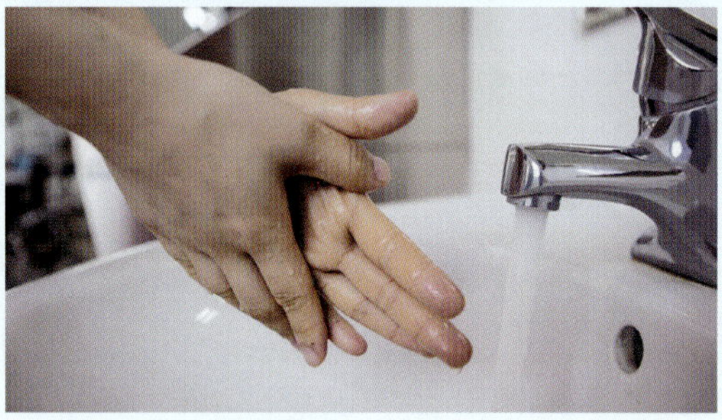	1. 세균의 전파를 막아 감염의 기회를 줄인다.	
2. 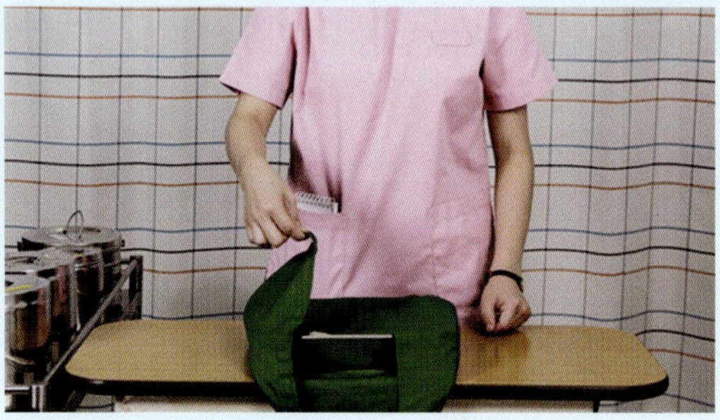	2. 간호처치의 효율성을 높이고 멸균적으로 물품을 준비함으로써 감염의 위험성을 낮추기 위함이다.	
3. 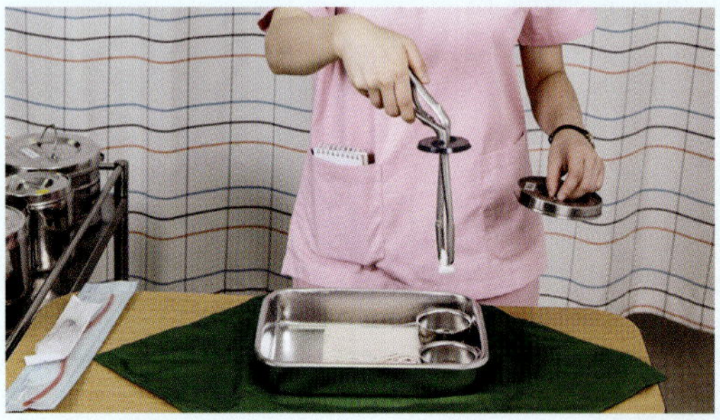	3.	
4. 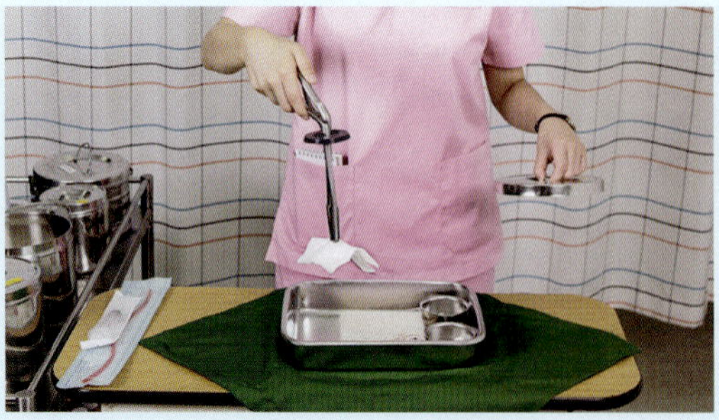	4.	

구두 설명	자가평가			교수평가
	수행가능여부	이론적 근거제시 가능여부	연습필요	
1.				
2.				
3.				
4.				

수행절차	이론적 근거
5.* 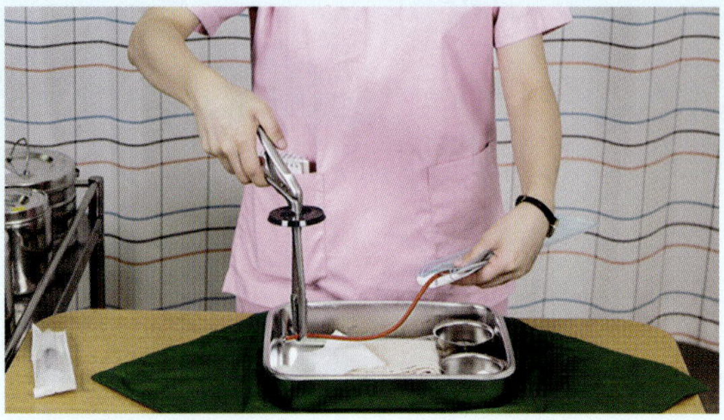	5.
6. 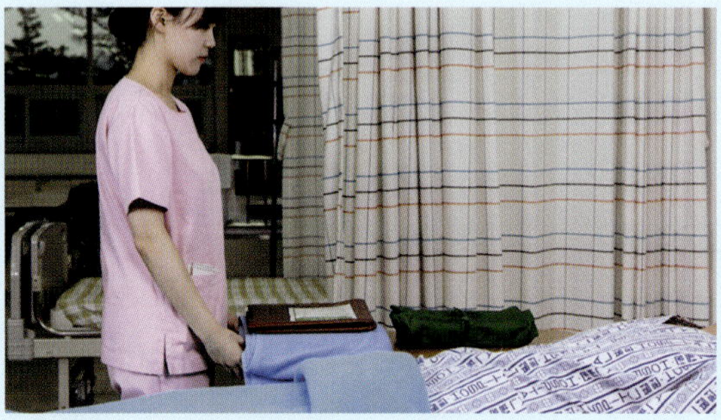	6.
7. 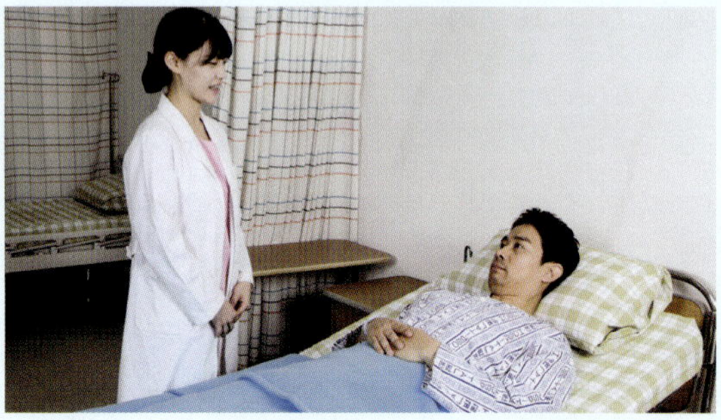	7. 처치에 대한 불안을 감소시키고 절차에 내해 협조를 구한다.
8.* 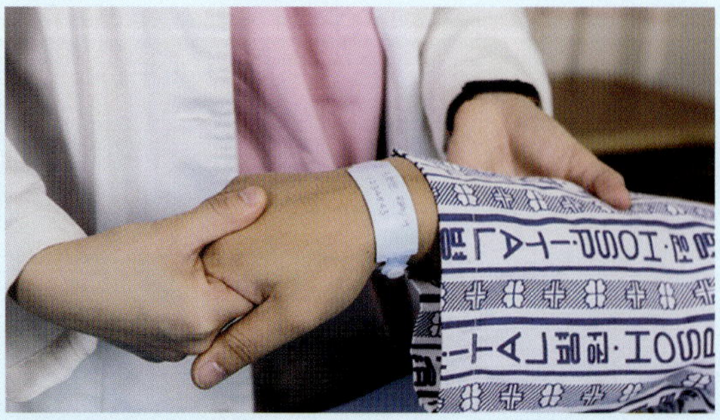	8. 안전한 간호를 수행하기 위한 대상자 확인 절차이다.

구두 설명	자가평가			교수평가
	수행가능여부	이론적 근거제시 가능여부	연습필요	
5.				
6.				
7. "안녕하세요, 학생간호사 ○○○입니다."				
8. "환자분 성함이 어떻게 되시나요? 등록번호는 어떻게 되시나요?"				

수행절차	이론적 근거
9. 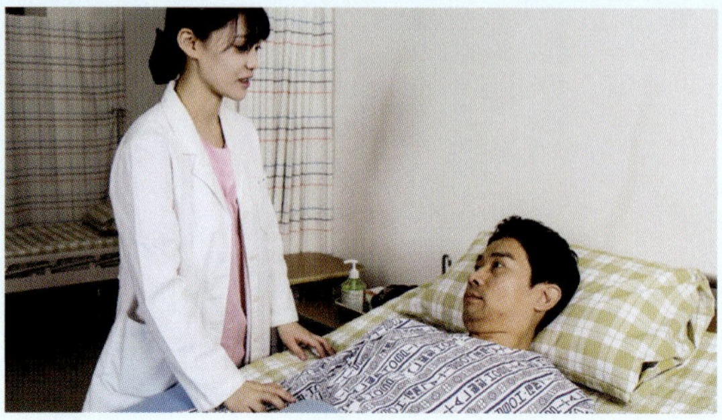	9. 충분한 설명은 대상자의 불안을 완화시킬 수 있으며, 단순도뇨 처치 시 협조를 이끌어낼 수 있다.
10. 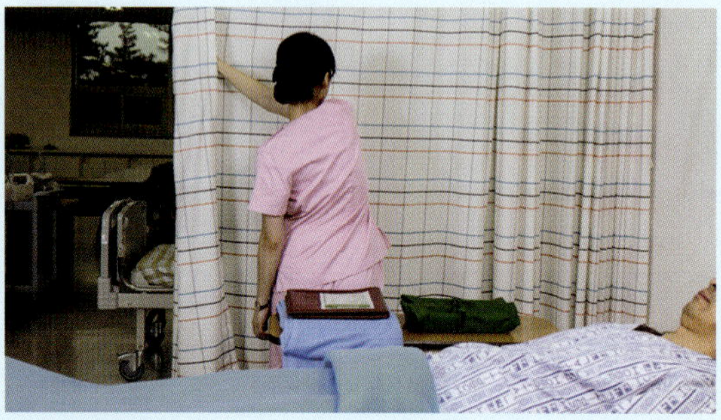	10. 회음부 노출은 대상자를 당황케 하여 수치심을 느낄 수 있게 하므로 프라이버시를 준수하는 것은 중요하다.
11. 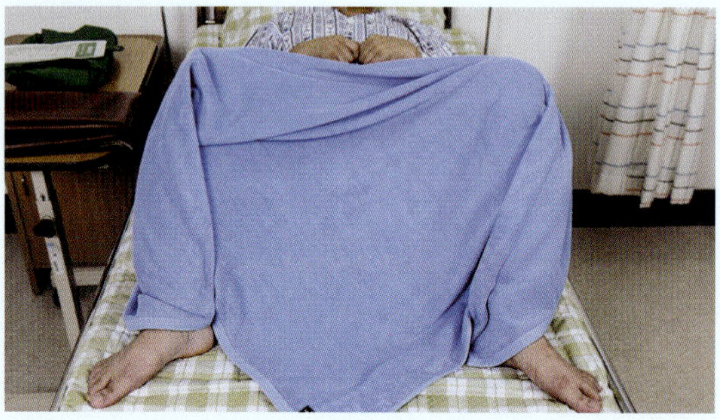	11. 불필요한 노출은 대상자를 불안하게 하며 요도구가 긴장되면 도뇨관 삽입이 어렵다.
12. 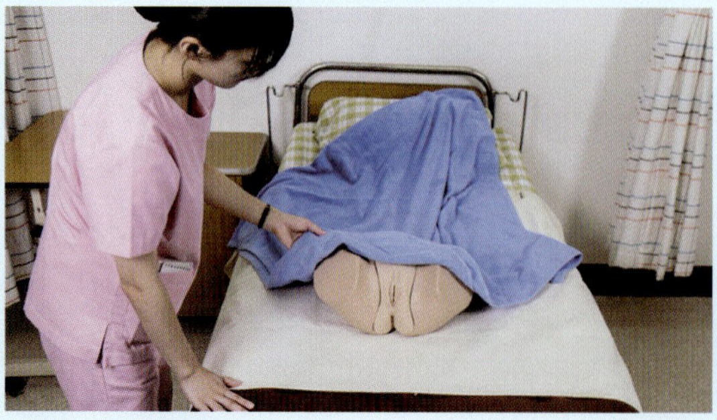	12. 침대 시트가 젖는 것을 방지할 수 있다.

구두 설명	자가평가			교수평가
	수행가능여부	이론적 근거제시 가능여부	연습필요	
9. "환자분께서는 요의를 잘 느끼지 못하며 자가배뇨를 못하시고 계셔서, 배뇨를 위해 단순도뇨를 실시하도록 하겠습니다."				
10. "다른 사람들이 볼 수 없게 커튼을 치도록 하겠습니다. 침대에 등을 대고 똑바로 누워주세요."				
11.				
12.				

수행절차	이론적 근거
13. 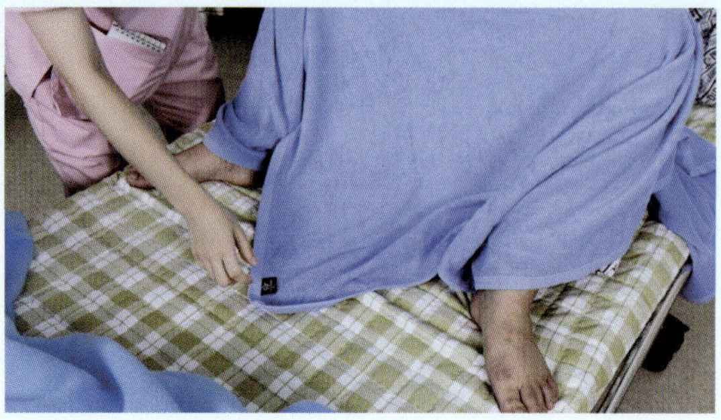	13. 배횡와위는 요도구 확인을 용이하게 하는 체위이다.
14. 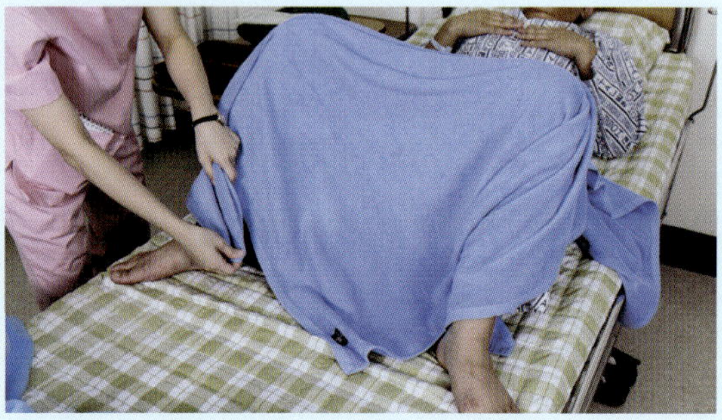	14. 처치 시에 감염과 오염을 방지하기 위함이다.
15. 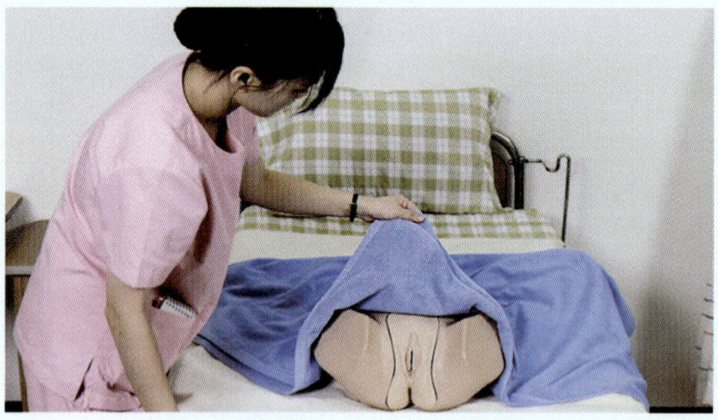	15.
16. 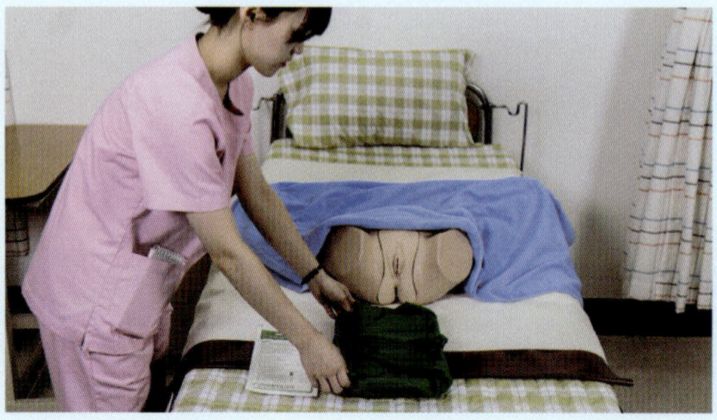	16. 접근성을 높여 수행을 용이하게 하기 위함이다.

구두 설명	자가평가			교수평가
	수행가능여부	이론적 근거제시 가능여부	연습필요	
13. "무릎을 구부려주세요."				
14.				
15.				
16.				

수행절차	이론적 근거
17. 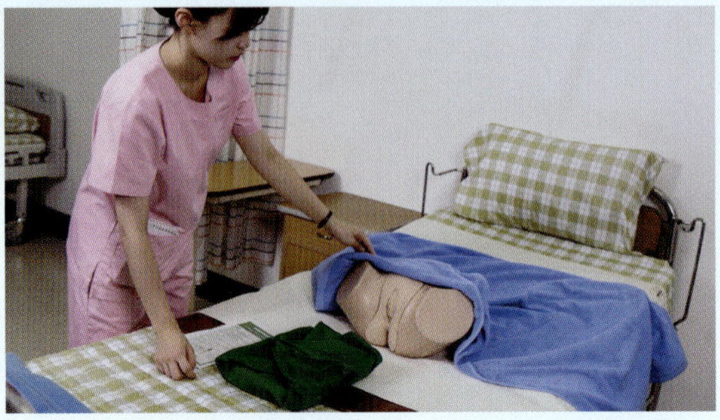	17. 감염과 오염을 방지하기 위함이다.
18. 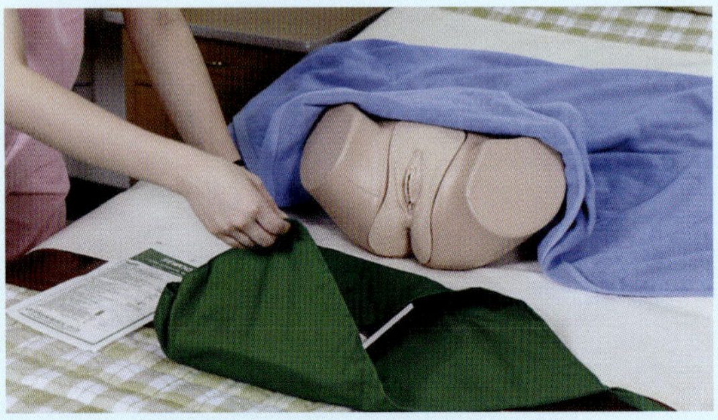	18.
19.* 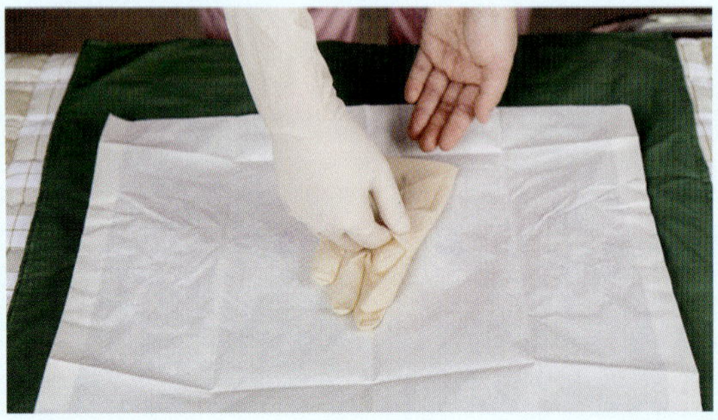	19. 감염과 오염을 방지하기 위함이다.
20.* 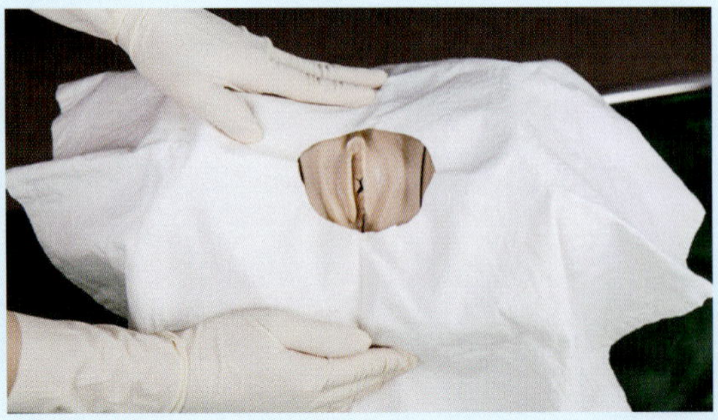	20. 감염과 오염을 방지하고 노출을 최소화하기 위함이다.

구두 설명	자가평가			교수평가
	수행가능여부	이론적 근거제시 가능여부	연습필요	
17. "처치 도중에 다리를 움직이지 말아주세요."				
18.				
19.				
20.				

수행절차	이론적 근거
21. 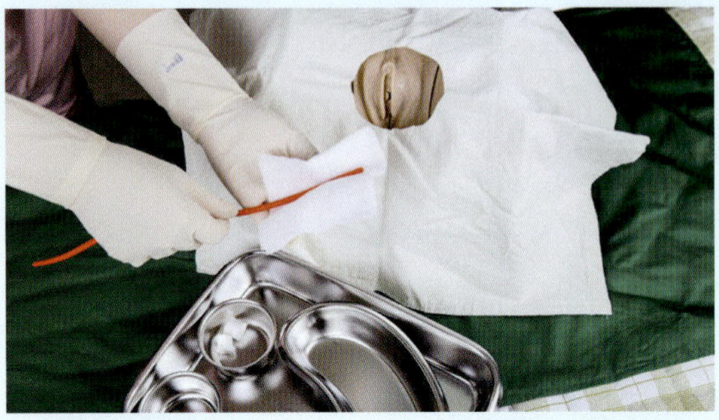	21. 도뇨관 삽입을 용이하게 하기 위함이다. 요도 길이는 여자 4~6cm, 남자 18~20cm이다.
22. 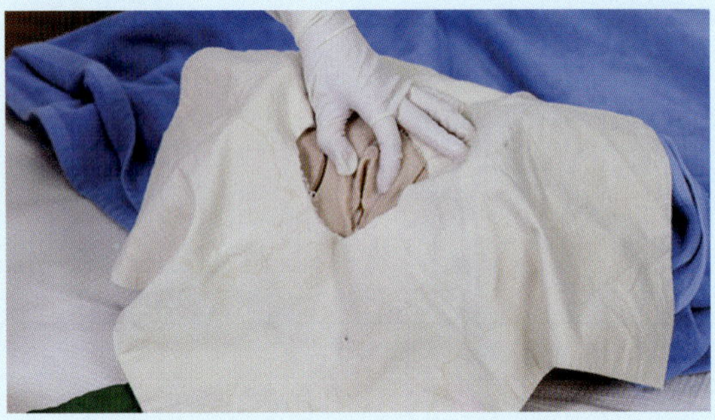	22. 대상자가 당황하거나 놀라지 않게 하기 위함이다.
23.* 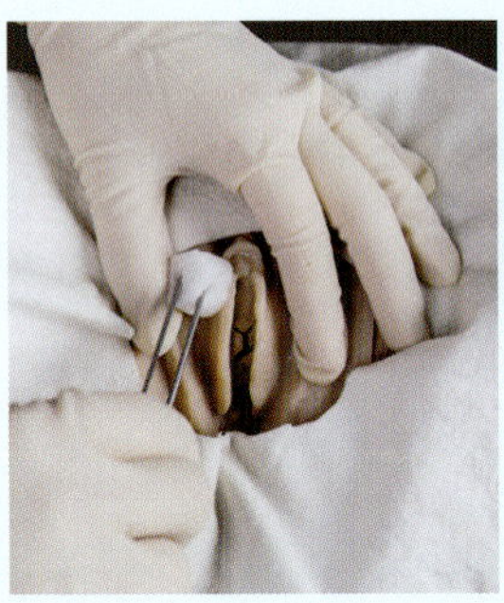 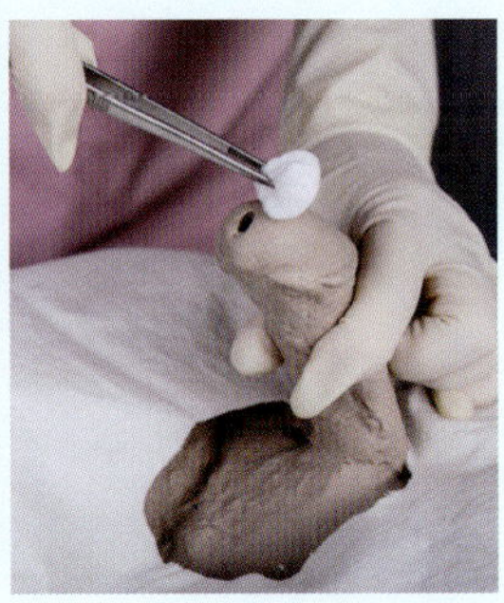	23. 항문에서 요도구로의 오염물질 전파를 방지하고 감염과 오염 가능성을 최소화하기 위함이다.

구두 설명	자가평가			교수평가
	수행가능여부	이론적 근거제시 가능여부	연습필요	
21.				
22. "소독할 때 차갑습니다."				
23.				

수행절차	이론적 근거
24. 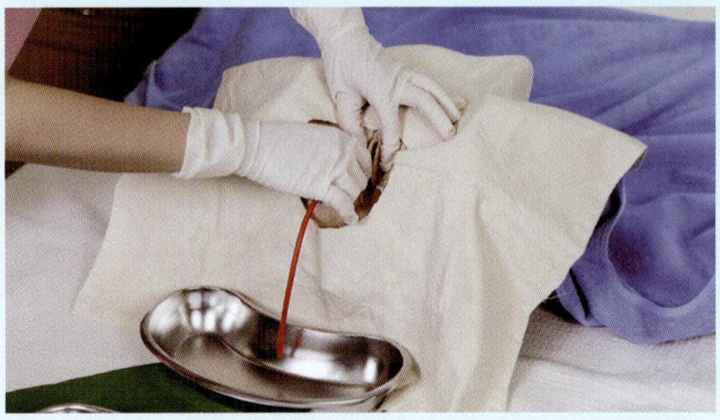	24. 대상자가 당황하거나 놀라지 않게 하기 위함이다.
25.* 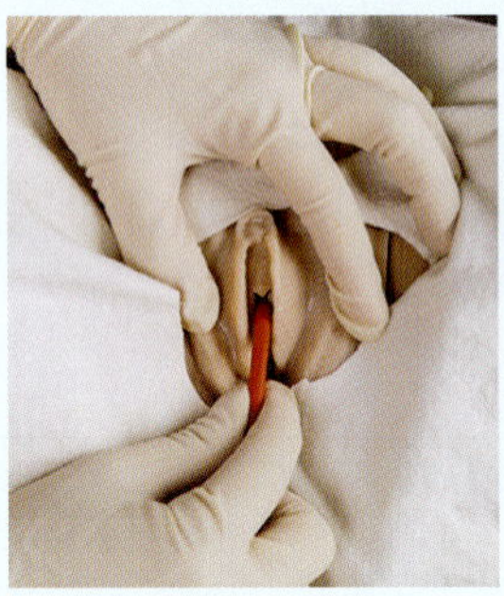 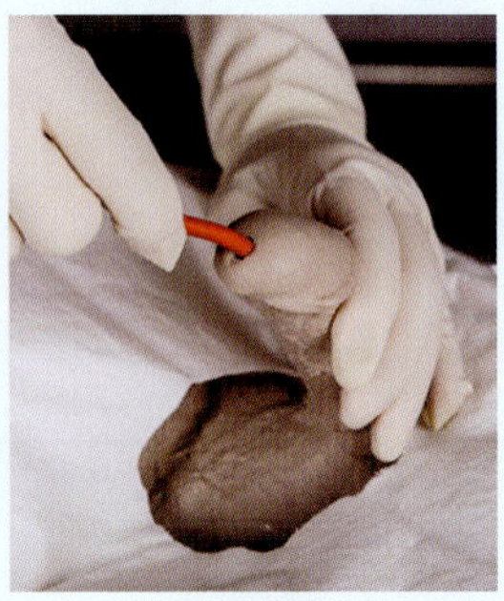	25. 삽입 시 대상자에게 구강호흡을 하도록 하고, 심호흡을 하도록 교육한다. 이는 복근을 이완시켜 삽입 시 저항을 감소시킨다.
26. 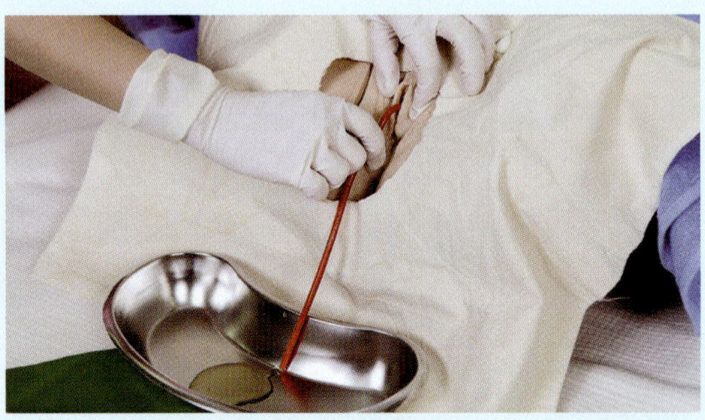	26. 도뇨관을 방광 내에 위치시키기 위함이다.
27. 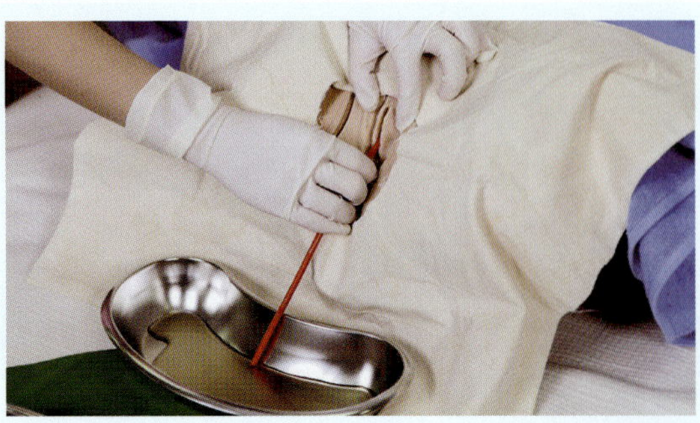	27.

구두 설명	자가평가			교수평가
	수행가능여부	이론적 근거제시 가능여부	연습필요	
24. “이제 도뇨관을 삽입하겠습니다. 크게 아프지는 않지만 이물감이나 약간의 압박이 있을 수 있습니다. 천천히 깊게 숨을 쉬세요.”				
25.				
26.				
27.				

수행절차	이론적 근거
28. 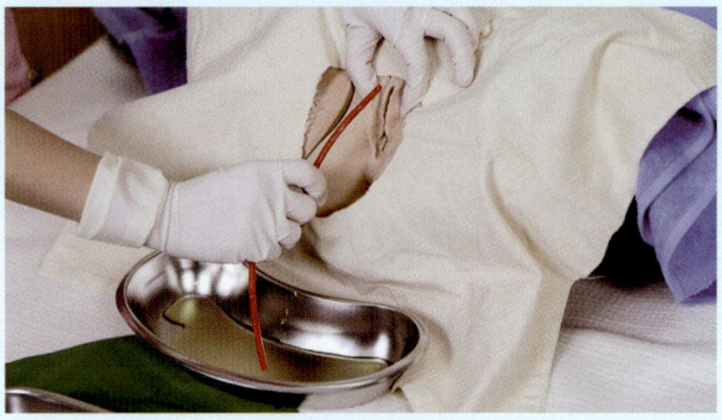	28.
29. 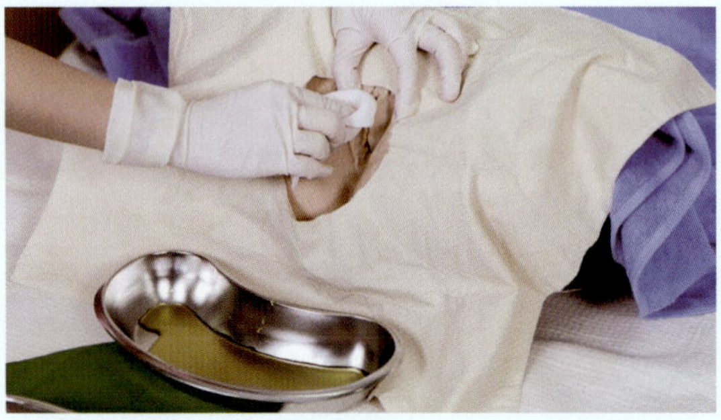	29. 윤활제, 소독액 및 소변으로 인한 피부 자극을 방지하기 위함이다.
30. 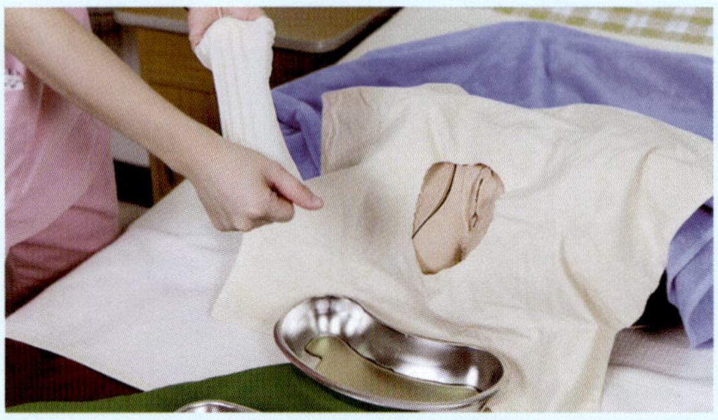	30.
31.* 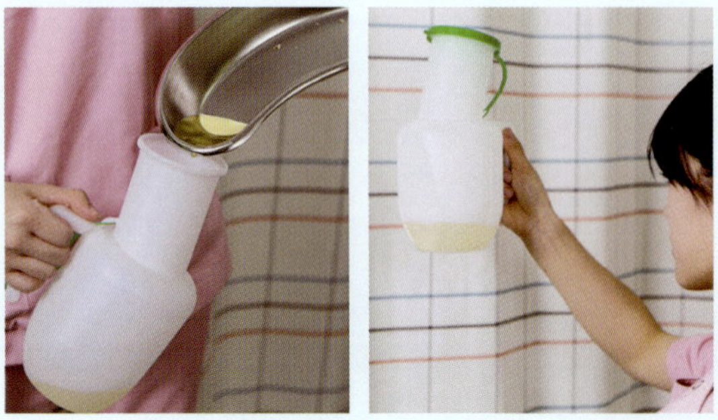	31. 배설량을 측정하여 기록 및 대상자에게 정보를 제공하기 위함이다.

구두 설명	자가평가			교수평가
	수행가능여부	이론적 근거제시 가능여부	연습필요	
28.				
29.				
30.				
31. "수고하셨습니다. 소변이 ○○○cc 나왔습니다. 이후에 요의가 있으시면 화장실에서 소변을 보세요. 그리고 만일 소변보기가 힘드시면 간호사에게 말씀해주세요."				

수행절차	이론적 근거
32. 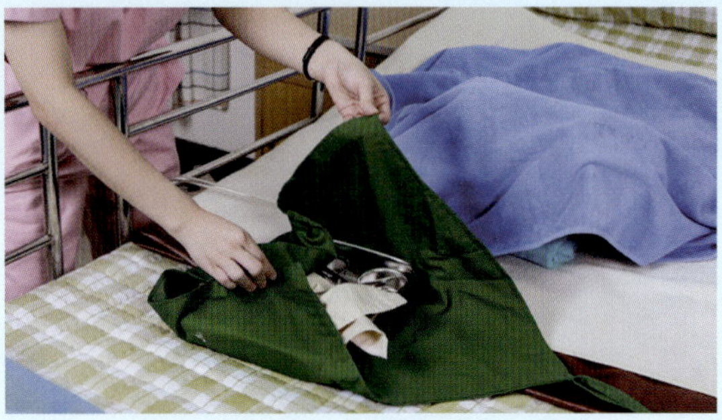	32.
33. 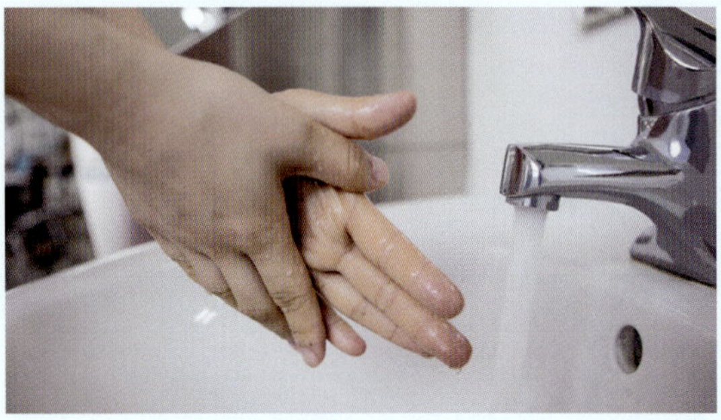	33. 세균의 전파를 막아 감염의 기회를 줄인다.
34.* 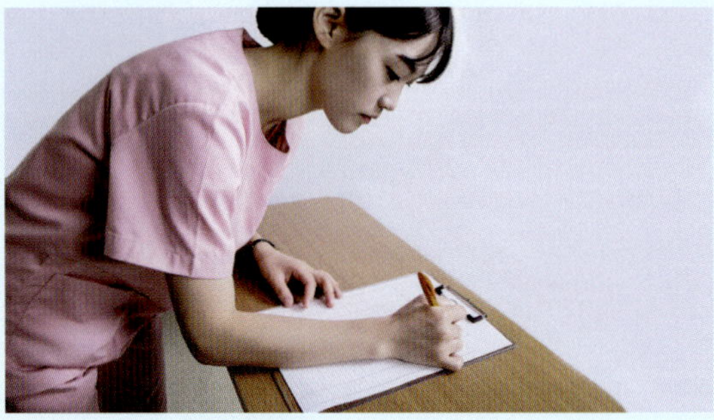	34.

구두 설명	자가평가			교수평가
	수행가능여부	이론적 근거제시 가능여부	연습필요	
32.				
33.				
34.				

사례 16

52세 여자 왕○○ 환자가 HIVD 진단 후 입원중이다. 소변을 보지 못하고 있고, 요의 또한 잘 느껴지지 않는다고 호소하였고 비뇨기과 협의 진료 후 다음과 같은 EMR order가 추가 되었다.

- CIC q6hr
- Harnal 0.2mg 1T daily hs

알맞은 간호활동을 수행하시오.

EMR order 해설

1) CIC q6hr

6시간마다 단순도뇨를 시행한다.

※ CIC : Clean Intermittent Catheterization(청결 간헐적 도뇨)

2) Harnal 0.2mg 1T daily hs

Harnal 0.2mg 1T를 하루 1회 취침 전에 경구로 투약한다.

간호 수행

1) 6시간마다 단순도뇨를 시행한다.

✓ <9장 단순도뇨> 수행절차 적용

2) Harnal 0.2mg 1t를 하루 1회 취침 전에 경구로 투약한다.

✓ <2장 경구투약> 수행절차 적용

약품정보

- Harnal 0.2mg

양성전립선비대증 등으로 인한 배뇨장애 시에 복용하며 부작용으로 빈맥, 혈압저하 등이 올 수 있다.

간호기록 사례 16 | 단순도뇨

날짜	시간	간호기록	서명
00/00/0000	10:00	잔뇨량 측정함을 설명하고 자연배뇨 후 단순도뇨 시행함.	
		nelaton catheter 8Fr. 사용함. 결과 : 100cc 맑은뇨.	○○○
		약물 투여	
	22:00	Harnal 0.2mg 1T 경구 투여함.	○○○

사례 17

27세 남자 고○○ 환자가 서혜부 탈장으로 입원하였다. 오늘 오전 8시 전신마취 하에 복강경하 장정복술을 시행하였고, foley catheter를 삽입하고 병동으로 올라왔다. 오후 4시에 주치의 회진 후 삽입 중인 foley catheter를 제거하였으며 환자 보행이 가능하다고 하였고, 다음과 같은 EMR order가 추가되었다.

- CIC if non self voiding till 9p

오후 9시 라운딩 시 환자가 요의는 호소하나 자가 배뇨를 못하고 있으며, 방광팽만 증상이 있다. 알맞은 간호활동을 수행하시오.

EMR order 해설

- CIC if non self voiding till 9p

  오후 9시까지 자가배뇨를 못한다면 단순도뇨를 한다.

간호 수행

- 단순도뇨를 시행한다.

  ✓ <9장 단순도뇨> 수행절차 적용

간호기록 사례 17 | 단순도뇨

날짜	시간	간호기록	서명
00/00/0000	21:00	유치도뇨 제거 6시간 후 복부 팽만 있으며 자연 배뇨 못하여 단순도뇨 시행함.	
		nelaton catheter 8Fr. 사용함(결과 : 600cc 맑은뇨). 복부 불편감 감소됨.	○○○

사례 18

입원 중인 67세 여자 송○○환자는 야뇨증세로 매일 밤 15회 이상 화장실을 가며 소변을 보더라도 잔뇨감이 심하다고 호소하고 있다. 비뇨기과 진료 후 다음과 같은 EMR order가 추가 되었다.

- Nelaton catheterization after voiding ** 잔뇨확인 목적으로
- Minirin 0.1mg 1t daily hs

알맞은 간호활동을 수행하시오.

EMR order 해설

1) Nelaton catheterization after voiding ** 잔뇨확인 목적으로
   환자 배뇨 후 잔뇨 확인을 위해서 단순도뇨를 시행한다.
2) Minirin 0.1mg 1t daily hs
   Minirin 0.1mg 1t를 하루 1회 취침 전에 경구로 투약한다.

수행 절차

1) 환자 배뇨 후 잔뇨 확인을 위해서 단순도뇨를 시행한다.
   ✓ <9장 단순도뇨> 수행절차 적용
2) Minirin 0.1mg 1t를 하루 1회 취침 전에 경구로 투약한다.
   ✓ <2장 경구투약> 수행절차 적용

약품정보

- Minirin 0.1mg

  성인 야뇨증의 경우에 취침 시 투약하며 일주일 후에도 효과가 충분하지 않을 경우 0.2mg으로 증량하고, 효과가 충분치 않을 시 0.4mg 증량까지 사용할 수 있다. 부작용으로는 감정적 장애, 두통, 복통, 구역, 알레르기성 피부반응 등이 있다.

간호기록 사례 18 | 단순도뇨

날짜	시간	간호기록	서명
00/00/0000	10:00	자연배뇨함. 잔뇨량 측정함을 설명하고 단순도뇨 시행함(nelaton catheter 7fr.	
		사용함). 볏짚 색깔의 부유물 없는 맑은 뇨 100cc 배뇨됨.	○○○
		약물 투여	
	22:00	minirin 0.1mg 1t 경구 투여함. 약물 투여 목적과 작용 및 유의사항을 설명함.	○○○

10

유치도뇨

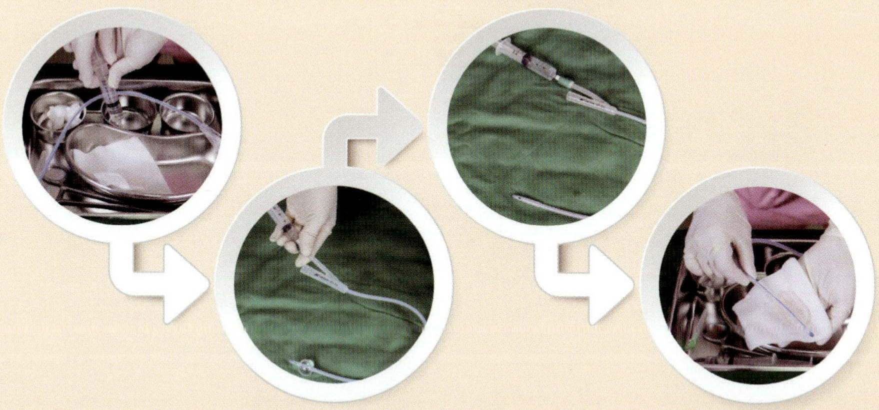

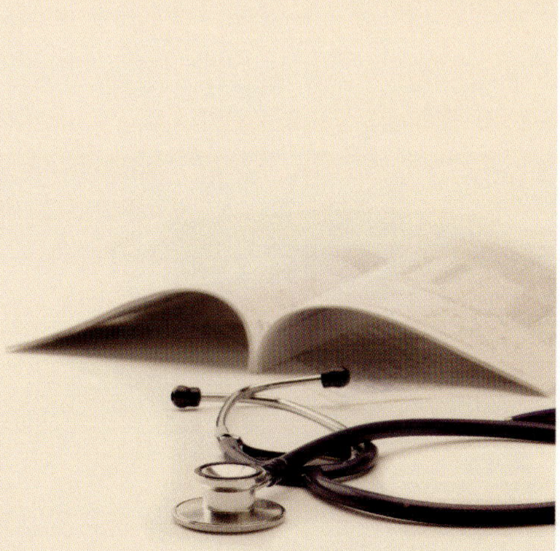

성취목표

필요장비 및 물품

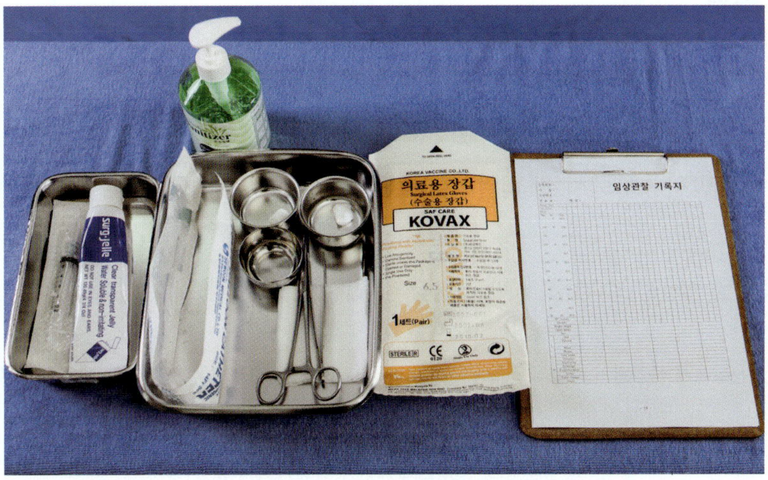

수행시간

- (   )분

1 목적

1) 장시간 자연배뇨가 불가능할 때 배뇨하기 위함이다.
2) 방광을 비워 소변의 정체를 막기 위함이다.
3) 소변량을 정확하게 측정하기 위함이다.
4) 간헐적 도뇨를 지나치게 자주하는 것을 막기 위함이다.
5) 비뇨기계 또는 주변 장기의 수술 시 방광의 팽창을 방지하기 위함이다.
6) 실금대상자의 피부손상을 예방하기 위함이다.
7) 요의를 느끼지 못하는 무의식 또는 척추손상 대상자의 요정체를 예방하기 위함이다.
8) 방광세척이나 약물주입을 하기 위함이다.

2 관련 선행지식

1) 배뇨의 기전

- 배뇨(voiding, urination) 중추는 척수 $S_{2\sim4}$와 대뇌피질이다.
- 척수 $S_{2\sim4}$는 배뇨반사중추로서 배뇨의 불수의적 조절에 관여하고 대뇌피질은 배뇨의 수의적 조절에 관여한다.
- 배뇨의 빈도는 생성되는 소변량과 배뇨신경의 민감성에 따라 달라진다.

신장에서 생성된 소변이 요관을 따라 내려와 방광에 축적(보통 200~300cc), 요의를 느낌

↓

방광에 있는 신장수용기(stretch receptor)를 자극

↓

내장 구심성 신경로를 따라 배뇨반사중추($S_{2\sim4}$)에 전달

↓

반사중추로부터 원심신경로(골반신경, 부교감신경)를 따라
배뇨근 수축, 내요도 괄약근 이완 명령 전달

↓

요의
※ 이때 대뇌피질에서 수의근인 외요도 괄약근을 의식적으로 이완하면 배뇨가 이루어짐
※ 만약 대뇌피질에서 외요도 괄약근을 수의적으로 조절하는 능력에 문제가 생기면 요실금이 발생

2) 요정체

- 요정체는 신장에서 만들어진 소변을 방광이 온전하게 비워내지 못하여 방광 내에 소변이 축적되고 과다팽창되어 있는 상태를 말한다. 주원인은 전립선의 비대, 종양 또는 결석으로 인한 요로 폐쇄이다.
- 성인의 경우 250~500cc 정도의 소변이 방광에 차면 배뇨반사가 유발된다. 요정체가 심한 경우에는 2,000~3,000cc까지 보유할 수 있다.

- 방광에 소변이 계속 차면 방광내압이 상승하고 괄약근의 기능이 약화되며 배뇨근은 두꺼워져서 요로에 게실이 생길 수 있다. 요도근육의 연동운동에도 방해가 되어 요도가 구부러지고 섬유화가 초래되어 신우와 신장 실질조직의 손상까지 동반될 수 있다.
- 요정체의 임상증상으로는 치골상부의 불편감과 팽만감, 빈뇨 및 핍뇨, 발한 등이 있으며, 요로감염이 동반되기도 한다.

3) 요실금의 종류

종류	내용
완전 요실금 (total incontinence)	• 계속적이고 예측할 수 없는 요실금 • 방광을 비우는 조절이 완전히 상실된 상태임
복압성 요실금 (stress incontinence)	• 방광의 비정상적인 수축이나 과다한 팽창이 없이도 기침, 재치기, 웃거나 뛰거나 걷거나 무거운 물건을 드는 등 복압의 증가로 소변이 배출되는 현상 • 요도 괄약근이 허약한 경우, 중년 이후의 여성(폐경 후, 다산부)에게 많이 나타남 • 증상 완화를 위한 Kegel exercise가 도움이 됨
긴박성 요실금 (urge incontinence)	• 강한 요의와 함께 불수의적 방광수축으로 갑작스럽게 다량의 실금이 발생함 • 요의 흐름을 저지시키지 못함 • 운동신경장애(억제성 배뇨근 조절장애)
기능성 요실금 (functional incontinence)	• 비뇨생식기계의 해부생리는 정상이지만 환경변화에 대한 감각, 인지, 운동 결손으로 인해 생기는 요실금 • 신체적 제한, 지남력 상실, 환경장애
반사성 요실금 (reflex incontinence)	• 배뇨행위를 억제하지 못하고 배뇨 반사자극을 받으면 즉시 배뇨하는 현상 • 구심성 신경(척수 상위뉴런)의 손상으로 감각정보가 뇌로 전달되지 못하기 때문에 발생함

MEMO

③ 간호수행 절차와 이론적 근거 및 구두 설명

1) 유치도뇨

수행절차	이론적 근거
1. 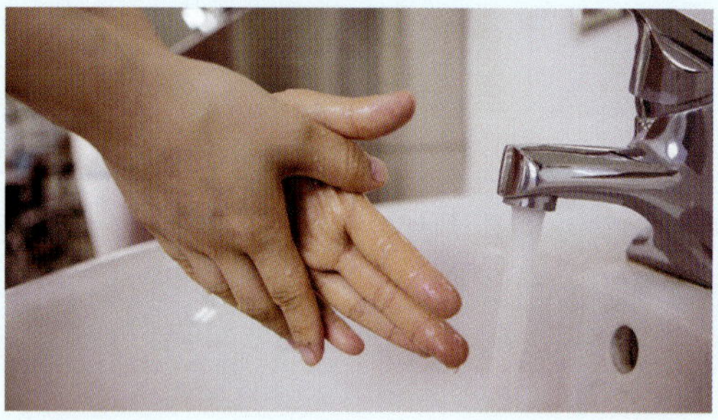	1. 세균의 전파를 막아 감염의 기회를 줄인다.
2.* 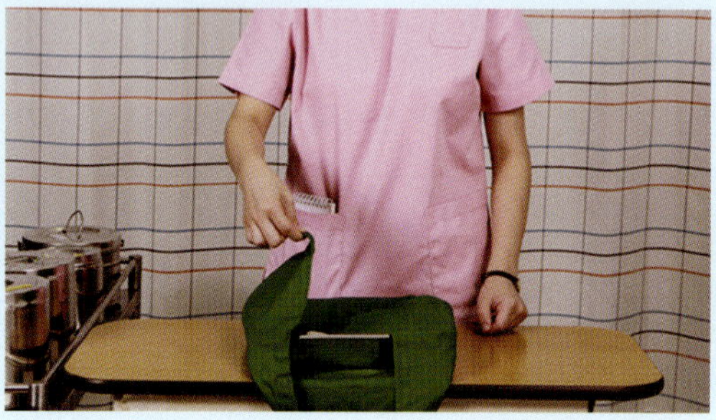	2. 간호처치의 효율성을 높이고 멸균적으로 물품을 준비함으로써 감염의 위험성을 낮추기 위함이다.
3.* 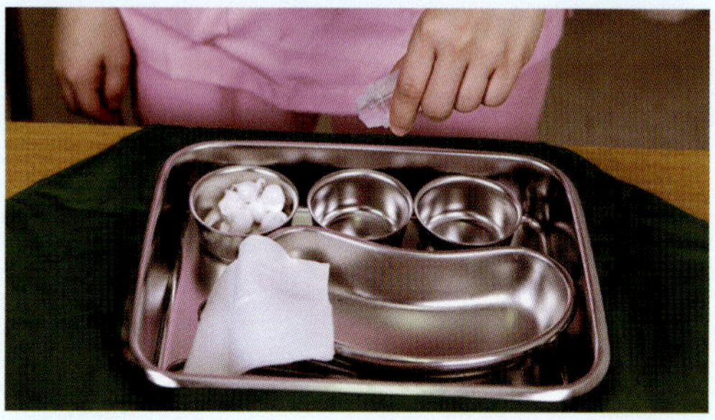	3.
4.* 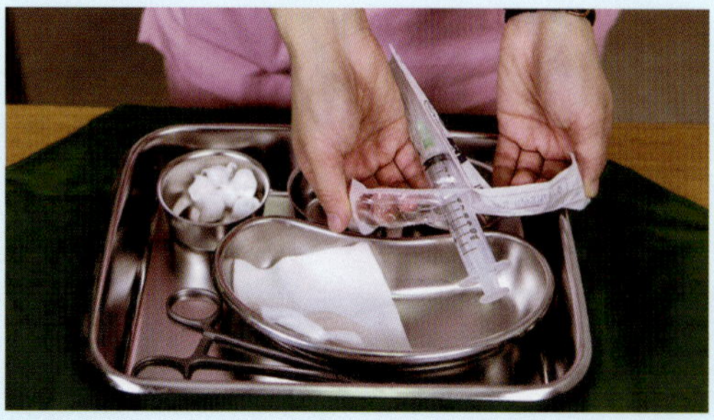	4.

구두 설명	자가평가			교수평가
	수행가능여부	이론적 근거제시 가능여부	연습필요	
1.				
2.				
3.				
4.				

수행절차	이론적 근거
5.* 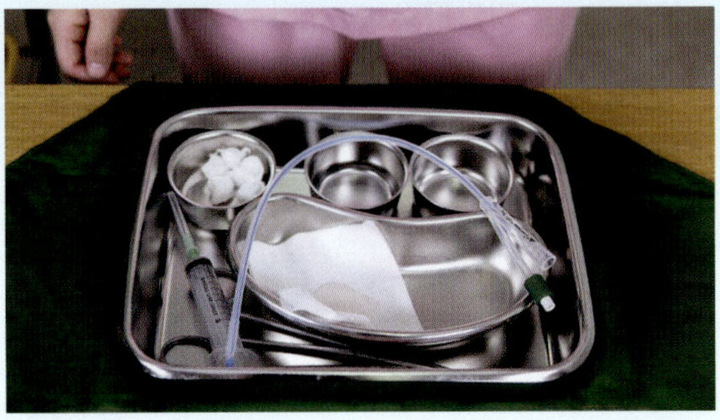	5. 성별과 나이에 따라 요도의 직경과 길이는 차이가 있다.
6. 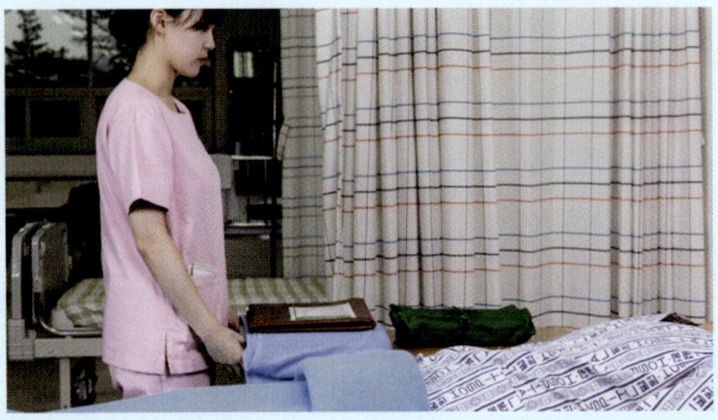	6.
7. 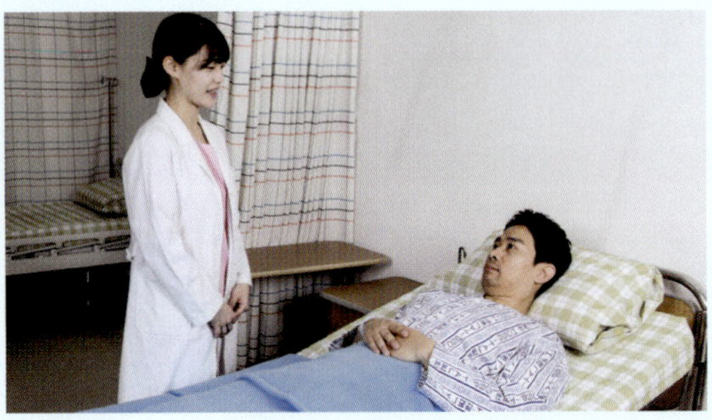	7. 처치에 대한 불안을 감소시키고 절차에 대해 협조를 구한다.
8.* 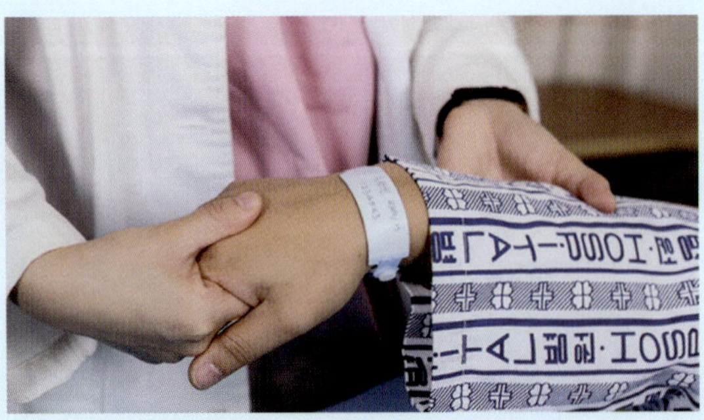	8. 안전한 간호를 수행하기 위한 대상자 확인 절차이다.

구두 설명	자가평가			교수평가
	수행가능여부	이론적 근거제시 가능여부	연습필요	
5.				
6.				
7. “안녕하세요, 학생간호사 ○○○입니다.”				
8. “환자분 성함이 어떻게 되시나요? 등록번호는 어떻게 되시나요?”				

수행절차	이론적 근거
9. 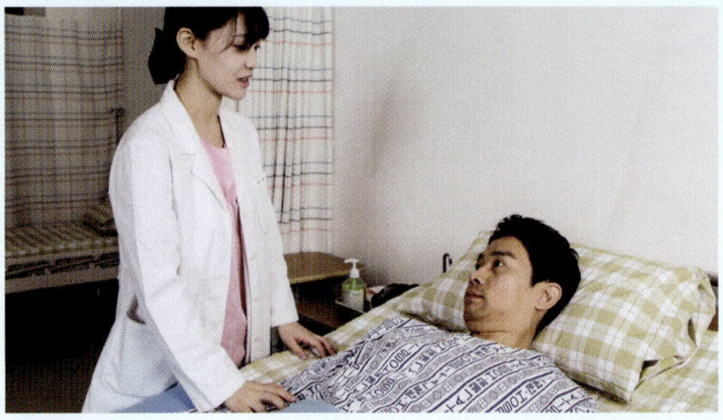	9. 충분한 설명은 대상자의 불안을 완화시킬 수 있으며, 유치도뇨 처치 시 협조를 이끌어낼 수 있다.
10. 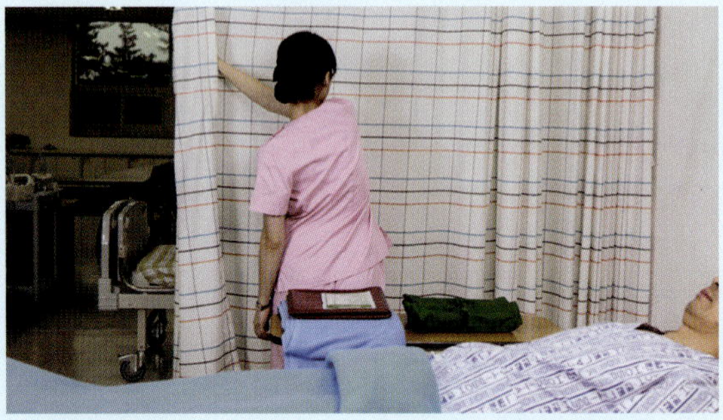	10. 회음부 노출은 대상자를 당황케 하여 수치심을 느낄 수 있게 하므로 프라이버시를 보장해 주는 것은 중요하다.
11.* 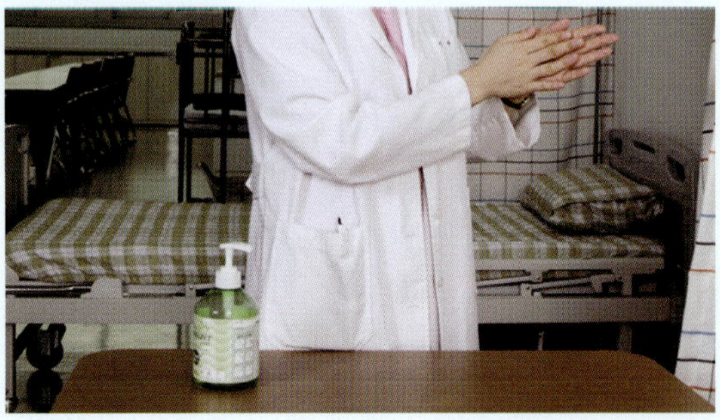	11. 세균의 전파를 막아 감염의 기회를 줄인다.
12. 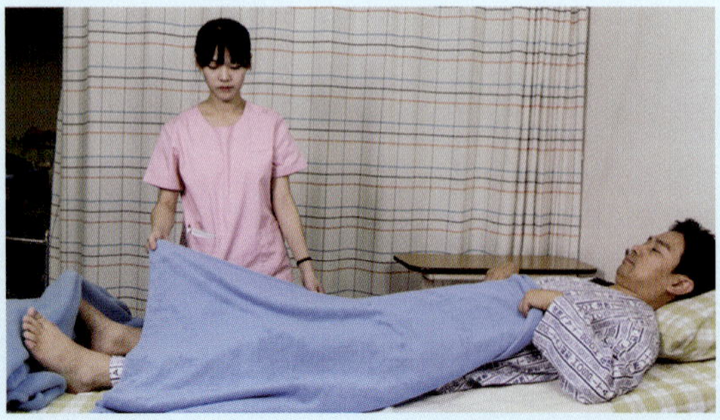	12. 불필요한 노출은 대상자를 불안하게 하며 요도구가 긴장되면 도뇨관 삽입이 어렵다.

구두 설명	자가평가			교수평가
	수행가능여부	이론적 근거제시 가능여부	연습필요	
9. "조금 후에 수술을 할 예정입니다. 수술을 하시면 의식적으로 소변을 볼 수 없습니다. 따라서 소변을 배출시키기 위해서 유치도뇨관을 삽입하도록 하겠습니다."				
10. "커튼을 치도록 하겠습니다. 침대에 등을 대고 반드시 누워주세요."				
11.				
12.				

수행절차	이론적 근거
13. 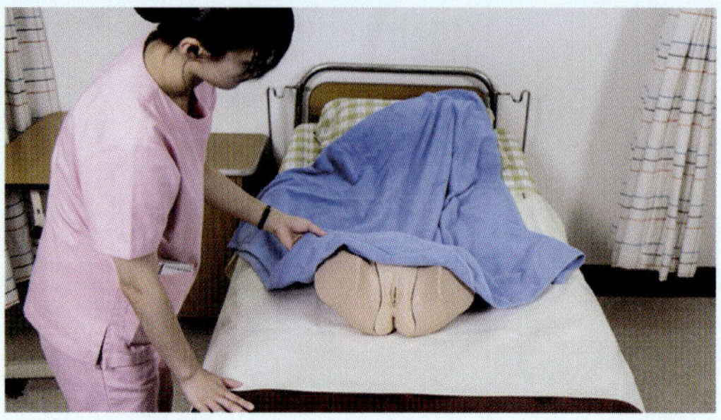	13. 침대 시트가 젖는 것을 방지할 수 있다.
14. 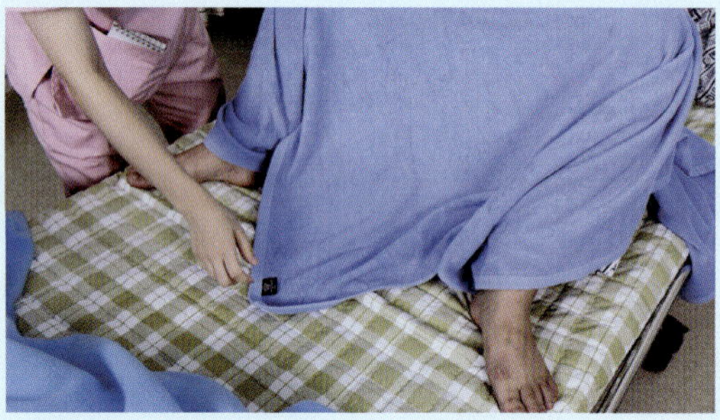	14. 배횡와위는 요도구 확인을 용이하게 하는 체위이다.
15. 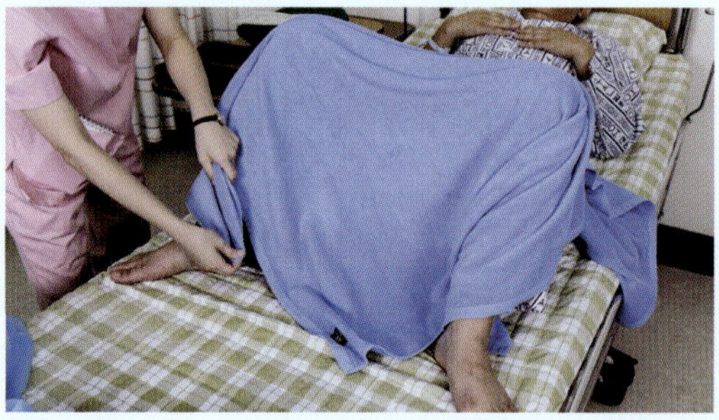	15.
16. 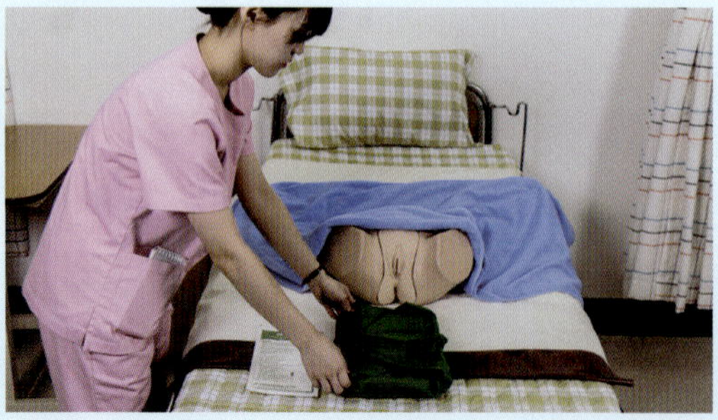	16. 수행 과정동안 멸균상태를 유지하고, 접근성을 높여 수행을 용이하게 하기 위함이다.

구두 설명	자가평가			교수평가
	수행가능여부	이론적 근거제시 가능여부	연습필요	
13.				
14. “무릎을 구부려주세요.”				
15.				
16. “도뇨관 삽입이 용이하고 멸균상태를 유지하기 위해 다리 사이에 물품을 놓겠습니다.”				

수행절차	이론적 근거
17. 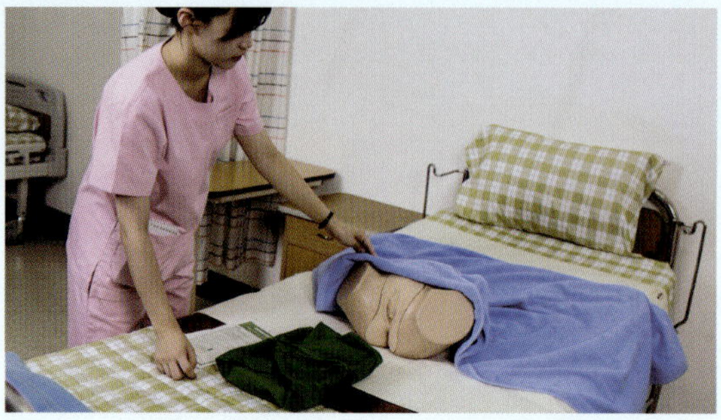	17. 감염과 오염을 방지하기 위함이다.
18. 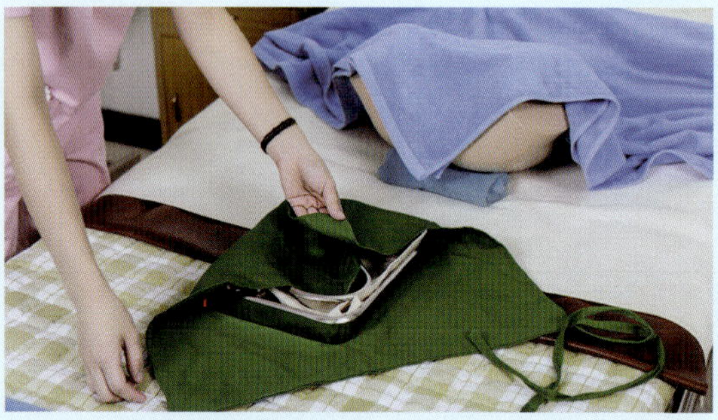	18.
19.* 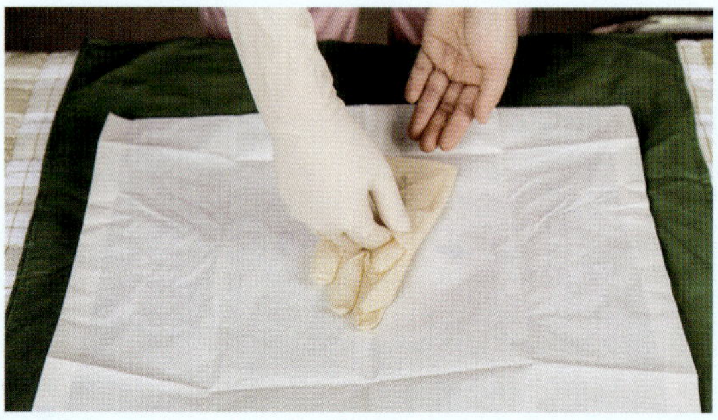	19. 감염과 오염을 방지하기 위함이다.
20.* 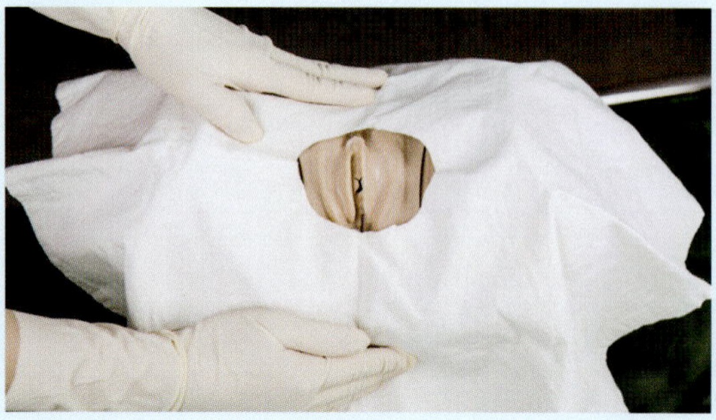	20. 감염과 오염을 방지하고 노출을 최소화하기 위함이다.

구두 설명	자가평가			교수평가
	수행가능여부	이론적 근거제시 가능여부	연습필요	
17. "처치 도중에 다리를 움직이지 말아주세요."				
18.				
19.				
20.				

수행절차	이론적 근거
21. 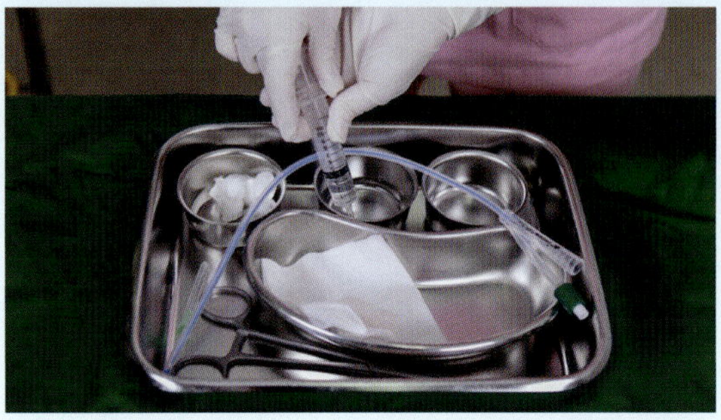	21. 생리식염수는 풍선 내에서 결정체를 형성할 수 있으므로 유치도뇨관인 경우에는 증류수를 사용한다.
22. 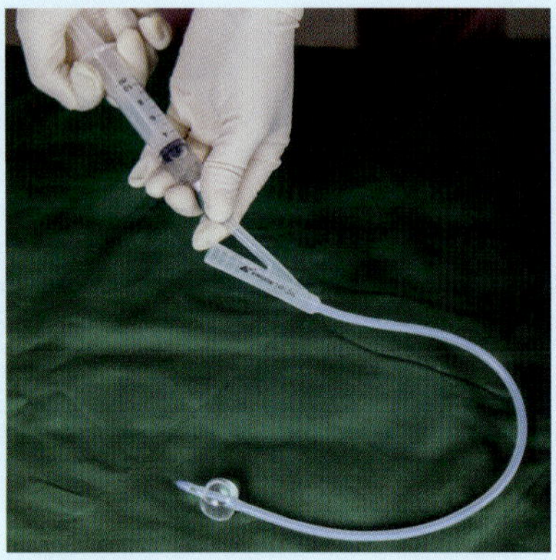	22. 풍선이 새거나 부풀지 않으면 새 도뇨관으로 교체해야 하므로 삽입 전에 풍선의 상태를 확인한다. 풍선 확인 후 주사기를 꽂아둔다.
23.* 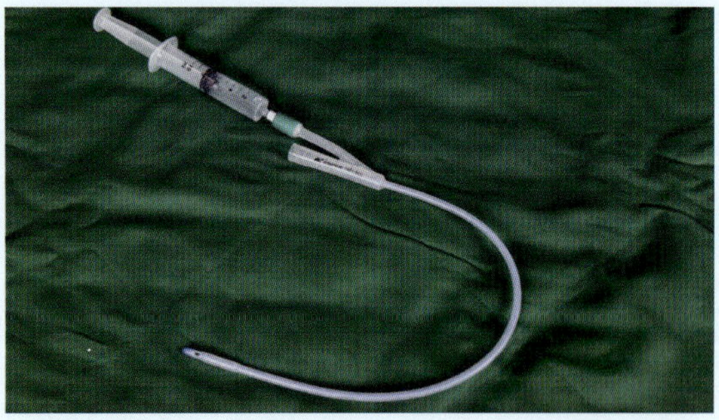	23.
24. 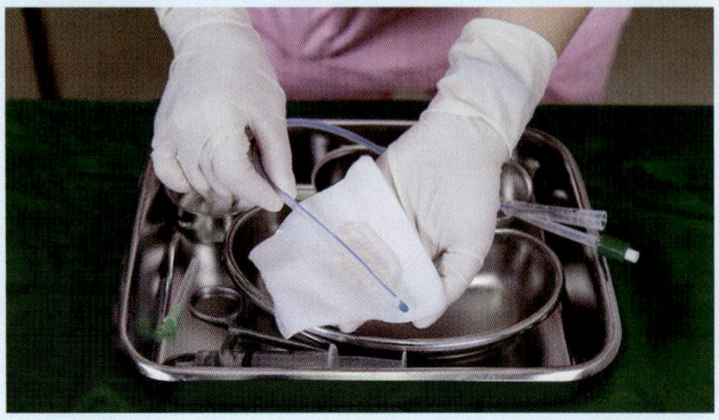	24. 도뇨관 삽입 시 마찰을 줄이고 점막의 손상을 방지하기 위함이다. 요도 길이는 여자 4~6cm, 남자 18~20cm이다.

구두 설명	자가평가			교수평가
	수행가능여부	이론적 근거제시 가능여부	연습필요	
21.				
22.				
23.				
24.				

수행절차	이론적 근거
25.* 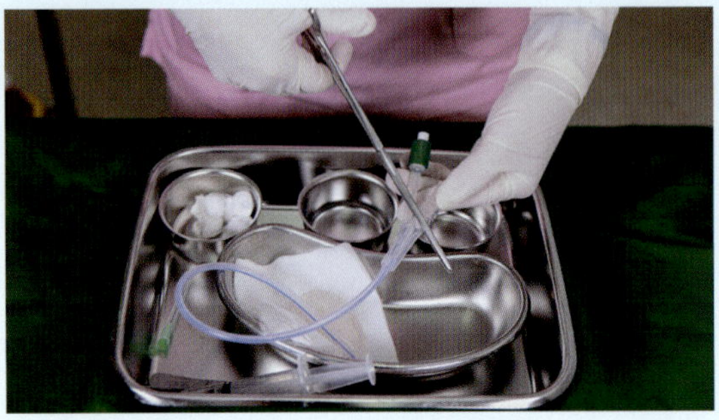	25. 도뇨관이 방광에 도달하자마자 소변이 흘러나와 주변을 오염시킬 수 있다.
26. 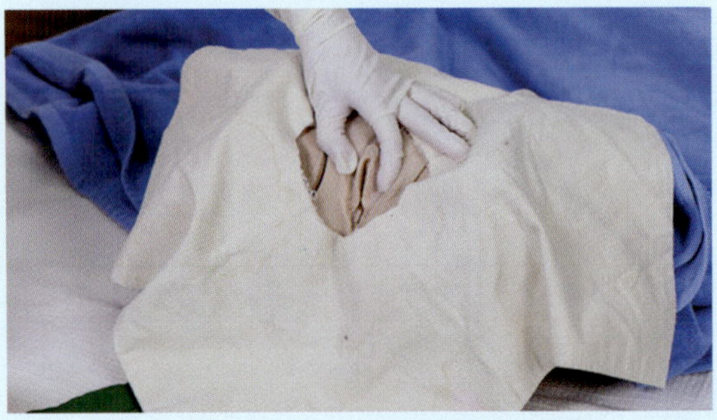	26. 대상자가 당황하거나 놀라지 않게 하기 위함이다.
27.* 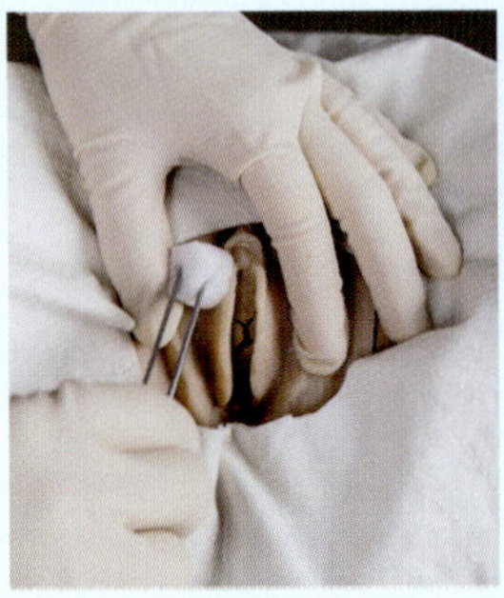 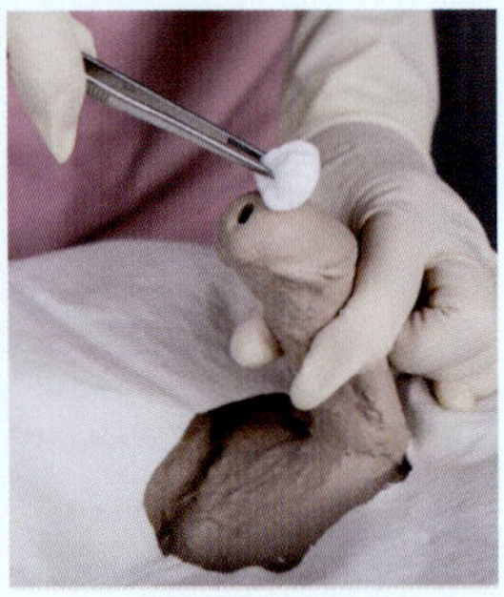	27. 항문에서 요도구로의 오염물질 전파를 방지하고 감염과 오염 가능성을 최소화하기 위함이다.
28.* 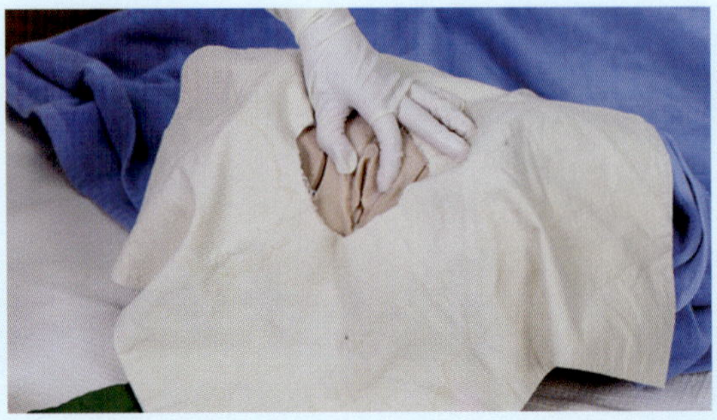	28.

구두 설명	자가평가			교수평가
	수행가능여부	이론적 근거제시 가능여부	연습필요	
25.				
26. "소독할 때 차갑습니다."				
27.				
28.				

수행절차		이론적 근거
29.*	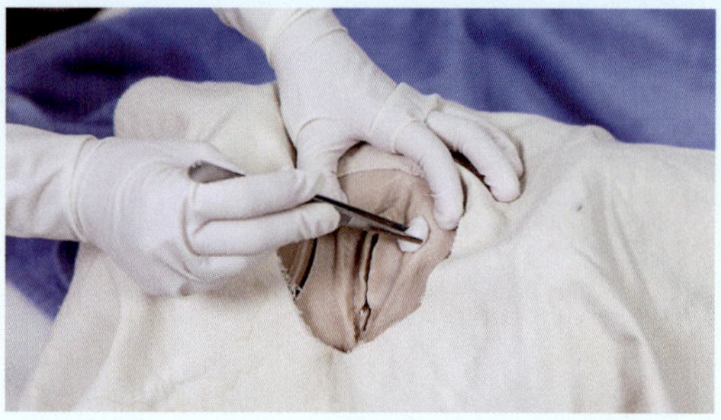	29.
30.*	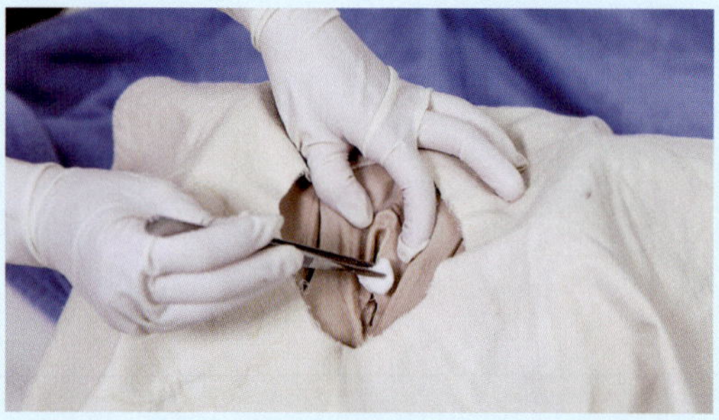	30.
31.*	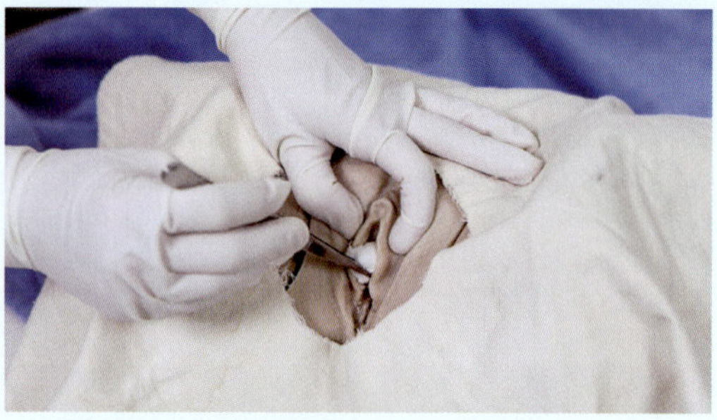	31.
32.*	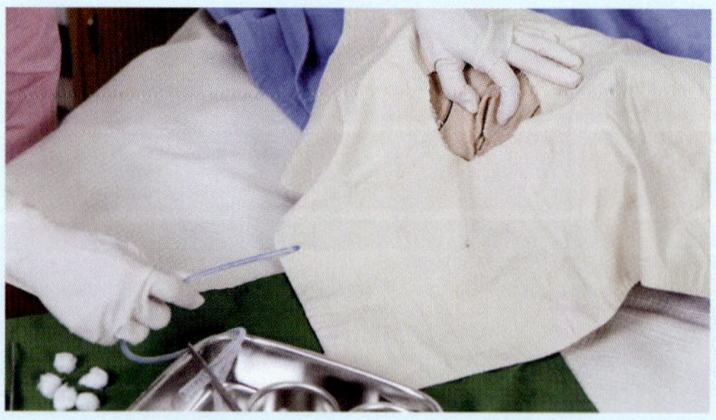	32. 5) 왼손을 음순에서 떼면 음순이 요도구에 닿아 오염시킬 수 있다.

구두 설명	자가평가			교수평가
	수행가능여부	이론적 근거제시 가능여부	연습필요	
29.				
30.				
31.				
32.				

수행절차	이론적 근거
33. 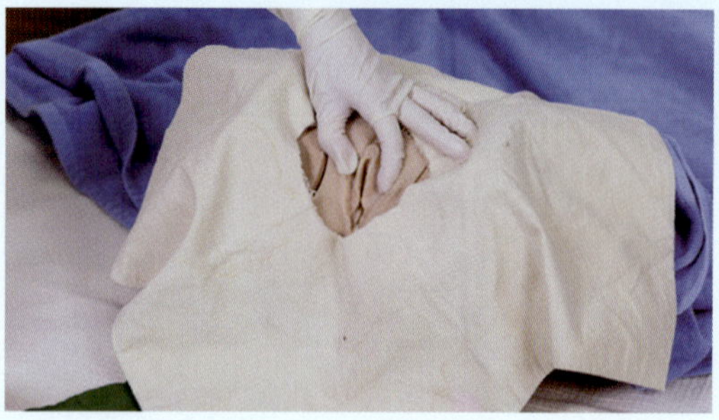	33. 대상자가 당황하거나 놀라지 않게 하기 위함이다. 갑작스러운 자극은 대상자를 긴장시킬 수 있다.
34.* 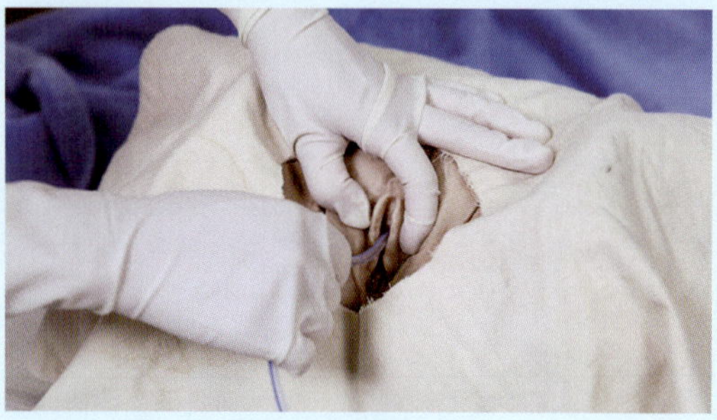	34. 삽입 시 대상자에게 구강호흡을 하도록 한다. 이는 복근을 이완시켜 삽입 시 저항을 감소시킨다.
35.* 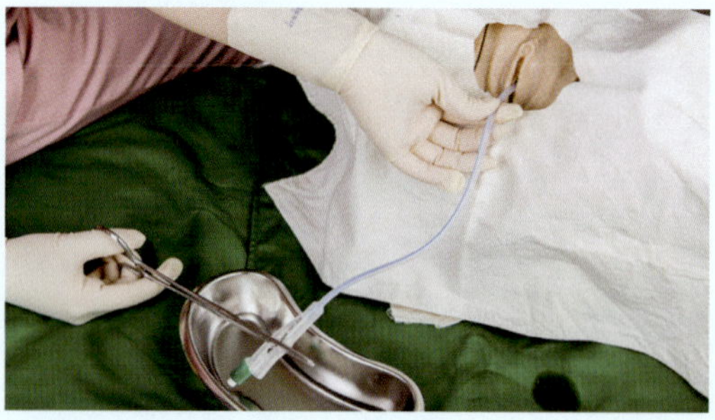	35. 도뇨관을 방광 내에 위치시키기 위함이다.
36.* 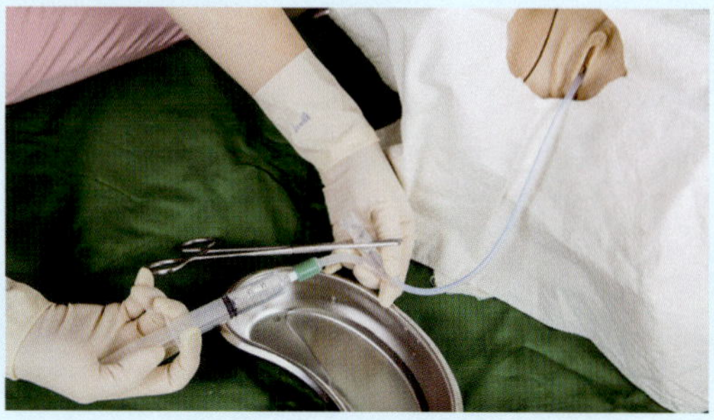	36. 도뇨관이 요도에 있으면 풍선을 부풀릴 때 불편감이나 통증을 호소할 수 있다. 따라서 도뇨관이 완전하게 방광 속으로 들어가게 삽입하여 요도의 외상을 피하도록 한다.

구두 설명	자가평가			교수평가
	수행가능여부	이론적 근거제시 가능여부	연습필요	
33. "이제 도뇨관을 삽입하겠습니다. 크게 아프지는 않지만 이물감이나 약간의 압박이 있을 수 있습니다. 천천히 깊게 숨을 쉬세요. 그리고 불편감이 있으시면 말씀해주세요."				
34.				
35.				
36.				

수행절차	이론적 근거
37. 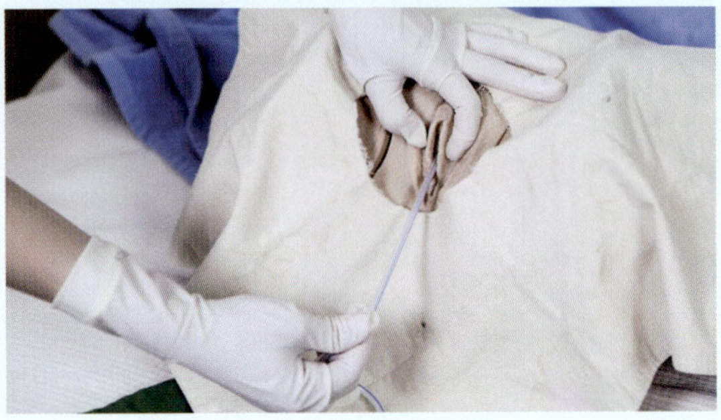	37. 저항이 느껴지면 방광 속에 도뇨관이 고정되었음을 의미한다.
38. 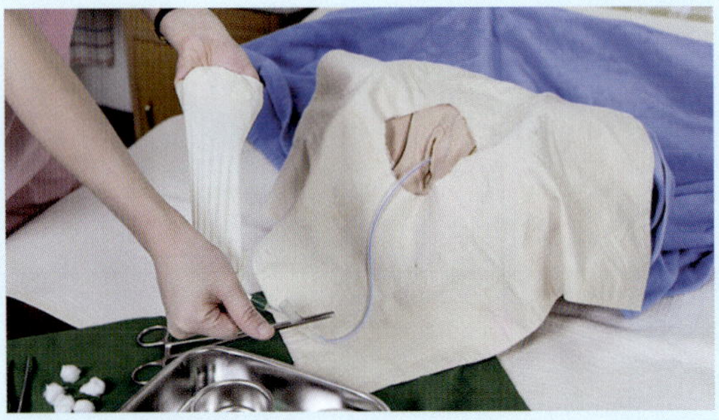	38.
39. 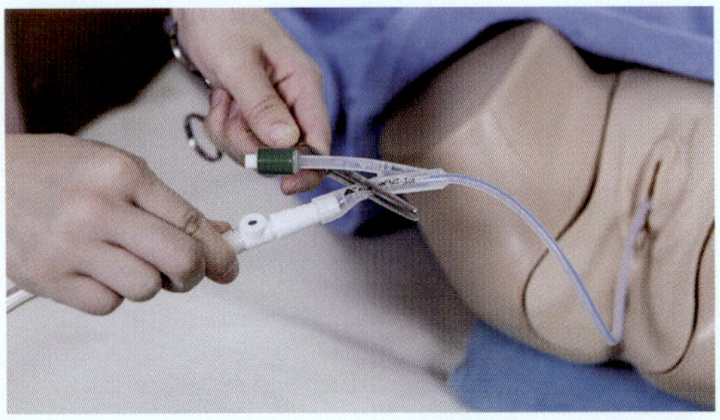	39.
40. 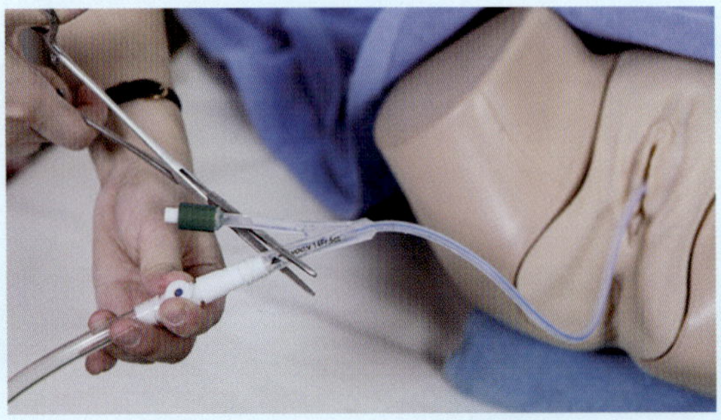	40.

구두 설명	자가평가			교수평가
	수행가능여부	이론적 근거제시 가능여부	연습필요	
37.				
38.				
39.				
40.				

수행절차	이론적 근거
41. 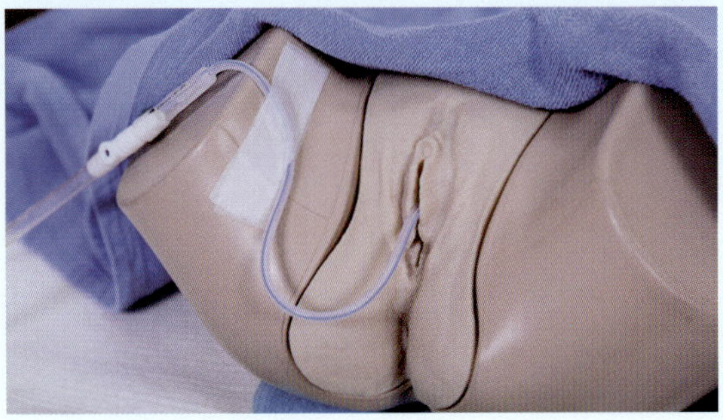	41. 대상자가 움직일 때 요도와 요도구의 마찰을 방지한다.
42. 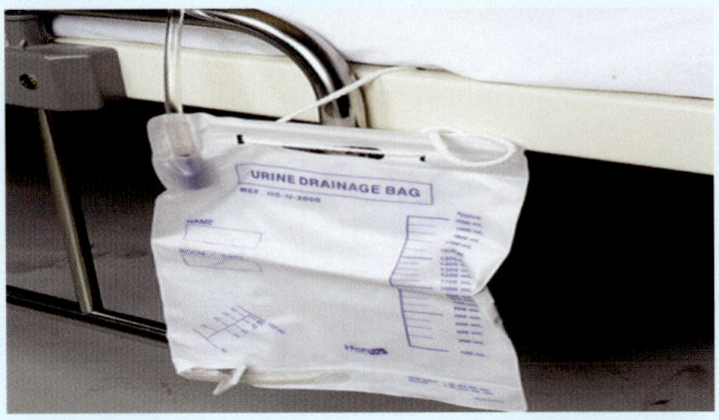	42. 소변주머니는 대상자의 방광보다 낮게 위치하게 하며 중력에 의해 소변이 흘러내리도록 한다. 병실 바닥보다 높게 위치하여 상행성 감염을 방지한다.
43.* 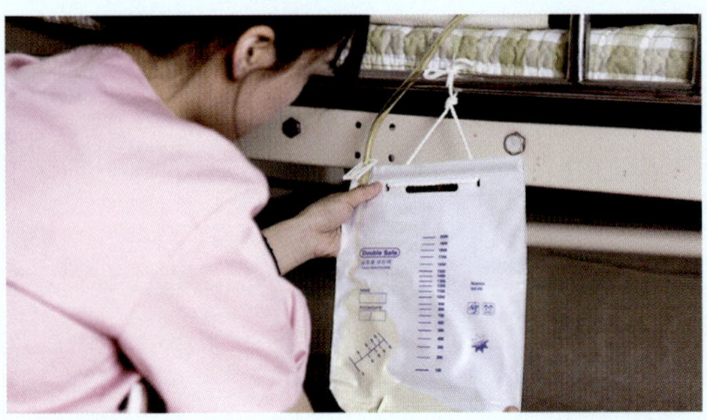	43. 소변의 흐름을 방해하지 않게 하기 위함이다.
44. 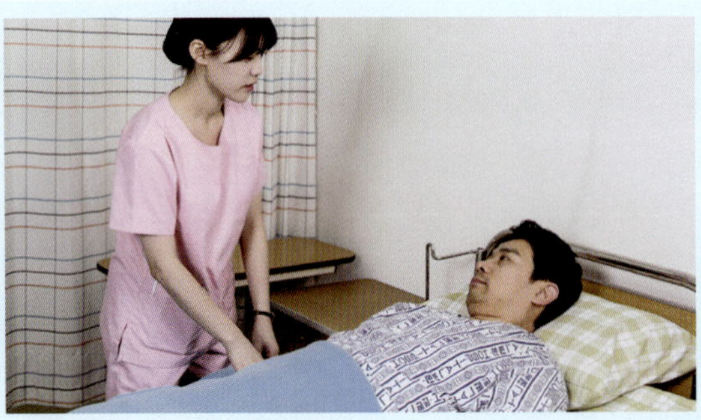	44.

구두 설명	자가평가			교수평가
	수행가능여부	이론적 근거제시 가능여부	연습필요	
41. "움직일 때 마찰이나 자극을 막고, 빠지는 것을 방지하기 위해 도뇨관을 고정시키겠습니다."				
42. "소변 수집 주머니는 항상 방광보다 아래에 있어야 하고 꼬이거나 꺾이면 안 됩니다."				
43.				
44. "도뇨관은 혼자서 뺄 수 없기 때문에 불편하다고 무리하게 잡아당기지 마세요. 많이 불편하시면 간호사에게 말씀해주세요. 협조해주셔서 감사합니다."				

수행절차	이론적 근거
45. 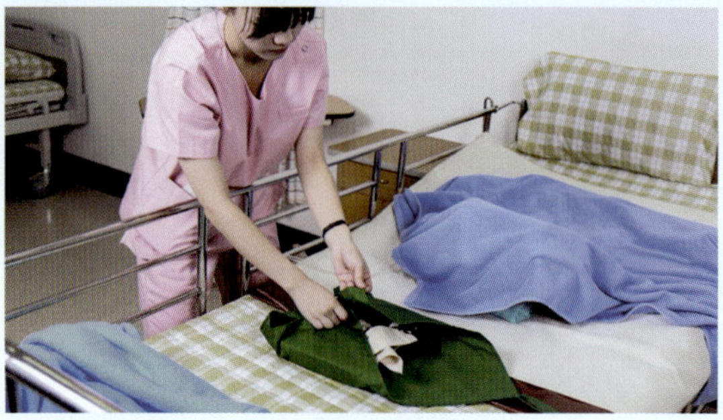	45.
46. 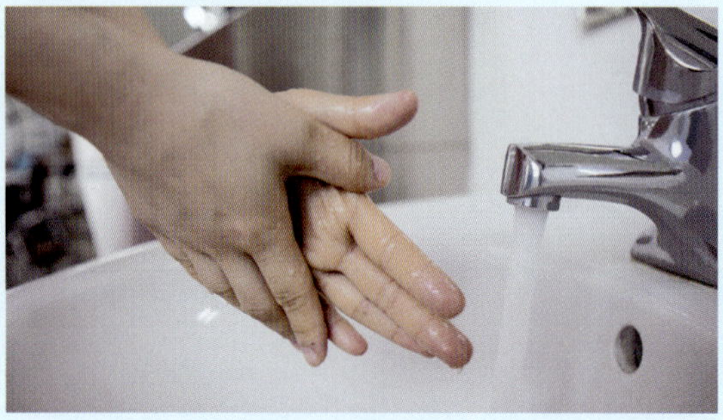	46. 세균의 전파를 막아 감염의 기회를 줄인다.
47. 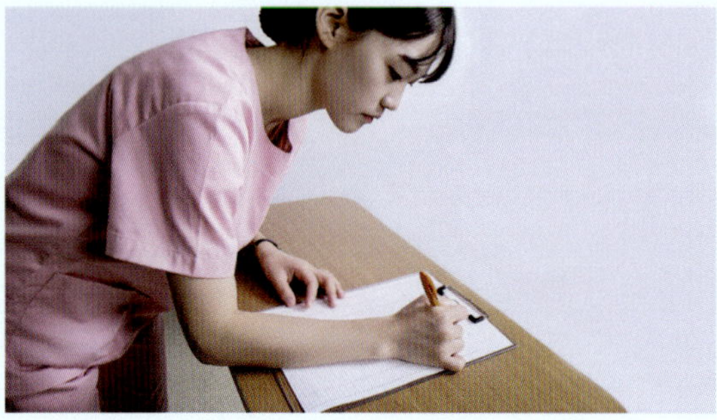	47.

구두 설명	자가평가			교수평가
	수행가능여부	이론적 근거제시 가능여부	연습필요	
45.				
46.				
47.				

사례 19

38세 여자 정○○ 환자가 혈관성형술 시행을 위해 입원하였다. 환자는 평소 보행시 하지의 저린감과 통증이 있다고 하였다. 환자는 EMR order는 다음과 같다.

- Foley 16Fr. catheter insertion
- N/S 1L 40cc/hr IV and NPO till angioplasty

혈관성형술 시행 전 필요한 상기 order를 확인 후 간호활동을 수행하시오.

EMR order 해설

1) Foley 16Fr. catheter insertion

   16Fr. 굵기의 catheter를 이용하여 유치도뇨를 시행한다.

2) N/S 1L 40cc/hr IV and NPO till angioplasty

   normal saline 1L를 시간당 40cc/hr로 정맥주사하고 혈관성형술 시행 전까지 금식하도록 교육한다.

간호 수행

1) 16Fr. 굵기의 catheter를 이용하여 유치도뇨를 시행한다.

   ✓ <10장 유치도뇨> 수행절차 적용

2) normal saline 1L를 시간당 40cc/hr로 정맥주사 하고 혈관성형술 시행 전까지 금식하도록 교육한다.

   ✓ <6장 정맥 수액 주입> 수행절차 적용

유치도뇨관 유지 환자에게서 소변검사물 채취

1) 3cc 주사기와 21~25G 주사바늘을 사용한다(소변배양과 민감도 검사는 2~3cc 정도면 가능하고, 요검사는 30ml 정도의 양을 준비한다).
2) 도뇨관 끝에서 5~7cm되는 아래부분을 조절기로 잠깐 동안 잠궈둔다.
3) 알코올 솜이나 베타틴 솜으로 바늘 삽입부위를 닦고 풍선을 찌르지 않도록 배액관 쪽으로 주사기를 삽입 후 부드럽게 흡인하여 소변을 빼낸다.
4) 주사기로 소변을 뽑은 후 멸균검사 용기에 담는다.
5) 주사기를 제거한 후 잠가두었던 배뇨관의 조절기를 풀어준다.

간호기록 사례 19 | 유치도뇨

날짜	시간	간호기록	서명
00/00/0000	09:00	수술 위해 유치도뇨관 삽입함을 설명하고 유치도뇨관을 삽입함.	
		silastic foley 16Fr. 사용함. 소변주머니 연결함. 소변 맑은 색으로 배액 잘 됨.	○○○
		수액주입	
	10:00	N/S 1L IV 주입 시작함(왼팔 18G) : 40ml/hr. 수술위해 금식상태임.	○○○

사례 20

52세 남자 박○○ 환자가 Lt hip Fx로 수술 후 POD#2에 섬망 증세를 보였다. 누군가가 자신을 죽이려 한다고 소리치고 난동을 부리고 있으며 유지 중이던 foley catheter를 제거하였다. 주치의가 보호자와 면담 후 환자 진정제 사용이 필요할 것이라고 설명 후 억제대를 적용하였으며, 다음과 같은 EMR order가 추가되었다.

- Peridol 5mg/1ml 0.5@ IM
- Foley 16Fr. catheter reinsertion

알맞은 간호활동을 수행하시오.

EMR order 해설

1) Peridol 5mg/1ml 0.5@ IM

   Peridol 5mg/1ml 0.5ampule 즉, 2.5mg/0.5ml를 근육주사 한다.

2) Foley 16Fr. catheter reinsertion

   16Fr. 굵기의 catheter를 이용하여 유치도뇨를 재시행 한다.

간호 수행

1) Peridol 5mg/1ml 0.5ampule 즉, 2.5mg/0.5ml를 근육주사 한다.

   ✓ <3장 근육주사> 수행절차 적용

2) 16Fr. 굵기의 catheter를 이용하여 유치도뇨를 재시행 한다.

   ✓ <10장 유치도뇨> 수행절차 적용

간호기록 사례 21 | 유치도뇨

날짜	시간	간호기록	서명
00/00/0000	09:00	억제대 적용상태이나 소리치고 있음. Peridol 0.5@ IM 주사하고, 이후 안정됨.	○○○
		유치도뇨관 재삽입	
	09:10	유치도뇨관 재삽입함을 설명하고 유치도뇨관을 삽입함.	
		silastic foley 16Fr. 사용함. 소변주머니 연결함. 혈액 섞인 소변 배액됨.	○○○

11

배출관장

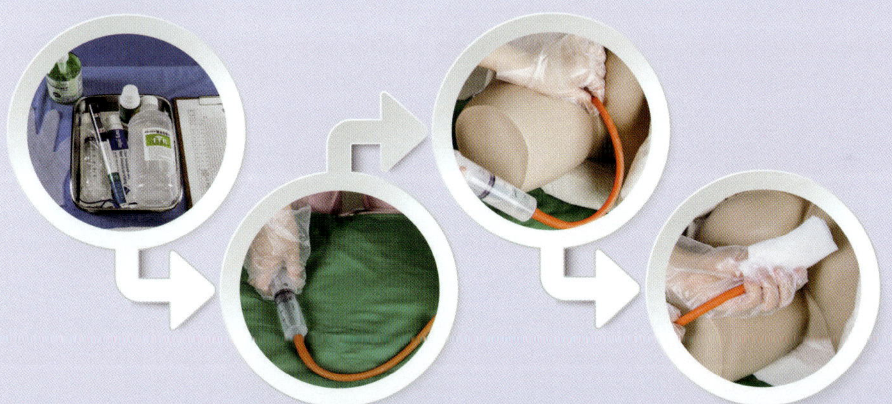

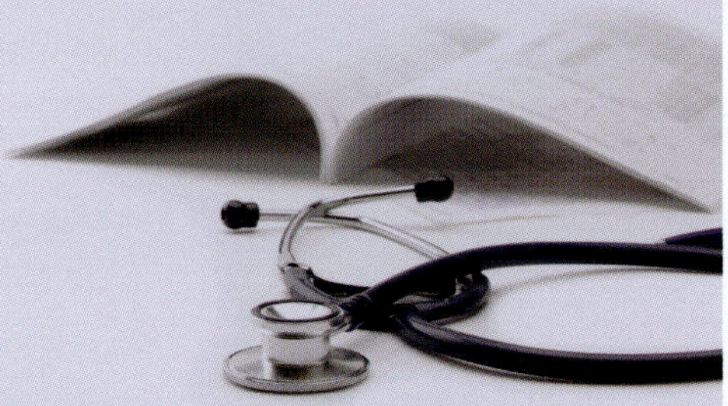

성취목표

필요장비 및 물품

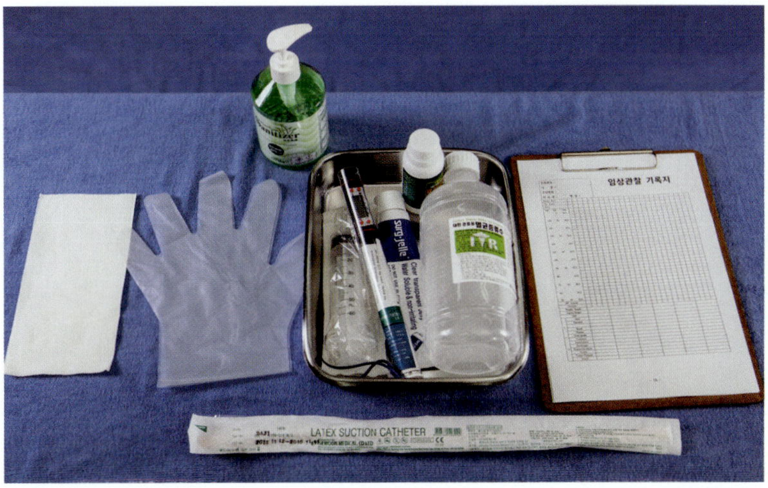

수행시간

- (   )분

1 목적

1) 변비나 분변매복으로 인해 장에 머물고 있는 변을 제거하기 위함이다.
2) 수술이나 검사를 위해 장을 깨끗이 비우기 위함이다.
3) 진단검사 전에 마시거나 주입한 용액을 검사 후에 제거하기 위함이다.

2 관련 선행지식

1) 배변기관의 해부학적 상태

- 대장은 소장과 대장 사이에 있는 회맹부 판막에서 항문까지의 연결 통로로, 길이가 125~150cm이다.
- 맹장, 상행결장, 횡행결장, 하행결장, S자 결장, 직장, 항문으로 구성되어 있다.
- 대장의 기능은 수분과 영양분의 흡수, 장벽의 점액성 보호, 배변 등이다. 일일 1,500ml의 유미즙이 대장을 통과하며 이 가운데 100ml가 대변으로 배설된다.
- 직장은 길이가 15~20cm이며, 최말단 부위가 항문이다.

2) 배설의 기전

연동운동파가 대변을 S자 결장과 직장으로 이동시키며 이 때 직장 내 감각신경이 자극되어 배변 욕구를 느끼게 된다.

3) 관장의 종류

분류	종류	내용
청결관장 : 직장 내 대변 제거	수돗물 관장	• 직장팽만을 유도하여 대변을 묽게 함 • 자극이 없어 직장질환자에게 사용가능함 • 저장액으로 반복적인 관장 시 혈액량 증가 및 수분중독 유발 가능성 있음
	비눗물 관장	• 장점막을 자극하여 연동운동을 촉진함 • 용액 : 물 1,000ml+비누 3~5ml • 온도 : 37.7~40.5℃
	글리세린 관장	• 용액 : 글리세린 30cc+물 30cc 혼합(총 60cc)하여 주사기에 넣어 rectal tube로 주입 • 온도 : 37.7~40.5℃
	생리식염수	• 직장팽만을 유도하여 대변을 묽게 함 • 등장액으로 노인과 유아에게 사용 가능함
	고장성 식염수	• 관장용액의 양이 적어 피로와 통증을 덜 느낌
정체관장 : 관장용액을 장시간(1~3시간) 동안 장내에 머무르게 함	약물관장	• 구충 및 진정을 목적으로 사용함 • Neomycin : 장 수술 전 장내 세균 수 감소 목적 • Polystyrene sodium sulfate : 고칼륨혈증 시 사용 • 온도 : 36.6~37.7℃
	바륨관장	• 대장조영술을 위한 방법으로 X-선을 통하여 장의 윤곽을 잘 보이게 하기 위함 • 검사 후 바륨 배출을 위해 수분 섭취를 증량함
	기름-정체관장	• 대변과 장의 점막을 미끄럽게 하여 배변 시 통증을 줄이며 배변을 쉽게 하려는 방법 • 광물성 기름이나 글리세린 90~140ml 사용
	수렴관장	• 조직을 수축시켜 지혈 효과를 나타냄 • 주로 찬 수돗물이나 생리식염수 사용
	영양관장	• 수분과 영양분을 공급함 • 주로 포도당 용액을 사용함
구풍관장 : 직장으로부터 가스 배출을 돕고 복부팽만을 감소시킴		• 용액 : 글리세린 60cc+50% 마그네슘 용액 30cc+물 90cc 혼합 • 온도 : 37.7~43.3℃
역류관장 : 연동운동을 자극하고 장내 가스를 제거함		• 용액 : 생리식염수 • 성인에게 100~200ml의 관장 용액을 직장과 S상 결장 안으로 투입한 후, 용액이 다시 용기로 되돌아 나오게 하려고 용액을 담아둔 용기를 다시 항문 아래로 낮추는 과정을 5~6회 반복함 • 온도 : 36.6~37.7℃

MEMO

3 간호수행 절차와 이론적 근거 및 구두 설명

1) 배출관장

수행절차	이론적 근거
1. 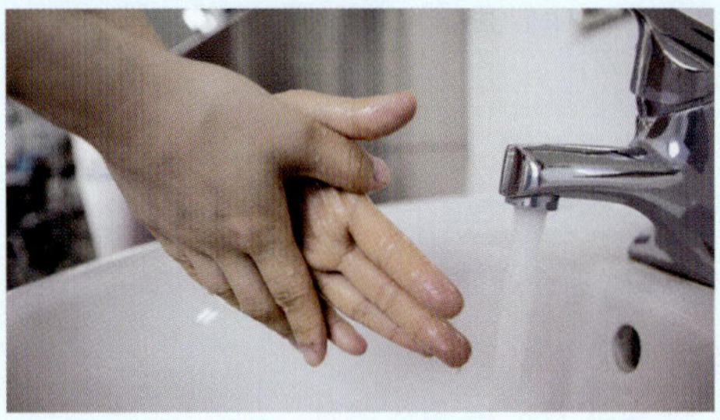	1. 세균의 전파를 막아 감염의 기회를 줄인다.
2. 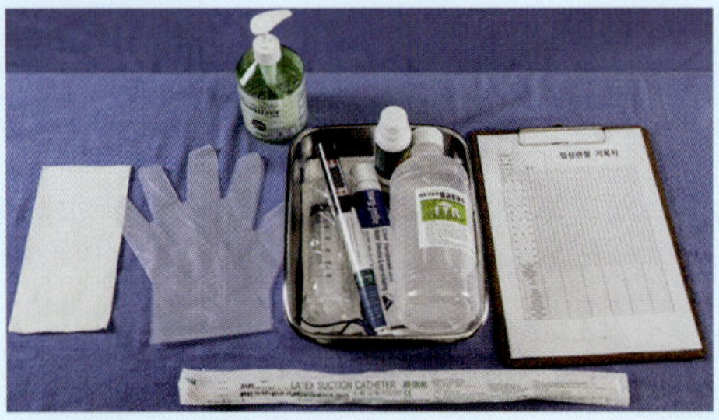	2.
3. 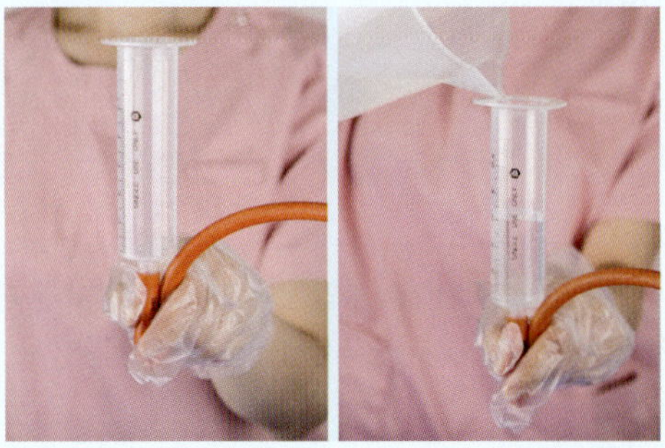	3. 용액의 온도가 너무 뜨겁거나 찬 경우 직장점막에 손상을 일으키고 장경련을 일으킬 수 있다.
4. 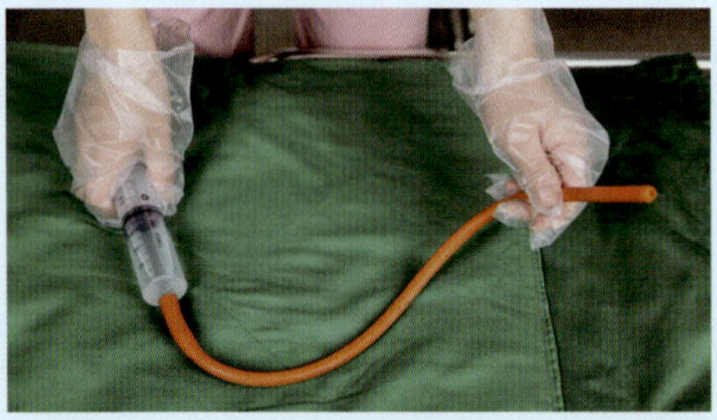	4. 공기가 장으로 들어가면 복부팽만감이나 불편감이 증가하므로 카테터나 직장튜브의 공기를 빼주어야 한다.

구두 설명	자가평가			교수평가
	수행가능여부	이론적 근거제시 가능여부	연습필요	
1.				
2.				
3.				
4.				

수행절차	이론적 근거
5. 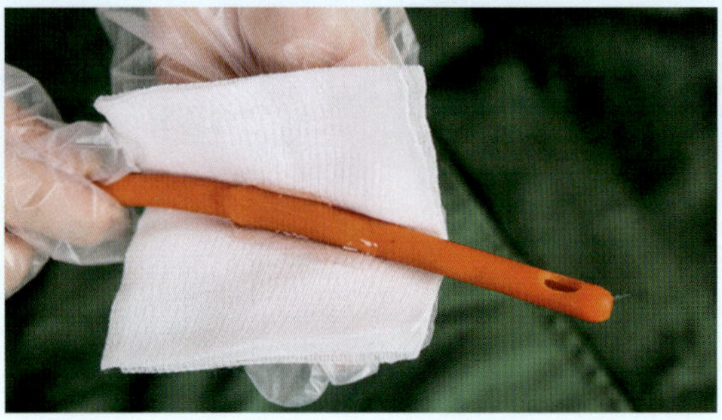	5. 윤활제는 직장튜브 삽입 시 저항을 줄여서 직장 점막의 자극이나 손상을 예방한다.
6. 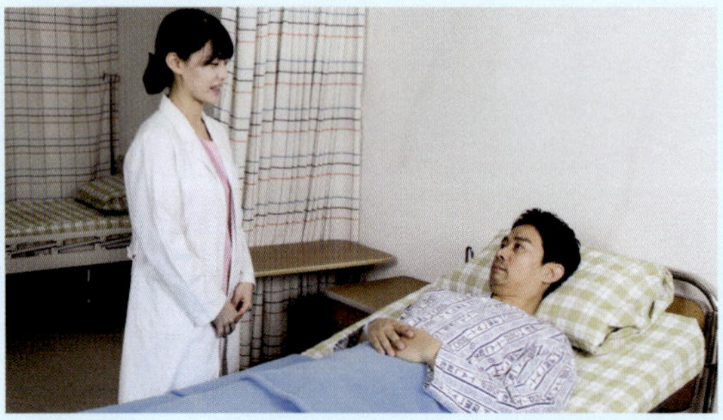	6. 처치에 대한 불안을 감소시키고 절차에 대해 협조를 구한다.
7.* 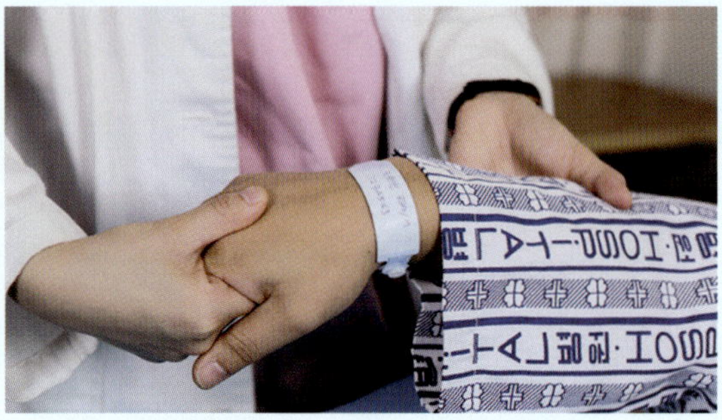	7. 안전한 간호를 수행하기 위한 대상자 확인 절차이다.
8. 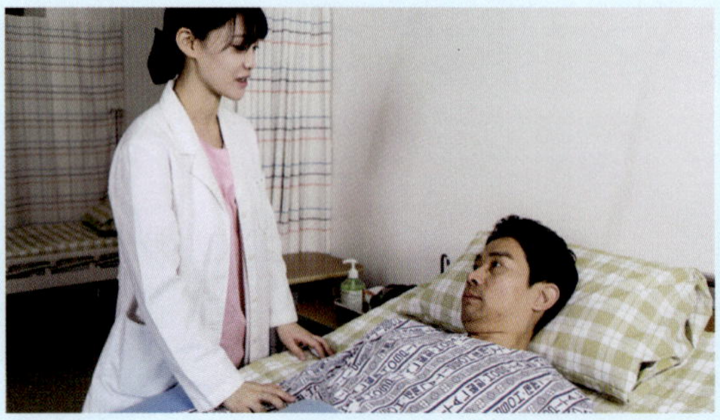	8. 충분한 설명은 대상자의 불안을 완화시킬 수 있으며, 처치 시 협조를 이끌어낼 수 있다.

구두 설명	자가평가			교수평가
	수행가능여부	이론적 근거제시 가능여부	연습필요	
5.				
6. “안녕하세요, 학생간호사 ○○○입니다.”				
7. “환자분 성함이 어떻게 되시나요? 등록번호는 어떻게 되시나요?”				
8. “환자분께서는 오후에 하제 복용 후에도 대장내 시경 검사를 위해 장을 완전히 비워야 합니다. 따라서 저희가 인위적으로 직장에 있는 대변을 빼내는 관장을 실시하도록 하겠습니다.”				

수행절차	이론적 근거
9. 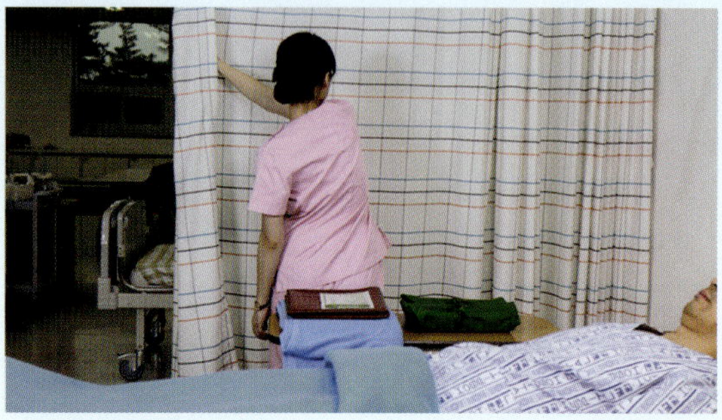	9. 대상자의 당황함을 줄이고 배변을 촉진시킨다.
10.* 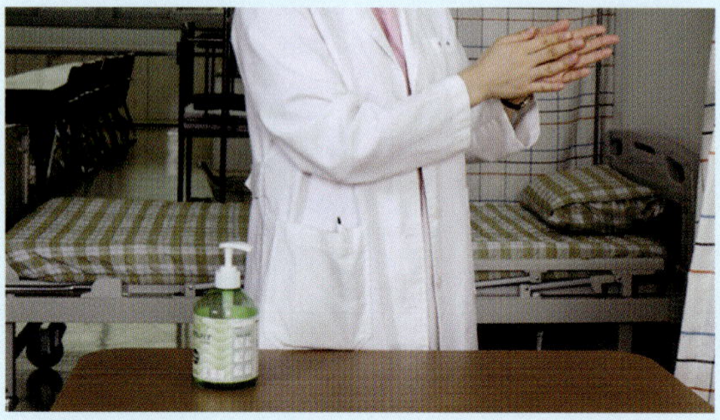	10. 세균의 전파를 막아 감염의 기회를 줄인다.
11. 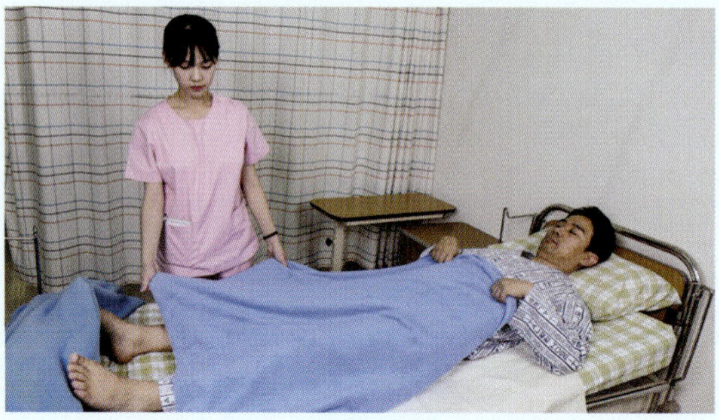	11. 불필요한 노출을 줄이고 온기를 제공하기 위함이다.
12. 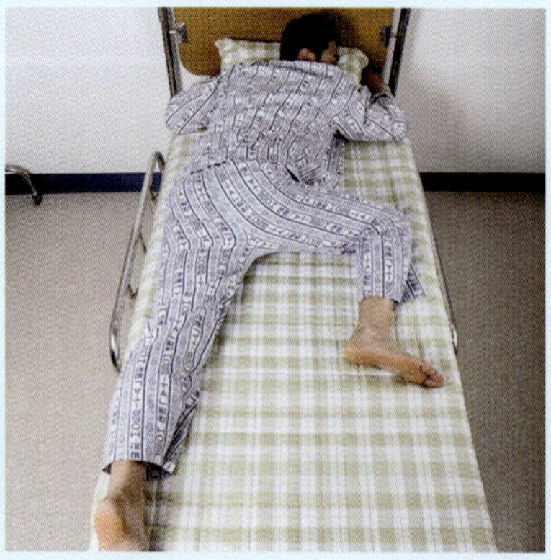	12. 관장용액이 중력에 의해 S상 결장이나 직장 내에 잘 들어갈 수 있는 자세이다.

구두 설명	자가평가			교수평가
	수행가능여부	이론적 근거제시 가능여부	연습필요	
9. "다른 사람들이 볼 수 없게 커튼을 치도록 하겠습니다."				
10.				
11.				
12. "왼쪽으로 눕고 무릎을 구부려주세요."				

수행절차	이론적 근거
13. 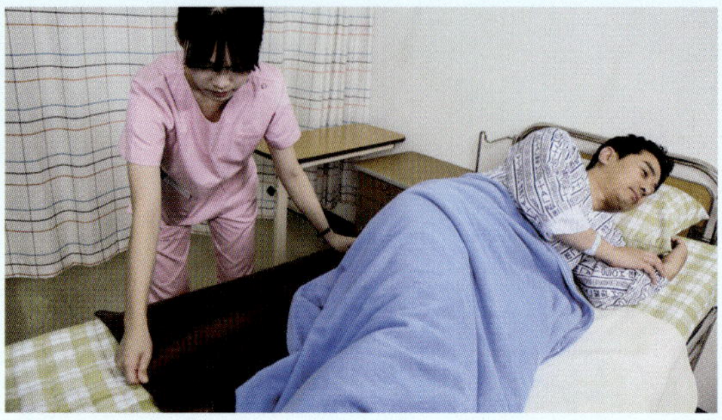	13. 침상이 오염되는 것을 방지하기 위함이다.
14. 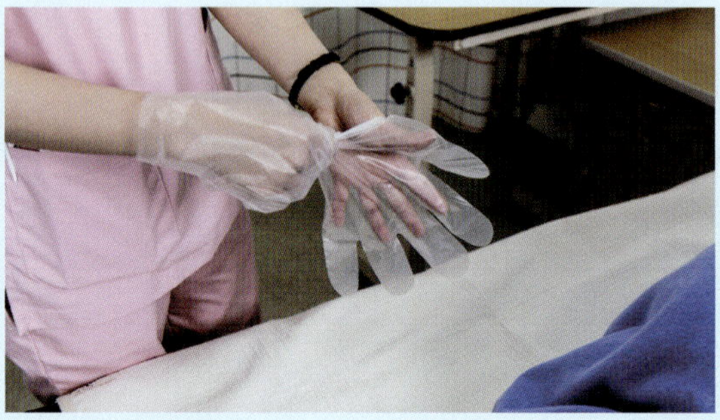	14. 세균의 전파를 막아 감염의 기회를 줄인다.
15. 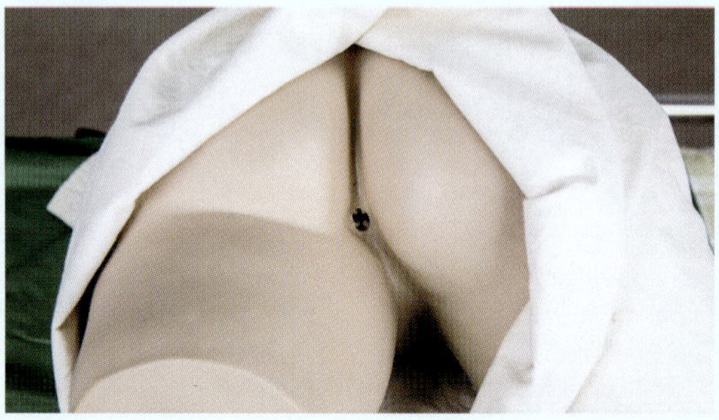	15.
16. 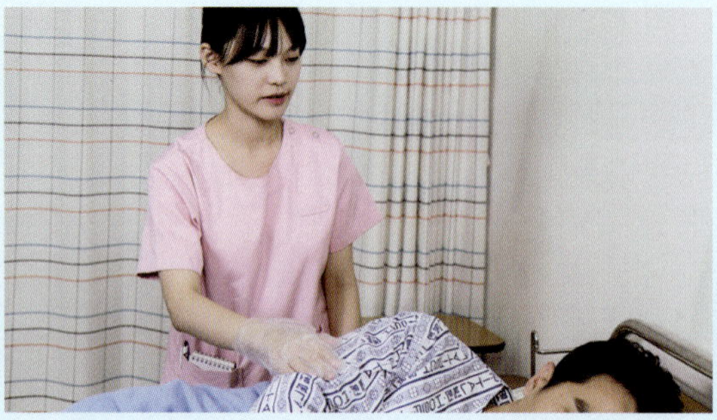	16. 구강호흡은 외괄약근의 이완을 돕는다.

구두 설명	자가평가			교수평가
	수행가능여부	이론적 근거제시 가능여부	연습필요	
13.				
14.				
15.				
16. "입으로 천천히 호흡해보세요. 긴장하시지 마세요."				

수행절차	이론적 근거
17.* 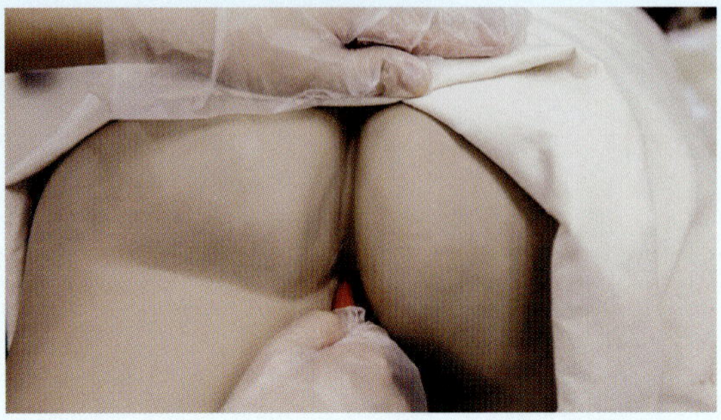	17. 배꼽 방향으로 카테터나 직장튜브가 삽입되면 직장의 굴곡을 따라 관이 자연스럽게 진입할 수 있다. 대상자가 고통스러워하거나 저항이 생기면 잠시 멈추고 대화를 통해서 이완시킨다.
18. 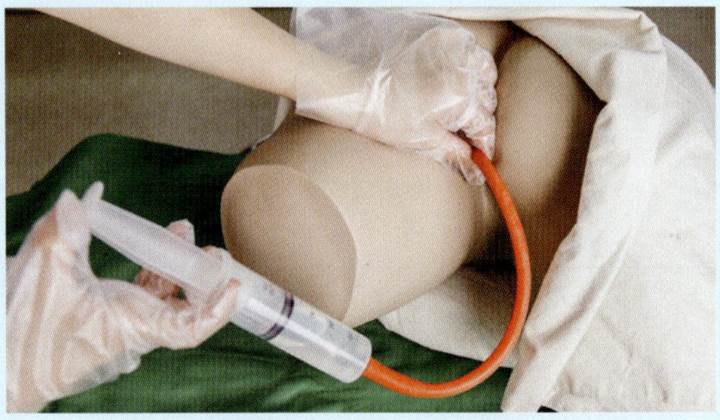	18. 관장용액을 천천히 주입하면 대상자의 복통을 최소화하고 용액을 유지하는 능력을 촉진시킨다.
19. 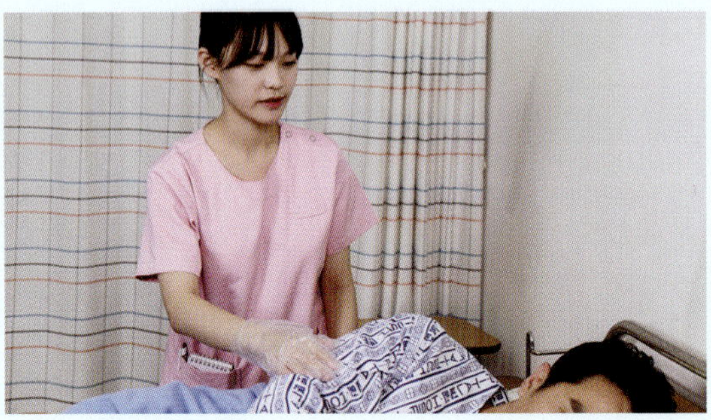	19. 대상자가 복통을 호소하면 주입을 잠시 중단한 후 서서히 주입한다.
20. 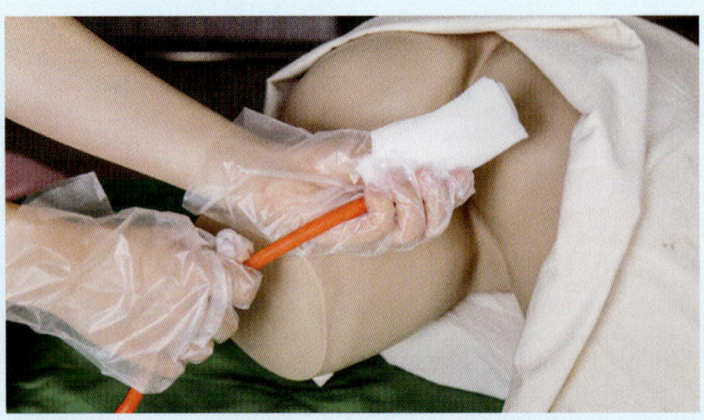	20. 세균의 전파를 막아 감염의 기회를 줄인다.

구두 설명	자가평가			교수평가
	수행가능여부	이론적 근거제시 가능여부	연습필요	
17. "튜브를 삽입하겠습니다. 조금 아플 수도 있습니다."				
18. "튜브를 삽입했습니다. 이제 관장액을 주입하겠습니다. 조금 차가울 수도 있습니다."				
19. "관장액이 들어가는 동안 배가 아프거나 대변보고 싶은 느낌이 날 수도 있습니다."				
20.				

수행절차	이론적 근거
21. 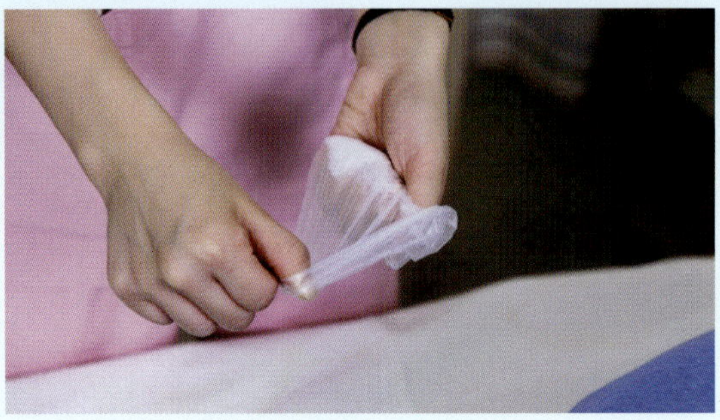	21.
22. 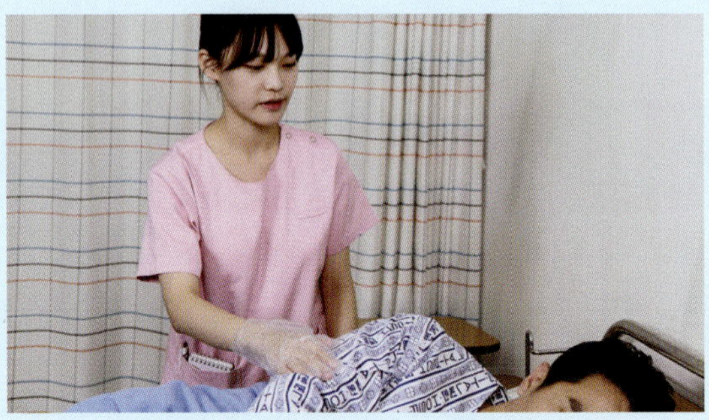	22.
23.* 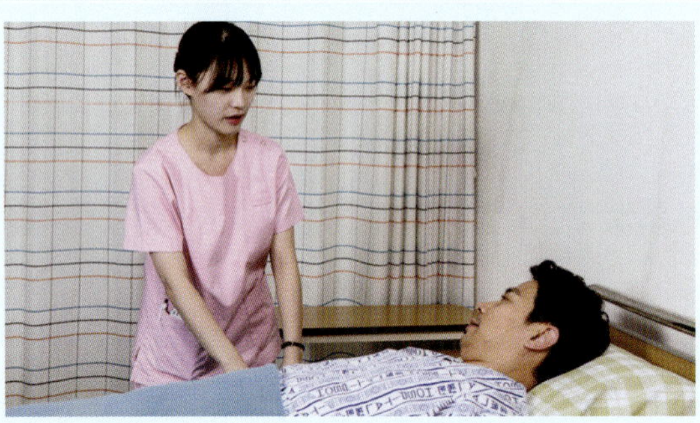	23. 용액의 보유기간은 관장의 종류에 따라 다양하나 가능하면 오랫동안 보유할수록 효과적인 배변이 일어나며, 누워있는 자세는 중력을 덜 받으므로 변의를 참기가 쉽다.
24. 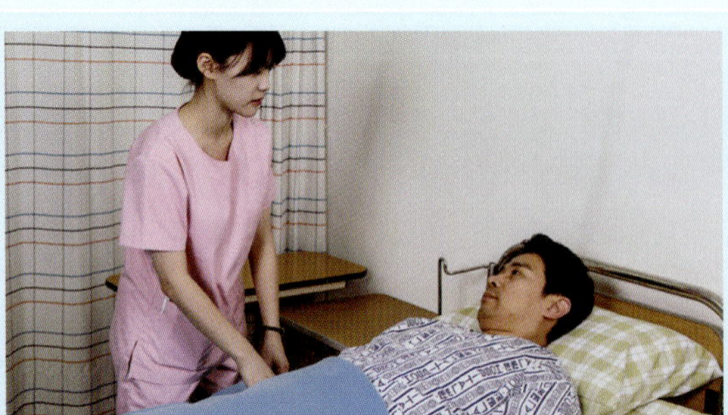	24.

구두 설명	자가평가			교수평가
	수행가능여부	이론적 근거제시 가능여부	연습필요	
21.				
22. "지금 배가 가득 찬 느낌은 정상입니다."				
23. "지금 상태로 10~15분 동안 대변을 참아보세요. 그 이후에 화장실에 가서 대변을 보세요."				
24. "대변보시고 나서 색깔이나 양 등에 대해서 저에게 설명해주세요."				

수행절차	이론적 근거
25. 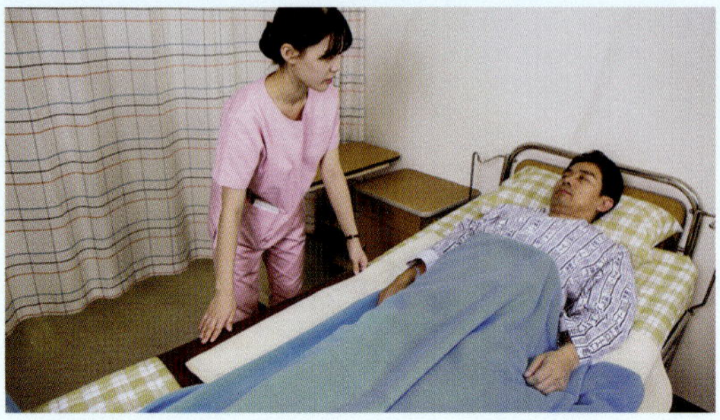	25.
26. 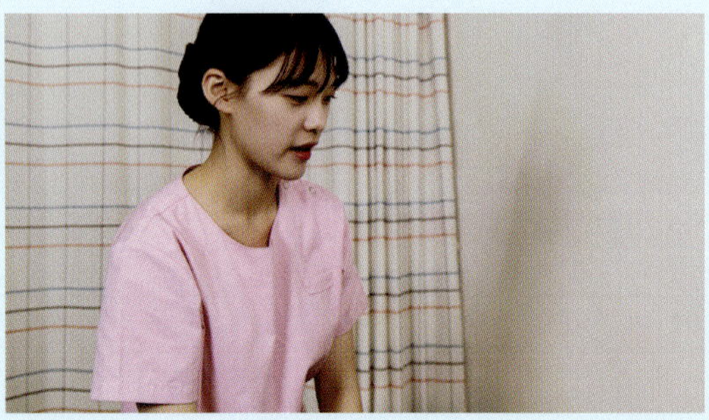	26.
27. 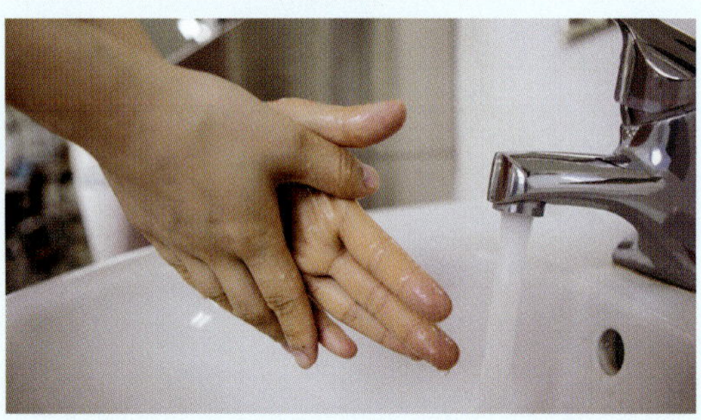	27. 세균의 전파를 막아 감염의 기회를 줄인다.
28. 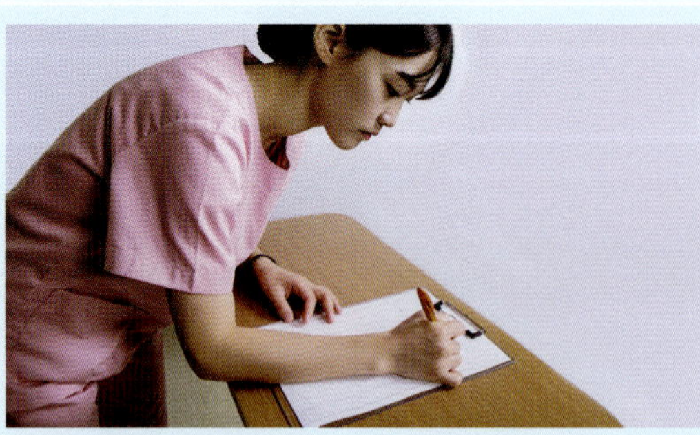	28.

구두 설명	자가평가			교수평가
	수행가능여부	이론적 근거제시 가능여부	연습필요	
25.				
26.				
27.				
28.				

사례 21

35세 남자 엄○○ 환자가 내일 오전 대장내시경 검사를 목적으로 입원하였다. 다음과 같은 order가 추가되었다.

• Colyte–F 4L powder for solution till 6p

• Glycerin–enema 50ml 10p and MN NPO teaching

알맞은 간호활동을 수행하시오.

EMR order 해설

1) Colyte-F 4L powder for solution till 6p

Colyte-F powder를 물 4L에 녹여 오후 6시까지 투약한다.

2) Glycerin-enema 50ml 10p and MN NPO teaching

글리세린 50ml을 사용하여 오후 10시에 배출관장을 하고 자정부터 금식하도록 교육한다.

간호 수행

1) Colyte-F powder를 물 4L에 녹여 오후 6시까지 투약한다.

✓ <2장 경구투약> 수행절차 적용

2) 글리세린 50ml을 사용하여 오후 10시에 배출관장을 하고 자정 후 금식하도록 교육한다.

✓ <11장 배출관장> 수행절차 적용

약품정보

• Colyte-F powder

위장관 검사 전 처치용으로 사용하는 하제로서 보통 경구로 투여하지만 경구투여가 곤란하거나 환자가 경구투여를 원하지 않는 경우 경구 위영양관으로 투여할 수 있다. 복용방법은 천천히 흘려 마시지 말고 10분마다 신속하게 마셔야하며 일반적으로 투약 후에는 고형음식을 먹어서는 안 된다.

간호기록 사례 21 | 배출관장

날짜	시간	간호기록	서명
00/00/0000	18:00	대장내시경을 위해 Colyte-F 투여함을 설명함. 250mL를 10분 간격으로 4L	
		투여할 수 있게 설명함. 대변양상 확인하도록 교육함	○○○
		관장	
	22:00	검사위해 관장함을 설명하고 글리세린 50ml로 관장 시행함.	
		배변 15분 후 봄(결과 : 묽은변 200g). 관장 후 복부 더부룩함이 있다고 말함.	○○○

사례 22

67세 여자 박ㅇㅇ 환자는 교통사고로 인한 전신 다발성 골절로 입원하였다. 수술 후 현재 중환자실에서 치료중이다. 환자는 의식은 돌아왔으나 연하 곤란 증세가 있어 식사가 불가능 하여 Levin tube를 삽입하였으며 복부 팽만감을 호소하고 있고, 대변을 5일 동안 보지 못했다. 주치의 확인 후 아래와 같은 EMR order가 추가되었다.

- Glycerin enema 50ml
- Liquid diet 1,600kcal 300ml

order를 확인 후 알맞은 간호활동을 수행하시오.

EMR order 해설

1) Glycerin enema 50ml

글리세린 50ml를 사용하여 배출관장을 시행한다.

2) Liquid diet 1,600kcal 300ml

Levin tube를 통해 유동식 300mL(1,600kcal) 주입을 시행한다.

간호 수행

1) 글리세린 50ml을 사용하여 배출관장을 시행한다.

✓ <11장 배출관장> 수행절차 적용

2) 유동식 1,600kcal를 300ml 위관영양 시행한다.

✓ <8장 간헐적 위관영양> 수행절차 적용

간호기록 사례 22 | 배출관장

날짜	시간	간호기록	서명
00/00/0000	09:00	배변 5일간 못하였고 복부 팽만감 호소함. 글리세린 50ml로 관장 시행함.	
		배변 15분 후 봄(결과 : 묽은변 200g). 관장 후 복부 더부룩함이 있다고 말함.	○○○
		위관영양	
	10:00	liquid diet 300ml(1,600kcal) 위관영양 시행함. 주입 후 구토나 불편감 없음.	
		반좌위 취해줌.	○○○

사례 23

산과력은 0-0-2-0인 36세 여자 김○○가 Antenatal care for normal pregnancy, third trimester진단으로 입원하였다. 현재 산모는 계속적으로 진통과 잔뇨감을 호소하고 있으며 자궁내에 피가 고여있고 G-sac이 아주 작게 보이고 출혈로 인해 아스피린의 복용을 중단하였다. 혈압은 108/70mmHg, 체온은 36.2℃, 맥박 77회/분, 호흡 19회/분이다. 의사의 order는 다음과 같다.

prn) Glycerin enema 50ml

prn) CIC 시행해주세요.

간호활동을 수행하시오.

EMR order 해설

1) prn) Glycerin enema 50ml

   필요 시 글리세린 50ml로 관장을 한다.

2) prn) CIC 시행해주세요.

   필요 시 간헐적 도뇨법 혹은 단순도뇨(CIC : Clean Intermittent Catheterisation)를 시행한다.

간호 수행

1) 필요 시 글리세린 50ml로 배출관장을 한다.

   ✓ <11장 배출관장> 수행절차 적용

2) 필요 시 단순도뇨를 시행한다.

   ✓ <9장 단순도뇨> 수행절차 적용

임산부의 관장 및 도뇨

관장의 목적은 정상적인 배변 기능을 인위적으로 자극하여 배변을 유도하는 것으로 장을 비우는 목적으로 적용한다. 관장의 종류는 여러 가지가 있는데 이 가운데 글리세린 관장(Glycerin enema)은 대변과 장의 점막을 미끄럽게 해서 배변을 용이하게 하는 것이다. 보통 관장용액은 글리세린과 미지근한 물을 1 : 1로 혼합한 글리세린 용액을 준비한다. 관장용액의 적정온도를 맞추는 것이 중요한데 인체의 항상성(homeostasis)을 유지하여 연동운동을 자극하고 환자에게 편안함을 제공할 수 있다. 온도가 너무 높으면 대장 점막에 손상을 일으키고, 온도가 너무 낮으면 괄약근의 경련을 일으킨다. 임산부의 경우 40.5~43.0℃의 온도가 적당하다. 관장용액의 주입속도도 중요한데 이는 관장통의 높이, 튜브의 크기, 관장용액의 점도, 항문의 저항 정도에 의해 결정된다. 임산부의 경우 관장통의 높이는 철저한 배출관장을 해야 하므로 직장에서 30~40cm 정도의 높이가 적당하다. 임신 초기나 자궁 외 임신(응급수술 시) 때는 관장을 금기한다.

상기 김○○ 산모의 vital은 정상적이다. 혈압은 모체의 position과 시기별로 약간의 차이를 보이며, 임신 중반기까지 다소 감소하였다가 이후에는 다시 증가하는 양상을 보이지만 김○○ 산모의 혈압은 안정적이다. 분만 1기에 산모의 상태를 매 30분마다 기록하고 출산이 임박해지기 전 배출관장을 하여 대변을 보게 한다. 분만 2기에는 양막이 파열되었을 때 감염이 되지 않도록 조심하며 체온과 양수의 색깔을 사정하며 pushing을 격려한다. 이것은 bearing down effort로 호흡법을 교육하고 상지를 굴곡시켜 복부의 전벽을 수축시켜 자궁과 복부에 힘이 가도록 한다. 산모의 복부로 인하여 잔뇨감이나 self voiding이 이루어지지 않을 경우 단순도뇨를 시행하고 dilatation이 10cm가 되면 fetal monitoring을 중지하고 분만실로 옮긴다. 단순도뇨는 최대한 무균상태로 진행해야 한다.

간호기록 사례 23 | 배출관장

날짜	시간	간호기록	서명
00/00/0000	09:00	관장목적을 설명하고 시행함을 설명함. 글리세린 50ml로 관장 시행함.	
		배변 15분 후 봄(결과 : 묽은변 100g). 관장 후 상태변화 없음.	○○○
		단순도뇨	
	10:00	잔뇨감 호소하여 단순도뇨 시행함.	
		nelaton catheter 8fr. 사용함(결과 : 200cc 맑은뇨).	
		복부 불편감 감소됨.	○○○

12

수술 전 간호

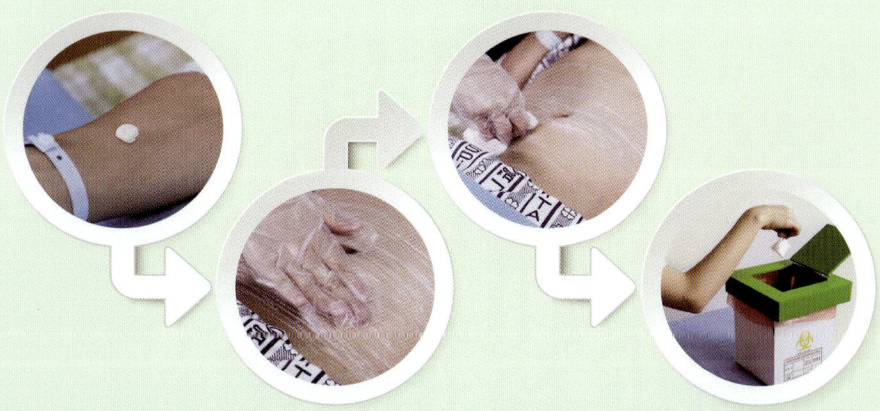

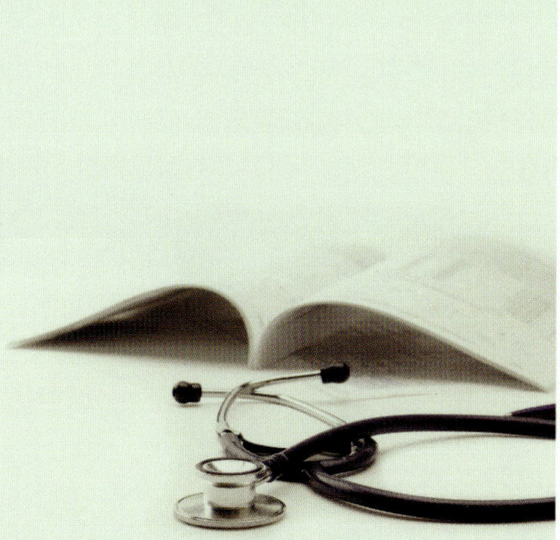

성취목표

필요장비 및 물품

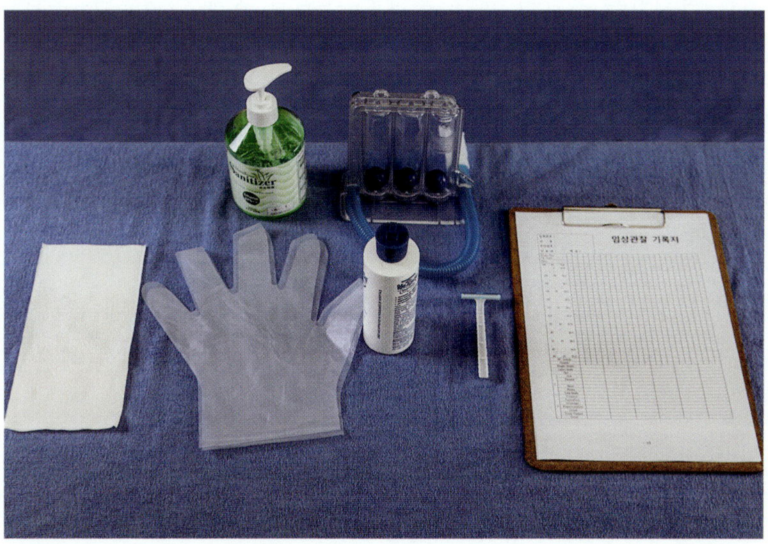

수행시간

- (　　　　　)분

1 목적

1) 수술 전 대상자의 정서 및 신체 상태에 대한 기초 자료를 수집한다.
2) 대상자의 수술에 대한 이해 정도와 수술 후 기대 수준을 확인한다.
3) 수술 및 마취와 관련된 합병증을 예방한다.

2 관련 선행지식

1) 수술 후 합병증 및 간호 관리

(1) 호흡기계

- 합병증 : 무기폐, 폐렴, 폐색전증
- 기도 개방성을 확인하고 호흡의 깊이, 호흡수, 호흡음 등을 사정한다. 호흡음을 사정할 때는 좌우 모두 확인하고 임상검사 결과와 함께 비교해본다.
- 심호흡과 기침은 환자의 폐포 허탈을 방지하고 분비물이 큰 기도로 이동하게 하여 객담 배출을 쉽게 한다. 환자에게 심호흡을 하도록 하고 심호흡 호기 후 기침을 하도록 한다.
- 흉곽 팽창을 증진시키고 양쪽 폐의 관류를 증가시키기 위해 환자의 체위는 매 2시간마다 변경해야 한다.
- 가습기를 틀거나 경구 수분 섭취를 권장하여 객담을 묽게 하여 배출을 쉽게 하도록 한다.
- 조기 이상(early ambulation)은 모든 신체 기능을 향상시킨다. 가능한 빠른 시기에 움직일 수 있도록 한다.

(2) 심혈관계

- 합병증 : 쇼크, 정맥혈전증, 부정맥, 저혈압
- 심부정맥혈전증(deep venous thrombosis; DVT)은 노인이나 비만, 부동 환자에게서 흔히 나타난다. 하지에 심부정맥혈전증이 나타날 경우 환측 다리가 부어 있으며 따뜻하고 붉어지고 족배굴곡 시 종아리에 통증을 호소한다(Homan's sign 양성). 주로 수술 후 7～14일 사이에 발생한다.
- 정확한 섭취량과 배설량을 기록하여 체액 균형 정도를 확인한다. 특히 정맥 수액 주입량을 확인한다. 소변량을 확인하고 30ml/hr 이하인 경우 즉시 보고한다.
- 깨어 있는 동안은 수술 전에 미리 교육 받은 하지 운동을 자주 시행하도록 한다. 이러한 운동과 이상(ambulation)은 정맥 귀환을 돕는다.
- 수술 후 처음으로 침대 밖으로 거동하는 환자를 보조할 때는 체위성 저혈압이 발생하지 않도록 점진적으로 시행한다.
- 환자와 간호사는 점진적인 활동에 대해 일정을 계획한다.

(3) 비뇨기계

- 합병증 : 급성 요정체, 요로 감염, 급성 세뇨관 괴사, 혈뇨
- 요정체는 전신 마취나 척추 마취 후 흔히 일어날 수 있다. 마취는 배뇨와 관련된 신경을 억압하면

서 방광을 팽만시키고 요의를 억제한다.

- 섭취량과 배설량을 측정한다. 소변량이 수술 후 첫 24시간 동안에는 수분 섭취에도 불구하고 800 ~1,500ml/day로 적을 수 있다. 지속적으로 소변량이 줄어드는 경우에는 보고하도록 한다.
- 간호사는 배뇨곤란 환자가 정상 체위로 편안한 환경에서 배뇨를 하도록 한다. 요의는 있으나 소변 보기 힘들어 하는 경우 환자에게 확신을 주고 수돗물 틀기, 수분 섭취, 회음부에 따뜻한 물 부어 주기 등의 방법을 우선 적용한다.
- 배뇨량을 확인하고 아랫배 팽만 정도를 확인한 후 잔뇨량을 측정한다.
- 소변의 양 뿐 아니라 소변의 색깔이나 양상을 확인한다. 비뇨기계 수술 후 혈뇨가 나타날 수 있으나 이는 일시적이고 점차 정상적인 양상으로 변한다.

(4) 위장관계

- 합병증 : 오심과 구토, 변비, 복부 팽만, 마비성 장폐색
- 복부 팽만은 수술 전·후에 제한된 식이 섭취로 연동운동이 감소되거나, 복부 수술 중 장을 만지는 것으로 인해 연동운동이 감소하여 나타난다.
- 위장관 연동운동이 감소하면 장간벽이 팽창하고 변비나 마비성 장폐색(paralytic ileus)이나 장폐쇄(intestinal obstruction)가 나타난다.
- 경구로 섭취한 음식은 소화액 분비를 자극하고 소화기능과 장 연동운동을 증진시킨다.
- 수술 후 조기 이상과 운동은 복부 팽만을 완화시키는데 효과적이다.
- 변비가 있을 때는 고섬유식이를 권장하고 필요시 완화제를 투여할 수 있다.
- 장폐쇄가 완화되지 않을 때는 비위관이나 비장관을 삽입하여 감압하도록 한다.

(5) 상처 치유 지연

- 감염
  - 수술 후 보통 3~5일까지 나타나지 않다가 발적, 부종, 압통 증가와 같은 국소적 증상부터 시작하여 발열, 빈맥, 백혈구 증가증과 같은 전신 증상이 나타난다.
  - 드레싱을 교환할 때는 철저한 무균술을 지키도록 하고, 상처부위를 관찰하여 감염의 징후를 확인한다.
  - 처방된 항생제를 정확하게 투약하도록 한다.
- 상처 개열과 내장 탈출
  - 부적절한 봉합 방법, 감염, 과도한 팽만이나 심한 기침 등이 원인이 되어 발생한다.
  - 환자의 나이가 많거나 빈혈, 불량한 영양상태, 비만, 악성 종양, 황달, 당뇨, 스테로이드 사용 등에 따라 발생할 확률이 높아진다.
  - 상처가 파열된 경우 환자는 상체를 높이고 가만히 누워 있도록 한다. 신속히 생리식염수로 적신 멸균 드레싱으로 덮은 후 의사에게 보고한다.
  - 내장 탈출이 있을 경우는 외과적 응급 상황으로 활력징후를 측정하여 쇼크의 징후가 있는지 확인한다. 도출된 장을 억지로 밀어 넣지 않고 신속히 생리식염수로 적신 멸균 드레싱으로 덮는다.

- 혈종
  - 피부 아래에서 잠행성 출혈이 발생할 수 있다. 이러한 출혈은 저절로 멈추기는 하지만 일부는 혈괴를 형성하기도 한다.
  - 혈종이 작을 경우 저절로 흡수되므로 특별히 치료를 할 필요가 없으나 봉합선 아래의 혈종은 상처를 벌어지게 하므로 치유가 지연될 수 있다. 이때는 혈괴를 제거하고 상처부위를 패킹한다.

2) 수술 후 폐합병증 예방을 위한 폐 운동법

(1) 횡격막 운동

- 흡기동안 상복부를 확장시키는 운동이다.
- 대상자에게 복부를 올리면서 코와 입으로 심호흡을 하게 한다. 3~5초 동안 호흡을 멈춘다.
- 대상자에게 복부근육을 수축시킴으로써 모든 공기를 짜 낼 수 있도록 코와 입으로 숨을 내뱉도록 한다.
- 과호흡을 예방하기 위해서 5회 시행 후 짧게 휴식한다.
- 수술 직후 매 시간 5~10회 반복하여 실시함을 알려준다.

(2) 몸통과 다리 회전운동

- 혈전 형성과 수술 후 가스 또는 가스 통증을 유발하는 순환정체를 예방하는 것을 돕는다.
- 대상자에게 다리를 굽힌 채로 한쪽 방향으로 몸을 돌리라고 한다. 이때 움직임을 용이하게 하기 위해서 침대난간을 이용한다.
- 앙와위에서 발목 움직이기, 둔근 조이기, 편 다리 올리기를 시행한다.

3) 수술 종류에 따른 피부준비 부위 및 피부준비 방법

(1) 피부준비 부위(수술 종류에 따른 소독 부위)

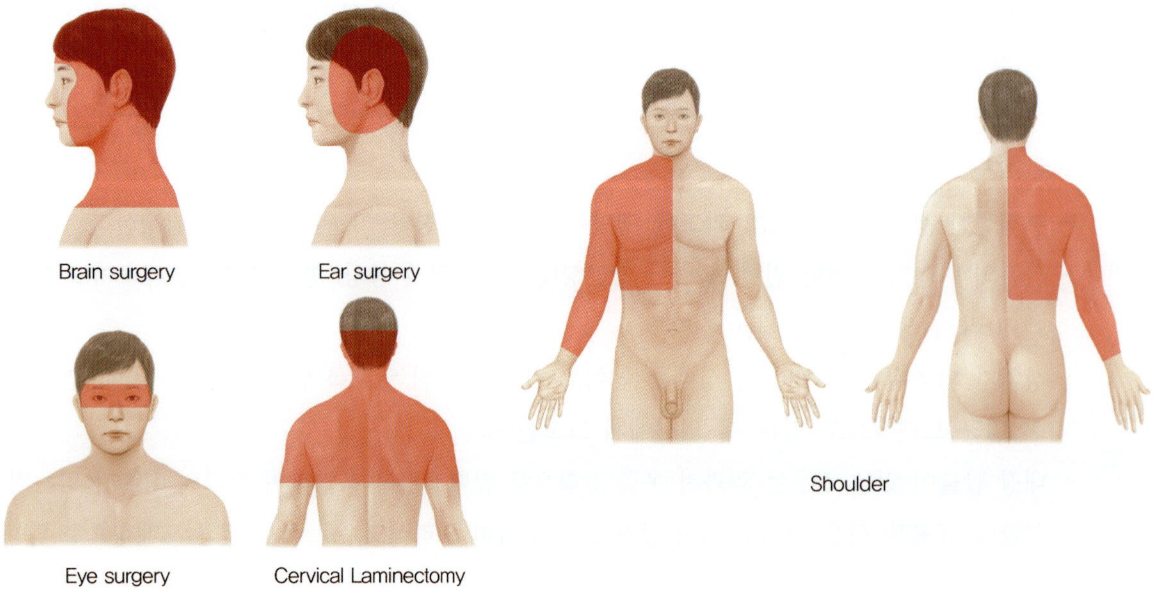

(2) 피부준비 방법

- 피부준비 범위는 제안되는 절개 부위보다 넓게 준비한다.
- 항균제로 부드럽게 문지른다.
- 요오드 알레르기 가능성을 알려준다.
- 염화 벤조알코늄(Zephiran) 용액이 처방되면 사용 전에 피부에 비누칠을 하지 않는다. 비누는 침전물을 만들면서 벤조알코늄의 효과를 감소시킨다.
- 털은 수술에 방해가 되지 않을 경우에는 제거하지 않는다.
- 칼로 새긴 자국, 상처, 염증 등의 잠재적 감염 부위를 기록한다.
- 제모제는 면도날을 이용한 제모보다 선호된다.

4) 수술 전 간호 중재

(1) 수술 전 환자 교육

- 일반적인 수술 정보
  - 수술 전 준비 내용, 수술에 대한 내용 및 수술 후 해야 할 심호흡, 기침, 운동에 대해 교육한다.
  - 수술 전 피부 준비, 관장, 금식과 더불어 수술 후 삽입된 배액관이나 튜브, 정맥 주입 또는 특정 장비의 작용법이나 관리법에 대해 교육한다.
- 호흡기계 합병증 예방 교육
  - 수술 후 부동자세, 진정제 투여, 통증, 마취 등으로 폐환기가 감소되어 폐포가 허탈되는 무기폐(atelectasis)가 생길 수 있으며, 분비물이 축적되어 기관지염이나 폐렴이 발생할 수 있다.
  - 수술 전에 수술 후 발생할 수 있는 합병증을 설명하고 심호흡과 호흡 운동을 연습하도록 하면 수술 후 쉽게 이행할 수 있다.
- 능동적 운동
  - 수술 후 자주 체위 변경을 하는 이유를 설명하고 통증이나 불편감 없이 정맥 주입관이나 배액관을 흩트리지 않고 돌아눕는 것을 교육한다. 체위 변경은 가능한 2시간 마다 시행하도록 한다.
  - 사지 운동이 금지되는 수술을 제외하고는 하지 운동을 권장한다.
  - 하지의 정맥 귀환을 증진시키기 위해 항혈전 스타킹을 신게 하거나 탄력 붕대를 감기도 한다.
  - 침상에 오래 누워 있어야 하는 경우는 관절구축과 근육 경축을 막기 위해 하루 3~4회씩 관절가동범위 운동(range of motion; ROM)을 하도록 한다.

(2) 위장관계 준비

- 금식
  - 위장 문제를 예방하고 완화하기 위해 수술 전 6~8시간 금식 상태(nothing per oral; NPO)를 유지한다.
  - 수분과 음식을 제한하는 것은 흡인의 위험성을 최소화하고 수술 후 오심과 구토의 위험을 감소시킨다.

- 장 준비
  - 관장(enema)은 복부나 골반 부위 수술일 때 주로 처방되며, 대변 완화제나 장 청결제는 수술 전 저녁에 처방하고 수술 당일 아침 다시 한 번 더 시행한다.
  - 장 수술일 경우 장내 세균의 수를 최소화하여 절개 부위의 오염을 예방하기 위해 관장을 하거나 수술 24시간 전에 항생제를 구강으로 투여한다.

(3) 피부 준비

- 피부 준비의 목적은 피부의 손상없이 세균을 감소시키는 것이다.
- 응급 수술이 아니라면 환자의 피부 유기체의 수를 줄이기 위해 수술 전 며칠 동안 살균제가 함유된 비누를 사용하여 피부를 청결히 할 수 있다.

(4) 수술 직전 준비

- 일반적 준비
  - 수술 및 수혈동의서 작성
  - 폐합병증 예방을 위한 폐운동법 교육(incentive spirometer 사용방법 교육포함)
  - 수술부위 피부준비
  - 주의 사항 설명
    - ◦ 금식(수술 전 6~8시간 금식)
    - ◦ 관장(대장 수술의 경우 장이 완전히 비워지도록 3일간 관장시행)
    - ◦ 의치나 보철기, 보청기, 악세서리, 속옷, 안경, 콘텍트렌즈, 화장제거
  - 배뇨 : 수술 전 자연배뇨 하거나 필요 시 유치도뇨
  - 수술 전 투약 : 수술하기 30분전에 투여
  - 수술 최종 준비 과정과 수술 투약 시에는 반드시 환자의 신원을 확인하고 개방형으로 환자의 이름을 물어본다.
  - 수술 직전 환자에게 소변을 보도록 하여 방광 팽만을 완화시키고 수술 시 수술 부위 오염을 막도록 한다.
- 수술 전 투약
  - 수술 전 투약의 목적은 주로 불안을 조절하고 안위를 증진시키며, 구강이나 호흡기계 분비물을 감소시키고 미주 신경 작용을 방해하여 위액 분비량을 감소시켜 수술 후 오심, 구토를 예방하기 위함이다.
  - 약물의 효과를 최대화하기 위해 정확한 시간에 투약하도록 한다.
- 수술실로 이동
  - 대상자를 수술실로 이송할 때는 환자 이송용 침대(stretcher car)를 이용한다. 침대의 난간을 올리고 다리 방향으로 이송하면서 환자의 상태를 관찰한다.
  - 환자가 수술하는 동안 가족이 기다릴 수 있는 곳을 안내해주어야 한다.

memo

3 간호수행 절차와 이론적 근거 및 구두 설명

1) 수술 전 간호

수행절차	이론적 근거
1. 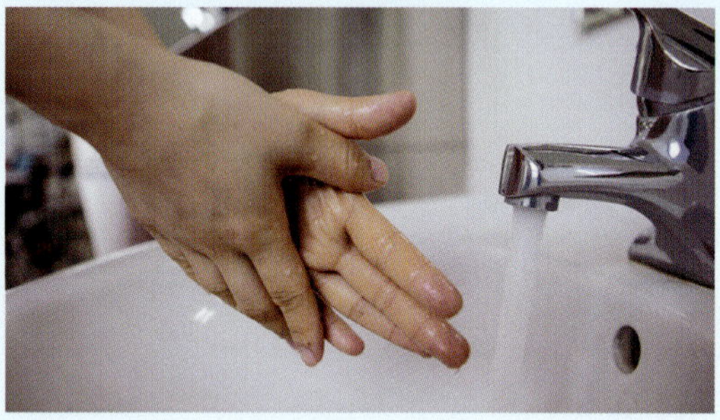	1. 세균의 전파를 막아 감염의 기회를 줄인다.
2. 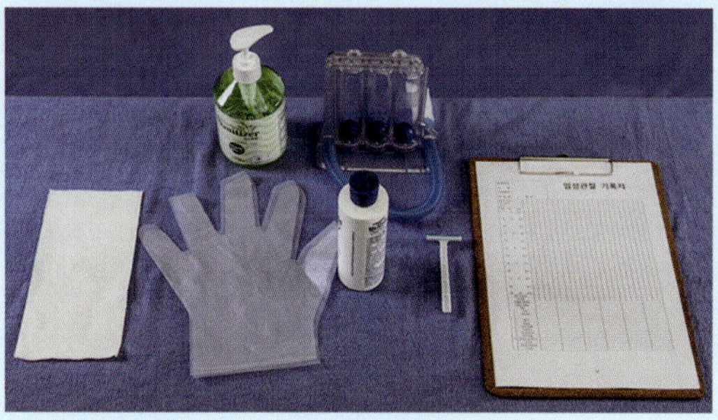	2.
3. 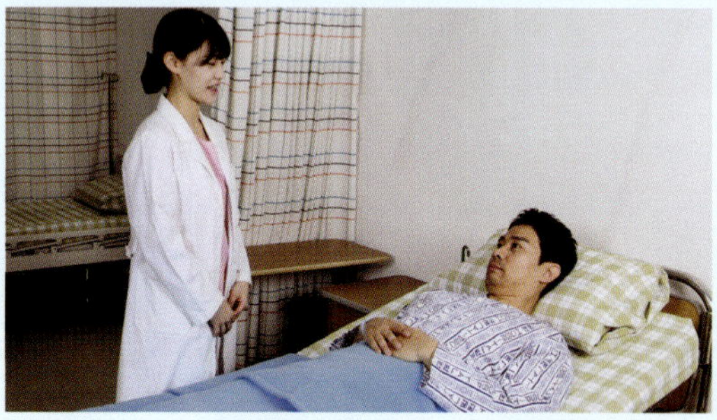	3. 처치에 대한 불안을 감소시키고 절차에 대해 협조를 구한다.
4.* 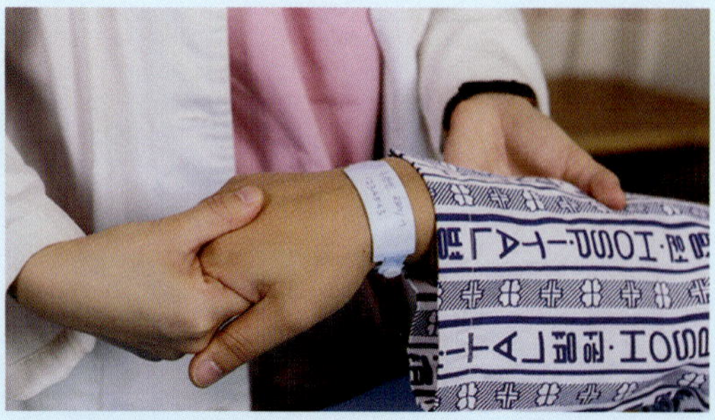	4. 안전한 간호를 수행하기 위한 대상자 확인 절차이다.

<table>
<tr><th rowspan="2">구두 설명</th><th colspan="3">자가평가</th><th rowspan="2">교수평가</th></tr>
<tr><th>수행가능여부</th><th>이론적 근거제시 가능여부</th><th>연습필요</th></tr>
<tr><td>1.</td><td></td><td></td><td></td><td></td></tr>
<tr><td>2.</td><td></td><td></td><td></td><td></td></tr>
<tr><td>3. “안녕하세요, 학생간호사 ○○○입니다.”</td><td></td><td></td><td></td><td></td></tr>
<tr><td>4. “환자분 성함이 어떻게 되시나요? 등록번호는 어떻게 되시나요?”</td><td></td><td></td><td></td><td></td></tr>
</table>

수행절차	이론적 근거
5.* 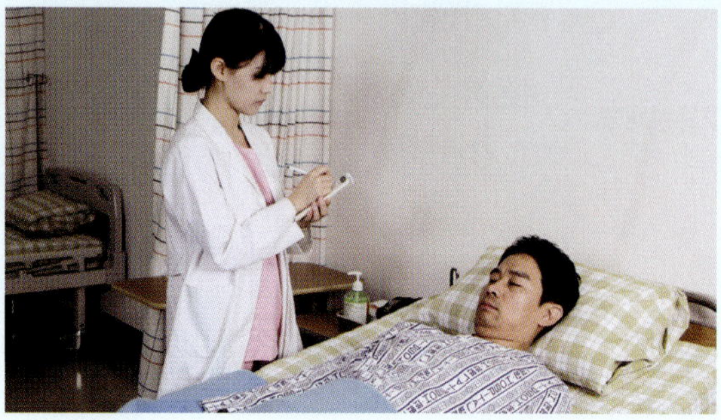	5. 수술에 대한 정보가 많고 이해도가 높을 경우 합병증이 감소할 수 있다.
6. 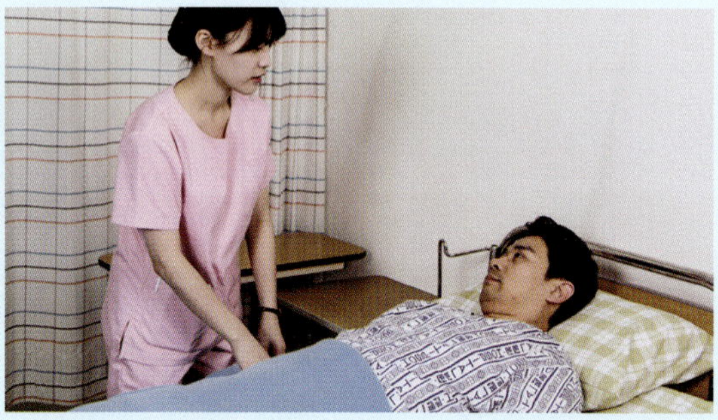	6. 불안을 감소시킨다.
7. 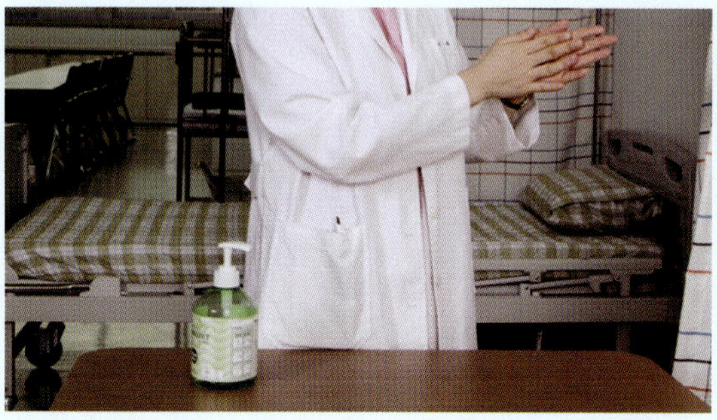	7. 세균의 선파를 막아 감염의 기회를 줄인다.

<table>
<tr><th rowspan="2">구두 설명</th><th colspan="3">자가평가</th><th rowspan="2">교수평가</th></tr>
<tr><th>수행가능여부</th><th>이론적 근거제시 가능여부</th><th>연습필요</th></tr>
<tr><td>5. “환자분께서는 내일 수술을 하실 예정입니다. 수술 전에 수술동의서를 작성하셔야 합니다. 수술동의서에는 수술 절차 및 수술의 효과, 수술의 부작용 등에 대한 내용을 설명드리고, 환자분이나 보호자께서 수술을 시행하겠다고 동의하시는 절차입니다. 전반적으로 수술에 대해서 이해하셨나요?”</td><td></td><td></td><td></td><td></td></tr>
<tr><td>6. “수술 때문에 불안하신가요?”</td><td></td><td></td><td></td><td></td></tr>
<tr><td>7.</td><td></td><td></td><td></td><td></td></tr>
</table>

2) Incentive spirometer 사용방법 교육

수행절차	이론적 근거
8. 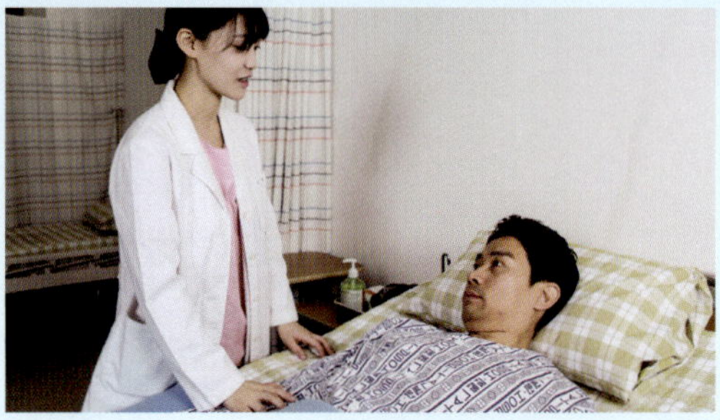	8. 수술과 관련된 정보가 많고 이해도가 높을 경우 합병증이 감소할 수 있다.
9. 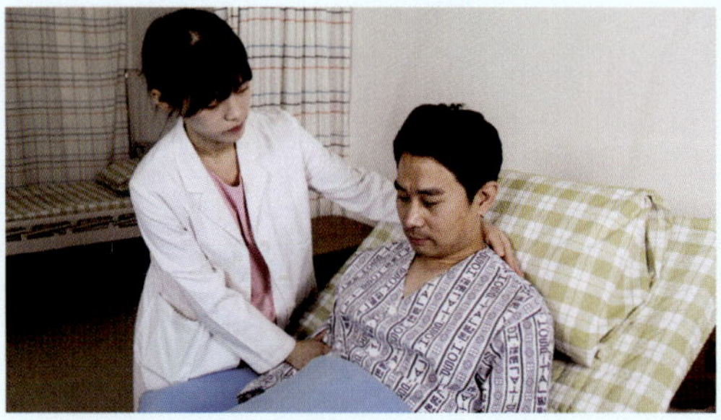	9.
10. 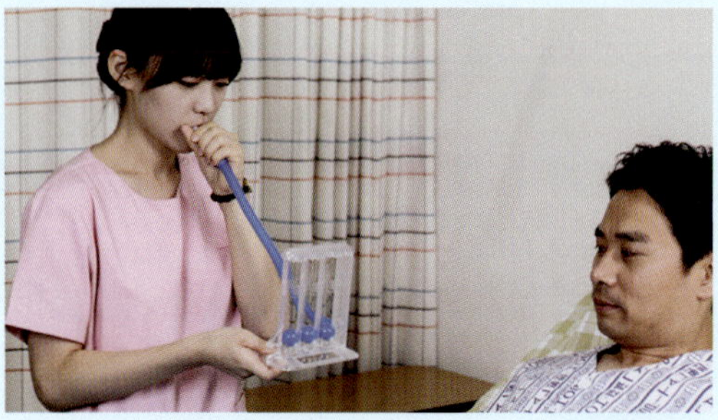	10.
11. 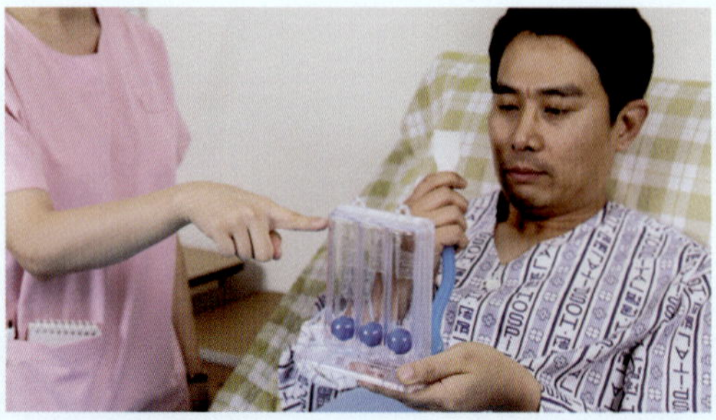	11. 2) 횡격막을 아래로 내려 폐 확장을 최대한 유도한다.

구두 설명	자가평가			교수평가
	수행가능여부	이론적 근거제시 가능여부	연습필요	
8. “전신마취를 실시하여 수술을 하면 수술 후에 숨을 쉬기가 어렵습니다. 숨을 쉬면 통증이 있는데, 아프다고 하여 심호흡을 하지 않으시면 무기폐 등이 발생할 수 있습니다. 따라서 심호흡과 기침, incentive spirometer라고 하는 기구를 사용하여 수술 전에 연습을 해야 합니다. 지금부터 저를 따라서 심호흡 연습을 해보도록 하겠습니다.”				
9. “먼저 침대에 등을 기대거나 앉아주세요.”				
10. “현재 평상시에 환자분께서 최대로 들이마실 수 있는 흡식량은 여기까지입니다.”				
11.				

수행절차	이론적 근거
12. 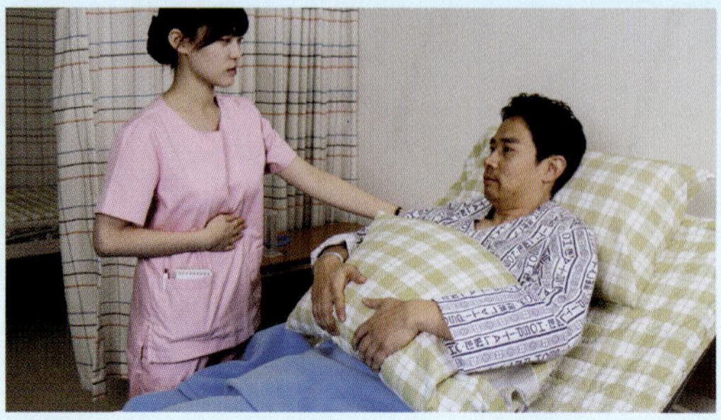	12.
13.* 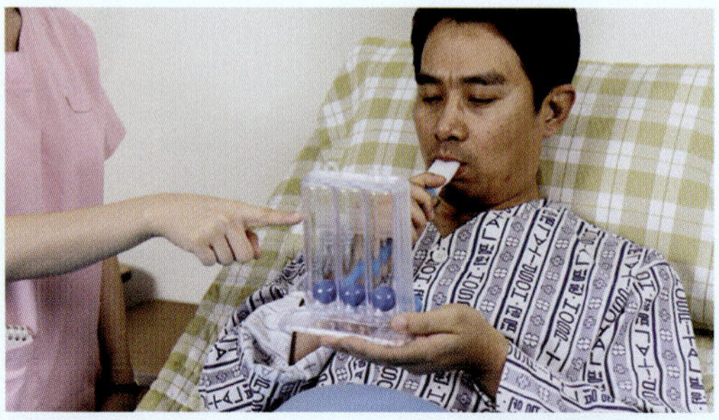 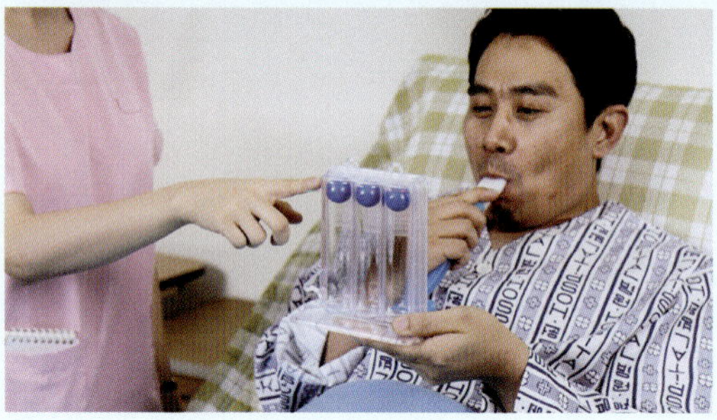	13. 폐를 부풀게 하고 점액분비물을 제거한다. 숨을 들이마신 후 멈추는 것은 폐 확장을 최대로 하여 폐포의 허탈을 방지하기 위함이다.
14. 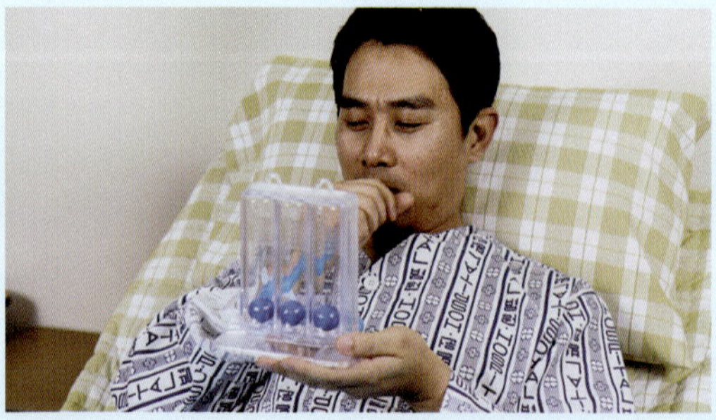	14.

구두 설명	자가평가			교수평가
	수행가능여부	이론적 근거제시 가능여부	연습필요	
12. “베개 등을 이용해서 수술한 복부를 이렇게 지지하시면 됩니다.”				
13. “그럼 한번 incentive spirometer를 환자분께서 직접 사용해보도록 하겠습니다. 최대한 숨을 내쉬고 호스를 입에 무세요. 그리고 최대한 깊게 숨을 들이마시세요. 그 상태로 3~5초 참고 계세요.”				
14. “Incentive spirometer는 수술 후에 지속적으로 사용해야만 합니다. 1번 사용하시고 15~20초 가량 쉬세요. 최소한 5~10회 반복하시고, 1시간에 10분씩 사용하세요.”				

수행절차	이론적 근거
15. 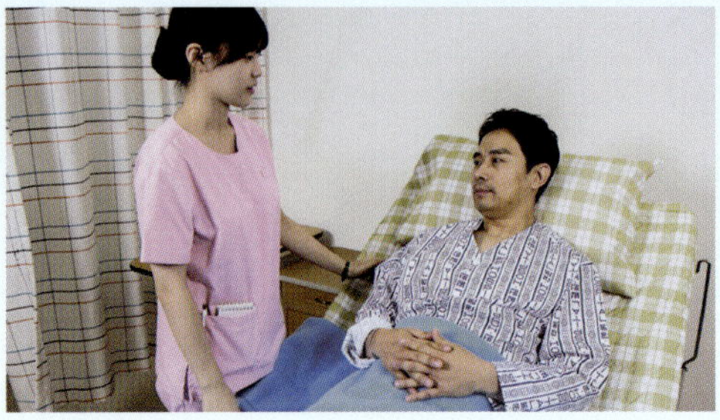	15.

3) 수술부위 피부준비(제모제를 사용하는 경우)

수행절차	이론적 근거
16. 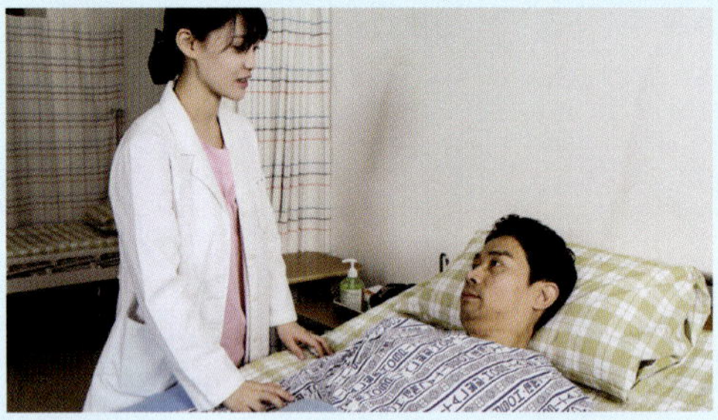	16. 충분한 설명은 대상자의 불안을 완화시킬 수 있으며, 처치 시 협조를 이끌어낼 수 있다.
17. 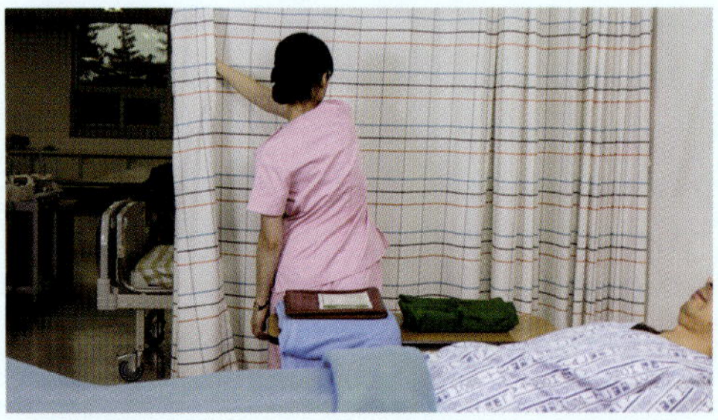	17. 대상자의 프라이버시를 유지한다.
18. 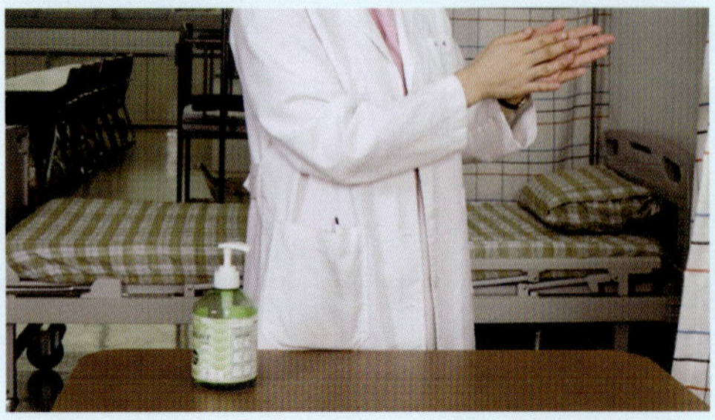	18. 세균의 전파를 막아 감염의 기회를 줄인다.

구두 설명	자가평가			교수평가
	수행가능여부	이론적 근거제시 가능여부	연습필요	
15. "Incentive spirometer를 정해진 방법으로 잘 수행하시면 수술 후 숨쉬기 힘든 것은 자연스럽게 사라집니다."				

구두 설명	자가평가			교수평가
	수행가능여부	이론적 근거제시 가능여부	연습필요	
16. "환자분께서는 내일 수술을 하실 예정입니다. 수술 전에 수술 부위의 털을 제거하도록 하겠습니다. 그 이유는 피부를 깨끗하게 하여 수술 시 감염을 예방하기 위함입니다."				
17. "다른 사람들이 볼 수 없게 커튼을 치도록 하겠습니다."				
18.				

수행절차	이론적 근거
19. 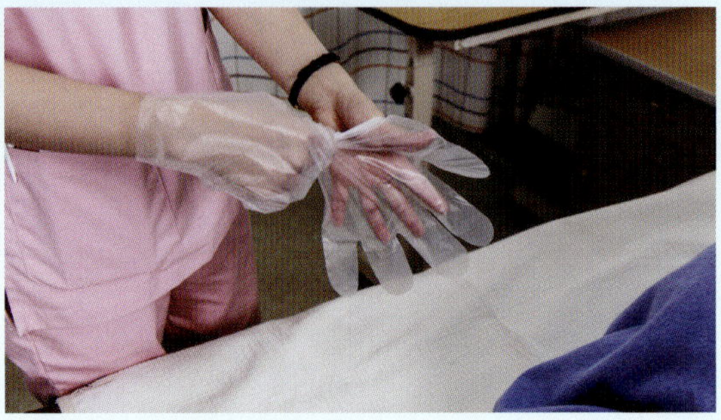	19.
20. 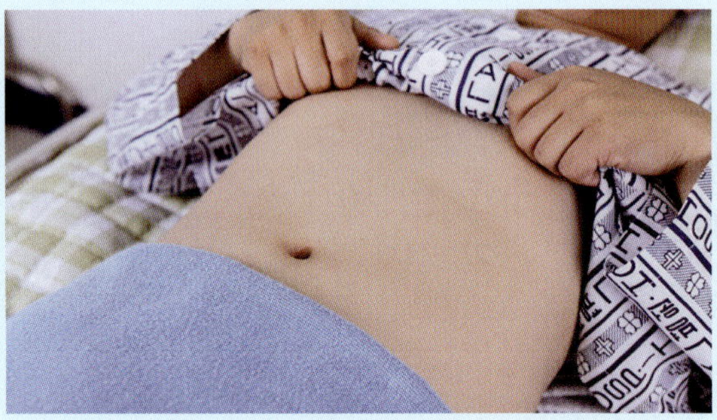	20.
21. 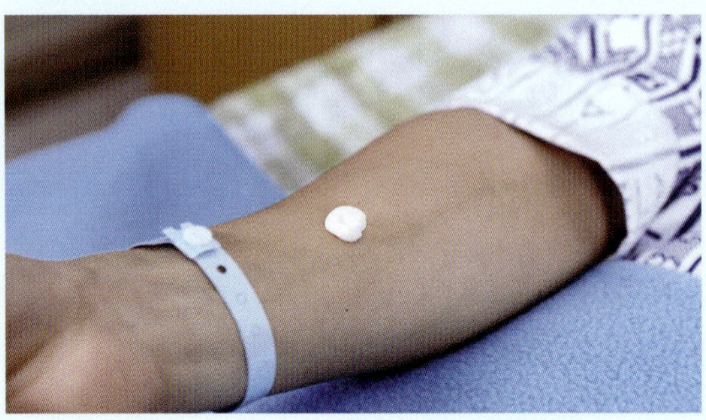	21. 대상자를 알레르기 유발물질로부터 보호할 수 있다.
22.* 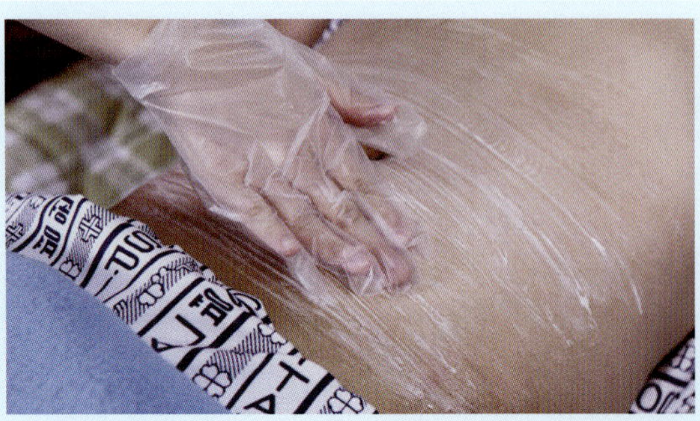	22. 제모제 사용시간은 제품에 따라 다르므로 확인하여 시행한다.

구두 설명	자가평가			교수평가
	수행가능여부	이론적 근거제시 가능여부	연습필요	
19.				
20. "제모를 위하여 수술 부위를 노출시키도록 하겠습니다."				
21. "제모제를 이용해서 털을 제거할 것입니다. 제모제가 환자의 피부에 맞는지 먼저 피부 반응 검사를 하도록 하겠습니다. 2~3분 정도 기다리세요."				
22. "특이 문제가 발견되지 않았습니다. 그럼 제모제를 수술할 부위 전체에 바르도록 하겠습니다. 약간 차가울 수 있습니다."				

수행절차	이론적 근거
23.* 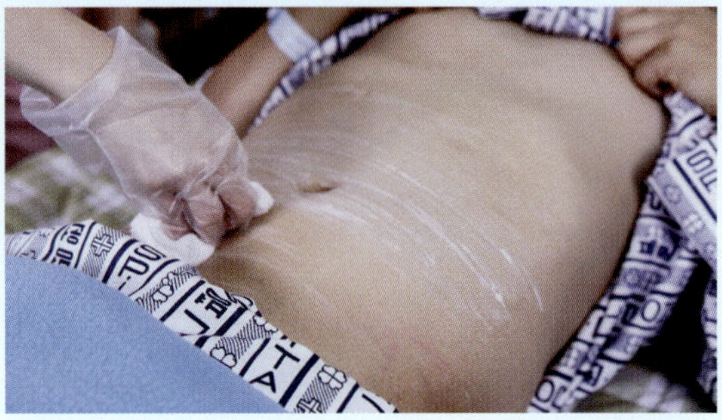	23.
24.* 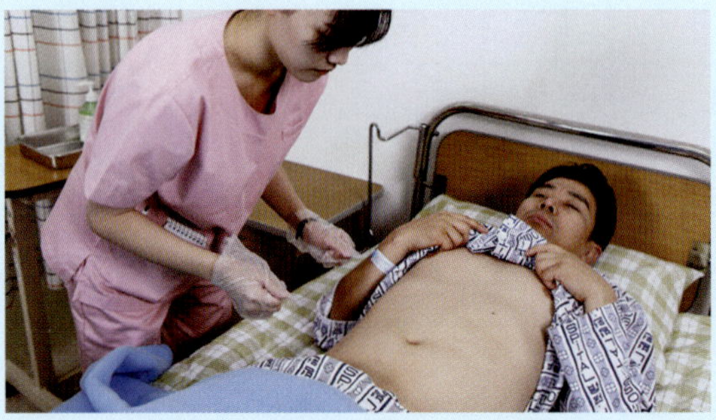	24.
25. 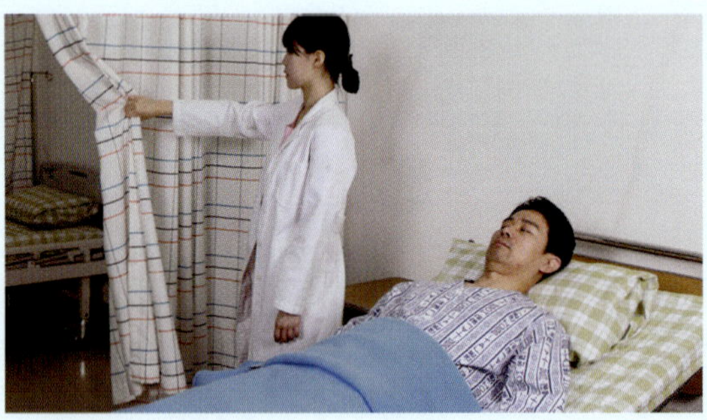	25.
26. 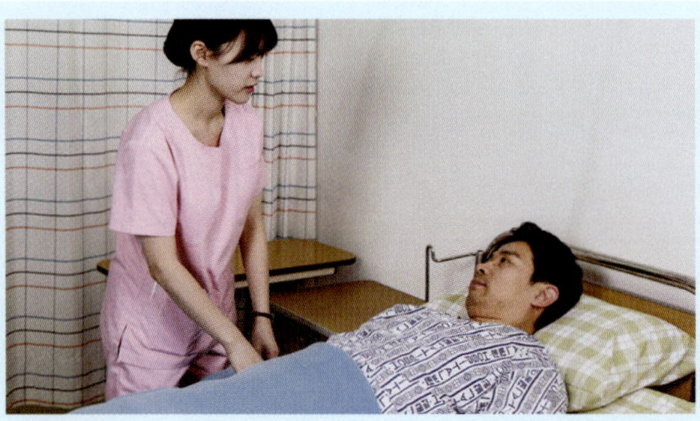	26.

구두 설명	자가평가			교수평가
	수행가능여부	이론적 근거제시 가능여부	연습필요	
23.				
24.				
25. "수고하셨습니다. 옷을 바로 입으세요."				
26. "제공하는 비누를 사용해서 샤워를 하세요."				

4) 주의사항 설명

수행절차	이론적 근거
27.* 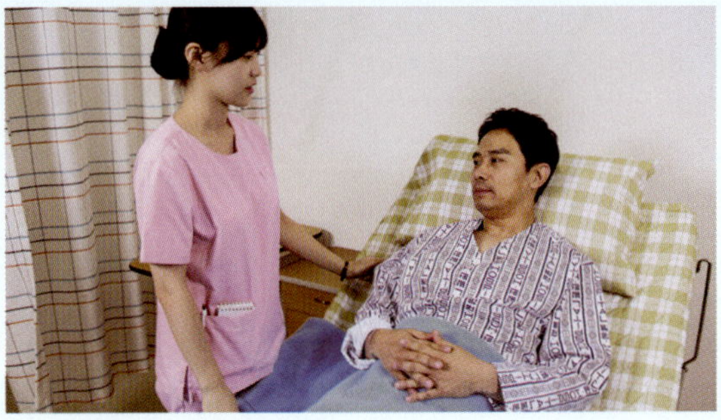	27.
28.* 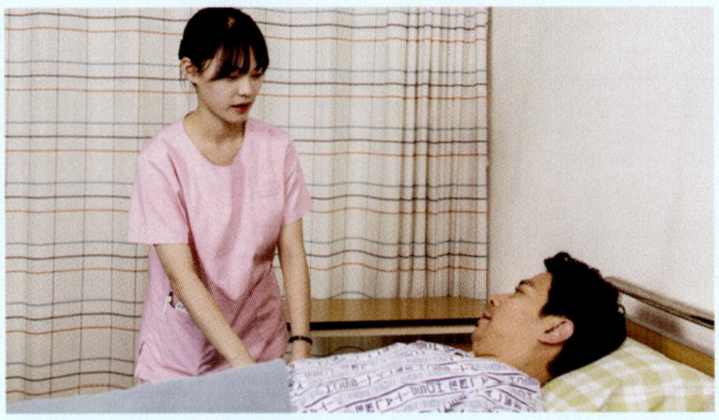	28.
29. 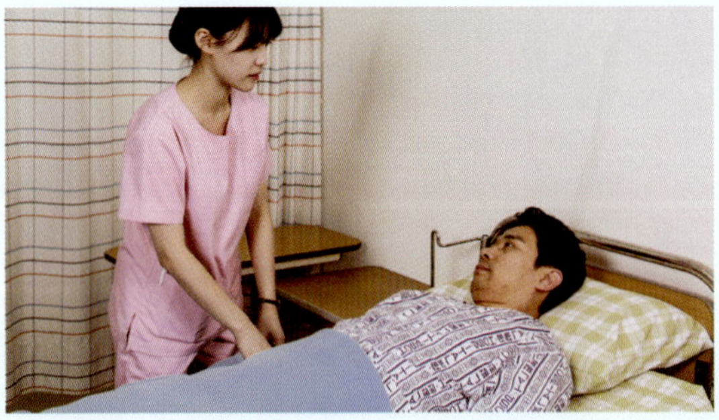	29.

구두 설명	자가평가			교수평가
	수행가능여부	이론적 근거제시 가능여부	연습필요	
27. "내일 오전에 수술을 하시기 때문에 오늘 밤 10 시부터는 물을 포함하여 아무것도 먹으면 안 됩니다."				
28. "의치나, 보철기, 보청기, 악세사리, 속옷, 안경, 콘택트렌즈 및 화장 등은 모두 제거하셔야 합니다."				
29. "혹시 귀중품이 있으시면 보관함에 넣고 잠그거나 보호자 분들이 보관하도록 해주세요."				

수행절차	이론적 근거
30. 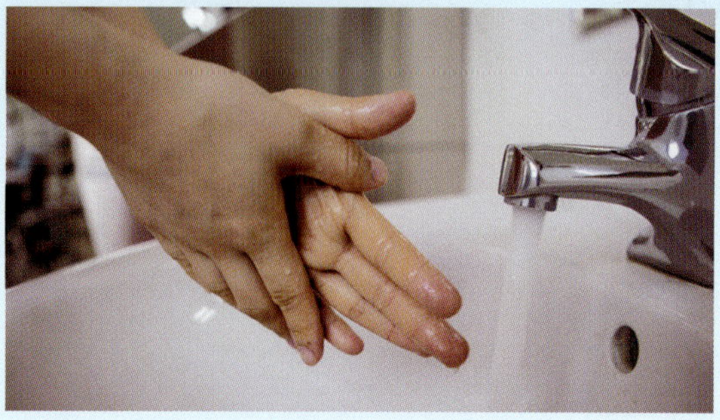	30.
31. 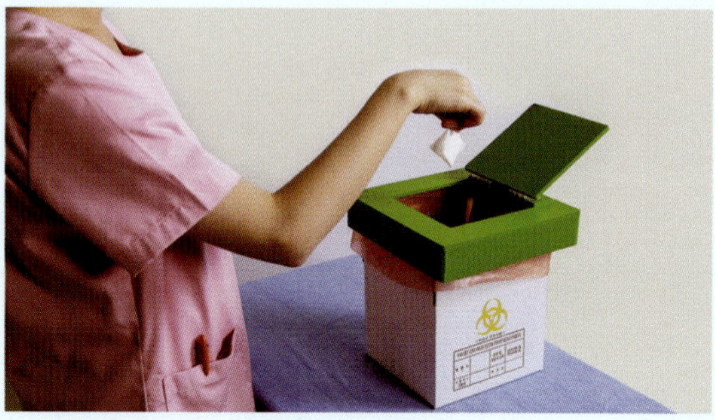	31.
32. 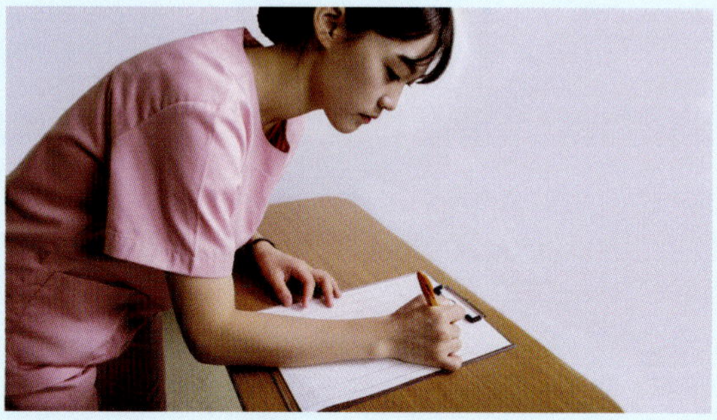	32.

구두 설명	자가평가			교수평가
	수행가능여부	이론적 근거제시 가능여부	연습필요	
30.				
31.				
32.				

5) 수술부위 피부준비(면도기를 사용하는 경우)

수행절차	이론적 근거
1. 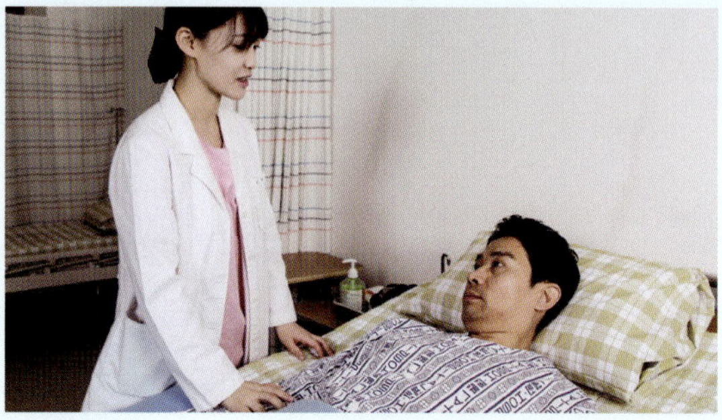	1. 충분한 설명은 대상자의 불안을 완화시킬 수 있으며, 처치 시 협조를 이끌어낼 수 있다.
2. 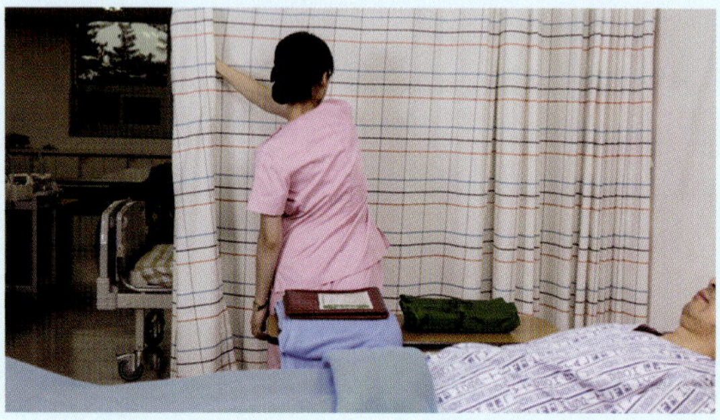	2. 대상자의 프라이버시를 유지한다.
3. 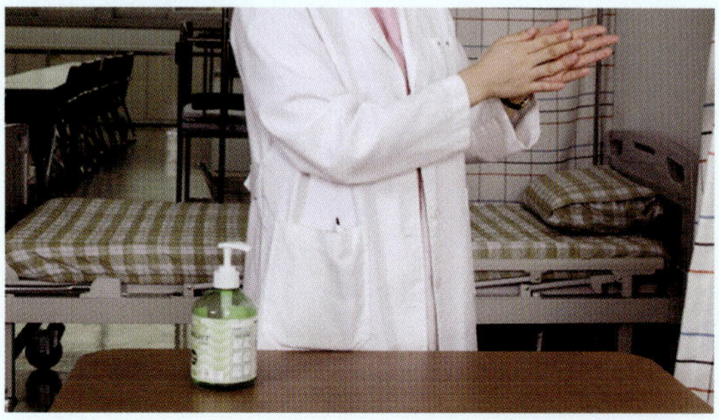	3. 세균의 전파를 막아 감염의 기회를 줄인다.
4. 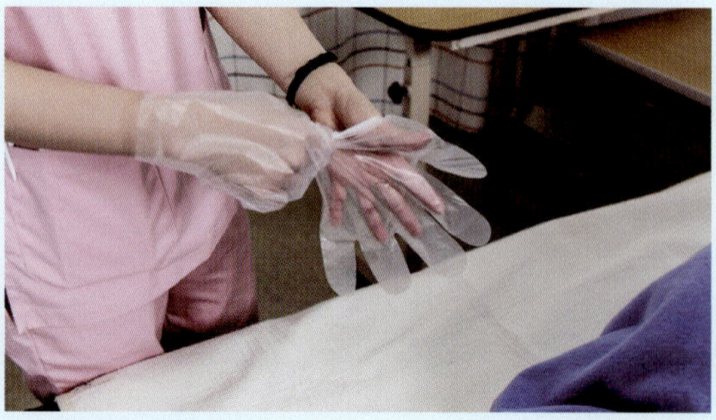	4.

구두 설명	자가평가			교수평가
	수행가능여부	이론적 근거제시 가능여부	연습필요	
1. "환자분께서는 내일 수술을 하실 예정입니다. 수술 전에 수술 부위의 털을 제거하도록 하겠습니다. 그 이유는 피부를 깨끗하게 하여 수술 시 감염을 예방하기 위함입니다."				
2. "다른 사람들이 볼 수 없게 커튼을 치도록 하겠습니다."				
3.				
4.				

수행절차	이론적 근거
5. 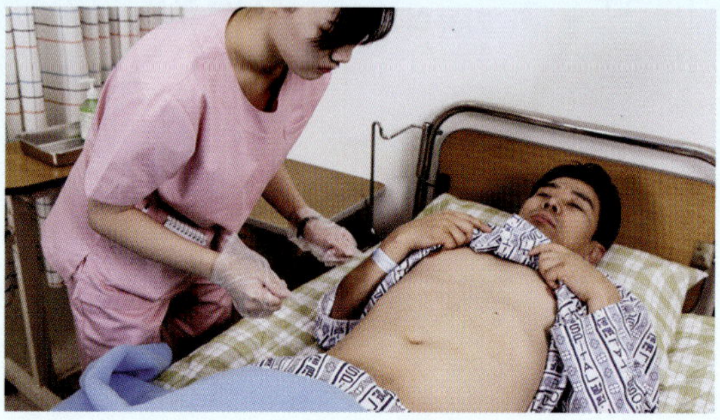	5.
6. 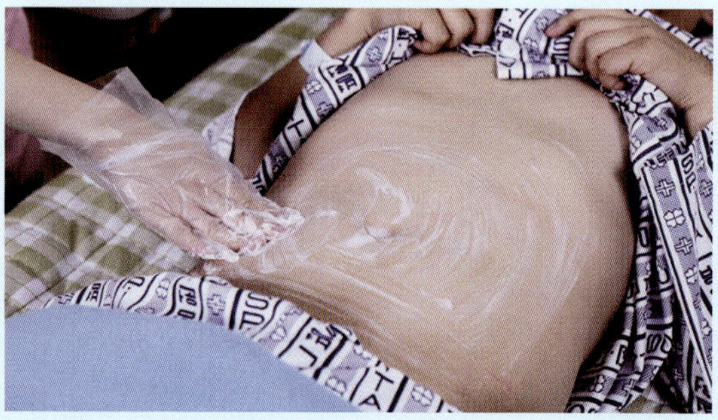	6. 세균의 전파를 막아 감염의 기회를 줄인다.
7.* 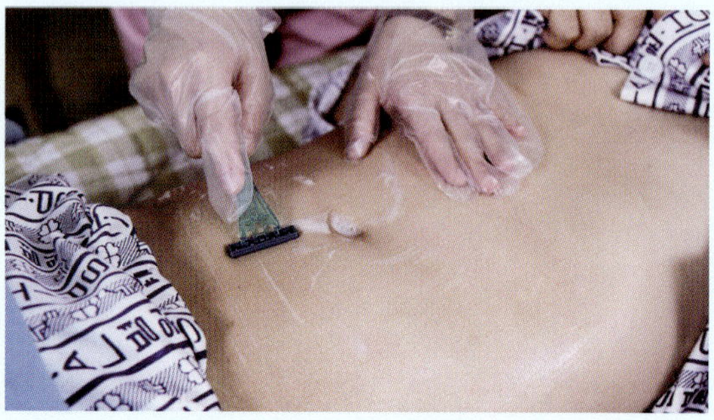	7.
8.* 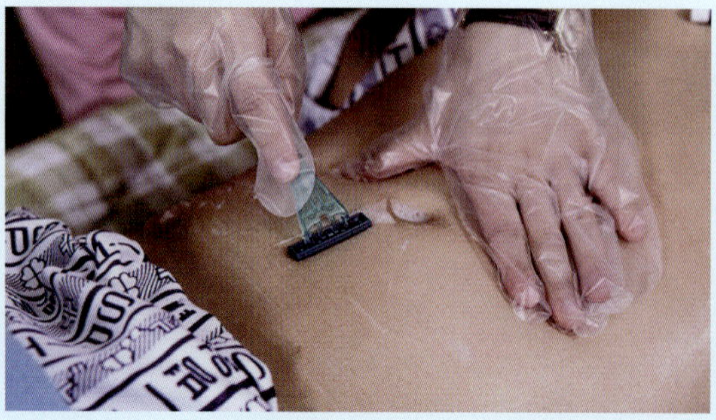	8.

구두 설명	자가평가			교수평가
	수행가능여부	이론적 근거제시 가능여부	연습필요	
5.				
6.				
7.				
8.				

수행절차	이론적 근거
9.* 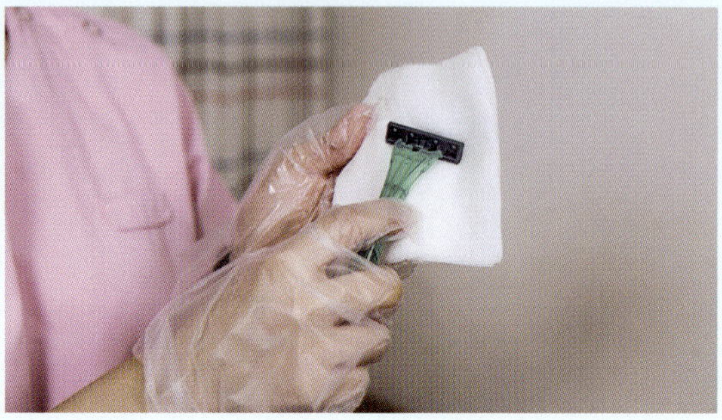	9. 털이 자라는 반대방향으로 면도할 경우 피부가 긁히거나 상처가 생겨 수술 후 감염의 원인이 된다.
10. 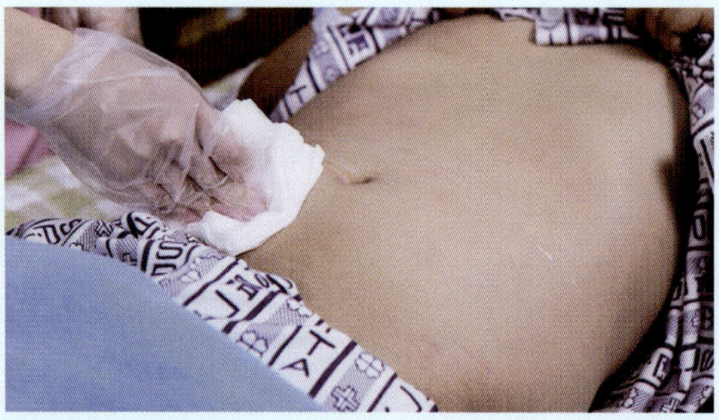	10.
11. 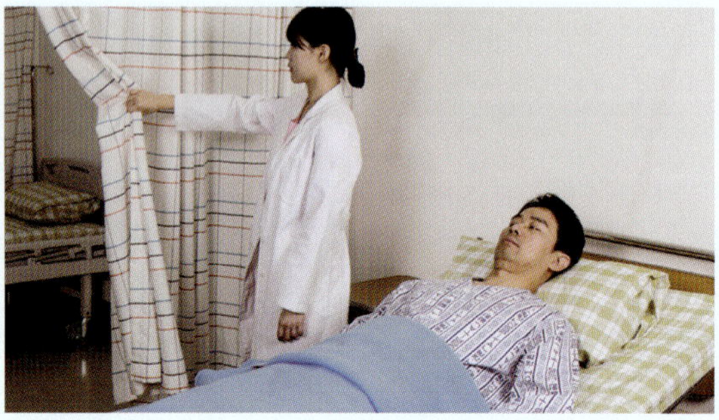	11.

<table>
<tr><th rowspan="2">구두 설명</th><th colspan="3">자가평가</th><th rowspan="2">교수평가</th></tr>
<tr><th>수행가능여부</th><th>이론적 근거제시 가능여부</th><th>연습필요</th></tr>
<tr><td>9.</td><td></td><td></td><td></td><td></td></tr>
<tr><td>10.</td><td></td><td></td><td></td><td></td></tr>
<tr><td>11. “수고하셨습니다. 옷을 바로 입으세요.”</td><td></td><td></td><td></td><td></td></tr>
</table>

사례 24

31세의 여자 송OO씨는 breast cancer 진단으로 입원하여 내일 수술을 앞두고 있다. 환자에게 다음과 같은 EMR order가 추가되었다.

- Skin preparation operation site apply Niclean cream
- Pre–operation education
- Incentive spirometer education
- Cefotaxime 1g AST
- H/S 1L 40cc/hr IV

order를 확인 후 간호활동을 수행하시오.

EMR order 해설

1) Skin preparation operation site apply Niclean cream
   Niclean cream 제모제를 적용해 수술부위를 제모한다.
2) Pre-operation education
   수술 전 교육을 시행한다.
3) Incentive spirometer education
   incentive spirometer를 이용한 심호흡 교육을 한다.
4) Cefotaxime 1g AST
   Cefotaxime 1g을 피내주사하여 피부반응검사를 한다.
5) H/S 1L 40cc/hr IV
   Hartman solution 1L를 시간당 40cc/hr, 즉 약 14gtt/min으로 정맥주사 한다.

간호 수행

1) Niclean cream 제모제를 적용해 수술부위(복부)를 제모한다.
   ✓ <12장 수술 전 간호－수술부위 피부준비(제모제를 사용하는 경우)> 수행절차 적용
2) 수술 전 교육을 시행한다.
   ✓ <12장 수술 전 간호－주의사항 설명> 수행절차 적용
3) incentive spirometer를 이용한 심호흡 교육을 한다.
   ✓ <12장 수술 전 간호－Incentive spirometer 사용방법 교육> 수행절차 적용
4) Cefotaxime 1g을 피내주사하여 피부반응검사를 한다.
   ✓ <5장 피내주사> 수행절차 적용
5) Hartman solution 1L를 시간당 40cc/hr 즉 14gtt/min으로 정맥주사 한다.
   ✓ <6장 정맥 수입 주입> 수행절차 적용

약품정보

- Cefotaxime

3세대 세팔로스포린계 항생제로서 주로 그람양성, 음성균에 작용한다.

간호기록 사례 24 | 수술 전 간호

날짜	시간	간호기록	서명
00/00/0000	20:00	내일 수술 예정임을 설명하고 복부 피부 준비함–Niclean cream 사용함.	
		수술에 대해 설명하고 수술전 동의서와 금식에 대해 설명함.	
		incentive spirometer 이용한 심호흡, 기침 교육함.	○○○
		피내	
	21:00	Cefotaxime AST 시행함.	○○○
	21:15	Cefotaxime AST 결과 : 음성. 검사부위 불편감 없음.	○○○
		정맥	
	22:00	왼팔 전박에 Hartman solution 1L 정맥 주입함(14gtt/min).	○○○

사례 25

24세의 남자 고○○은 Rt. mallet finger 진단으로 입원하여 내일 국소 마취 하 수술을 앞두고 있다. 과거력으로는 2년 전 수술 시 사용한 항생제 Cefazolin에 positive 반응이 있었다. Cefazolin 항생제 약물 부작용에 대한 notify 후 담당의 환자와 면담하며 수술 동의서 작성 후 아래와 같은 EMR order가 추가되었다.

- Skin preparation operation site apply Niclean cream
- Pre-operation education
- Flumarin 500mg AST

order를 확인 후 간호활동을 수행하시오.

EMR order 해설

1) Skin preparation operation site apply Niclean cream

   Niclean cream 제모제를 적용해 수술부위(오른쪽 상지)를 제모한다.

2) Pre-operation education

   수술 전 교육을 시행한다.

3) Flumarin 500mg AST

   Flumarin 500mg을 피내주사하여 피부반응검사를 한다.

간호 수행

1) Niclean cream 제모제를 적용해 수술부위(오른쪽 상지)를 제모한다.

   ✓ <12장 수술 전 간호－수술부위 피부준비(제모제를 사용하는 경우)> 수행절차 적용

2) 수술 전 교육을 시행한다.

   ✓ <12장 수술 전 간호－주의사항 설명> 수행절차 적용

3) Flumarin 500mg을 피내주사하여 피부반응검사를 한다.

   ✓ <5장 피내주사> 수행절차 적용

약품정보

- Flumarin

2세대 세팔로스포린계 항생제로서 주로 그람양성, 음성균에 작용한다.

간호기록 사례 25 | 수술 전 간호

날짜	시간	간호기록	서명
00/00/0000	20:00	내일 수술 예정임을 설명함. 왼손 피부 준비함–Niclean cream 사용함.	
		수술에 대해 설명하고 수술전 동의서 설명함. 수술전 교육 시행함.	○○○
		피내	
	21:00	Flumarin AST 시행함.	○○○
	21:15	Flumarin AST 결과 : 음성. 검사부위 불편감 없음.	○○○

13

수술 후 간호

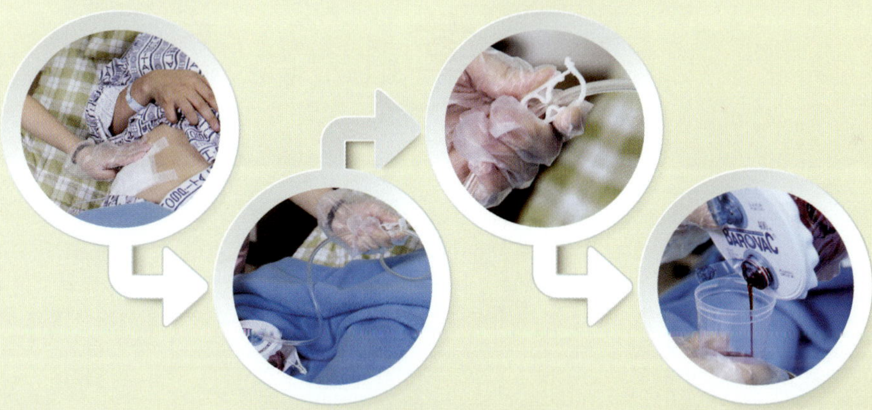

성취목표

필요장비 및 물품

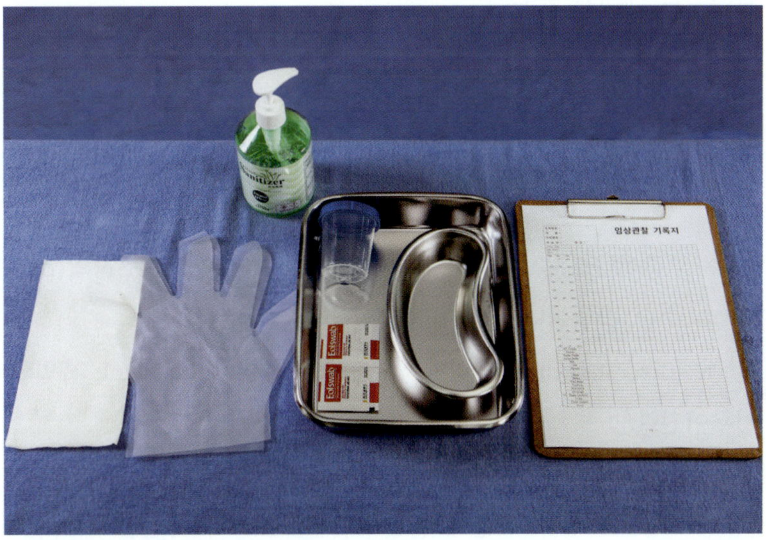

수행시간

- (   )분

1 목적

1) 수술 후 상처에서 배액되는 것을 흡인하여 상처치유를 증진시킨다.
2) 배액을 통한 감염의 위험과 피부의 손상을 감소시킨다.
3) 대상자의 수술 후 통증을 감소시키고 안전하고 편안하게 해준다.
4) 수술 후 합병증을 예방하여 회복을 증진시킨다.

2 관련 선행지식

1) 수술 후 상처배액 종류에 따른 관리법

(1) 배액의 목적

- 과도하게 분비되는 배액을 모은다.
- 배액량을 측정한다.
- 배액으로부터 피부를 보호한다.
- 잦은 드레싱 교환을 줄여준다.

(2) 배액관 관리

- 배액은 수술 후 부종이나 통증, 감염 등을 일으키는 혈액, 혈장, 조직의 조각들을 환부에서 제거하기 위한 것으로 수술 방법이나 부위에 따라 달라진다.
- 배액은 자연 배액(free standing), 중력에 의한 배액(gravity drainage), 흡인(suction), 배액관을 통한 배액으로 이루어진다.
- 수술 부위의 혈액성 배액량은 자주 확인한다.
- 별도의 배액 장치가 없다면 드레싱에 묻은 배액물의 양과 특징을 기록한다.
- 배액관을 삽입하고 있다면 배액관이 막히지 않도록 하고 삼출물의 양, 색깔, 냄새 등을 자주 관찰하고 비워주도록 한다.

(3) 관리 교육

- 대상자와 함께 가족을 교육한다.
- 드레싱 교환 및 흡인백을 비우기 전·후에 손을 씻는다.
- 모든 배출량을 기록하도록 한다.

2) 수술 후 통증관리

(1) 통증 관련 요인

- 신체적, 심리적, 사회적, 정서적 요인의 상호작용으로 나타난다.
- 수술 후 통증이 완전히 없어지려면 수주에서 수년이 걸릴 수도 있다.
- 진통제는 통증이 시작될 때 투여한다.

(2) 간호중재

- 환자의 통증 정도를 사정한다. 이때 통증 사정도구를 사용할 수 있다.
- 통증이 심해지기 전에 미리 관리할 수 있도록 하여 안위를 증진시킨다.
- 심호흡, 기침, 체위변경, 이상(ambulation) 등 통증이 나타날 수 있는 상황에서는 처방된 진통제를 미리 투여하도록 한다.
- 수술 부위나 방법 등에 따라 다양한 통증 관리법을 적용할 수 있으며, 의료진은 환자에게 가장 효과가 좋은 방법을 선택할 수 있도록 돕는다.

3) 자가통증조절기(PCA) 관리법

(1) 목적

- 컴퓨터 장치가 달린 펌프를 통해 대상자가 필요한 양의 진통제를 투여하는 것이다.
- 즉각적인 통증 조절을 위한 약물을 주입한다.
- 일정한 혈중 진통제 수준을 유지한다.
- 통증조절에 대한 자기통제감을 느낄 수 있다.

(2) 대상자 교육

- PCA의 목적과 통증치료의 목적을 설명한다.
- PCA 장치의 사용 방법을 교육한다.
  - 자가통증조절기 펌프의 작동 방법을 시범한다.
  - 과도한 약물 투입 시 폐쇄(lock-out) 기능이 있음을 알려준다.
  - 대상자와 가족에게 자가 통증조절의 효과와 부작용을 설명한다.

MEMO

③ 간호수행 절차와 이론적 근거 및 구두 설명

1) JP drain 혹은 Hemovac 관리

수행절차	이론적 근거
1. 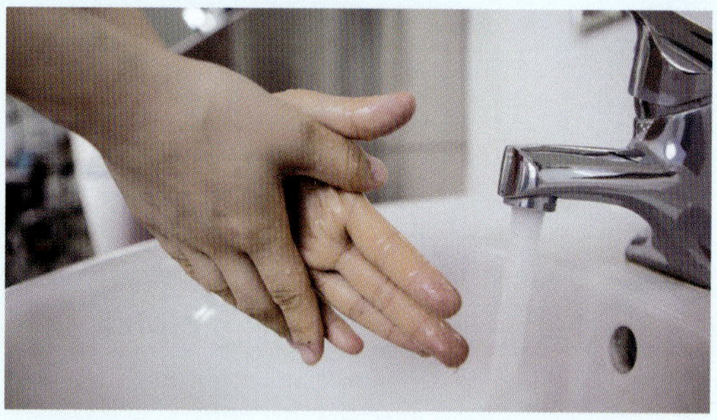	1. 세균의 전파를 막아 감염의 기회를 줄인다.
2. 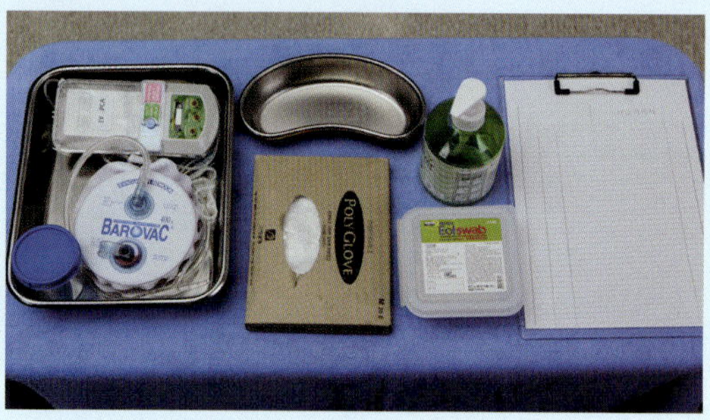	2.
3. 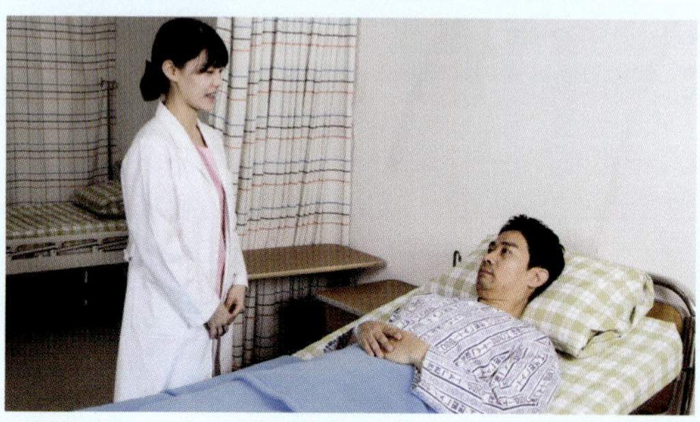	3. 처치에 대한 불안을 감소시키고 절차에 대해 협조를 구한다.
4.* 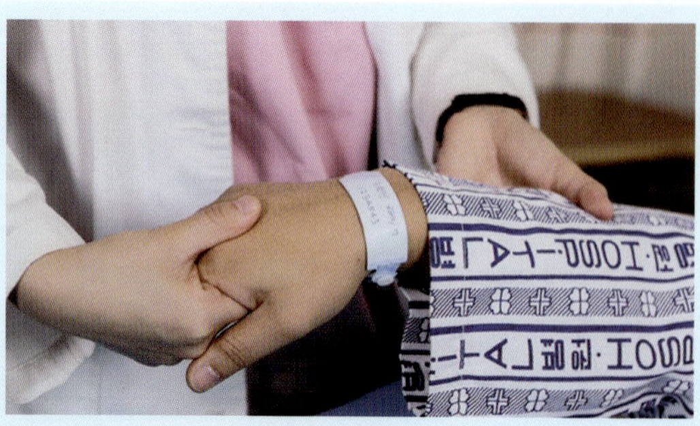	4. 안전한 간호를 수행하기 위한 대상자 확인 절차이다.

<table>
<tr><th rowspan="2">구두 설명</th><th colspan="3">자가평가</th><th rowspan="2">교수평가</th></tr>
<tr><th>수행가능여부</th><th>이론적 근거제시 가능여부</th><th>연습필요</th></tr>
<tr><td>1.</td><td></td><td></td><td></td><td></td></tr>
<tr><td>2.</td><td></td><td></td><td></td><td></td></tr>
<tr><td>3. “안녕하세요, 학생간호사 ○○○입니다.”</td><td></td><td></td><td></td><td></td></tr>
<tr><td>4. “환자분 성함이 어떻게 되시나요? 등록번호는 어떻게 되시나요?”</td><td></td><td></td><td></td><td></td></tr>
</table>

수행절차	이론적 근거
5. 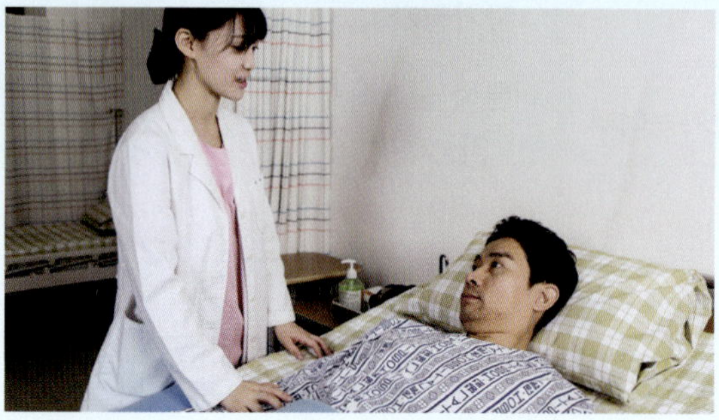	5. 처치에 대한 불안을 감소시키고 절차에 대해 협조를 구한다.
6. 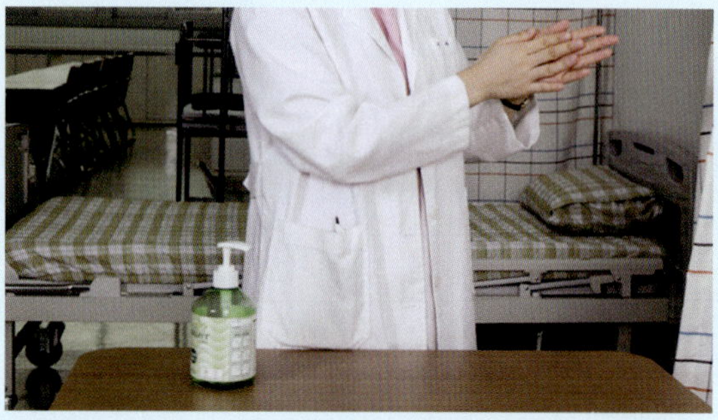	6. 세균의 전파를 막아 감염의 기회를 줄인다.
7. 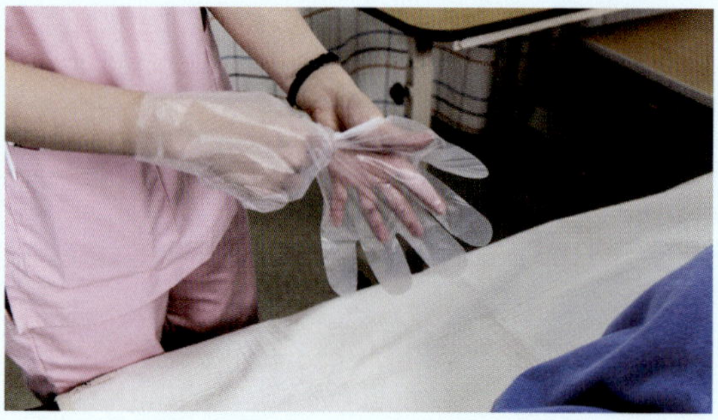	7.
8.* 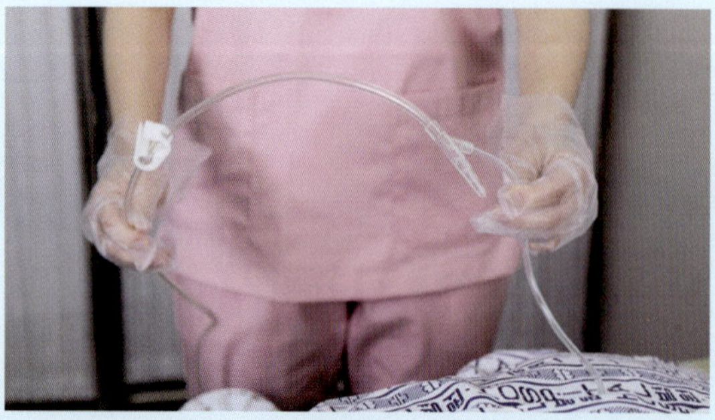	8. 배액을 원활하게 하기 위함이다.

구두 설명	자가평가			교수평가
	수행가능여부	이론적 근거제시 가능여부	연습필요	
5. "환자분께서는 수술 부위로부터 과도하게 나오는 배액물을 모으기 위해 현재 배액관을 적용하고 계십니다. 배액관과 배액관 삽입부위의 상태를 확인한 후 흡인백을 비워드리고 소독해 드리겠습니다."				
6.				
7.				
8.				

수행절차	이론적 근거
9. 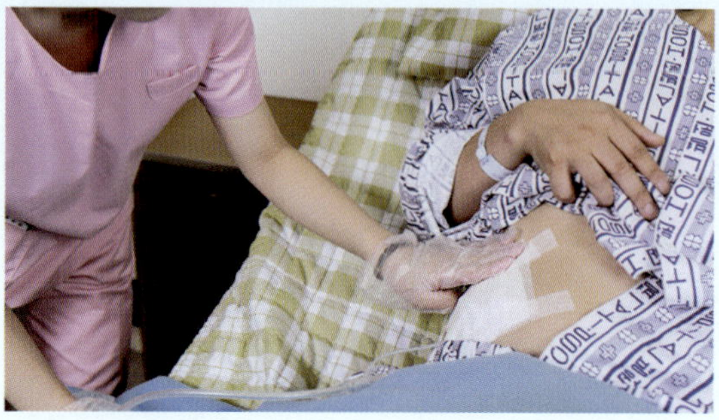	9. 배액관 삽입 부위의 감염 상태를 확인한다.
10.* 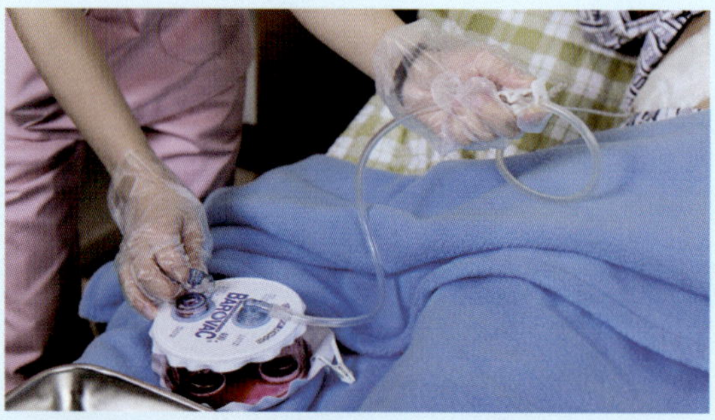 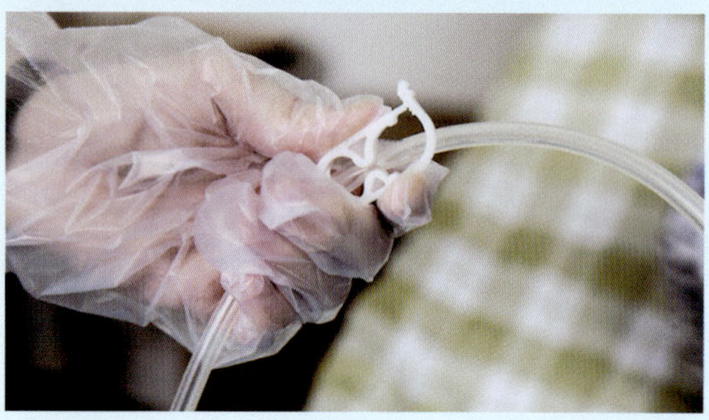	10. 배액이 역류되는 것을 차단한다.
11.* 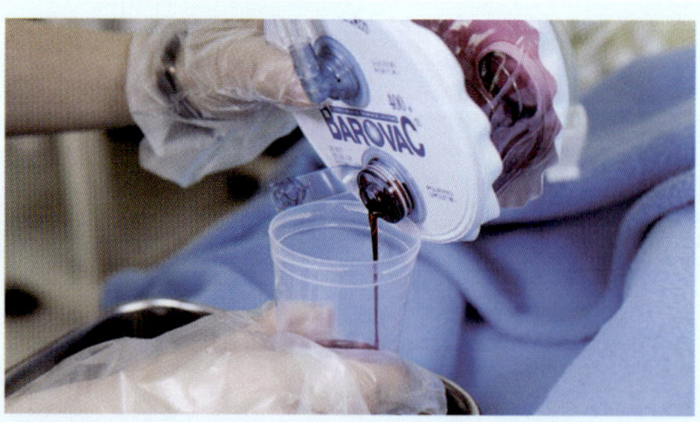	11. 흡인백을 상처 부위보다 낮게 하여 배액이 역류되지 않도록 한다. 정확한 배약량을 확인한다.

구두 설명	자가평가			교수평가
	수행가능여부	이론적 근거제시 가능여부	연습필요	
9.				
10.				
11				

수행절차	이론적 근거
12.* 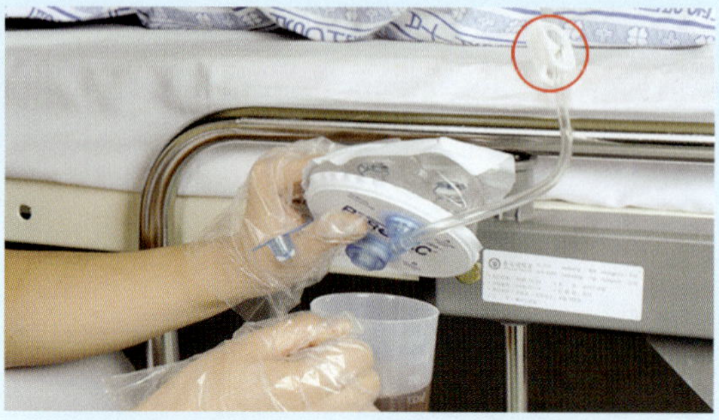	12.
13.* 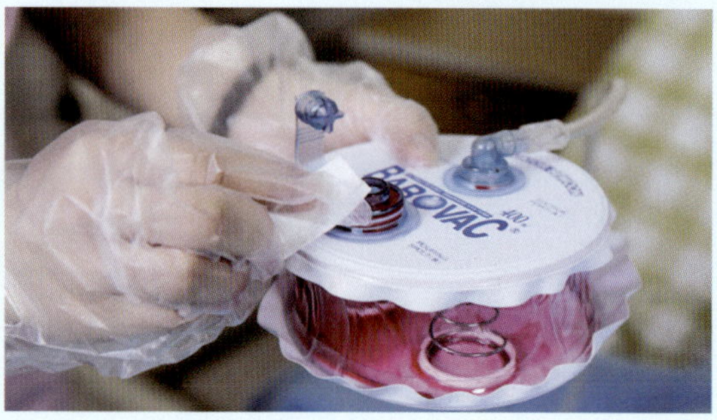	13. 입구로의 미생물 유입을 방지하고 감염원을 차단한다.
14.* 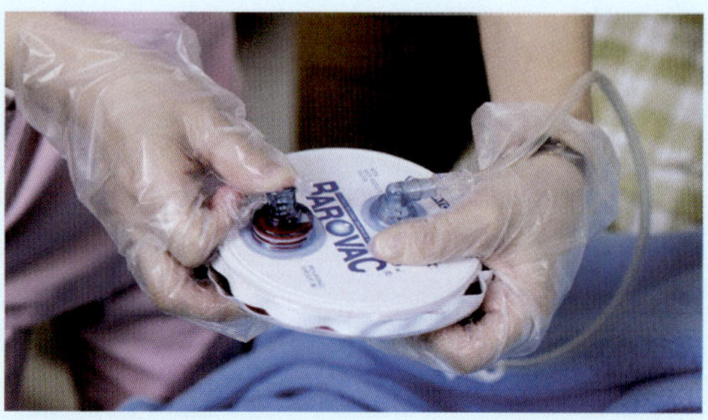	14. 상처 흡인백에 음압의 흡인력이 생긴다.
15.* 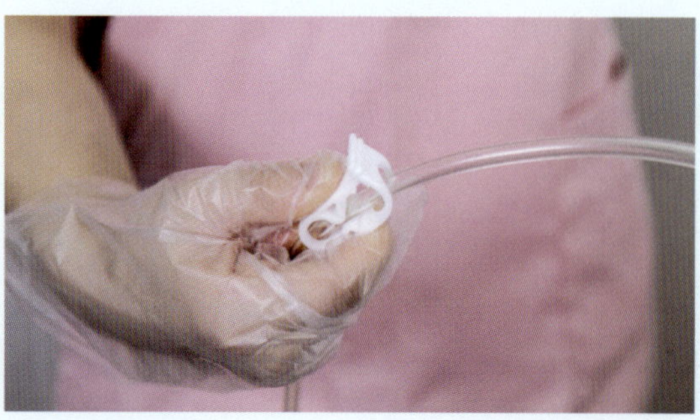	15. 배액량이 30ml 이하일 때는 배액관을 제거한다.

구두 설명	자가평가			교수평가
	수행가능여부	이론적 근거제시 가능여부	연습필요	
12.				
13.				
14.				
15.				

수행절차	이론적 근거
16.* 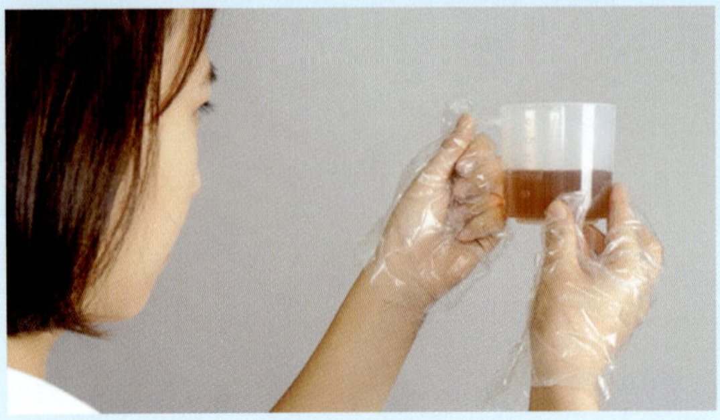	16.
17. 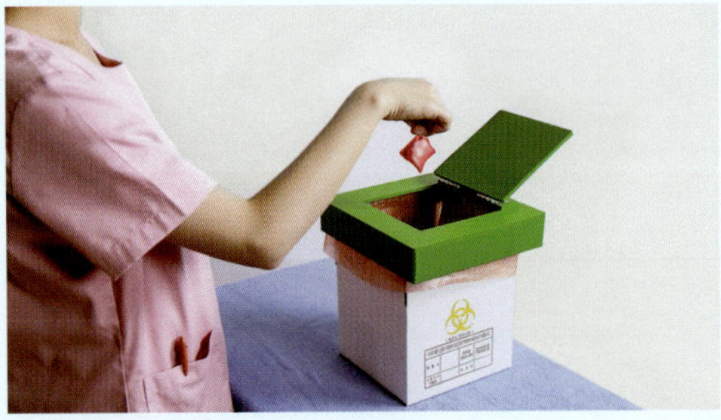	17.
18. 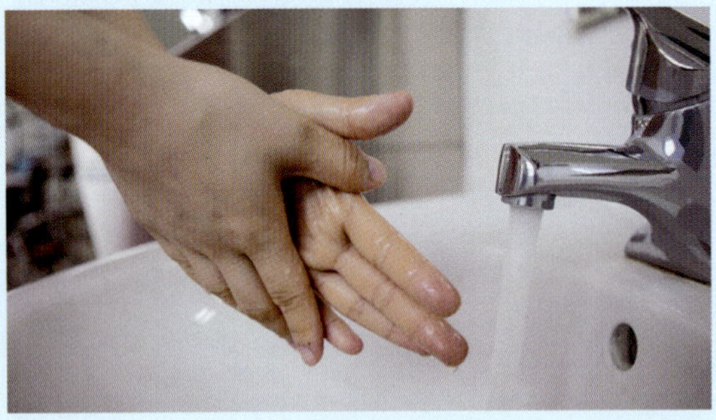	18. 세균의 전파를 막아 감염의 기회를 줄인다.

구두 설명	자가평가			교수평가
	수행가능여부	이론적 근거제시 가능여부	연습필요	
16.				
17. "배액양상을 확인하였습니다. 혹시 배액관이 꼬이거나 당기지 않도록 주의해주십시오."				
18.				

2) IV PCA 관리 교육

수행절차	이론적 근거
19. 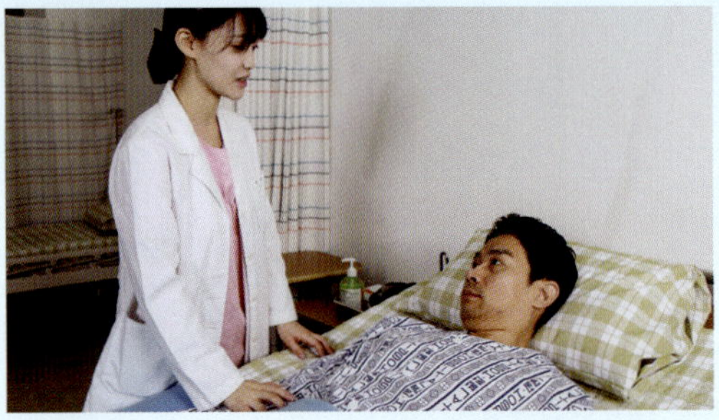	19. 처치에 대한 불안을 감소시키고 절차에 대해 협조를 구한다.
20. 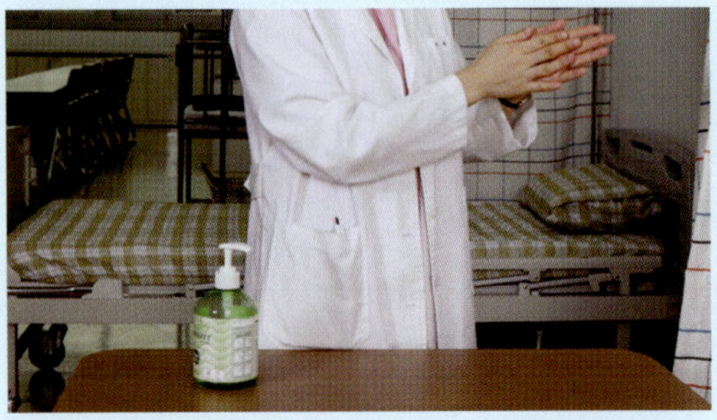	20. 세균의 전파를 막아 감염의 기회를 줄인다.
21. 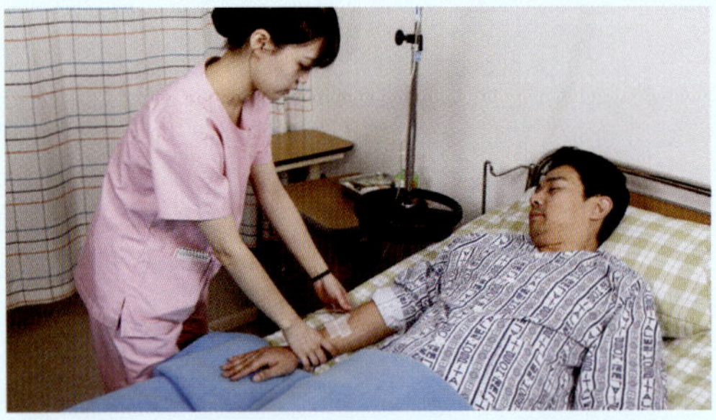	21.
22.* 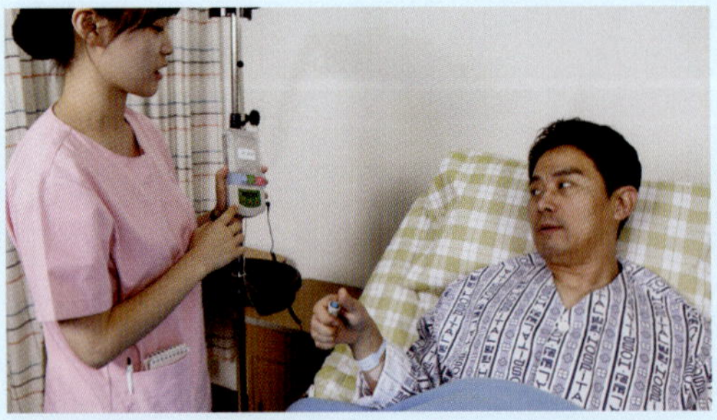	22. 2) 과용량의 진통제 주입을 방지한다.

구두 설명	자가평가			교수평가
	수행가능여부	이론적 근거제시 가능여부	연습필요	
19. “이 기구는 환자분이 통증을 느낄 때 진통제를 스스로 투입할 수 있는 장치입니다. 장치 적용 부위의 피부 상태를 확인 후 사용방법과 부작용에 대해 설명해 드리겠습니다.”				
20.				
21.				
22. “환자분이 진통제가 필요할 때 이 주입펌프의 버튼을 누르면 진통제가 투여됩니다. 단, 한 번 버튼을 누르면 15분간 진통제가 반복해서 투여되지는 않습니다.”				

수행절차		이론적 근거
23.*	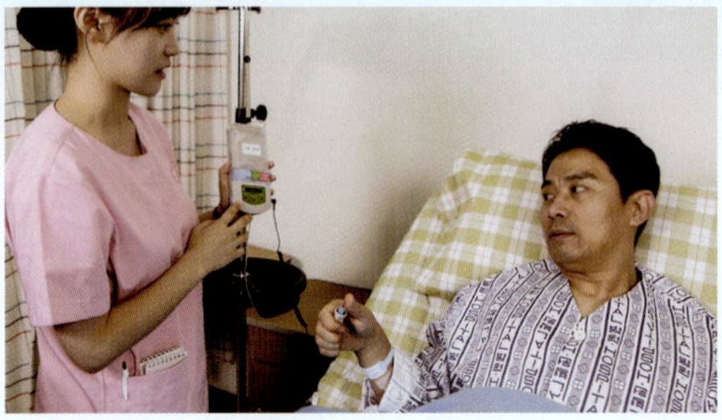	23. 마약성 약물의 부작용에 대한 지식을 제공한다.
24.	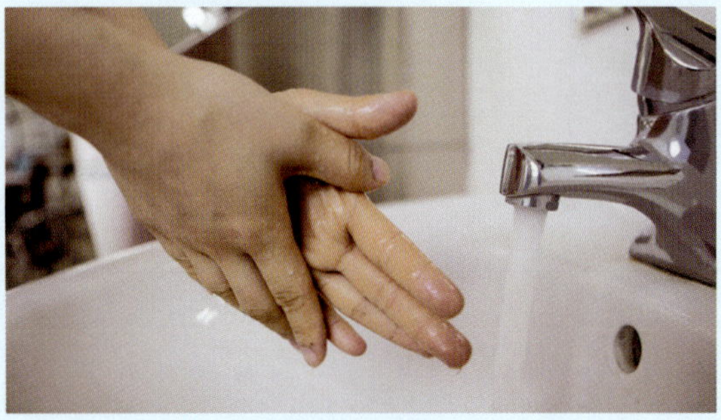	24. 세균의 전파를 막아 감염의 기회를 줄인다.
25.	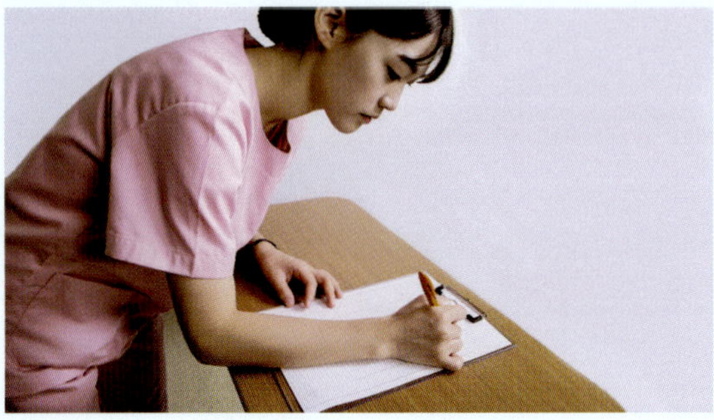	25.

구두 설명	자가평가			교수평가
	수행가능여부	이론적 근거제시 가능여부	연습필요	
23. "기구를 사용하면서 속이 울렁거리거나 구토 혹은 가려운 증상이 있으시면 즉시 간호사에게 알려주세요."				
24.				
25.				

사례 26

33세의 여자 정○○ 환자는 breast cancer, Lt 진단으로 입원해 오늘 오전 수술을 받고 회복실을 경유해 병동으로 올라왔다. 현재 환자의 좌측 수술부위에는 Jackson-Pratt 흡인백 1개가 삽입되어 있으며, 18G IV catheter로 Hartman solution 1L 80cc/hr와 3-way stopcock으로 PCA가 연결되어 있다. 환자의 Jackson-Pratt 흡인백에는 혈액성 배액물이 가득 차 있으며, 극심한 통증과 오심을 호소하며 구토를 하고 있고 다음과 같은 수술 후 EMR order가 추가되었다.

• Post Op Order

1. Check Jackson-Pratt drain & keep negative pressure
2. prn) Meckool 10mg 1ⓐ IV ** 오심 호소 시

환자에 맞는 간호활동을 수행하시오.

EMR order 해설

1) Check Jackson-Pratt drain & keep negative pressure

Jackson-Pratt 흡인백의 양을 확인하고 음압을 유지한다.

2) prn) Meckool 10mg 1ⓐ IV ** 오심 호소 시

오심 호소 시 Meckool 10mg 1 ampule을 정맥주사 한다.

간호 수행

1) Jackson-Pratt 흡인백의 양을 확인하고 음압을 유지하며 통증을 호소하니 PCA사용법을 교육한다.

✓ <13장 수술 후 간호> 수행절차 적용

2) Meckool 10mg 1 ampule을 IV 3-way stopcock으로 정맥주사 한다.

✓ <6장 정맥 수액 주입> 수행절차 적용

약물 정보

• Meckool

항구토제로서 수술 후 구역 및 구토의 방지에 사용한다.

간호기록 사례 26 | 수술 후 간호

날짜	시간	간호기록	서명
00/00/0000	11:00	수술부위 J－P bag 1개 배액 되고 있음(배약량: 100cc).	
		각각 혈액성으로 배액되어 비워줌. 음압 유지해줌.	
		줄이 꼬이거나 당겨지지 않도록 교육함. 삽입부위 발적, oozing 없음.	
		IV PCA 유지중이며 사용법 교육함. 삽입부위 부종이나 발적 없음.	○○○
		정맥	
	11:20	오심 호소하여 Meckool 10mg IV 주사함(prn 처방).	○○○

사례 27

64세 남자 조○○ 환자는 degenerative arthritis knee 진단받고 수술 후 회복실을 경우하여 병동에 올라왔다. 현재 환자는 오른쪽 무릎 수술 부위에 Hemo-vac darin 1개를 삽입 중이며, Hartman solution 80cc/hr로 수액 주입 중이고 3-way stopcock를 가지고 있다.

Post op order
- Check hemo-vac drain & keep negative pressure
- Curan 100mg/4ml 1@ IV+N/S 50cc mix
- Hartman solution fluid D/C and Dextrose 5% saline 1L IV 80cc/hr

EMR의 post op order를 확인하고 알맞은 간호활동을 수행하시오.

EMR order 해설

1) Check hemo-vac drain & keep negative pressure
   hemo-vac 흡인백의 양을 확인하고 음압을 유지한다.
2) Curan 100mg/4ml 1@ IV+N/S 50cc mix
   Curan 100mg/4ml 1ampule을 normal saline 50cc에 섞어 정맥주사 한다.
3) Hartman solution fluid D/C and Dextrose 5% saline 1L IV 80cc/hr
   Hartman solution fluid 투약을 중단하고 Dextrose 5% saline 1L를 80cc/hr로 정맥주사 한다.

간호 수행

1) hemo-vac 흡인백의 양을 확인하고 음압을 유지한다.
   ✓ <13장 수술 후 간호–JP drain 혹은 Hemovac 관리> 수행절차 적용
2) Curan 100mg/4ml 1 ampule을 normal saline 50cc에 섞어 IV 3-way stopcock으로 정맥주사 한다.
   ✓ <6장 정맥 수액 주입> 수행절차 적용
3) Hartman solution fluid 투약을 중단하고 Dextrose 5% saline 1L를 80cc/hr로 정맥주사 한다.
   ✓ <6장 정맥 수액 주입> 수행절차 적용

약물 정보

- Curan 100mg/4ml
  소화성궤양용제로 위·십이지장궤양, 졸링거–엘리슨증후군, 역류성 식도염, 수술 후 궤양, 상부소화관 출혈의 경우에 사용한다.

간호기록 사례 27 | 수술 후 간호

날짜	시간	간호기록	서명
00/00/0000	11:00	수술부위 hemo-vac 배액 되고 있음(결과 : 100cc, 혈액성).	
		비워주고 음압 유지해줌. 줄이 꼬이거나 당겨지지 않도록 교육함.	
		삽입부위 발적, oozing 없음.	○○○
		정맥	
	11:20	금식중임. Curan 100mg/4ml 1@ IV+N/S 50cc mix해서 정맥 주입함.	
		주사부위 발적, 부종 없음.	○○○
		수액	
	11:50	Hartman solution 수액 남은양 500cc 제거함.	
		Dextrose 5% saline 1L IV 주입함(80cc/hr). 주사부위 통증, 부종 없음.	○○○

사례 28

62세 여자 장○○ 환자는 Lt upper arm lipoma 진단으로 입원하였다. 오늘 오전 전신마취 하 수술을 받고 회복실을 경유해 병동으로 올라왔다. 환자의 수술부위에 Jackson–Pratt 흡인백 1개가 삽입되어 있으며, 흡인백에 혈액성 배액물이 가득 차서 빵빵한 상태이다. 방광팽만감이 있고, 요의는 있으나 소변을 보지 못하고 있다. 담당의에게 notify 후 아래와 같은 EMR order가 추가되었다.

- Check Jackson–Pratt drain & keep negative pressure
- CIC 해주세요.

환자에 맞는 간호활동을 수행하시오.

EMR order 해설

1) Check Jackson-Pratt drain & keep negative pressure
   Jackson-Pratt 흡인백의 양을 확인하고 음압을 유지한다.
2) CIC 해주세요.
   단순도뇨를 한다.

간호 수행

1) Jackson-Pratt 흡인백의 양을 확인하고 음압을 유지한다.
   ✓ <13장 수술 후 간호－JP drain 혹은 Hemovac 관리> 수행절차 적용
2) 단순도뇨를 시행한다.
   ✓ <9장 단순도뇨> 수행절차 적용

간호기록 사례 28 | 수술 후 간호

날짜	시간	간호기록	서명
00/00/0000	11:00	수술부위 J－P bag 배액 되고 있음(결과 : 100cc, 혈액성).	
		배액백 비워주고 음압 유지해줌. 줄이 꼬이거나 당겨지지 않도록 교육함.	
		삽입부위 발적, oozing 없음.	○○○
		단순도뇨	
	11:30	복부 팽만 있으며 자연 배뇨 못하여 단순도뇨 시행함.	
		nelaton catheter 8fr. 사용함(결과 : 600cc 맑은뇨). 복부 불편감 감소됨.	○○○

14

입원 관리하기

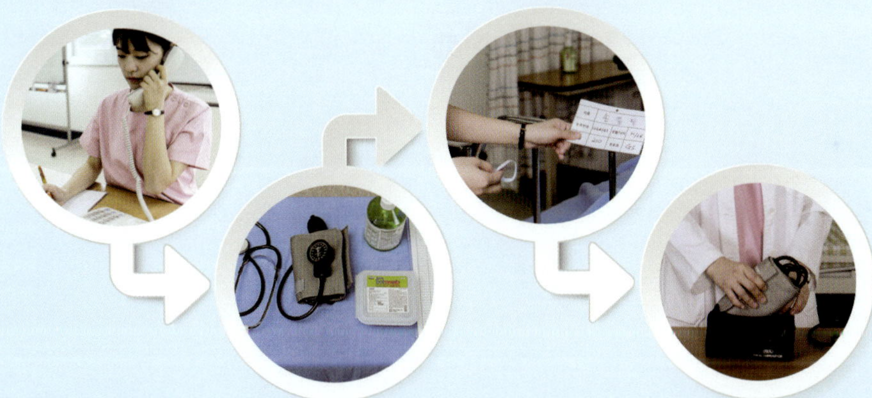

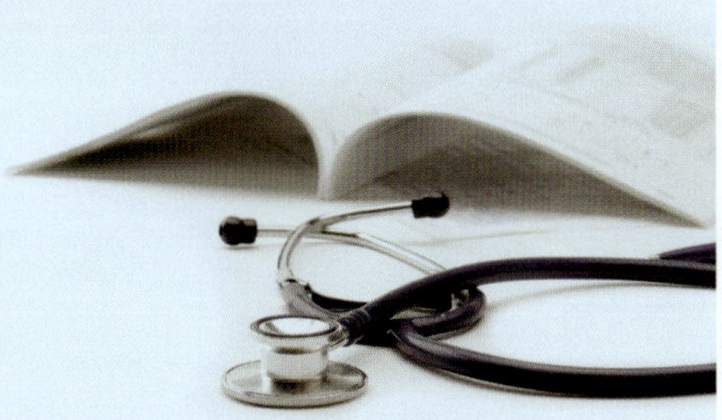

성취목표

필요장비 및 물품

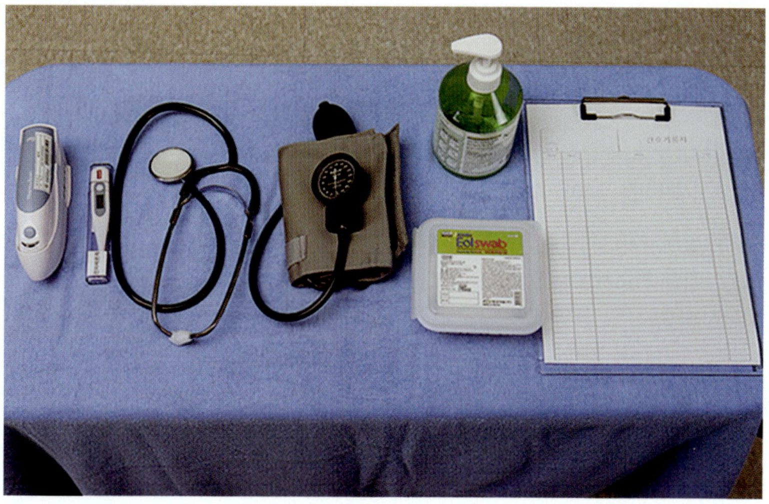

수행시간

• (   )분

1 목적

1) 입원 대상자의 요구를 확인하고 적절히 반응하여 대상자−간호사 간의 신뢰를 형성한다.
2) 입원 대상자가 병원환경에 잘 적응하여 쾌적한 환경에서 치료를 받도록 돕는다.

2 관련 선행지식

1) 입원환자 간호정보조사지

대상자	간호학적 평가 내용
성인(공통)	• 일반 정보 : 입원일, 입원 경로 및 방법, 정보제공자, 종교, 주소, 연락처, 결혼상태, 교육 정도, 직업, 경제 상태 • 입원 정보 : 주증상, 발병일 • 가계도 및 가족력 • 과거 병력 및 건강 행태 : 과거 병력, 입원 경험, 수혈력, 알레르기, 음주, 흡연, 최근 투약 상태, 보조 기구 유무 • 신체적 상태 및 신체검진 : 신장, 체중, 의식 상태, 기형 유무, 식욕, 전반적 위생 상태, 수면 습관, 대/소변, 소화기 장애, 호흡기 장애, 순환기 장애, 신경계 장애 유무, 피부 상태, 산과력
소아청소년	• 출생 시 체중, 분만형태, 식이 습관(우유/분유), 예방접종 • 부모 정보(이름, 나이, 직업, 종교, 연락처 등)
신생아	• 출생 일시, 재태 기간, 분만 형태, 성별, APGAR 점수, 두위, 흉위 • 분만 관련 특이사항(태변 흡인, 태변 착색, nuchal cord, 조기 진통) • 흡인, 산소 유무, 제대간호, 열손실 방지간호 • 신체적 상태 및 신체검진(활동, 울음, 머리, 얼굴 및 구강, 비뇨기, 생식기)
산모	• 최종 월경일, 파수, 진통, 수유계획, 가족계획, 출산력

2) 입원 관련 생활안내문

입원 시 안내 및 설명	
• 입원 시 준비 물품, 개인정보보호 신청 유무 • 병실 및 병동 안내 : 침대, 식탁, 침상, 옷장, 전화, 간호사 호출기, TV, 냉·난방기, 정수기, 공동화장실, 샤워실, 휴게실 • 편의시설 : 은행, 편의점, 보호자 식당, 빵집, 커피숍, 공중전화 • 가스·전열기구 사용 금지 및 화재 방지 • 금연 설명 • 화재 시 대처 방법, 비상구 위치 및 대피 방법 • 낙상 방지 설명문 • 대상자의 권리, 책임과 의무에 관한 안내문 배부 및 설명	• 주차서비스 안내 • 불편신고센터 설명 • 개인 사물함 사용 설명 • 보호자 면회 및 식사 시간 • 선택진료, 진단서 발급, 의사 회진 시간 • 의료폐기물 관리 설명 및 협조 • 귀중품 관리 및 도난 방지 • 유괴·실종 예방 안내문 배부 및 설명 • 기타

3) 욕창 위험도 사정

• 브레이든(Braden) 척도

항목 \ 점수	1	2	3	4	대상자 점수
감각지각	완전 제한	매우 제한	약간 제한	제한 없음	
습기	항상 축축함	축축함	가끔 축축함	거의 축축하지 않음	
활동	침대에만 있음	주로 앉아 있음	가끔 보행함	자주 보행함	
기동성	완전 부동	매우 제한	약간 제한	제한 없음	
영양	매우 불량	불량함	적절함	우수함	
마찰과 응전력	문제가 있음	잠재적 문제	문제없음		

✔ 해석

① 점수범위는 4~23점에 분포됨
② 점수가 낮을수록 욕창위험이 높음을 의미
③ 16점 이하 : 위험요인이 많음
④ 9점 이하 : 고위험 대상자
⑤ 노인 : 17~18점일지라도 욕창발생 위험이 높은 것으로 해석

4) 낙상 위험도 사정

• 모든 입원환자를 대상으로 MFS(Morse Fall Scale)를 이용하여 입원 시와 매일 1회 이상 낙상 위험군을 평가하며, MFS 51점 이상을 낙상 고위험 환자로 간주한다. 또한 MFS 51점 이하의 환자 중 다음의 요인을 가진 경우, 환자상태가 변화하는 경우 간호사의 판단 하에 낙상 위험성을 평가하고 필요시 낙상 고위험군으로 추가 관리한다.

- 무의식 또는 혼미한 의식, 정서불안, 경련 가능성
- 시력 또는 청력 장애
- 항우울제, 항불안제, 항정신치료제, 진정제, 마약류, 이뇨제 복용
- 낙상 기왕력
- 현기증 및 체위성 저혈압
- 소아, 70세 이상의 노인

• Morse Fall Scale(MFS)

구분	척도		점수
1. 낙상의 경험	없음	0	
	있음	25	
2. 2차적인 진단	없음	0	
	있음	15	
3. 보행 보조	보조기사용 않음/와상/케어자가 도와줌	0	
	목발/지팡이/보행기 사용	15	
	가구 잡고 보행	30	
4. 정맥수액요법/ Heparin Lock	없음	0	
	있음	20	
5. 걸음걸이	정상/와상/부동	0	
	허약함	10	
	장애 있음	20	
6. 정신 상태	자신의 기능수준을 잘 파악	0	
	자신의 기능수준 과대평가 또는 망각	15	
총점			
위험도 평가	1. 0~24 낙상위험 거의 없음(No risk) 2. 25~50 낙상위험 낮음(Low risk) 3. 51 이상 낙상위험 높음(High risk)		
대처방안			

5) 통증 사정

(1) 통증 척도

• 숫자표시 측정도구 Numerical Scale(NRS)

0	1	2	3	4	5	6	7	8	9	10
통증 없음										극심한 통증

• 범위표시 측정도구 Categorical Scale

통증이 없음(0)	경도 통증(1~3)	중등도 통증(4~6)	심한 통증(7~10)

• 표정표시 측정도구 Pain faces Scale

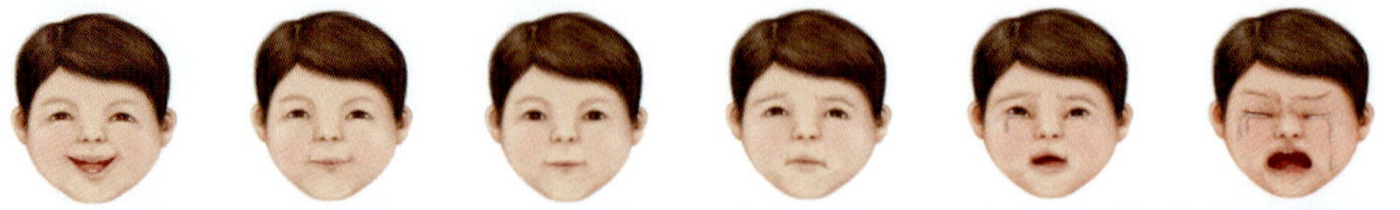

통증이 없음	조금 아프다	아프다	많이 아프다	매우 아프다	상상할 수 있는 가장 심한 정도로 아프다 (반드시 울어야 할 필요는 없음)

* 안면통증 척도는 3세 이상의 아동에게 얼굴표정의 그림을 보여주며 자신의 통증 정도를 선택하도록 할 수 있다.

(2) 통증 과거력

- 부위 : 불편한 곳이 어디인가요?
- 질 : 불편함이 어떤 느낌인지, 예를 들어 날카로운 느낌인지, 쑤시는 듯한 느낌인지 말해주세요.
- 강도 : 0점에서 10점 범위로 0점은 "통증 없음"을 10점은 "가능한 최악의 통증"을 의미한다면 당신은 몇 점 정도의 불편함을 가지고 있습니까?
- 양상
  - 시작시간 : 언제 통증이 시작되었습니까?
  - 기간 : 얼마동안 통증이 지속되었나요?
  - 연속성 : 통증이 사라진 기간이 있었나요? 언제? 얼마나 오랫동안?
- 유발요소 : 통증을 일으키는 요소가 있나요? 혹은 통증을 악화시키는 요소가 있나요?
- 완화요소 : 통증을 감소시키거나 완화시키는 방법이 있나요?
  아플 때 어떤 약을 쓰시나요?
- 관련증상 : 통증이 발생하기 전, 중, 후에 다른 증상이 있나요?
- 일상생활 활동에의 영향 : 통증이 일상생활을 하는데 어떤 영향을 미치나요?
- 과거 통증경험 : 과거 통증경험과 통증을 완화시키기 위해 어떻게 하였는지 말해주세요.
- 통증의 의미 : 당신에게 통증은 어떤 의미인가요? 통증은 과거 혹은 미래 어떤 일에 대한 암시인가요? 당신이 통증에 대해 가장 두려워하는 것은 무엇인가요?
- 대처자원 : 통증조절을 위해 당신은 주로 무엇을 합니까?
- 정서적 반응 : 통증이 당신의 감정에 어떻게 영향을 미치나요?

MEMO

3 간호수행 절차와 이론적 근거 및 구두 설명

1) 입원관리하기

수행절차	이론적 근거
1. 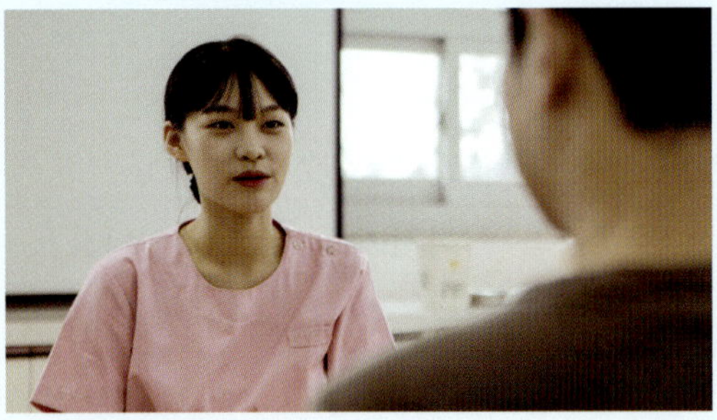	1. 입원에 대한 불안을 감소시키고 입원 절차에 대해 협조를 구한다.
2.* 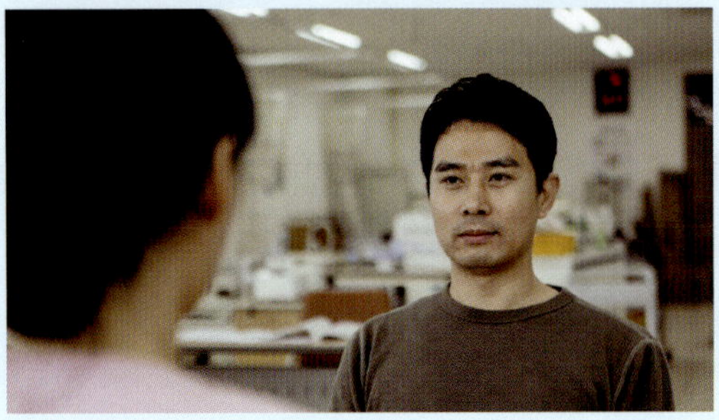	2.
3. 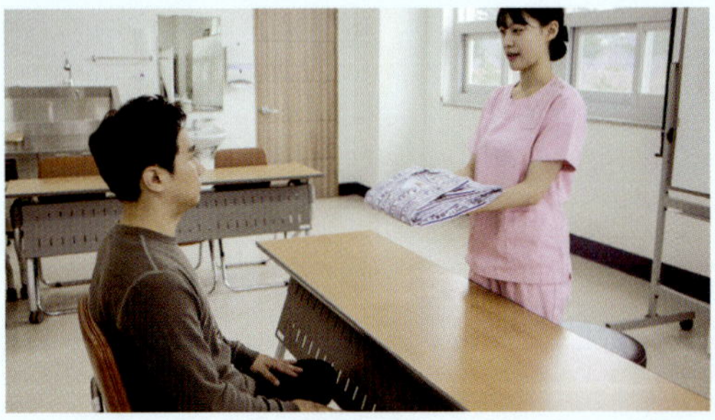	3.
4. 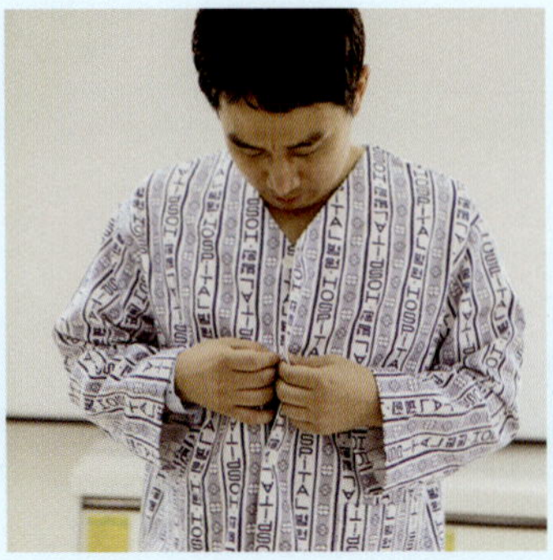	4.

구두 설명	자가평가			교수평가
	수행가능여부	이론적 근거제시 가능여부	연습필요	
1. "안녕하세요, 학생간호사 ○○○입니다."				
2. "환자분 성함이 어떻게 되시나요? 등록번호는 어떻게 되시나요?"				
3. "환자분의 병실은 여기입니다."				
4. "우선 환자복으로 갈아입으시고 이후에 입원 면담을 시행하겠습니다."				

수행절차	이론적 근거
5.* 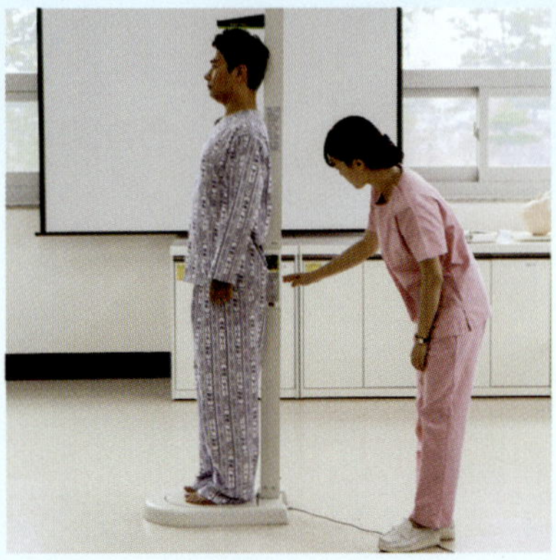	5. 간호에 필요한 정보수집(필요시 긴급한 대상자의 문제부터 해결 가능)을 위함이다.
6. 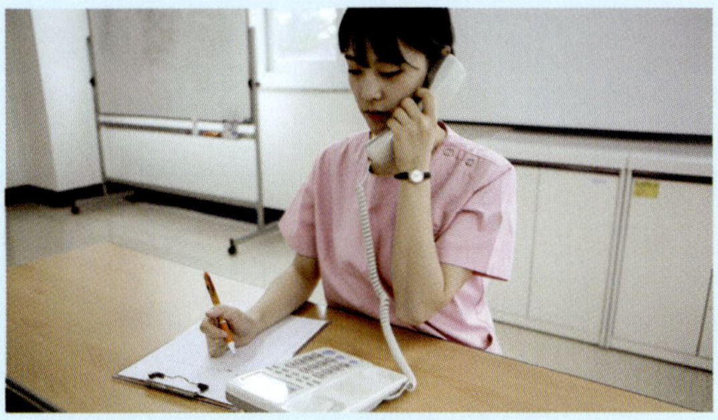	6.
7. 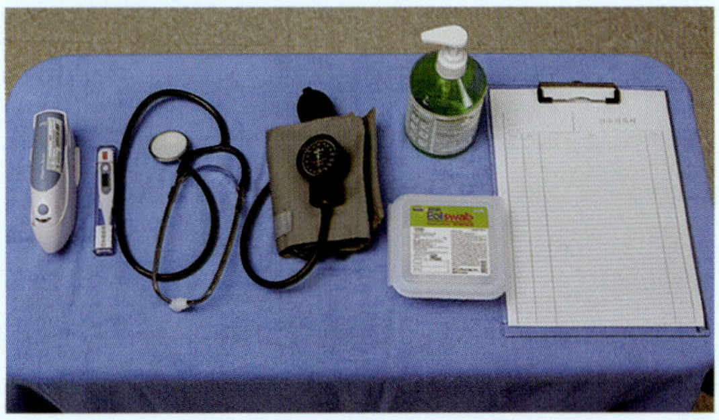	7.
8. 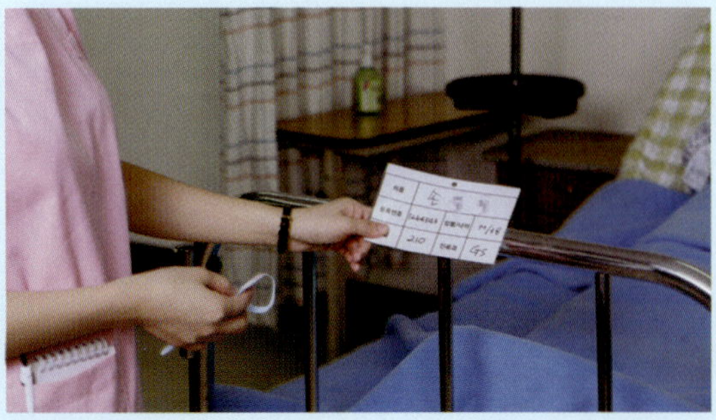	8.

구두 설명	자가평가			교수평가
	수행가능여부	이론적 근거제시 가능여부	연습필요	
5. "먼저 키와 몸무게를 측정하도록 하겠습니다."				
6.				
7.				
8.				

수행절차	이론적 근거
9. 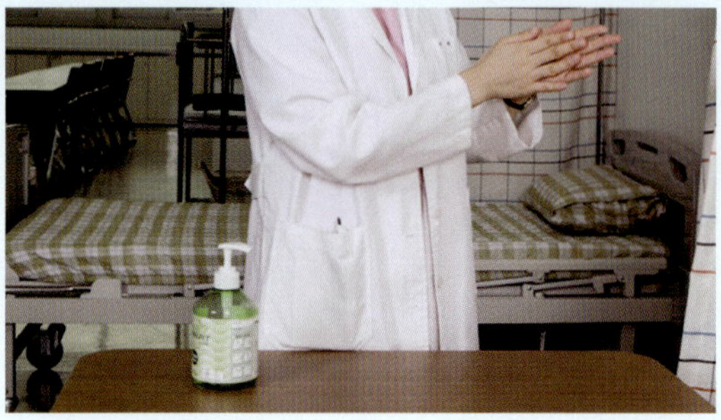	9. 세균의 전파를 막아 감염의 기회를 줄인다.
10. 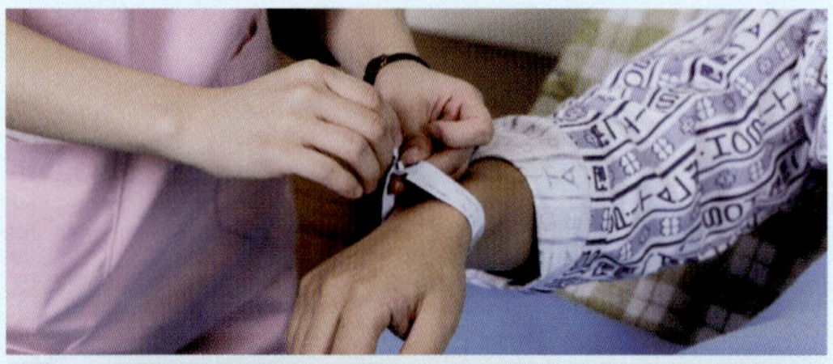 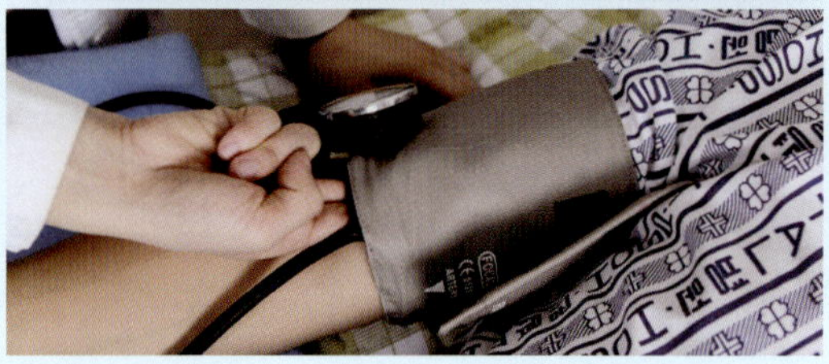	10. 환자 확인 및 입원 초기 활력징후 정보를 사정하기 위함이다.
11.* 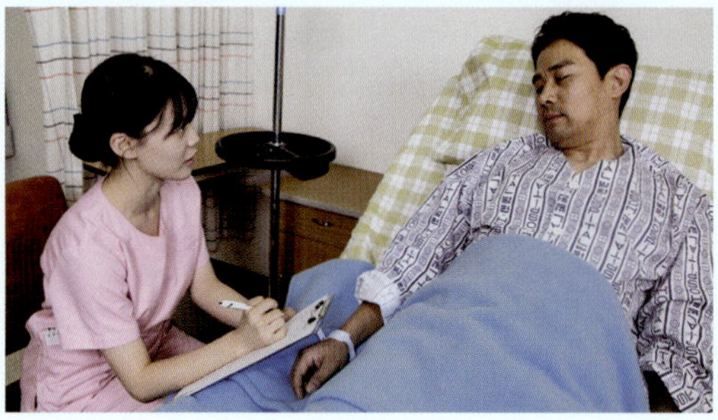	11. 특히 현재 복용중인 약물이 있는지 확인한다. 이는 주치의의 확인 하에 약물을 복용하도록 하기 위함이다.
12.* 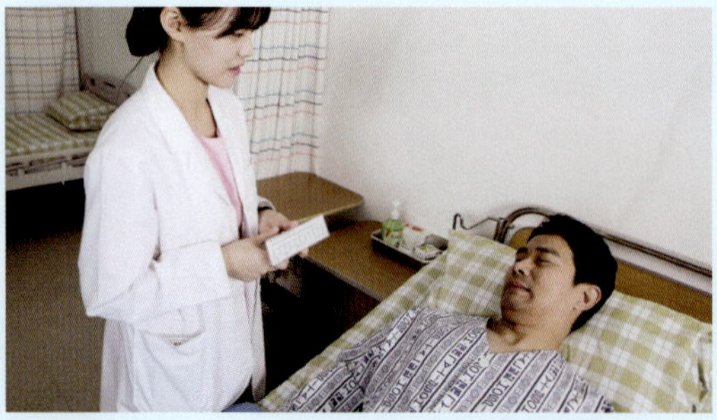	12.

구두 설명	자가평가			교수평가
	수행가능여부	이론적 근거제시 가능여부	연습필요	
9.				
10.				
11. "이제 입원간호정보조사지를 작성하도록 하겠습니다. 질문에 대답해주세요."				
12. "지금 혹시 아프신 부위가 있으시나요?"				

수행절차	이론적 근거	
13.* 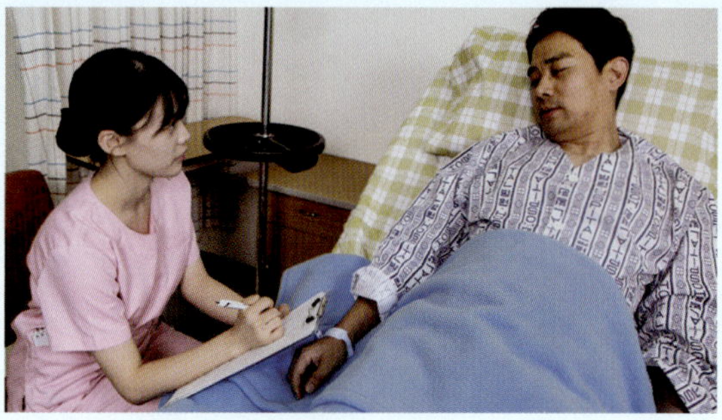	13.	
14.* 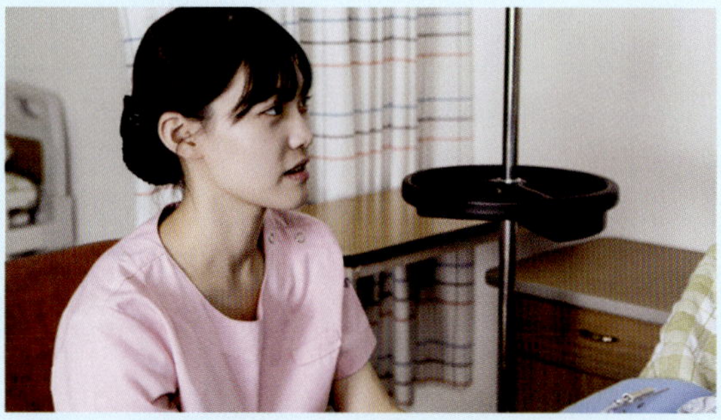	14.	
15.* 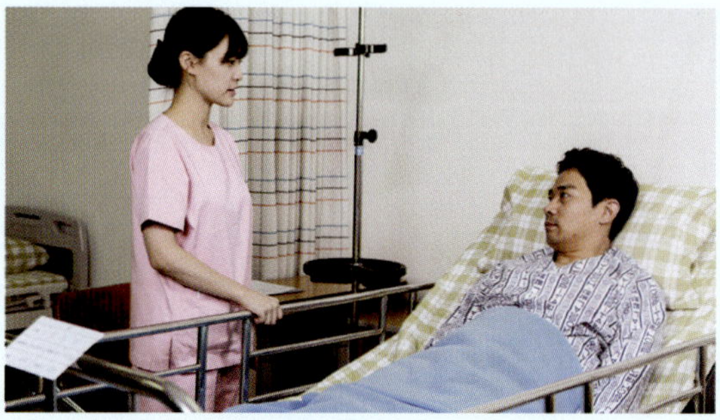	15.	

구두 설명	자가평가			교수평가
	수행가능여부	이론적 근거제시 가능여부	연습필요	
13. "환자분은 욕창 위험이 낮습니다."				
14. "환자분은 낙상 위험도가 낮습니다."				
15. "제공해드리는 낙상예방활동 교육자료를 읽어보시고 입원기간 동안 침대에서는 꼭 침상난간을 올려주세요. 그리고 화장실은 가능하면 잠자기 전에 미리 다녀오시도록 하세요."				

수행절차	이론적 근거
16.* 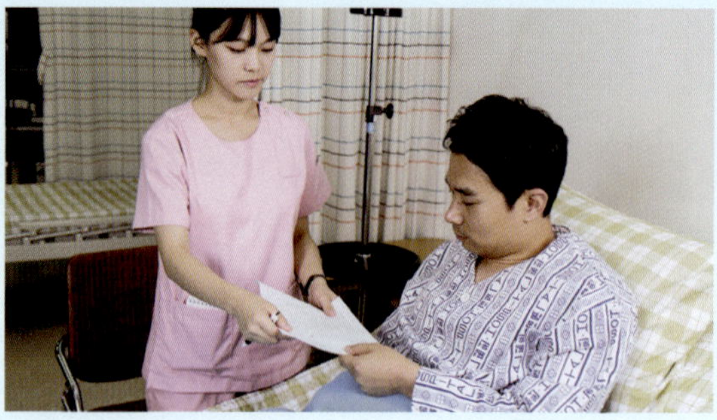	16. 입원으로 인한 불안 감소 및 편의를 도모하기 위함이다.
17. 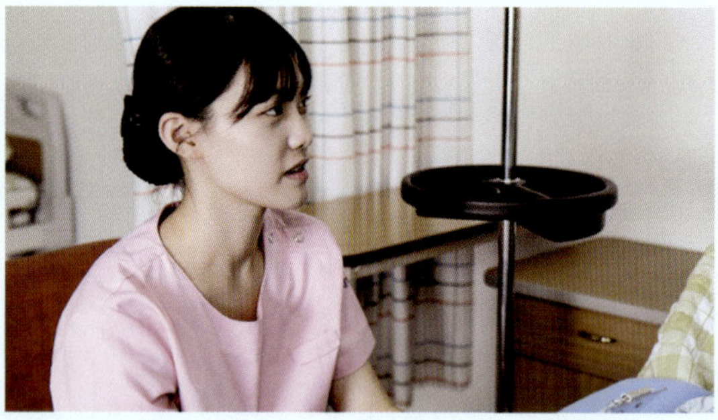	17.
18. 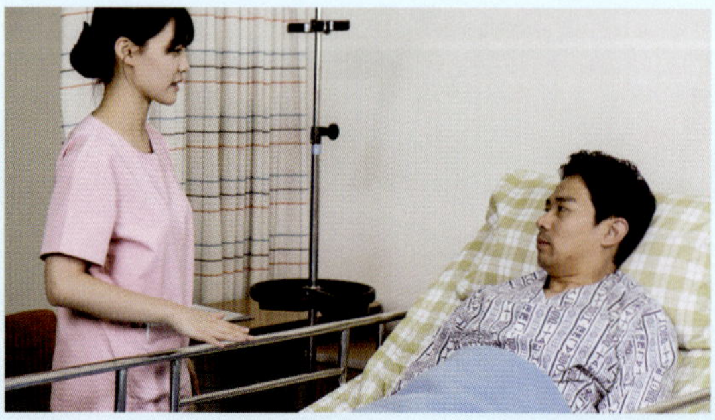	18. 대상자는 치료계획의 일정과 목적 등에 대해서 설명을 들을 권리가 있다. 치료에 대한 설명은 대상자의 불안을 감소시킬 수 있다.

구두 설명	자가평가			교수평가
	수행가능여부	이론적 근거제시 가능여부	연습필요	
16. "지금부터 병원 생활 안내를 하도록 하겠습니다."				
17. "물컵, 세면도구 등의 개인물품은 직접 준비하세요."				
18. "앞으로 입원이나 수술로 인해 걱정이 많으실 텐데 걱정하지 마시고 긴장을 푸시기 바랍니다. 필요한 경우 언제든지 간호사에게 말씀해주세요."				

수행절차	이론적 근거	
19. 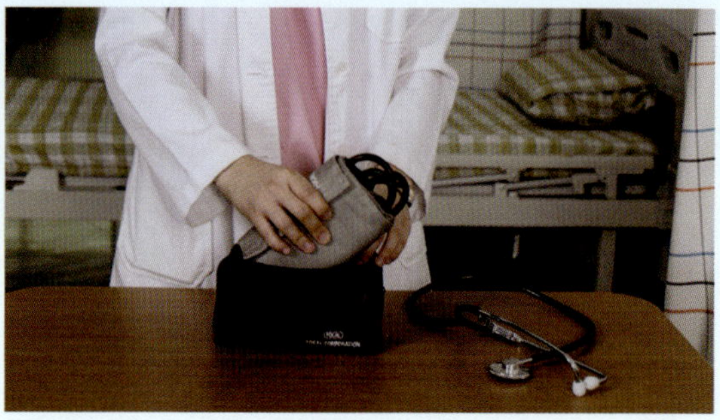	19.	
20. 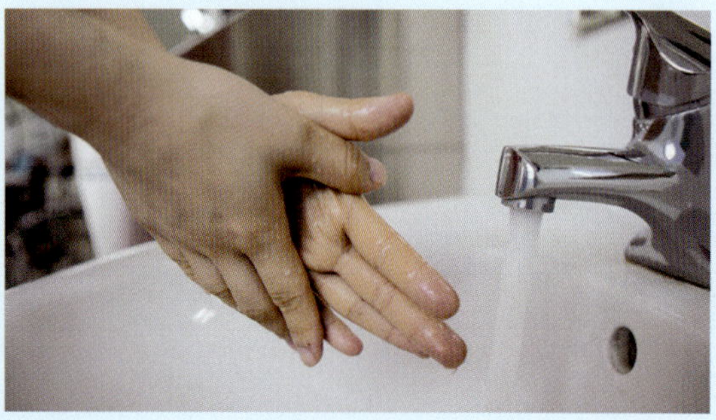	20. 세균의 전파를 막아 감염의 기회를 줄인다.	
21. 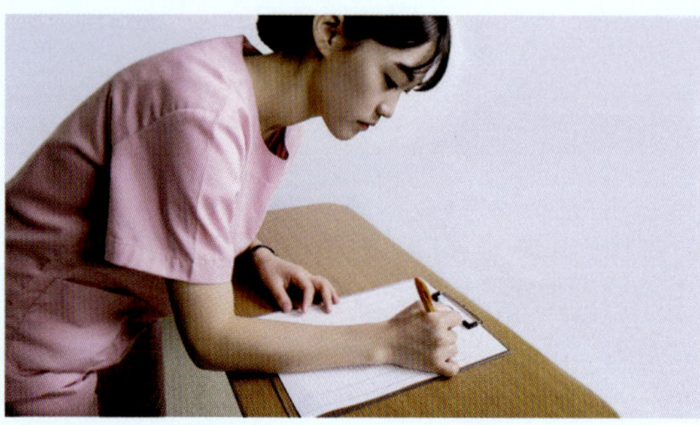	21.	

구두 설명	자가평가			교수평가
	수행가능여부	이론적 근거제시 가능여부	연습필요	
19.				
20.				
21.				

사례 29

23세의 여자 이○○ 환자는 오른쪽 팔에 15cm 이상의 상처를 입어 응급실을 내원하였다. 환자는 통증 사정 시 3점으로 참을만 하다고 한다. 기저질환은 불면증으로 취침 전 수면제를 복용중이며 자신의 현재 상태는 별문제 없어 퇴원이 가능하다고 말한다. 환자의 감각지각 및 기동성은 제한이 없고, 영양은 적절한 상태였으며, 활동은 자주 보행하고 피부는 거의 축축하지 않은 상태이다. 낙상의 경험은 없고, 보행은 환자 스스로 가능하며, 걸음걸이 또한 정상이다. 환자가 EMR에 등록되고 다음과 같은 EMR order가 추가 되었다.

• Yamatetan 1g AST

알맞은 간호활동을 수행하시오.

EMR order 해설

• Yamatetan 1g AST

Yamatetan 1g을 피내주사하여 피부반응검사를 한다.

간호 수행

1) 브레이든 척도, MFS을 통해 욕창 위험도, 낙상 위험도를 사정하고 입원 교육을 한다.
   ✓ <14장 입원관리하기> 수행절차 적용
2) Yamatetan의 피부반응검사를 시행한다.
   ✓ <5장 피내주사> 수행절차 적용

• 욕창 위험도 사정

항목 \ 점수	1	2	3	4	대상자 점수
감각지각	완전 제한	매우 제한	약간 제한	제한 없음	4
습기	항상 축축함	축축함	가끔 축축함	거의 축축하지 않음	4
활동	침대에만 있음	주로 앉아 있음	가끔 보행함	자주 보행함	4
기동성	완전 부동	매우 제한	약간 제한	제한 없음	4
영양	매우 불량	불량함	적절함	우수함	3
마찰과 응전력	문제가 있음	잠재적 문제	문제없음		3

✓ 해석

22점으로 욕창 위험이 낮은 대상자이다.

• 낙상 위험도 사정

구분	척도		점수
1. 낙상의 경험	없음	0	✔
	있음	25	
2. 2차적인 진단	없음	0	
	있음	15	✔
3. 보행 보조	보조기사용 않음/와상/케어자가 도와줌	0	✔
	목발/지팡이/보행기 사용	15	
	가구 잡고 보행	30	
4. 정맥수액요법/ Heparin Lock	없음	0	✔
	있음	20	
5. 걸음걸이	정상/와상/부동	0	✔
	허약함	10	
	장애 있음	20	
6. 정신 상태	자신의 기능수준을 잘 파악	0	
	자신의 기능수준 과대평가 또는 망각	15	✔
총점			
위험도 평가	30으로 낙상위험이 낮다.		
대처방안	침상난간 올리기, 낙상위험표지 부착, 대상자와 보호자에게 낙상예방활동 교육 자료를 제공, 인수인계 시 낙상위험군의 정보를 공유, 시설환경을 점검, 바닥에 액체가 떨어지면 즉시 닦음, 잠자기 전에 화장실에 다녀오도록 교육 함		

약품정보

• Yamatetan

2세대 세팔로스포린계 항생제로서 주로 그람양성, 음성균에 작용한다.

간호기록 사례 29 | 입원 관리하기

날짜	시간	간호기록	서명
00/00/0000	14:00	걸어서 혼자서 응급실 통해 입원함. 진단명 ○○○, 주호소 ○○○, 의식	
		명료하며 의사소통 가능함. 통증 척도 : 3점. 감각지각 및 기동성 제한 없음.	
		영양은 적절함. 보행 자유로움. 낙상 경험 없음. 입원생활 안내 및 낙상 주의 줌.	
		활력징후 BP: 120/80mmHg, PR: 78회/분, RR: 20회/분, BT: 36.0℃ 측정됨.	○○○
피내			
	15:00	Yamatetan AST 시행함.	○○○
	15:15	Yamatetan AST 결과 : 음성 확인함.	
		검사부위 불편감 없음.	○○○

사례 30

84세의 남자 황○○ 환자는 집 화장실에서 미끄러져 넘어지며 좌측 허벅지 통증을 호소하여 응급실을 경유하여 입원하였다. 환자는 통증 사정 시 8점으로 진통제 투약을 원하고, 온몸에 땀을 많이 흘려서 전신이 축축한 상태였다. 보호자 면담 시 환자가 땀이 많아 항상 옷이 젖을 정도라고 한다. 오른쪽 팔에 CT검사를 위한 18G IV catheter가 헤파린 캡으로 고정되어 있다. 입원 전 기저질환으로 고혈압과 당뇨로 매일 오전 경구약을 복용하고 있다. 침대에서 일어나서 화장실을 걸어갈 것이라고 화를 내고 있다. 담당 주치의 검진 결과 골절가능성으로 절대 침상안정과 보행불가능 진단이 내려졌으며, 환자의 감각지각은 제한이 없고, 영양상태는 불량하며, 마찰과 관련된 문제는 없었다. 환자가 EMR에 등록되고 다음과 같은 EMR order가 추가 되었다.

1. ABR
2. prn) Ketoprofen 100mg 1ⓐ IM ** 통증점수 6점 이상 시

order를 확인 후 환자에게 맞는 입원 교육 및 간호활동을 수행하시오.

EMR order 해설

1) ABR
   환자를 절대 침상안정 하도록 한다.
2) prn) Ketoprofen 100mg 1ⓐ IM ** 통증점수 6점 이상 시
   통증 사정 후 점수 6점 이상 시 ketoprofen 100mg 1 ampule 근육주사 한다.

간호 수행

1) 환자를 절대 침상안정하게 하며 브레이든 척도, MFS을 통해 욕창 및 낙상 위험도를 사정하고 입원 교육을 한다.
   ✓ <14장 입원관리하기> 수행절차 적용
2) 통증점수 6점 이상 시 투약인데 8점이므로 ketoprofen 100mg 1 ampule을 근육주사 한다.
   ✓ <3장 근육주사> 수행절차 적용

• 욕창 위험도 사정

항목 \ 점수	1	2	3	4	대상자 점수
감각지각	완전 제한	매우 제한	약간 제한	제한 없음	4
습기	항상 축축함	축축함	가끔 축축함	거의 축축하지 않음	1
활동	침대에만 있음	주로 앉아 있음	가끔 보행함	자주 보행함	1
기동성	완전 부동	매우 제한	약간 제한	제한 없음	1
영양	매우 불량	불량함	적절함	우수함	2
마찰과 응전력	문제가 있음	잠재적 문제	문제없음		3

✓ **해석**

12점으로 욕창 위험이 높은 대상자이므로 체위변경을 자주하며 환자/보호자에게 욕창 위험이 높은 대상자임을 교육하며, 피부상태를 자주 관찰한다.

• 낙상 위험도 사정

구분	척도		점수
1. 낙상의 경험	없음	0	
	있음	25	✔
2. 2차적인 진단	없음	0	
	있음	15	✔
3. 보행 보조	보조기사용 않음/와상/케어자가 도와줌	0	✔
	목발/지팡이/보행기 사용	15	
	가구 잡고 보행	30	
4. 정맥수액요법/ Heparin Lock	없음	0	
	있음	20	✔
5. 걸음걸이	정상/와상/부동	0	✔
	허약함	10	
	장애 있음	20	
6. 정신 상태	자신의 기능수준을 잘 파악	0	
	자신의 기능수준 과대평가 또는 망각	15	✔
총점			
위험도 평가	75점으로 낙상위험이 높으며 중위험군에 해당하나 70세 이상에 낙상기왕력이 있고, 항우울제를 복용하므로 낙상 고위험군이라고 할 수 있다.		
대처방안	침상난간 올리기, 낙상위험표지 부착, 대상자와 보호자에게 낙상예방활동 교육 자료를 제공, 인수인계 시 낙상위험군의 정보를 공유, 시설환경을 점검, 바닥에 액체가 떨어지면 즉시 닦음, 잠자기 전에 화장실에 다녀오도록 교육 함		

약물 정보

1) Ketoprofen

비스테로이드성 소염진통제로서 중등도 및 중증의 통증에 대한 단기요법이나, 외과적 수술 후의 통증 조절에 사용한다.

간호기록 사례 30 | 입원 관리하기

날짜	시간	간호기록	서명
00/00/0000	14:00	응급실 통해 보호자 동반하여 이동차로 입원함. 진단명 ○○○, 주호소 ○○○.	
		의식 명료하며 의사소통 가능함. 브레이든 통증 척도 : 7점.	
		골절가능성 있어 절대침상안정 해야 함을 설명함.	
		땀이 많이 나며 축축하게 젖어 있음.	
		욕창위험 사정 점수 : 12점. 낙상위험 사정 점수 : 75점.	
		입원생활 안내 및 낙상 위험에 대한 주의를 주고 침상난간을 올려줌.	
		활력징후 BP : 120/80mmHg, PR : 78회/분, RR: 20회/분, BT: 36.0℃ 측정됨.	○○○
근육주사			
	15:00	통증 점수 : 8점. ketoprofen 100mg 근육 주사함(prn처방).	○○○

사례 31

2세 남자 박○○ 환자는 감돈 탈장 진단으로 병동에 입원하려고 한다. 보호자 없이는 의사소통이 되지 않고 있다. 환자는 낙상의 경험이 없고, 2차적인 진단이 없으며, 보호자가 도와주며 보행을 한다. 걸음걸이는 허약하며 유아로 자신의 기능수준을 잘 파악하고 있지 않다. 감각지각에 제한이 없고, 습기는 땀을 흘리고 기저귀를 착용하여 축축한 상태이며, 침대에만 있고, 기동성은 매우 제한됨을 보이고 있다. 영양상태는 적절하며 마찰과 응전력에는 문제가 없다. 환자의 나이에 알맞은 입원 관리와 활력징후를 측정하는 간호활동을 수행하시오.

아동의 입원간호 및 활력징후

유아의 부모님과 유아를 병실로 안내하고 자신의 이름과 역할을 소개한 후 대상자와 대상자의 부모에게 개방형 질문으로 대상자를 사정한다. 통증 정도는 유아에게서는 VAS(visual analog scale)를 사용하여 자신의 통증정도를 선택하도록 한다. 욕창과 낙상 위험도를 사정하고 낙상 위험도에 따라 보호자에게 교육을 한다.

수행 절차

1) 브레이든 척도, MFS을 통해 환아의 욕창 및 낙상 위험도를 사정하고 보호자에게 입원 교육을 한다.
   ✓ <14장 입원관리하기> 수행절차 적용
2) 아동의 혈압과 체온(액와체온계를 이용)을 측정한다.
   ✓ <1장 활력징후 측정–혈압> 수행절차와 <1장 활력징후 측정–액와 체온> 수행절차 적용
3) 아동의 맥박(심첨맥박)을 측정한다.
   ✓ <1장 활력징후 측정–맥박> 수행절차 적용

• 욕창 위험도 사정

항목 \ 점수	1	2	3	4	대상자 점수
감각지각	완전 제한	매우 제한	약간 제한	제한 없음	4
습기	항상 축축함	축축함	가끔 축축함	거의 축축하지 않음	2
활동	침대에만 있음	주로 앉아 있음	가끔 보행함	자주 보행함	1
기동성	완전 부동	매우 제한	약간 제한	제한 없음	2
영양	매우 불량	불량함	적절함	우수함	3
마찰과 응전력	문제가 있음	잠재적 문제	문제없음		3

✔ **해석**
15점으로 욕창 위험이 높은 대상자이므로 체위변경을 자주하며 환자/보호자에게 욕창 위험이 높은 대상자임을 교육하며, 피부상태를 자주 관찰한다.

• 낙상 위험도 사정

구분	척도		점수
1. 낙상의 경험	없음	0	✔
	있음	25	
2. 2차적인 진단	없음	0	✔
	있음	15	
3. 보행 보조	보조기사용 않음/와상/케어자가 도와줌	0	✔
	목발/지팡이/보행기 사용	15	
	가구 잡고 보행	30	
4. 정맥수액요법/ Heparin Lock	없음	0	✔
	있음	20	
5. 걸음걸이	정상/와상/부동	0	
	허약함	10	✔
	장애 있음	20	
6. 정신 상태	자신의 기능수준을 잘 파악	0	
	자신의 기능수준 과대평가 또는 망각	15	✔
총점			
위험도 평가	25점으로 낙상위험이 낮다.		
대처방안	침상난간 올리기, 낙상위험표지 부착, 대상자와 보호자에게 낙상예방활동 교육 자료를 제공, 인수인계 시 낙상위험군의 정보를 공유, 시설환경을 점검, 바닥에 액체가 떨어지면 즉시 닦음, 잠자기 전에 화장실에 다녀오도록 교육 함		

간호기록 사례 31 | 입원 관리하기

날짜	시간	간호기록	서명
00/00/0000	14:00	외래 통해 보호자 동반하여 휠체어로 입원함. 진단명 ○○○, 주호소 ○○○.	
		낙상경험 없음. 보호자 없이 의사소통 안 됨. 걸음걸이 허약하며 기동성 제한 됨.	
		땀이 많이 나며 기저귀를 사용하여 축축한 상태임. 보호자(부모)에게 입원생활	
		안내 및 낙상 위험에 대한 주의를 주고 침상난간 올려줌.	○○○
		활력징후	
	14:20	활력징후 BP: 100/60mmHg, PR: 100회/분, RR: 24회/분, BT: 36.5℃ 측정됨.	○○○
		심첨맥박	
	14:30	심첨맥백 측정함(결과 : 100회/min).	○○○

15

격리실 출입 시 보호 장구 및 폐기물 관리

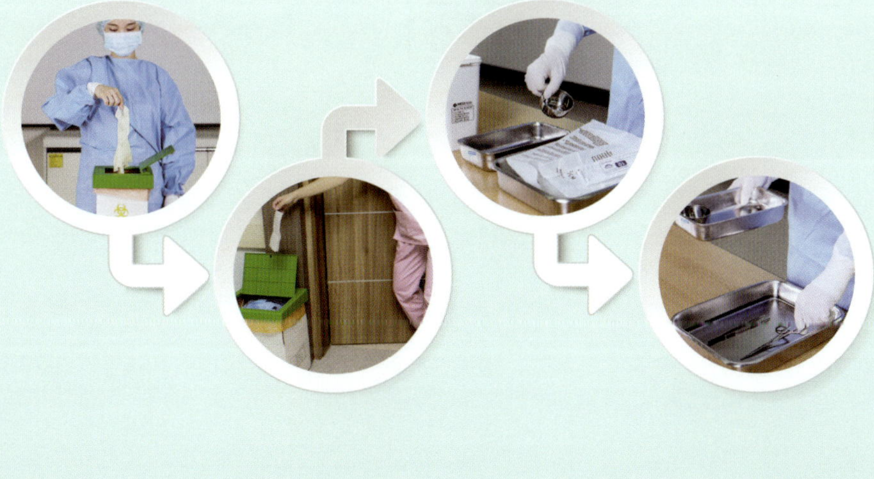

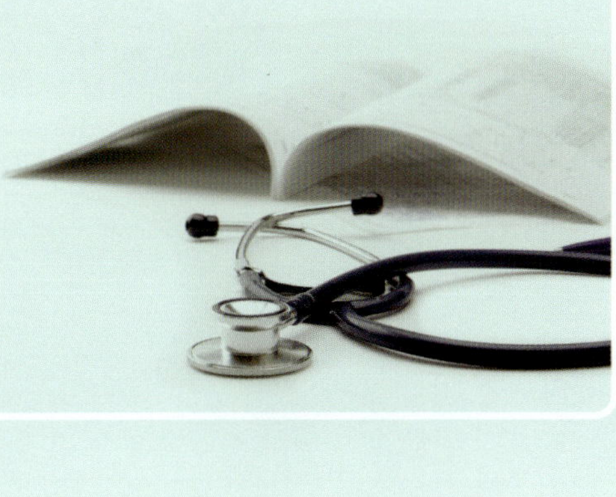

성취목표

필요장비 및 물품

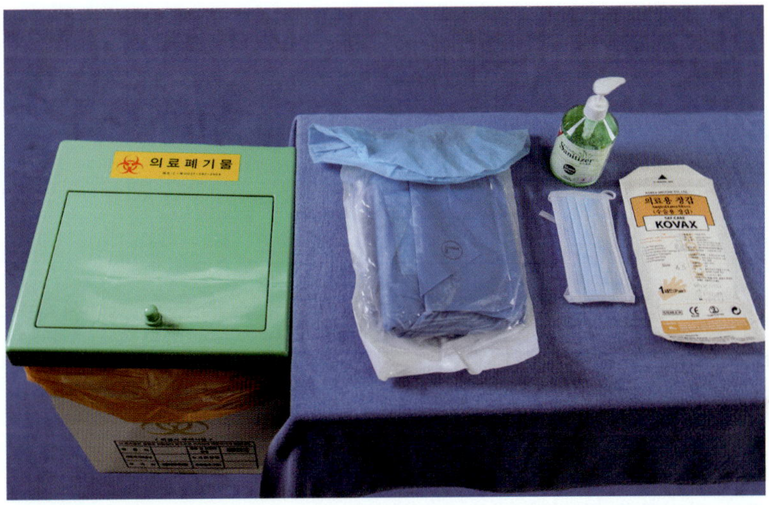

수행시간

- (　　　　　)분

1 목적

감염성 물질이나 병원체가 의료인과 대상자에게 전파되는 것을 막기 위함이다.

2 관련 선행지식

1) 격리의 목적

- 감염성 질환으로부터 대상자와 의료인을 보호한다.
- 면역저하 대상자를 보호함으로써 감염의 위험성을 최소화시킨다.
- 감염성 질환의 유입을 차단한다.

2) 격리의 유형

(1) 완전 격리

- 공기, 비말 전파와 접촉 전파로 옮길 수 있는 전염력이 높은 경우에 실시한다.
- 수두, 산재성 대상포진, 바이러스 출혈열 등을 포함한다.
- 음압장치가 설치된 독방 시설에 출입 시 마스크, 가운, 장갑을 모두 착용한다.

(2) 접촉 격리

- 공기나 비말로 전파되지는 않으나 접촉으로 전파되기 쉬운 감염 시 실시한다.
- RSV(respiratory syncytial virus)와 같은 어린이의 바이러스성 호흡기 감염이나 VRE(vancomycin-resistant enterococcus)와 같은 다재내성균혈증의 감염이나 보균이 포함된다.
- 분비물이 많이 배출되는 창상을 가진 대상자는 접촉에 주의한다.
- 독방 시설에서 직접간호 행위가 많은 경우에는 마스크를 착용한다. 오염될 가능성이 있으면 가운도 착용한다. 감염된 물건과 접촉 시 장갑을 착용한다.

(3) 호흡기 격리

- 공기나 비말로 전파되는 질병을 막기 위하여 실시한다.
- 아동의 폐렴, 후두개념, 뇌막염과 여러 가지 수막구균 감염이 심한 대상자, 볼거리, 백일해가 포함된다.
- 독방이나 동일 균을 가진 대상자들을 같은 공간에 입원시키고, 직접간호 행위가 많은 경우에는 마스크를 착용한다.

(4) 결핵-항산균 격리

- 폐나 후두결핵이 알려졌거나 의심되는 대상자에게 실시한다.
- 음압장치가 설치된 독방과 적절한 호흡 보호용품을 착용한다.

(5) 장관 격리

- 살모넬라장염과 같은 대변으로 직접 혹은 간접적으로 전파되는 감염을 막기 위해 실시한다.
- 대상자의 위생 상태가 나쁘고 주위 환경을 오염시킬 가능성이 있는 경우 독방을 사용하도록 한다. 오염될 가능성이 있으면 가운을 착용하고, 감염된 물질과 접촉 시에는 장갑을 착용한다.

(6) 배액/분비물 격리

- 감염된 부위에서 나온 화농성 물질이나 배액에 의해 직접 또는 간접적으로 전파되는 감염을 막기 위하여 실시한다.
- 오염될 가능성이 높으면 가운을 착용하고, 감염된 물질과 접촉 시 장갑을 착용한다.

MEMO

③ 간호수행 절차와 이론적 근거 및 구두 설명

1) 격리실에 들어가기

수행절차	이론적 근거	
1. 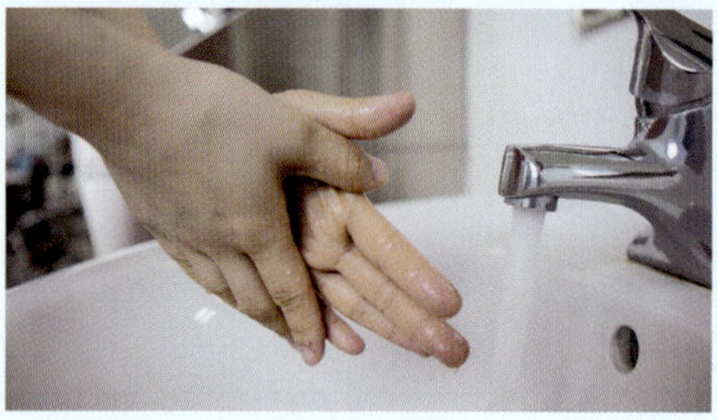	1. 미생물의 전파를 막아 감염의 기회를 줄인다.	
2. 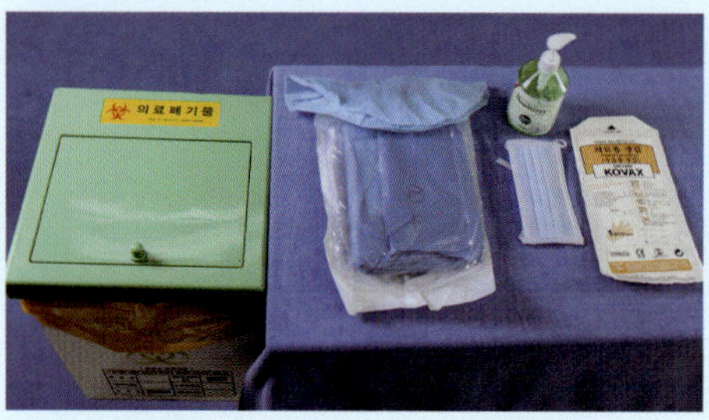	2.	
3.* 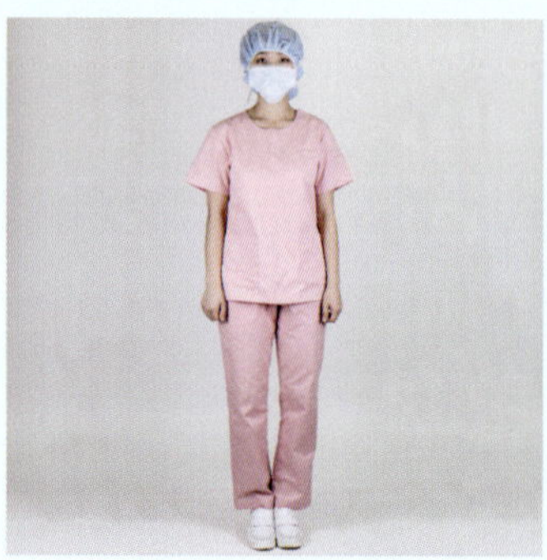	3. 비말이나 공기를 통해 호흡기로 이동하는 균의 전파를 방지한다.	
4. 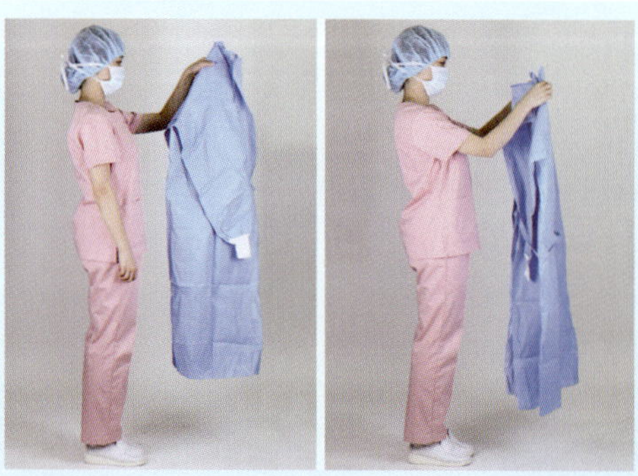	4. 가운의 안쪽이 깨끗하며 바깥쪽은 깨끗하지 않은 것으로 간주한다.	

<table>
<tr><th rowspan="2">구두 설명</th><th colspan="3">자가평가</th><th rowspan="2">교수평가</th></tr>
<tr><th>수행가능여부</th><th>이론적 근거제시 가능여부</th><th>연습필요</th></tr>
<tr><td>1.</td><td></td><td></td><td></td><td></td></tr>
<tr><td>2.</td><td></td><td></td><td></td><td></td></tr>
<tr><td>3.</td><td></td><td></td><td></td><td></td></tr>
<tr><td>4.</td><td></td><td></td><td></td><td></td></tr>
</table>

수행절차	이론적 근거
5. 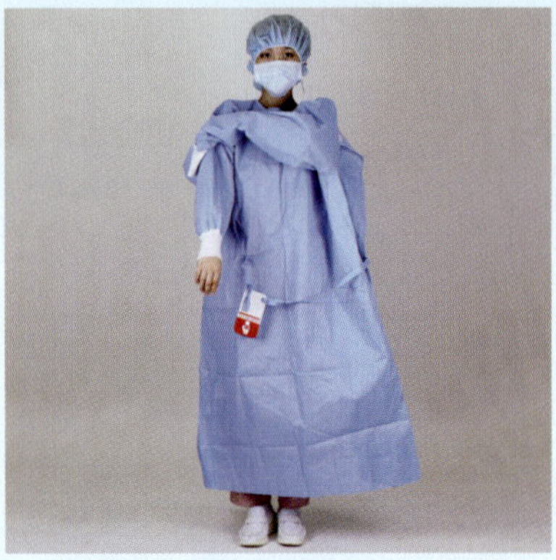	5. 가운의 바깥쪽에 손이 닿지 않도록 주의한다.
6. 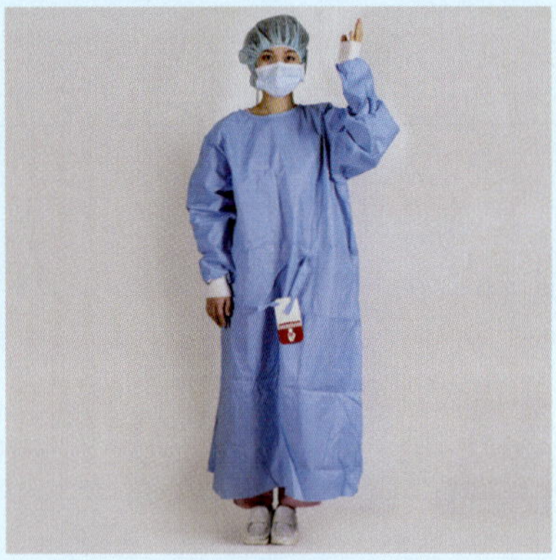	6. 중력에 의해 하강하는 미생물의 전파를 방지한다.
7. 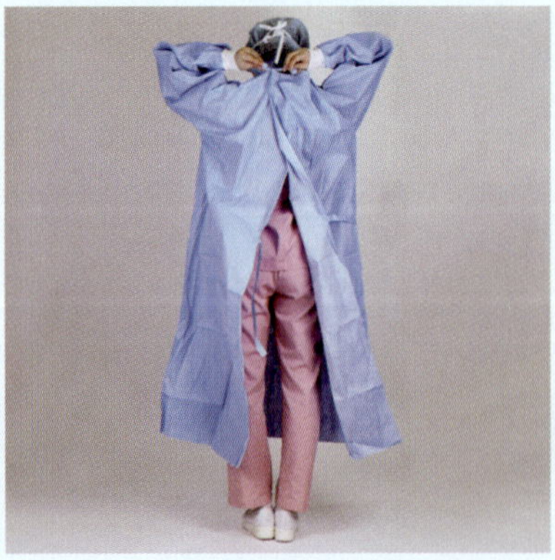	7. 목끈은 오염되지 않은 것으로 간주한다.

구두 설명	자가평가			교수평가
	수행가능여부	이론적 근거제시 가능여부	연습필요	
5.				
6.				
7.				

수행절차	이론적 근거
8. 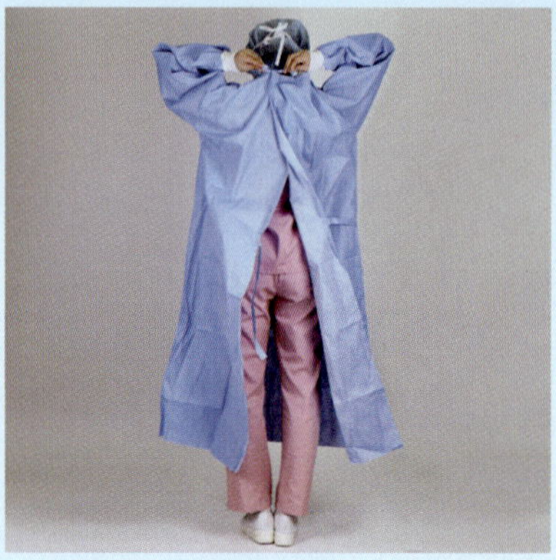	8. 등을 완전히 덮어 오염을 방지한다.
9. 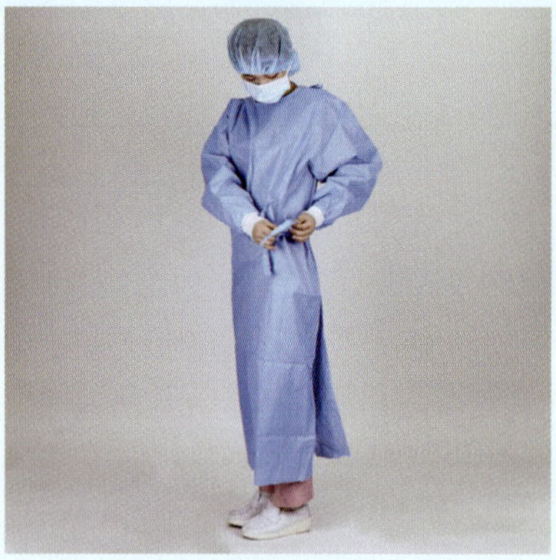	9. 허리 부분의 끈은 오염된 것으로 간주하여 끝부분만 만진다.
10. 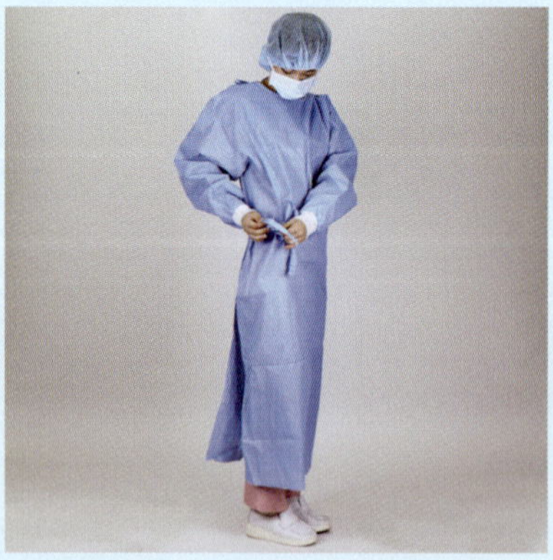	10.

구두 설명	자가평가			교수평가
	수행가능여부	이론적 근거제시 가능여부	연습필요	
8.				
9.				
10.				

수행절차	이론적 근거
11.* 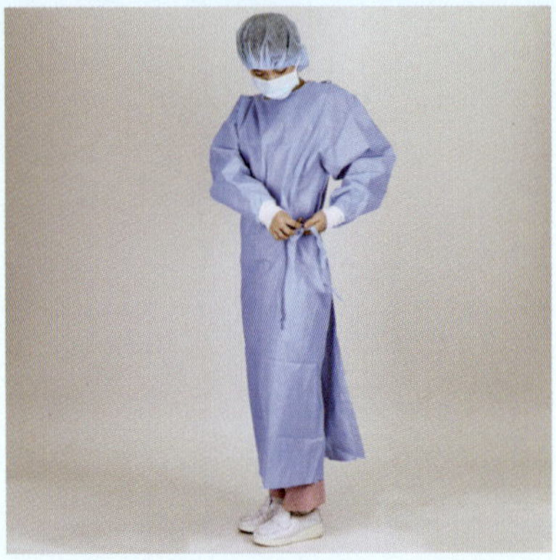	11.
12. 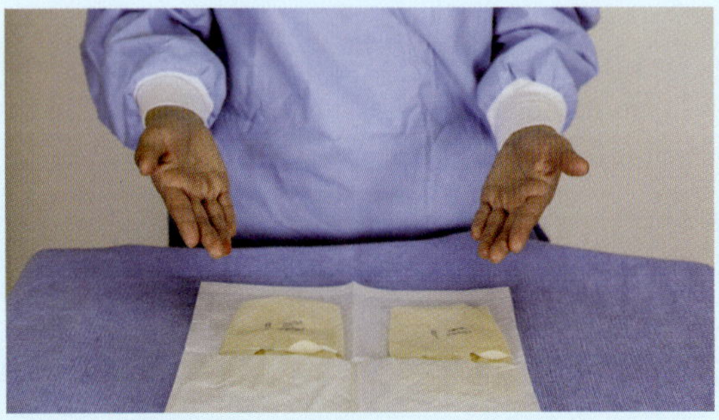	12. 포장의 멸균상태를 유지한다.
13. 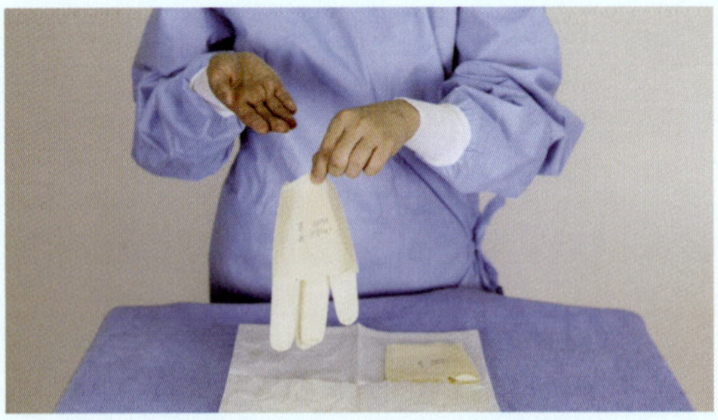	13. 포장의 안쪽은 멸균으로 간주하므로 손이 닿지 않도록 한다.
14. 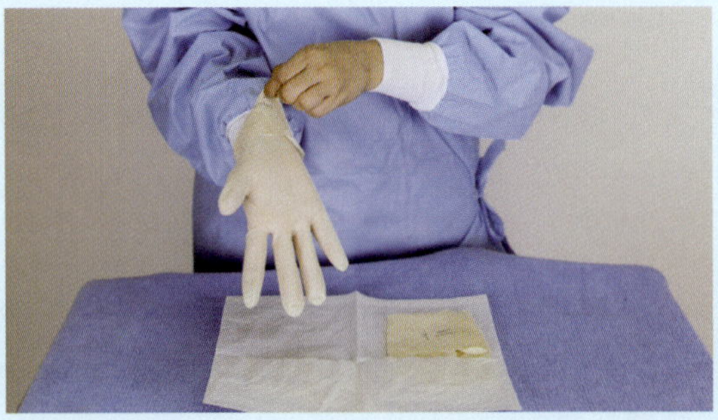	14. 손목의 접힌 부분만 만진다.

구두 설명	자가평가			교수평가
	수행가능여부	이론적 근거제시 가능여부	연습필요	
11.				
12.				
13.				
14.				

수행절차	이론적 근거
15. 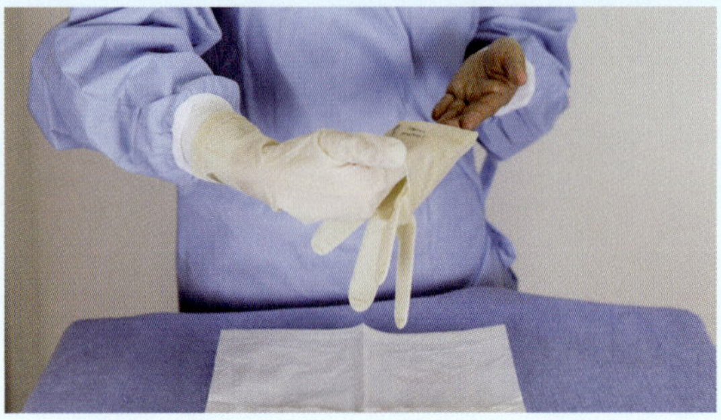	15. 손목의 접힌 부분이 펼쳐져 오염되지 않도록 한다.
16.* 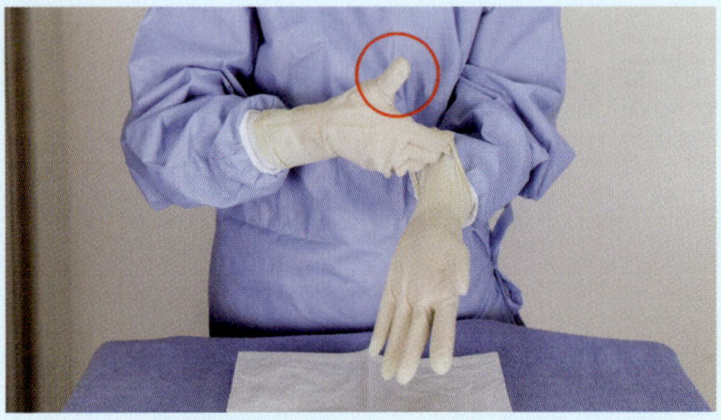	16. 엄지손가락을 위쪽으로 들면 오염된 표면과의 접촉을 피할 수 있다.
17.* 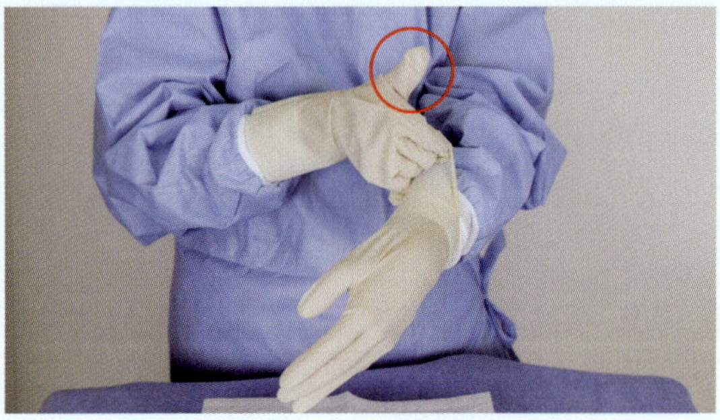	17.

구두 설명	자가평가			교수평가
	수행가능여부	이론적 근거제시 가능여부	연습필요	
15.				
16.				
17.				

2) 격리실에서 나오기

수행절차	이론적 근거
1.* 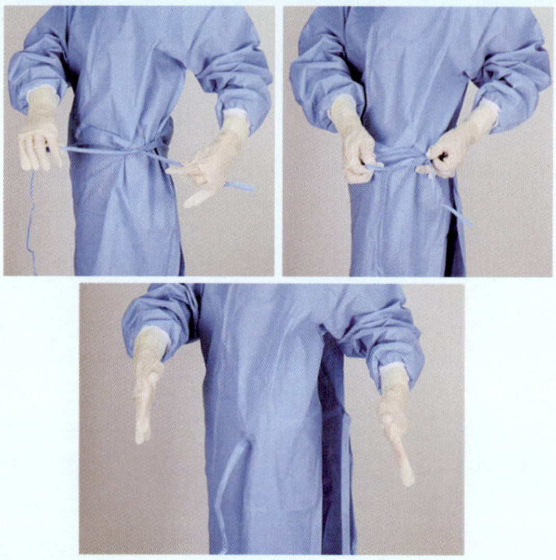	1. 허리끈은 이미 오염된 것으로 간주하여 병실을 나오기 전에 미리 푼다.
2. 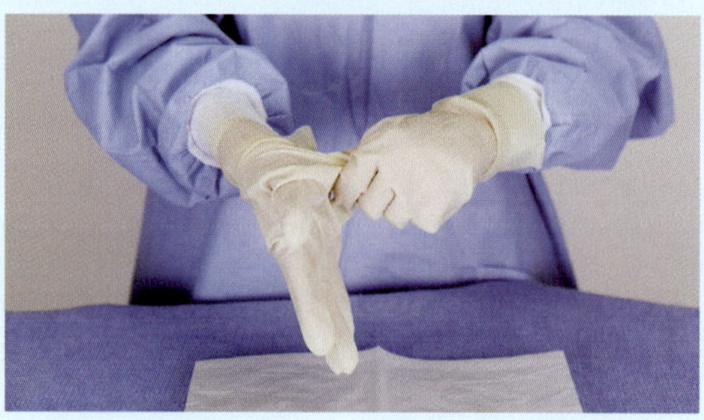	2. 손이 오염된 장갑에 닿아 오염되는 것을 방지한다.
3. 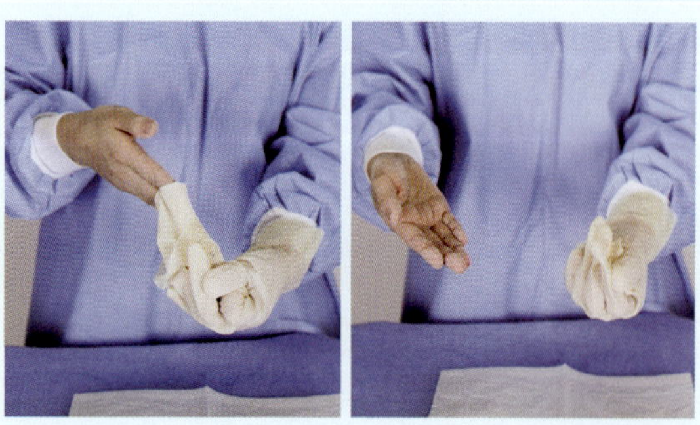	3. 오염되지 않도록 하여 장갑을 뒤집어 벗는다.

구두 설명	자가평가			교수평가
	수행가능여부	이론적 근거제시 가능여부	연습필요	
1.				
2.				
3.				

수행절차	이론적 근거
4. 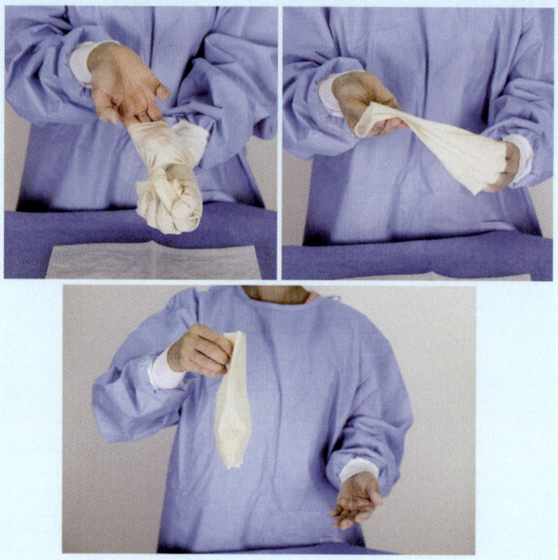	4. 손이 오염된 장갑의 바깥쪽을 만지지 않도록 하여 뒤집어 벗는다.
5. 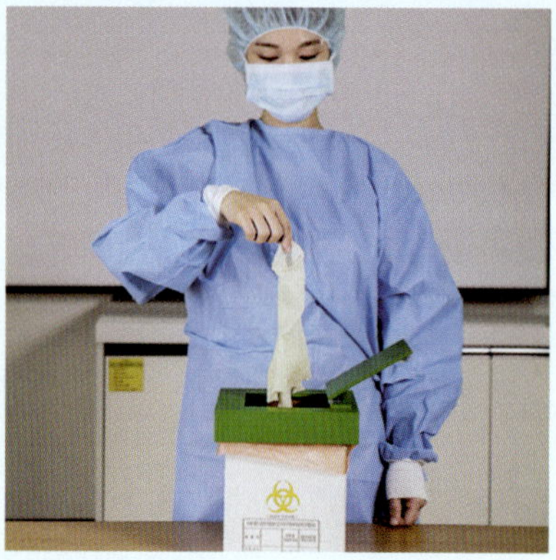	5.
6. 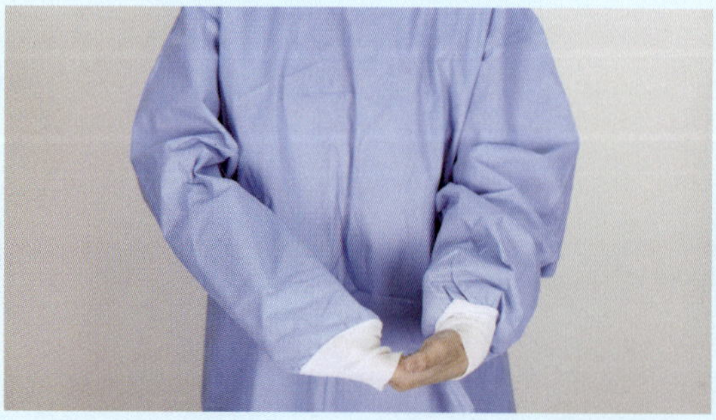	6. 소매의 바깥쪽은 오염되었으므로 닿지 않도록 하여 소매를 내린다.

구두 설명	자가평가			교수평가
	수행가능여부	이론적 근거제시 가능여부	연습필요	
4.				
5.				
6.				

수행절차	이론적 근거
7. 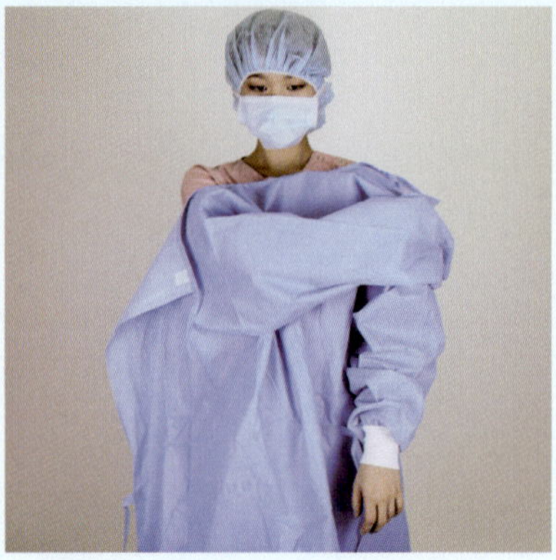	7. 손이 나오지 않도록 하여 오염된 면끼리 닿게 하면서 소매를 내린다.
8. 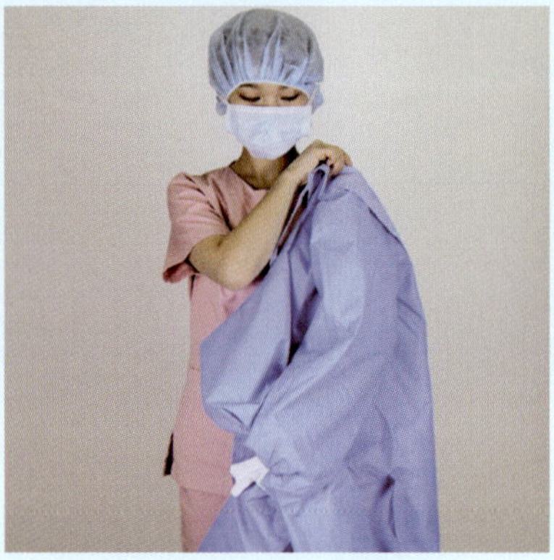	8. 가운의 바깥쪽은 오염되었으므로 오염되지 않은 안쪽 어깨솔기 부분을 잡고 가운을 벗는다.
9. 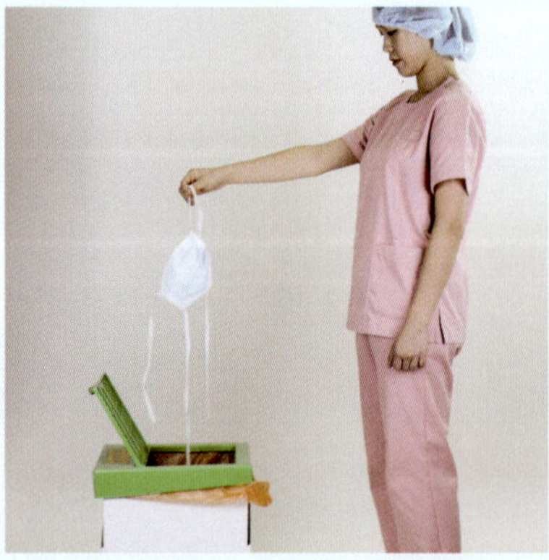	9. 대상자 쪽으로 노출된 마스크 바깥쪽은 만지지 말고 끈만 잡아 벗는다.

<table>
<tr><th rowspan="2"></th><th rowspan="2">구두 설명</th><th colspan="3">자가평가</th><th rowspan="2">교수평가</th></tr>
<tr><th>수행가능여부</th><th>이론적 근거제시 가능여부</th><th>연습필요</th></tr>
<tr><td></td><td>7.</td><td></td><td></td><td></td><td></td></tr>
<tr><td></td><td>8.</td><td></td><td></td><td></td><td></td></tr>
<tr><td></td><td>9.</td><td></td><td></td><td></td><td></td></tr>
</table>

수행절차	이론적 근거
10.* 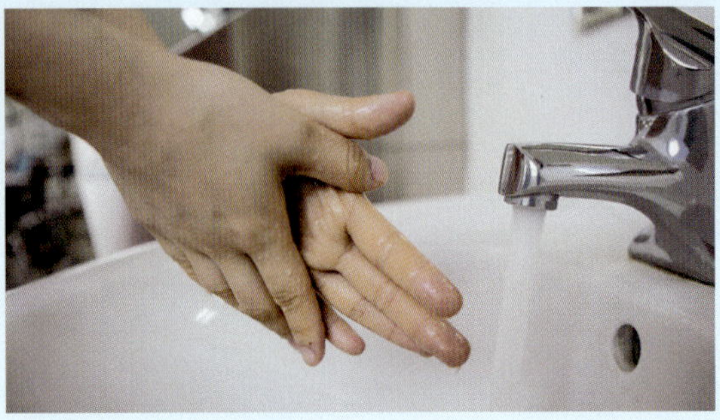	10. 미생물의 전파를 막아 감염의 기회를 줄인다.
11. 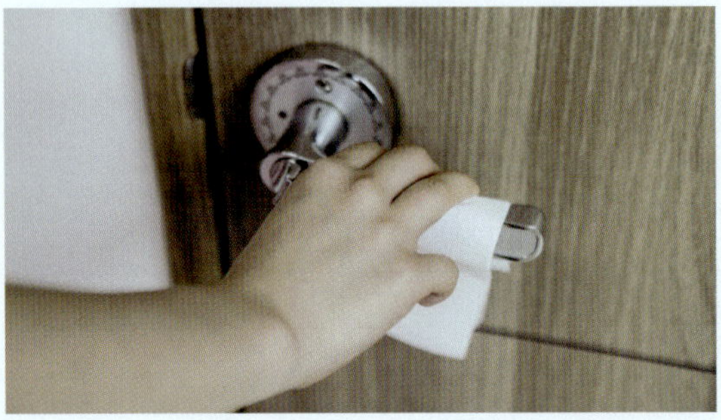	11. 오염되지 않은 손과 오염된 문의 접촉을 막기 위함이다.
12. 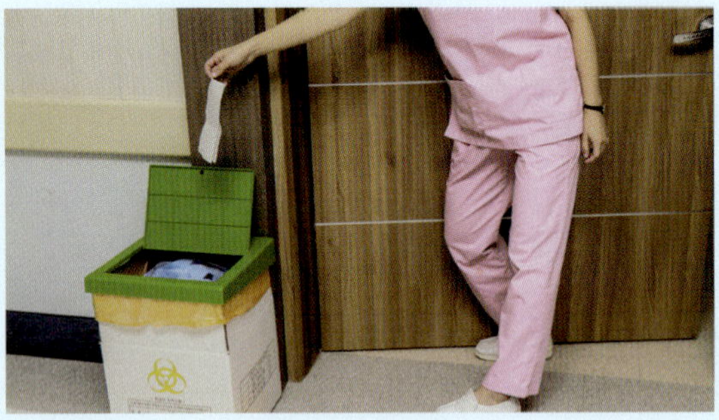	12. 오염된 폐기물이 적절한 조치 없이 격리실 외부로 나오지 않도록 하기 위함이다.
13.* 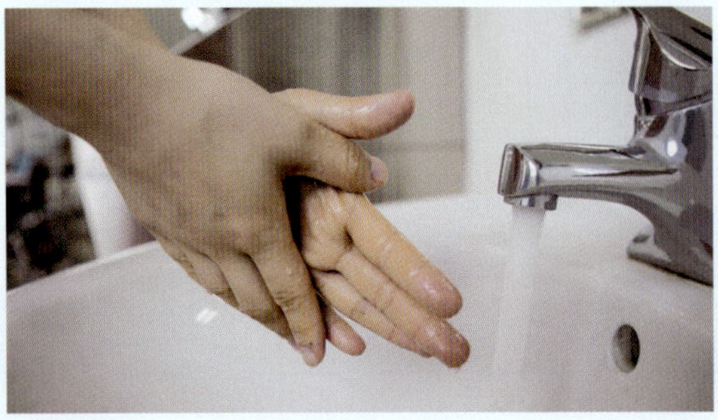	13. 미생물의 전파를 막아 감염의 기회를 줄인다.

구두 설명	자가평가			교수평가
	수행가능여부	이론적 근거제시 가능여부	연습필요	
10.				
11.				
12.				
13.				

3) 폐기물 관리

수행절차	이론적 근거
1.* 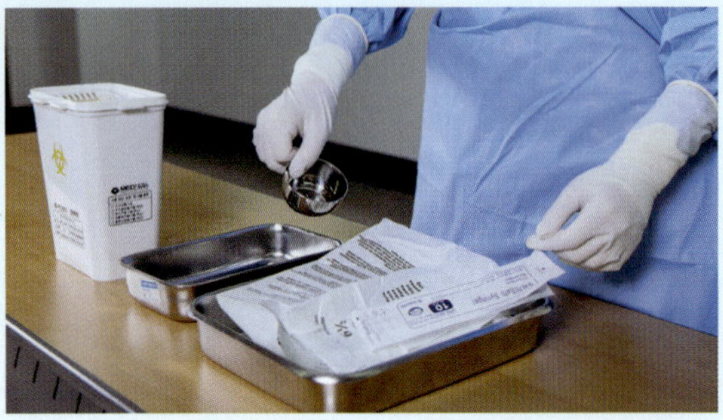	1. 기관의 폐기물 처리방침에 따른다.
2. 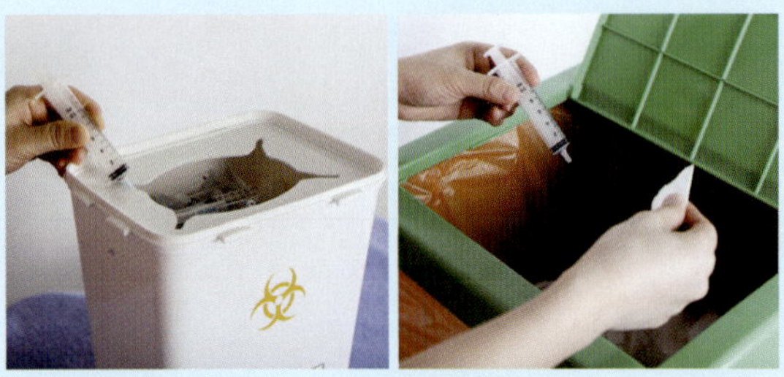	2.
3. 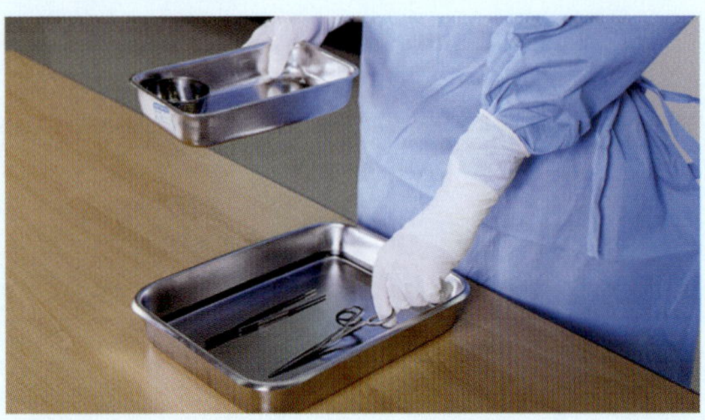	3.

구두 설명	자가평가			교수평가
	수행가능여부	이론적 근거제시 가능여부	연습필요	
1.				
2.				
3.				

사례 32

lumbar Fx. 진단으로 입원한 55세 남자 강○○은 전신 두드러기 증상을 보여 피부과 전문의 협진 후 옴 진드기 감염이 의심되어 격리실로 옮겨졌다. 현재 진단으로 인한 거동이 불가능하여 ABR 상태이고 요의를 느끼나 소변을 잘 보지 못하고 있는 상태이다. 담당의 검진 후 아래와 같은 EMR order가 추가되었다.

- 16Fr. foley catheter insertion

격리실 상황에 알맞은 간호활동을 수행하시오.

EMR order 해설

- 16Fr. foley catheter insertion

  16Fr. 굵기의 catheter를 이용하여 유치도뇨를 시행한다.

간호 수행

1) 옴 진드기 감염 의심환자로 격리실 출입 상황에 맞게 보호 장구 착용한다.
   - ✓ <15장 격리실 출입시 보호 장구 착용 및 폐기물 관리 – 격리실에 들어가기> 수행절차 적용
2) 16Fr. 굵기의 catheter를 이용하여 유치도뇨를 시행한다.
   - ✓ <10장 유치도뇨> 수행절차 적용

간호기록 사례 32 | 격리실 출입 시 보호 장구 및 폐기물 관리

날짜	시간	간호기록	서명
00/00/0000	09:00	격리 상태임. 거동 불가하여 유치도뇨관 삽입함을 설명하고 유치도뇨관 삽입함.	
		silastic foley 16Fr. 사용함. 소변주머니 연결함. 소변 맑은색으로 배액 잘 됨.	○○○

16

산소포화도 측정과 심전도 모니터 적용

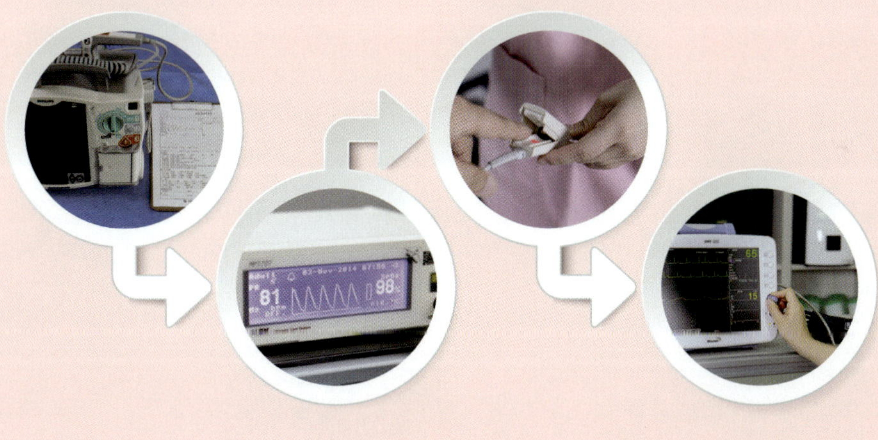

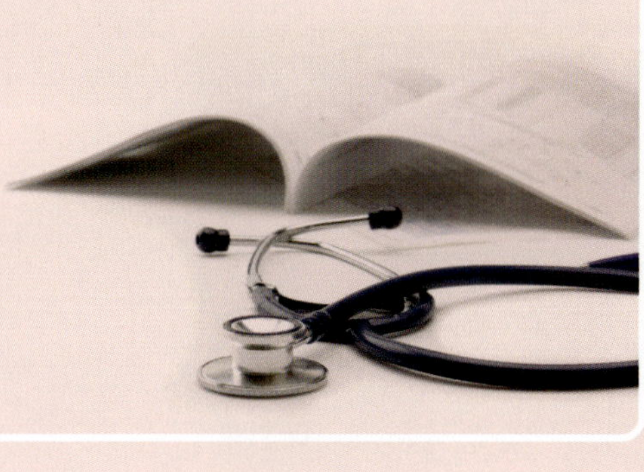

성취목표

필요장비 및 물품

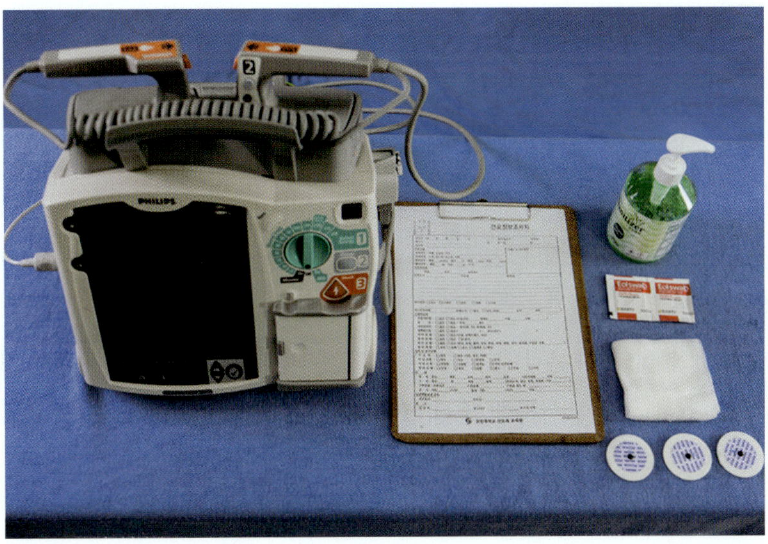

수행시간

- (　　　　　)분

1 목적

1) 저산소증의 위험이 있는 대상자에게 산소포화도를 측정한다.
2) 심전도 모니터를 정확한 위치에 적용하여 심전도를 측정한다.

2 관련 선행지식

1) 산소포화도 정상 범위

- 산소포화도는 전체 혈색소(Hemoglobin) 중에서 O_2와 결합한 혈색소(OxyHemoglobin)가 차지하는 분율로 정상 범위는 95～100%이다.

2) 심전도 정상 리듬과 비정상 리듬

(1) 정상 리듬

- 심전도 : 심전도란 심장의 전기적 활동을 체표면에서 그래프로 기록한 것
  심전도 기록지(가로 1칸=0.04초, 세로 1칸=1mm(0.1mV))
  - P 파(wave) : 심방의 탈분극에 의해 형성되는 파형, 폭<0.10초, 높이<2.5mm
  - QRS 군(complex) : 심실의 탈분극에 의해 형성, Q, R, S 파로 구성, 폭 0.06～0.10초, 높이 유도에 따라 다양
  - T 파(wave) : 심실의 재분극에 의해 형성되는 파형, 폭<0.20초, 높이<5mm
  - P-R 간격(interval) : P파 시작에서 QRS군 시작 전까지 간격으로 심방탈분극에서 방실결절까지 전도시간, 0.12～0.20초

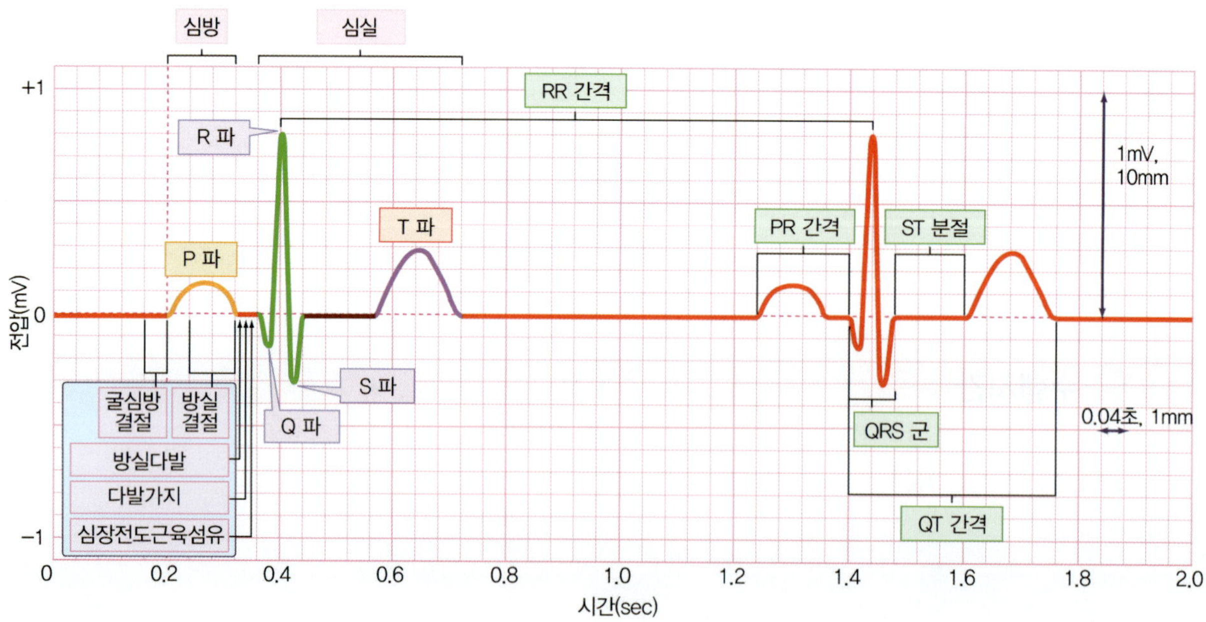

- ST 분절(segment) : 심실재분극의 초기에 형성, QRS군과 ST분절이 만나는 지점이 J point로 J point가 기저선보다 ±1mm 이상일 때 비정상
  - ST분절 상승 : 심근경색(STEMI), 변이형 협심증 등
  - ST분절 하강 : 심내막하경색(=Non-Q MI=NSTEMI), 심근허혈 등
- 심전도 정상리듬=정상동성리듬
- 정상동성리듬(Normal sinus rhythm, NSR)은 동방결절에서 발생한 심장의 정상리듬으로 60~100회/분, P파, QRS군, T파, PR간격, ST분절 모두 정상

(2) 비정상 리듬

- 조기심방수축(Premature atrial contraction; PAC) : 심방벽에서 형성되는 자극이 동방결절의 정상자극이 생기기 전에 발생하여 심방이 흥분되는 상태이다. 부정맥 중에서 발생빈도가 높지만 기질성 심질환에 의한 경우는 약 10% 정도이다.

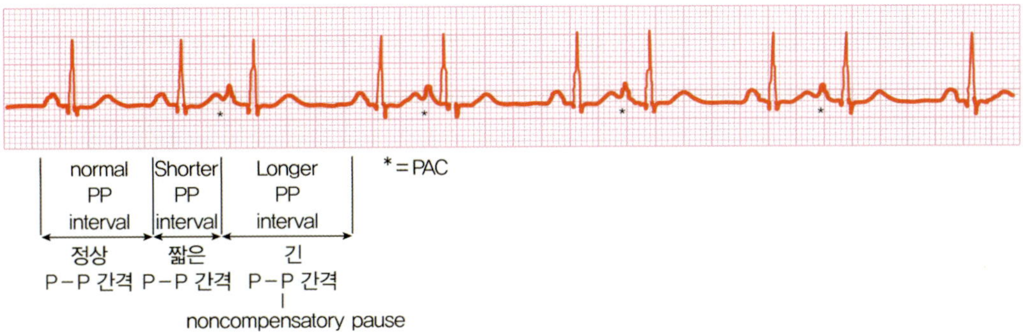

- 심방세동(Atrial fibrillation; AF) : 심방의 여러 부위가 아주 빠르고 불규칙적으로 흥분하여 무질서한 심방근육의 수축이 일어나는 상태이다. 심실 박동수는 방실결절이 심방의 자극을 전도하는 능력, 자율신경계의 긴장 수준, 약물의 효과에 따라 다르게 나타난다. P파를 식별하기 어렵다.

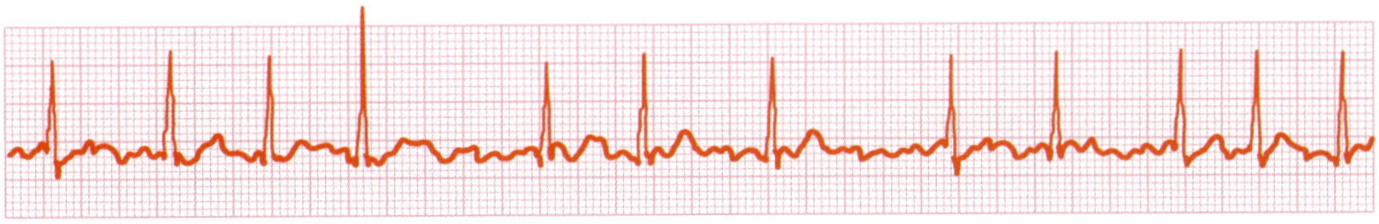

- 심방조동(Atrial flutter; AFL) : 심방의 어느 한 세포가 흥분하여 심방수축자극을 반복적으로 빠르게 내보내는 것을 말한다. 심방의 전도 결손으로 인해 분당 250~350회/분의 규칙적인 심방 박동수가 나타난다. 심방조동은 갑자기 나타나 수시간 동안 지속되다가 중지되거나 심방세동으로 바뀌는 불안한 부정맥이다.

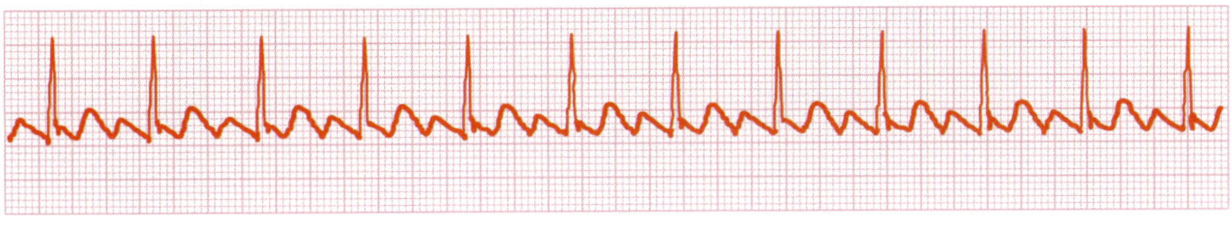

- 조기심실수축(Premature ventricular contraction; PVC) : 심실 내 흥분된 세포가 심실을 직접 수축시킴으로써 발생한다. QRS군은 대부분 0.12초 이상으로 넓어지고 P파는 QRS군이나 T파에 가려 보이지 않는다.

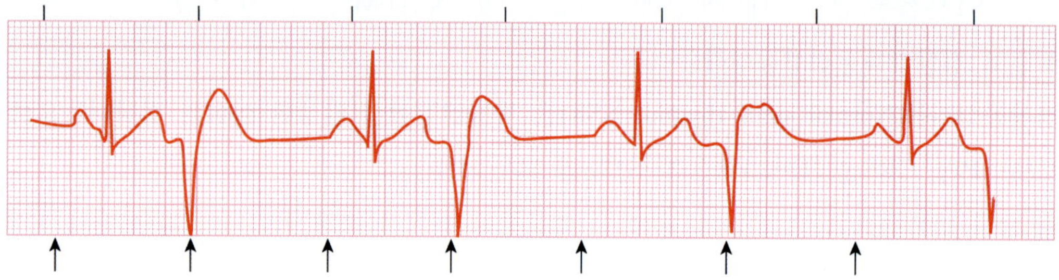

- 심실빈맥(Ventricular tachycardia; VT) : 연속적으로 3개 이상의 PVC가 100회/분 이상의 박동수로 발생하는 것을 말한다. 심실 박동수는 100~2000회/분이며 P파는 알아보기 힘들다. 심실빈맥이 지속되면 심실세동이나 무수축(asystole)으로 진행되기 쉽기 때문에 즉각적인 치료가 필요하다. 무맥박성 심실빈맥(Pulseless VT)은 심실세동과 치료법이 유사하며 맥박이 있고 대상자가 안정적이면 항부정맥제를 투여하고 불안정하면 심율동전환(cardioversion)을 시행한다.

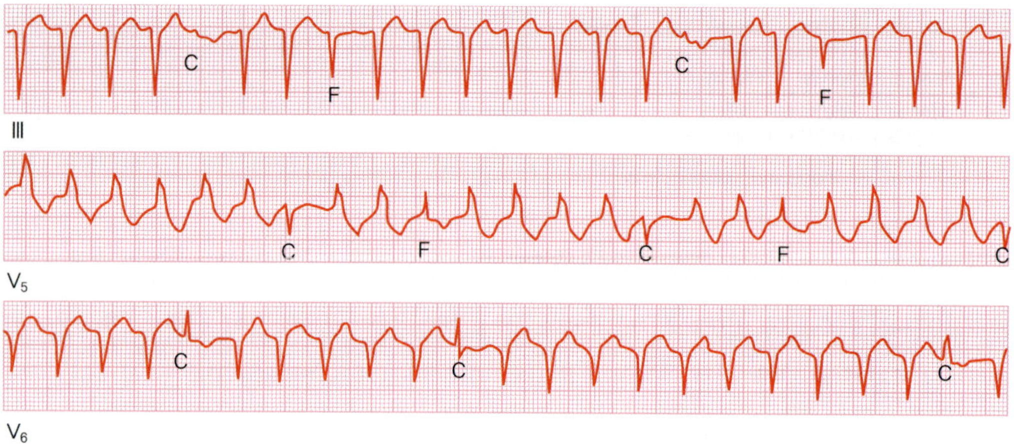

- 심실세동(Ventricular fibrillation; VF) : 심실벽의 여러 자극에 의해 심실이 떨고 있는 전기적인 극도의 흥분 상태이다. 심박출량이 없으므로 혈압도 0에 가깝고 맥박도 촉지할 수 없으며 호흡도 멈추고 의식도 없는 임상적으로 사망단계이다.

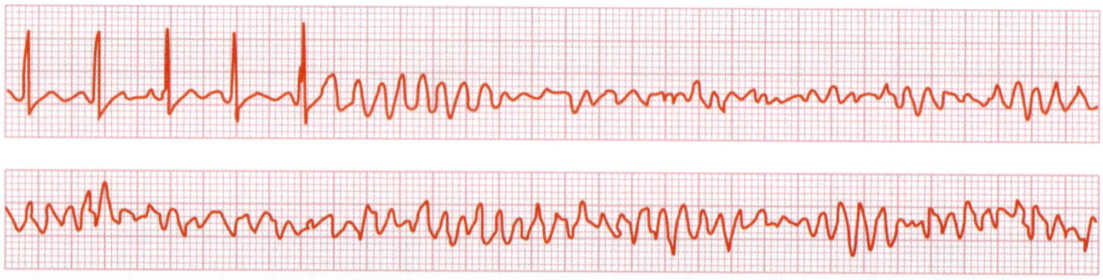

MEMO

3 간호수행 절차와 이론적 근거 및 구두 설명

1) 산소포화도 측정

수행절차	이론적 근거
1. 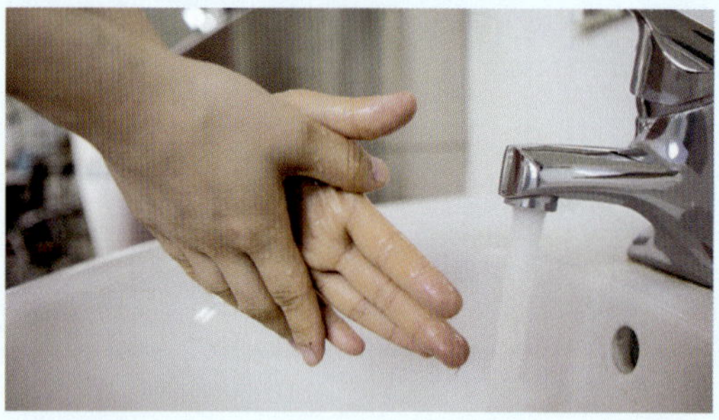	1. 세균의 전파를 막아 감염의 기회를 줄인다.
2. 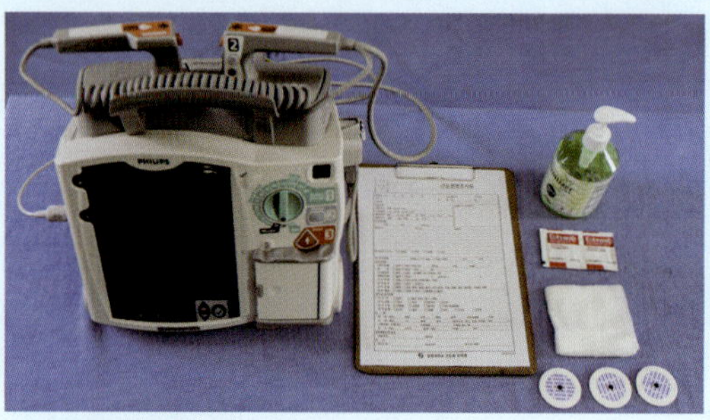	2.
3. 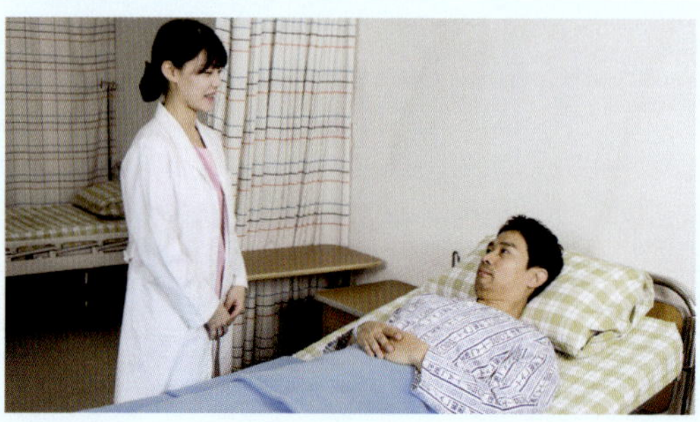	3. 처치에 대한 불안을 감소시키고 절차에 대해 협조를 구한다.
4.* 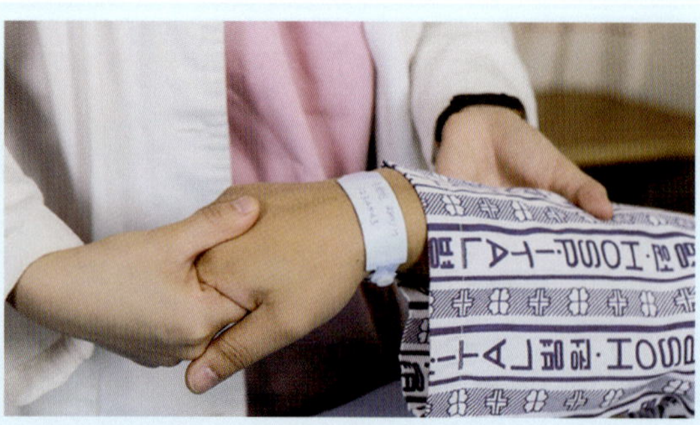	4. 안전한 간호를 수행하기 위한 대상자 확인 절차이다.

구두 설명	자가평가			교수평가
	수행가능여부	이론적 근거제시 가능여부	연습필요	
1.				
2.				
3. "안녕하세요, 학생간호사 ○○○입니다."				
4. "환자분 성함이 어떻게 되시나요? 등록번호는 어떻게 되시나요?"				

수행절차	이론적 근거
5. 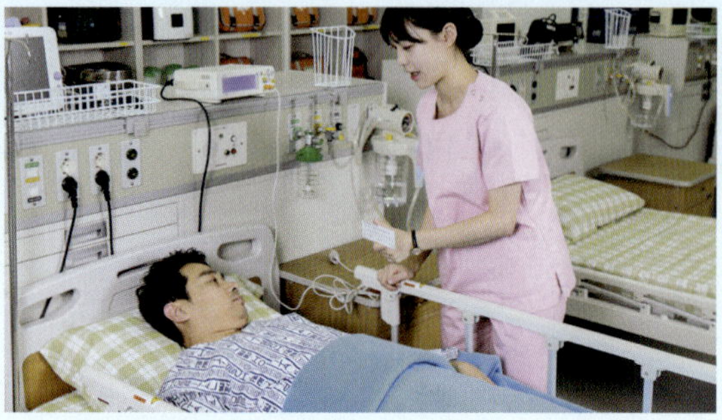	5.
6. 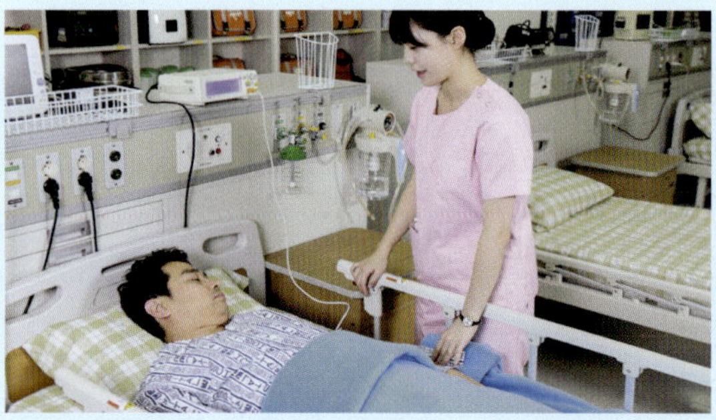	6.
7. 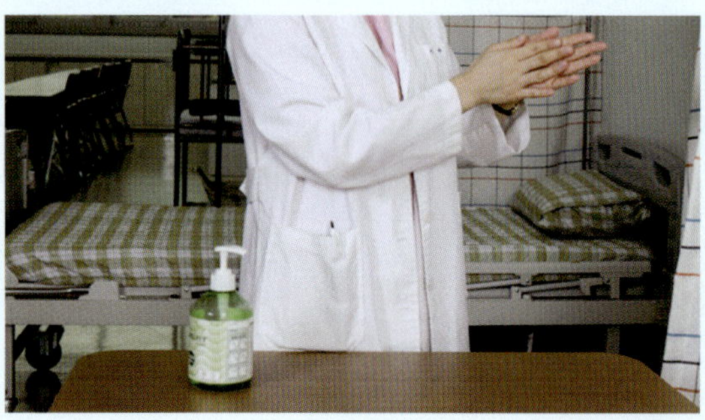	7. 세균의 전파를 막아 감염의 기회를 줄인다.
8. 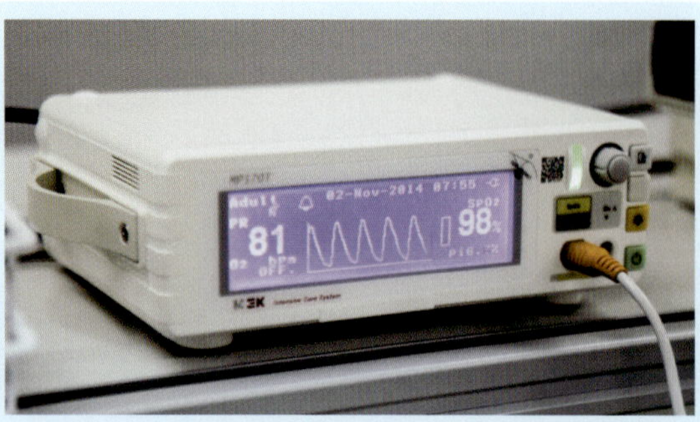	8. 센서를 적용한 후 측정기를 켜고 톤이 들리도록 조절하면 모니터에 동맥 맥박에 따른 동맥 파형이 나타난다.

구두 설명	자가평가			교수평가
	수행가능여부	이론적 근거제시 가능여부	연습필요	
5. "가슴통증이 어느 정도인지를 알아보겠습니다."				
6. "환자분의 혈액 내에 산소가 어느 정도 포함되어 있는지 알아보겠습니다."				
7.				
8.				

수행절차	이론적 근거
9. 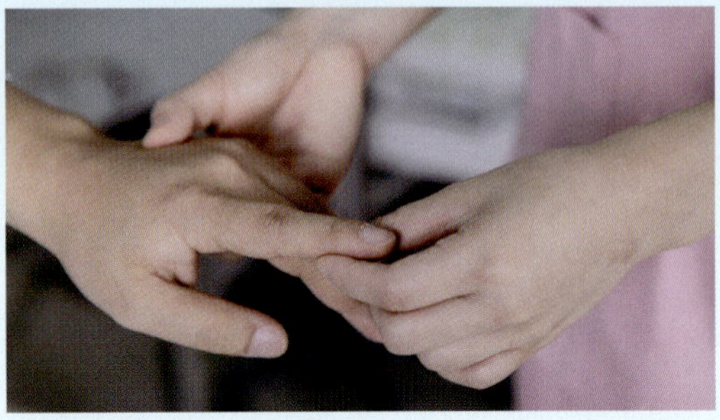	9. 피부의 기름기, 더러움, 매니큐어, 인조손톱 등은 정확한 측정을 방해할 수 있다.
10.* 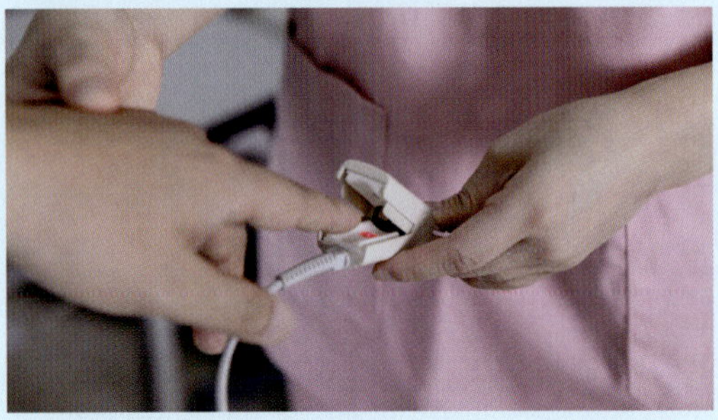	10. 정확한 방법으로 부착해야만 정확한 결과를 얻을 수 있다.
11. 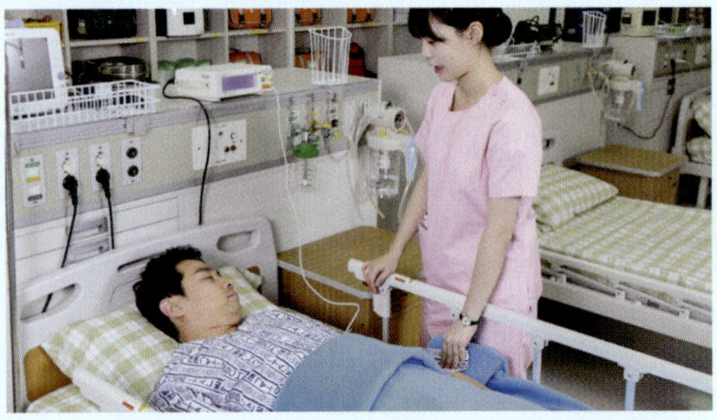	11. 정확한 측정을 위한 유의사항을 대상자에게 알려준다.
12.* 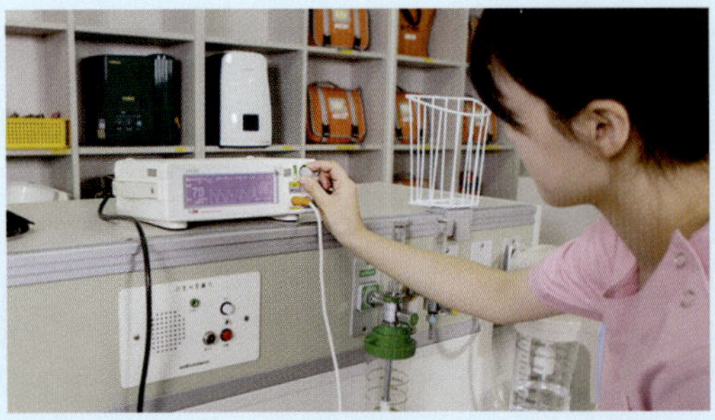	12. 화면에 나타난 맥박 파동의 형태·강도를 통해 맥박이 정상적으로 감지되는지 혹은 신호를 방해하는 것이 있는지 알 수 있다. 정상적으로는 산소 포화도 측정기상에 나타난 맥박수, 대상자의 말초 맥박수와 심첨맥박수는 동일하다.

구두 설명	자가평가			교수평가
	수행가능여부	이론적 근거제시 가능여부	연습필요	
9.				
10.				
11. "산소포화도를 측정하는 동안 가능하면 팔을 많이 움직이지 말아주세요. 바깥의 강한 빛이 센서에 비치지 않도록 주의해주시고, 숨은 편하게 쉬세요. 그리고 손가락이 아프거나 습기가 차면 간호사에게 알려주세요."				
12. "만약 손가락에 부착한 감지기가 움직이거나 떨어지면 경보음이 울릴 수 있으니 놀라지 마세요."				

수행절차	이론적 근거
13. 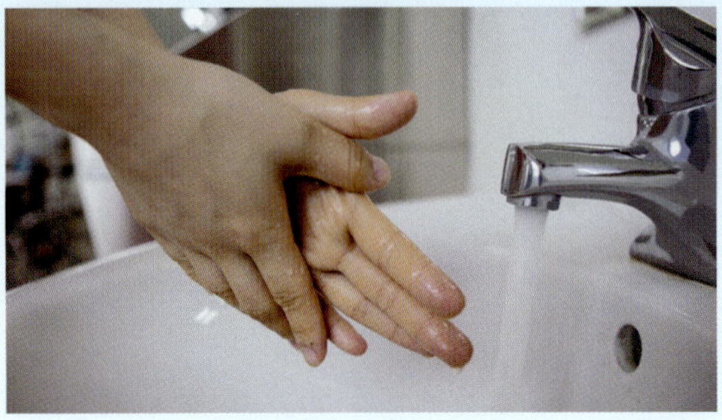	13.

2) 심전도측정

수행절차	이론적 근거
14. 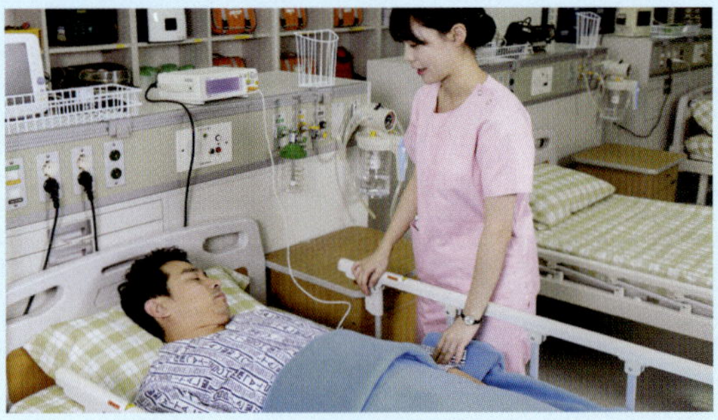	14. 처치에 대한 불안을 감소시키고 절차에 대해 협조를 구한다.
15. 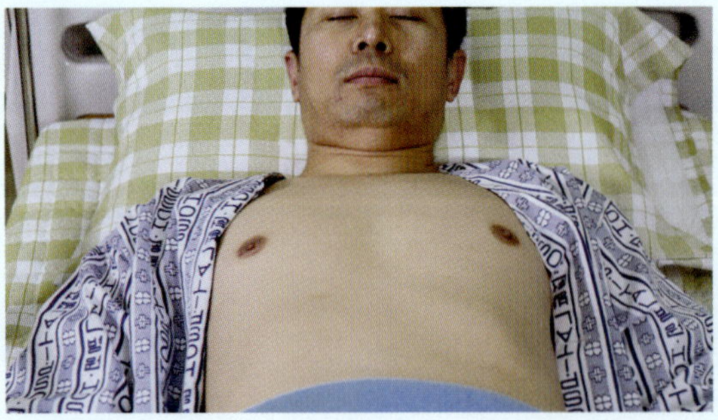	15. 큰 근육이나 뼈 부위는 피한다. 만일 제세동기가 필요한 응급상황이면 부위가 중복되지 않도록 한다.

구두 설명	자가평가			교수평가
	수행가능여부	이론적 근거제시 가능여부	연습필요	
13.				

구두 설명	자가평가			교수평가
	수행가능여부	이론적 근거제시 가능여부	연습필요	
14. "환자 분의 심장리듬이 정상적인지 확인하기 위해 심전도 검사를 시행하겠습니다."				
15.				

수행절차	이론적 근거
16. 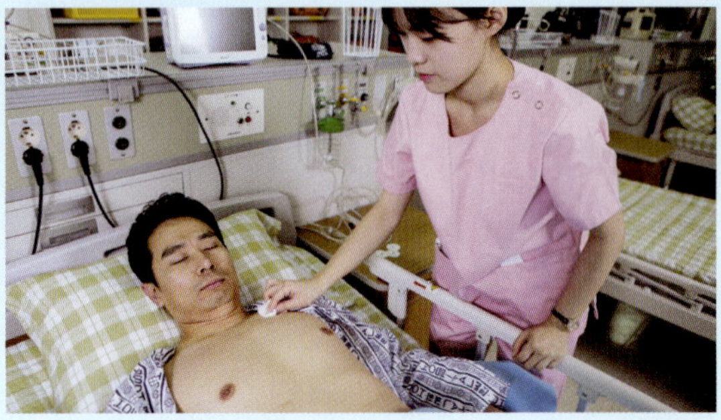	16. 피부준비는 이물질을 제거하고 피부와 전극 접촉을 적절하게 유지하여 정확한 측정 결과를 얻기 위함이다.
17. 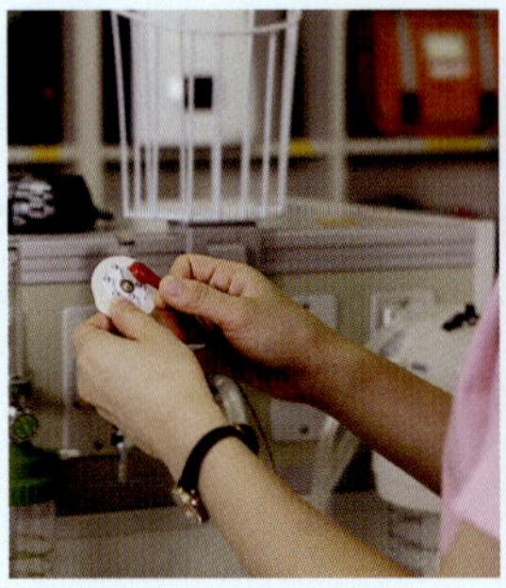 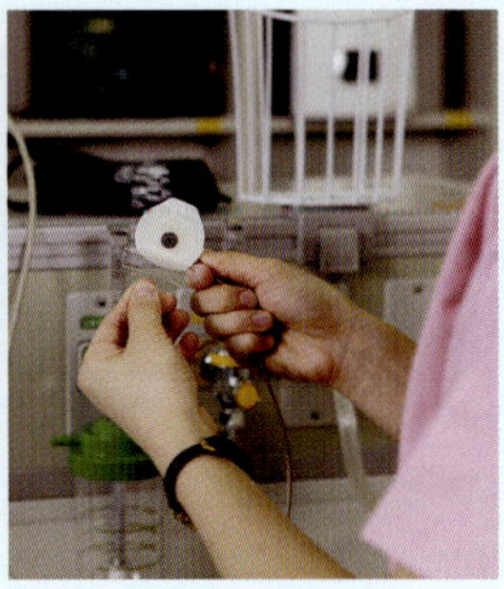	17 전극을 정확하게 부착하면 심장의 전기적 활동에 대한 심전도 기록이 정확해진다.
18.* 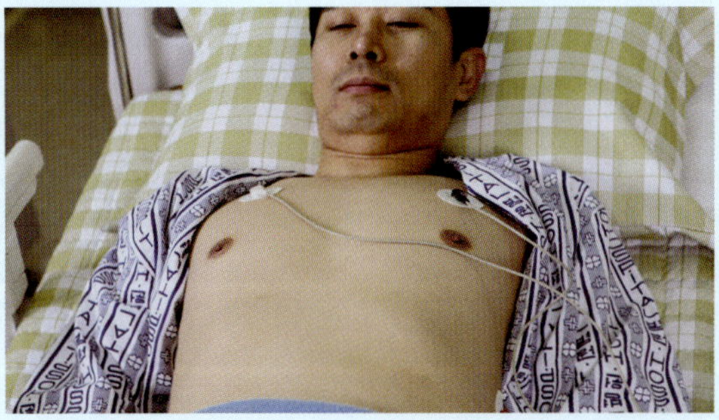	18.

구두 설명	자가평가			교수평가
	수행가능여부	이론적 근거제시 가능여부	연습필요	
16. "전극이 잘 부착되게 하기 위해서 피부를 닦고 건조시키겠습니다. 혹시 가슴에 털이 있으시면 먼저 털을 제거하겠습니다."				
17.				
18.				

수행절차	이론적 근거
19.* 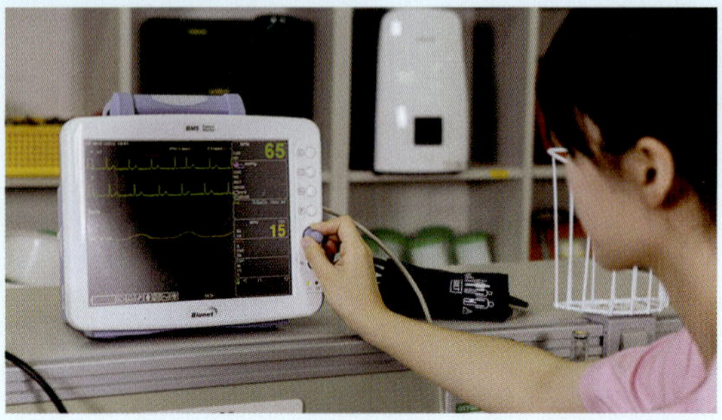	19. lead는 '유도'라고 하며 전극의 양극과 음극의 결합을 의미한다. Lead Ⅱ는 오른 팔과 왼 다리의 전위 차이를 기록하는 것으로 심장의 주된 축의 방향이 lead Ⅱ이므로 가장 선호하여 사용한다.
20. 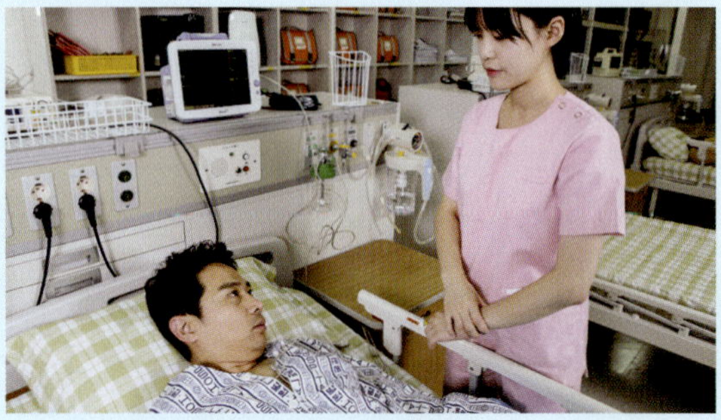	20. 정확한 측정을 위한 유의사항을 대상자에게 알려준다.
21. 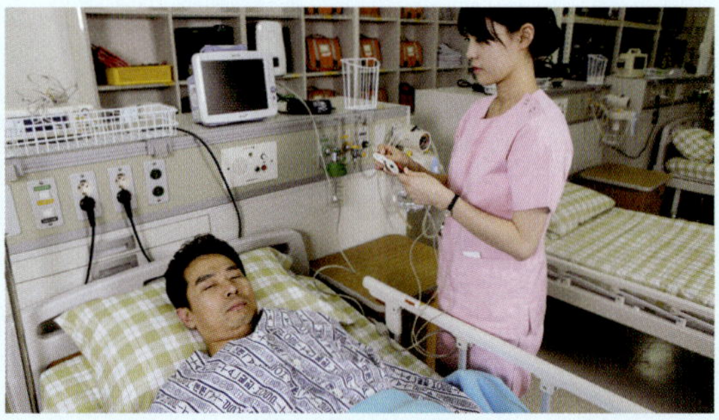	21.
22. 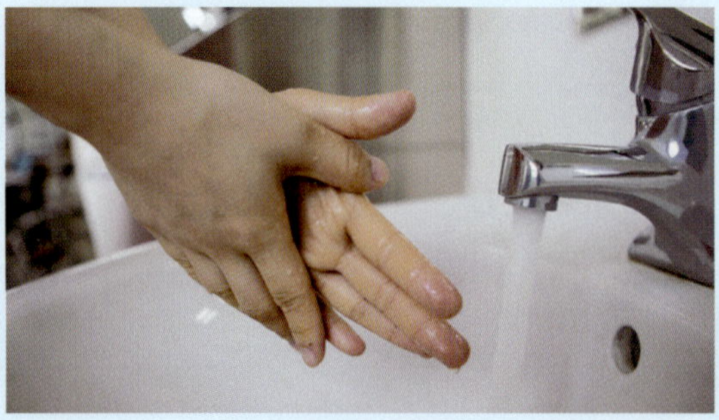	22. 세균의 전파를 막아 감염의 기회를 줄인다.

구두 설명	자가평가			교수평가
	수행가능여부	이론적 근거제시 가능여부	연습필요	
19.				
20. "모니터의 알람이 울리는 것은 환자분의 심장 박동수가 정상 범위를 벗어났거나 비정상적인 심장리듬이 관찰된 경우입니다."				
21.				
22.				

수행절차	이론적 근거	
23. 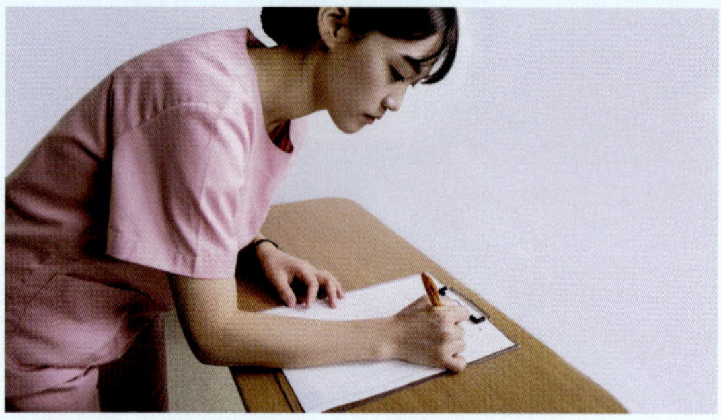	23.	

구두 설명	자가평가			교수평가
	수행가능여부	이론적 근거제시 가능여부	연습필요	
23.				

사례 33

23세 남자 김○○ 환자는 osteosarcoma를 진단받고 검사 목적으로 입원하였다. mental retardation이 있으며 정신연령은 7세 정도로 관찰되고 보호자가 없을시 매우 불안해하는 증세를 보이고 있다. CT검사를 위해 담당 주치의가 보호자와 면담 후 진정이 필요하다고 하여 동의서를 받았으며 왼쪽 팔에 18G IV heparin lock을 가지고 있다. 다음과 같은 EMR order가 추가되었다.

- Midazolam 5mg/5ml 3ml IV
- SpO_2 monitoring

알맞은 간호활동을 수행하시오.

EMR order 해설

1) Midazolam 5mg/5ml 3ml IV

   midazolam 5mg/5ml 중 3ml를 정맥주사 한다.

2) SpO_2 monitoring

   산소포화도를 모니터링 한다.

간호 수행

1) midazolam 5mg/5ml 중 3ml를 정맥주사 한다.

   ✓ <6장 정맥 수액 주입> 수행절차 적용

2) 산소포화도를 측정한다.

   ✓ <16장 산소포화도 측정도 심전도 모니터 적용–산소포화도 측정> 수행절차 적용

약물 정보

- midazolam 5ml

  신경안정제(tranquilizer)로 중추신경계 작용, 불안완화, 수술 전 진정 및 수술 전후의 기억력장애 목적으로 근육주사하기도 하며, 기관지경 검사, 위경검사, 방광경 검사, 혈관 조영술 및 심장카테터법과 같은 단시간 진단 또는 내시경 검사 전 진정목적으로 정맥주사 한다.

간호기록 사례 33 | 산소포화도 측정과 심전도 모니터 적용

날짜	시간	간호기록	서명
00/00/0000	20:00	midazolam 사용 동의서 받음(의사 ○○○). midazolam 3ml IV 주사함.	
		불안감 호소 없이 안정됨.	○○○
		산소포화도	
	20:10	산소 1L/min nasal로 투여함. 산소포화도 monitoring 중이며, 99% 유지중임.	○○○

사례 34

협심증을 가지고 있는 63세 여자 구○○ 환자가 우안 난치성 녹내장을 진단 받고 내일 수술하기 위해 입원하였다. 수술 전 주의사항을 알려주기 위해 환자에게 갔을 때 가슴이 바늘로 찌르는 듯한 흉통을 호소하며 평소의 협심증 증세 같다고 한다. 담당의사에게 환자 증상을 notify 후 다음과 같은 EMR order가 추가되었다.

- EKG monitoring
- Nitroglycerine 0.6mg 1t SL

order를 확인 후 알맞은 간호활동을 수행하시오.

EMR order 해설

1) EKG monitoring

   환자의 심전도를 monitoring한다.

2) Nitroglycerine 0.6mg 1t SL

   nitroglycerine 0.6mg 1t를 설하로 복용시킨다.

간호 수행

1) 심전도 monitoring을 실시한다.

   ✓ <16장 산소포화도 측정도 심전도 모니터 적용–심전도 측정> 수행절차 적용

2) nitroglycerine 0.6mg을 설하로 투여한다.

   ✓ <2장 경구투약> 수행절차 적용

약물 정보

- nitroglycerine 0.6mg

  혈관확장제로 혈관 벽의 근육섬유의 이완을 증가, 심장질환에 많이 사용. 협심증 약물로 설하 또는 구강 내에서 녹여서 복용하며 급성 협심증의 발작이 야기될 수 있는 작업을 하기 5~10분 전에 예방목적으로 사용하기도 한다.

간호기록 사례 34 | 산소포화도 측정과 심전도 모니터 적용

날짜	시간	간호기록	서명
00/00/0000	20:00	가슴이 찌르는 듯한 통증 있다며 호소하여 EKG monitoring 함.	
		PR: 80회/분, 리듬: 정상.	○○○
		투약	
	20:10	가슴통증 상태 사정하고 투약 목적 설명함. nitroglycerine 1t 설하 투여함.	
		투약 후 삼키지 않도록 설명함. 지속적인 EKG monitoring 관찰중임.	○○○

17

비강 캐뉼라를 이용한 산소요법

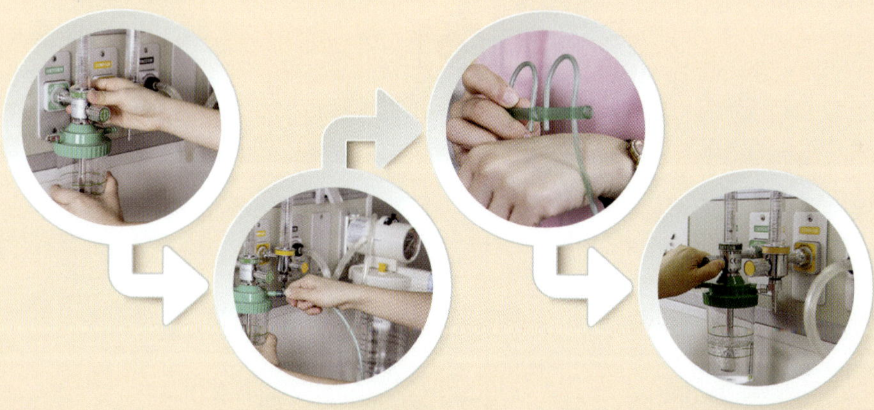

성취목표

필요장비 및 물품

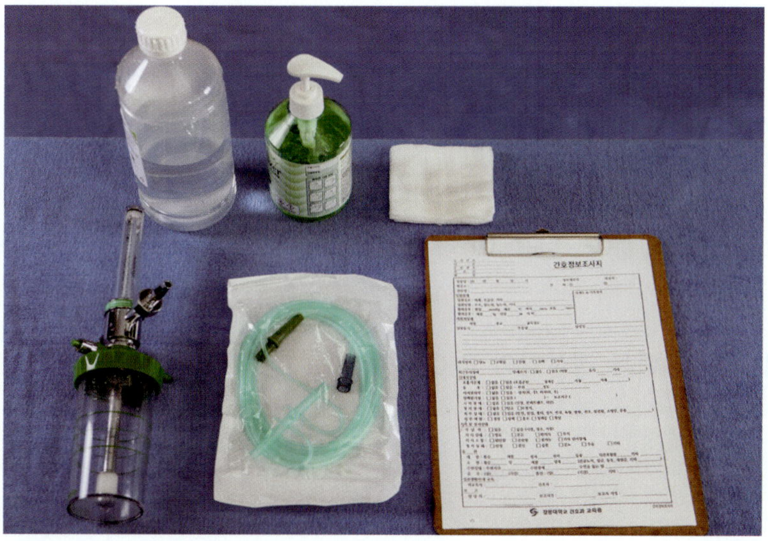

수행시간

- (　　　　　　)분

1 목적

1) 저산소증(hypoxia)을 예방하거나 치료하기 위함이다.

2) 대상자가 음식이나 수분을 섭취하는 동안에도 산소를 공급할 수 있다.

3) 비교적 낮은 농도의 산소(Flow rate 1～6L/분, FiO_2 25～45%)를 주입하기 위함이다.

2 관련 선행지식

1) 비강 캐뉼라로 산소를 투입할 때 적용되는 산소의 양

- 비강 캐뉼라를 통해서 투여하는 산소량은 분당 1～6L/min
- 6L 이상 산소 투여시 해부학적 저장소가 적어서 코나 입으로 loss되는 양이 많아 효과적이지 않고, 5～6L/min 이상의 높은 유량에서 비강 점막 건조 및 전두동에 통증을 유발할 수 있음

2) FiO_2의 의미

(1) 정의

- 대상자가 숨을 들이쉴 때 그 안에 산소가 얼마나 있느냐를 나타내는 것으로, 백분율로 표시된다.
- 호흡수, 호흡량, 산소 공급 속도에 따라 실제로 대상자가 마시는 공기 중의 산소농도는 달라지게 된다.

(2) 흡입 산소의 농도에 따른 정상인의 PaO_2

FiO_2	0.30	0.40	0.50	0.80	1.00
PaO_2(mmHg)	>150	>200	>250	>400	>500

3) FiO_2 계산 방법

- 100% 산소 FiO_2=1.0, 20% 산소 FiO_2=0.2
- 일반적으로 대기 중의 FiO_2는 0.21 정도이다.

비강 캐뉼라		산소 마스크	
1L/min	0.24	5～6L/min	0.40
2L/min	0.28	6～7L/min	0.44
3L/min	0.32	7～8L/min	0.48
4L/min	0.36		
5L/min	0.40		
6L/min 이상	0.44		

MEMO

3 간호수행 절차와 이론적 근거 및 구두 설명

1) 비강 캐뉼라를 이용한 산소요법

수행절차	이론적 근거	
1. 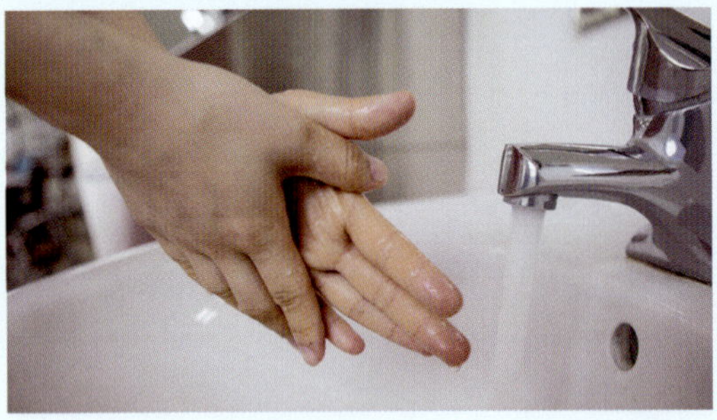	1. 세균의 전파를 막아 감염의 기회를 줄인다.	
2. 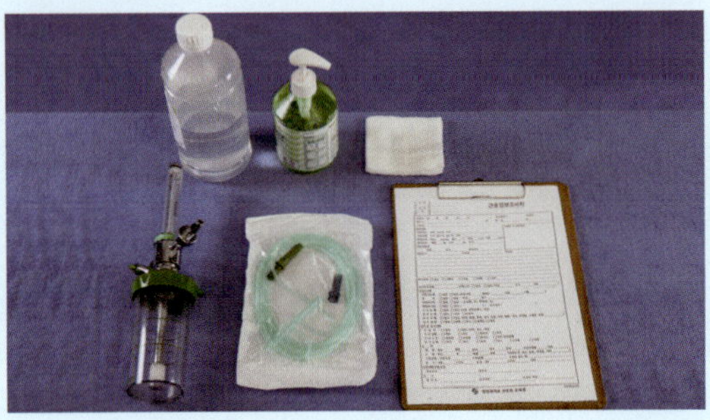	2.	
3. 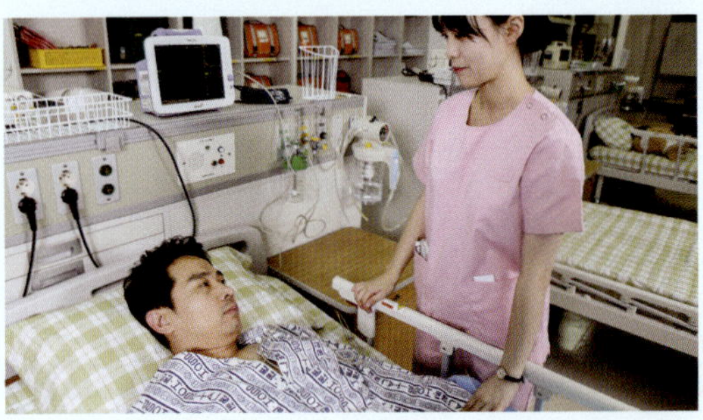	3. 처치에 대한 불안을 감소시키고 절차에 대해 협조를 구한다.	
4.* 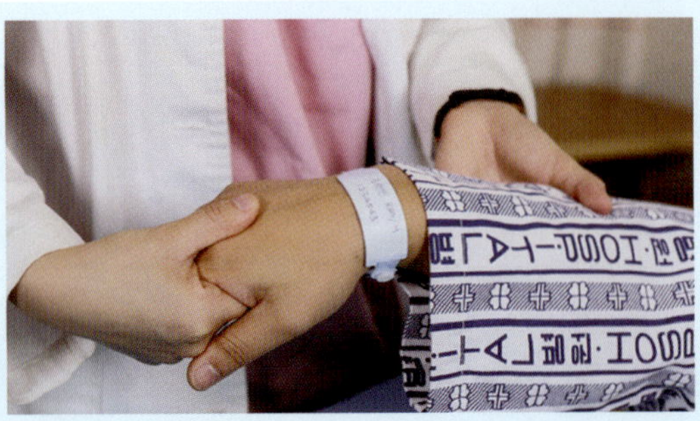	4. 안전한 간호를 수행하기 위한 대상자 확인 절차이다.	

구두 설명	자가평가			교수평가
	수행가능여부	이론적 근거제시 가능여부	연습필요	
1.				
2.				
3. "안녕하세요, 학생간호사 ○○○입니다."				
4. "환자분 성함이 어떻게 되시나요? 등록번호는 어떻게 되시나요?"				

수행절차	이론적 근거
5. 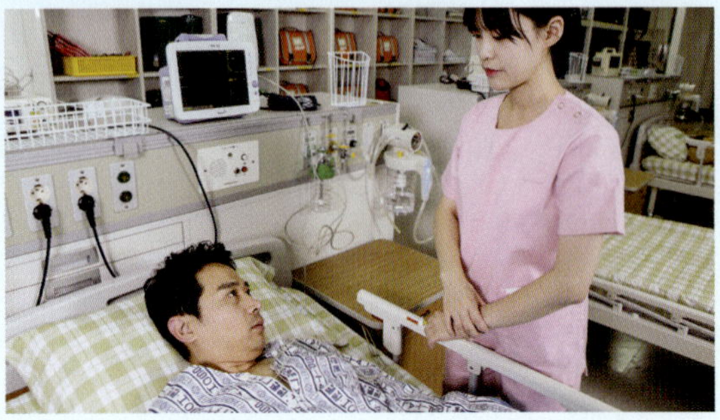	5. 처치에 대한 불안을 감소시키고 절차에 대해 협조를 구한다.
6. 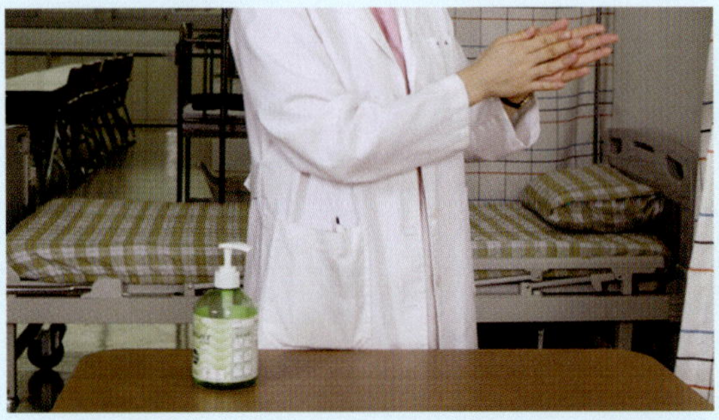	6. 세균의 전파를 막아 감염의 기회를 줄인다.
7. 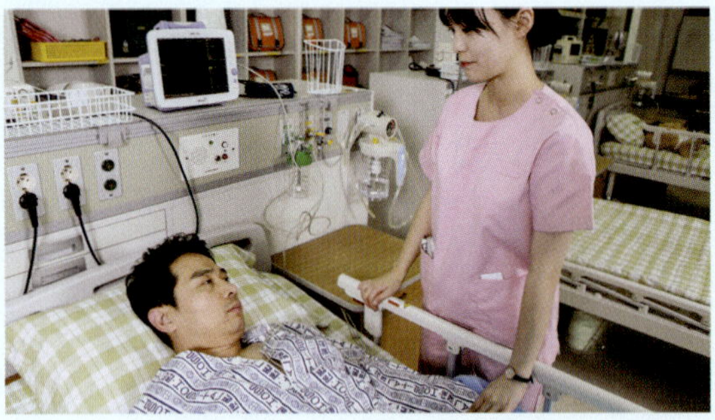	7. 반좌위는 가슴의 확장을 도와주어 호흡을 편하게 한다.
8. 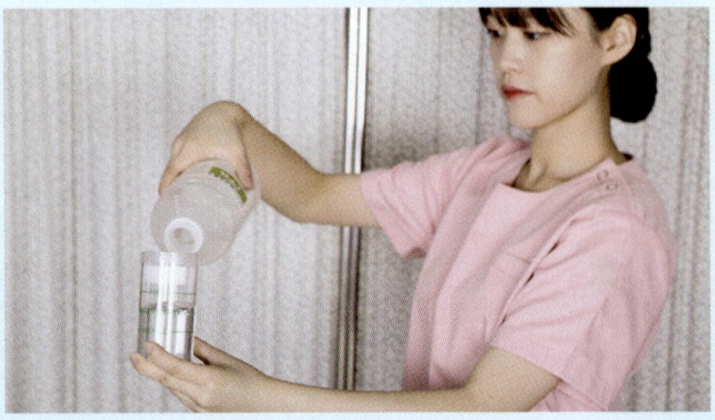	8. 증류수는 적정량을 유지해야 하며, 지나치게 많은 경우 역류하여 흡인의 위험이 있고, 부족한 경우 습화의 역할을 하지 못한다.

<table>
<tr><th rowspan="2"></th><th rowspan="2">구두 설명</th><th colspan="3">자가평가</th><th rowspan="2">교수평가</th></tr>
<tr><th>수행가능여부</th><th>이론적 근거제시 가능여부</th><th>연습필요</th></tr>
<tr><td></td><td>5. “현재 환자분의 혈중 산소포화도가 낮은 상태입니다. 따라서 저산소증을 예방하기 위해 산소요법을 시행하겠습니다.”</td><td></td><td></td><td></td><td></td></tr>
<tr><td></td><td>6.</td><td></td><td></td><td></td><td></td></tr>
<tr><td></td><td>7. “반좌위를 취하시면 가슴이 확장되어 호흡을 좀 더 편하게 하실 수 있습니다.”</td><td></td><td></td><td></td><td></td></tr>
<tr><td></td><td>8.</td><td></td><td></td><td></td><td></td></tr>
</table>

수행절차	이론적 근거
9. 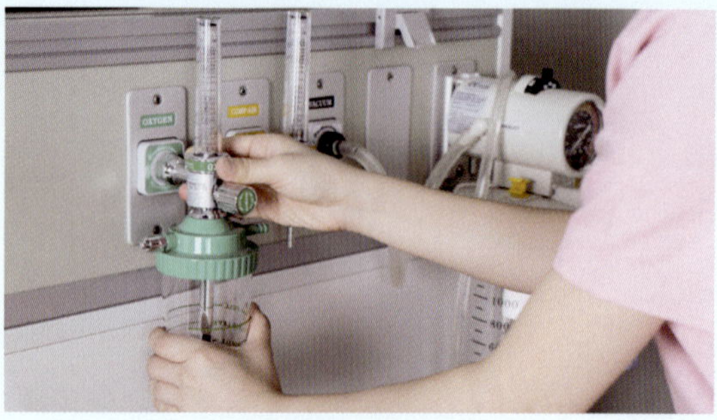	9. 산소가습화로 점막의 건조를 방지한다. 보통 1~6L/분으로 주입한다. 6L/분 이상은 비강점막을 손상시킬 수 있다.
10.* 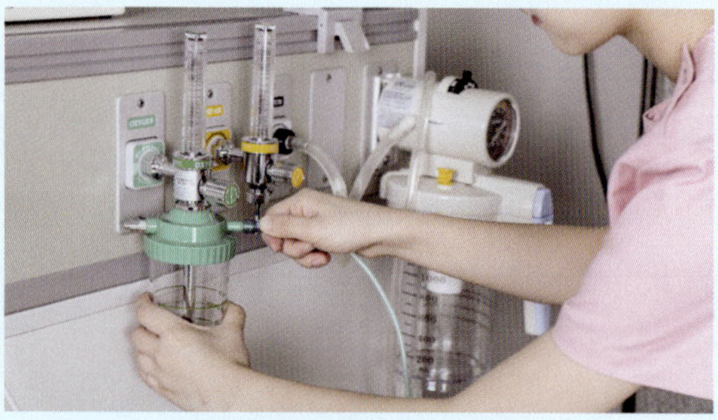	10.
11.* 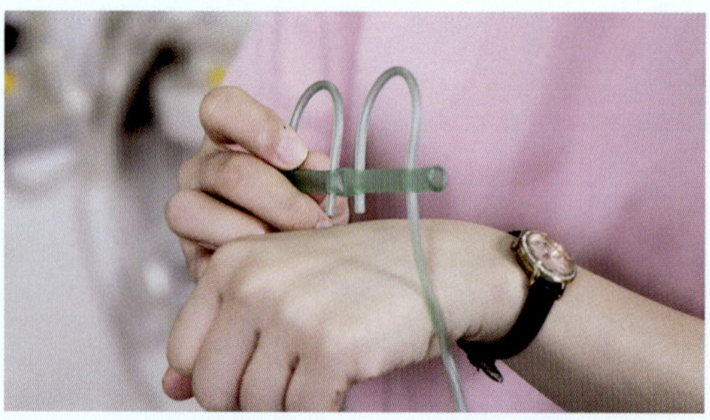	11.
12.* 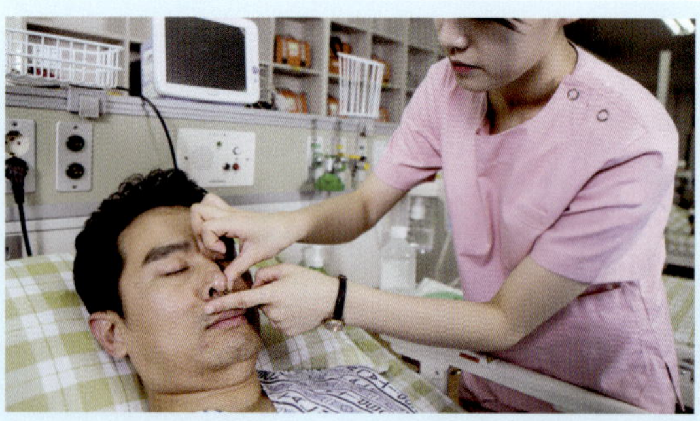	12. 비공이 막혀 있으면 산소를 공급받기 어렵다.

	구두 설명	자가평가			교수평가
		수행가능여부	이론적 근거제시 가능여부	연습필요	
	9.				
	10.				
	11.				
	12. "혹시 지금 코가 막혀있지는 않으신가요? 한번 확인해보도록 하겠습니다."				

수행절차	이론적 근거
13.* 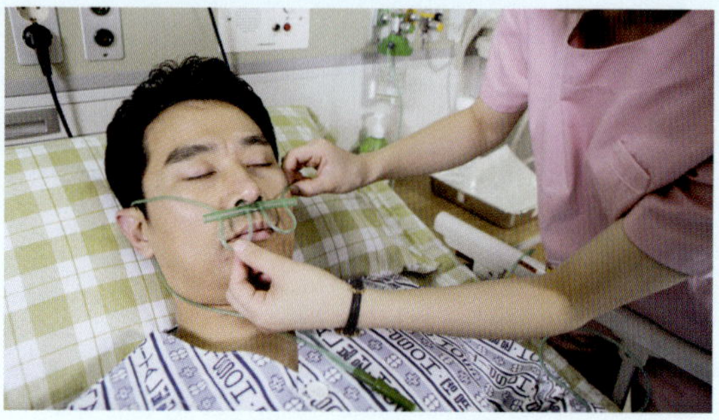	13. 캐뉼라의 정확한 위치와 고정은 산소투여를 원활하게 하며 대상자를 편안하게 한다. 캐뉼라의 길이는 2.5cm 이하로 한다.
14.* 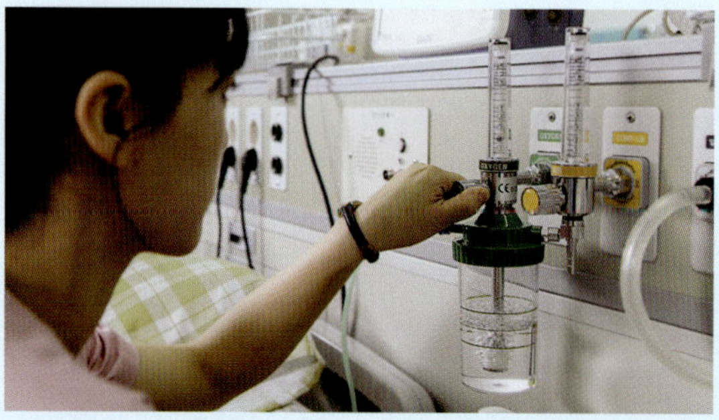	14. 처방된 정확한 농도의 산소를 공급하기 위함이다.
15. 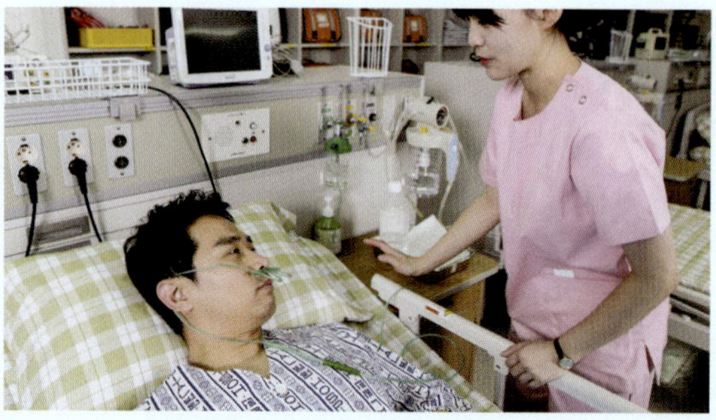	15. 코로 호흡하면 최적의 산소를 공급할 수 있다.
16. 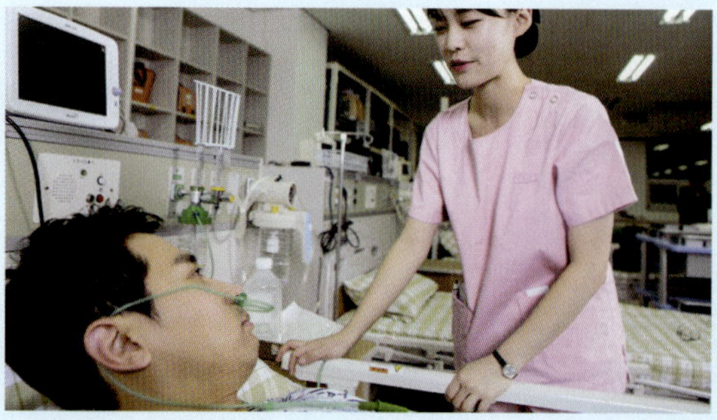	16.

구두 설명	자가평가			교수평가
	수행가능여부	이론적 근거제시 가능여부	연습필요	
13.				
14.				
15. "가능하시다면 입을 다물고 산소 적용중인 코로 숨을 쉬세요."				
16. "환자분, 산소 투여 시에는 폭발 및 화재의 위험이 있으니 반드시 금연해주시기 바랍니다."				

수행절차	이론적 근거
17. 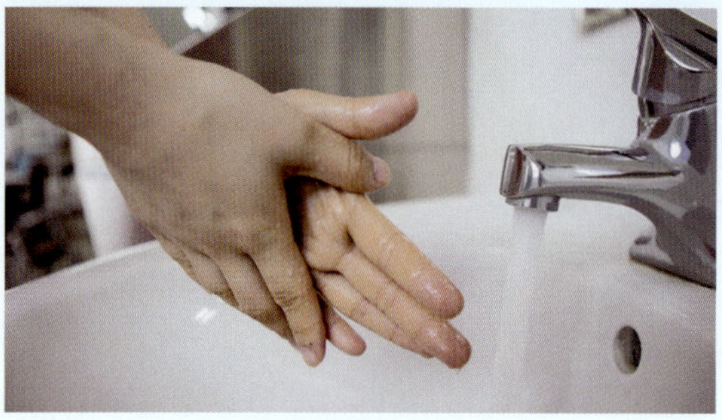	17. 세균의 전파를 막아 감염의 기회를 줄인다.
18. 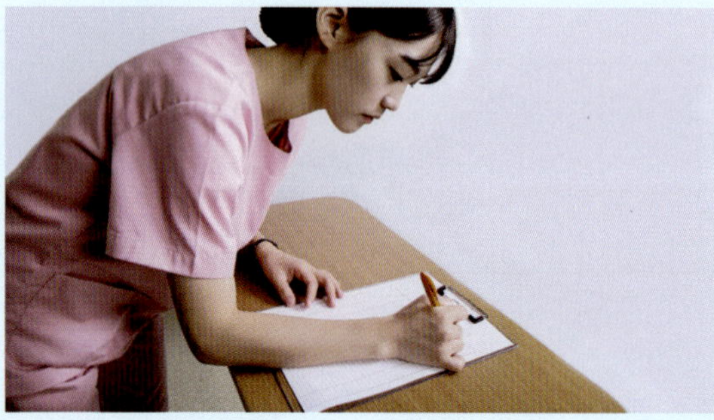	18. 산소요법의 효과는 대상자의 호흡 양상, 피부색깔, 가슴의 움직임 등을 통해 알 수 있다.

<table>
<tr><th rowspan="2">구두 설명</th><th colspan="3">자가평가</th><th rowspan="2">교수평가</th></tr>
<tr><th>수행가능여부</th><th>이론적 근거제시 가능여부</th><th>연습필요</th></tr>
<tr><td>17.</td><td></td><td></td><td></td><td></td></tr>
<tr><td>18.</td><td></td><td></td><td></td><td></td></tr>
</table>

사례 35

기관지 확장증으로 입원중인 32세 여자 환자 오○○이 가슴 부위에 통증이 있고, 숨쉬기가 답답하다고 호소하여 담당의사 확인 후 다음과 같은 EMR order가 추가되었다.

- Check SaO_2 monitoring
- O_2 2L/min via nasal cannula
- EKG monitoring

order를 확인 후 간호 활동을 수행하시오.

EMR order 해설

1) Check SaO_2 monitoring
   산소포화도 수치를 확인한다.
2) O_2 2L via nasal cannula
   비강캐뉼라로 2L/min의 산소를 공급한다.
3) EKG monitoring
   심전도를 monitoring한다.

간호 수행

1) 산소포화도 수치를 측정한다.
   ✓ <16장 산소포화도 측정도 심전도 모니터 적용–산소포화도 측정> 수행절차 적용
2) 비강 캐뉼라를 이용하여 2L/min의 산소를 공급한다.
   ✓ <17장 비강 캐뉼라를 이용한 산소 요법> 수행절차 적용
3) 심전도 monitoring을 실시한다.
   ✓ <16장 산소포화도 측정도 심전도 모니터 적용–심전도 측정> 수행절차 적용

간호기록 사례 35 | 비강캐뉼라를 이용한 산소요법

날짜	시간	간호기록	서명
00/00/0000	20:00	산소포화도 측정함(결과 : 96%). 산소투여의 목적과 주의사항에 대해 설명함.	
		산소 2L/min nasal로 투여함. 호흡수 : 20회/분.	○○○
심전도			
	20:10	EKG monitoring 함. PR : 80회/분, 리듬 : 정상. 더 이상의 호흡곤란은 없다고 함.	
		산소포화도 모니터링 중이며, 산소포화도 98% 유지중임.	○○○

사례 36

48세 남자 최○○ 환자는 만성신부전으로 동정맥루 재삽입술 및 혈액 투석을 하기 위해 입원하였다. 환자는 혈액 투석 직후 호흡곤란을 호소하여 호흡기내과 진료 후 O_2 6L facial mask를 이용해 적용 중이었다. ABGA검사 후 호전양상 보이며 다음과 같은 EMR order가 추가되었다.

- Check SaO_2 monitoring
- O_2 2L/min via nasal cannula

알맞은 간호를 수행하시오.

EMR order 해설

1) Check SaO_2 monitoring

   산소포화도 수치를 확인한다.

2) O_2 2L/min via nasal cannula

   안면 마스크로 적용하던 산소요법을 비강 캐뉼라를 이용해 2L/min의 산소를 공급한다.

간호 수행

1) 산소포화도 수치를 확인한다.

   ✓ <16장 산소포화도 측정도 심전도 모니터 적용–산소포화도 측정> 수행절차 적용

2) 안면 마스크로 적용하던 산소요법을 비강 캐뉼라를 이용해 2L/min의 산소를 공급한다.

   ✓ <17장 비강 캐뉼라를 이용한 산소 요법> 수행절차 적용

간호기록 사례 36 | 비강캐뉼라를 이용한 산소요법

날짜	시간	간호기록	서명
00/00/0000	20:00	O_2 6L facial mask를 이용하여 흡입중임, 호흡수 : 24회/분.	
		산소포화도 측정함(결과 : 96%).	○○○
		산소투여	
	20:10	산소 감량흡입을 설명하고 O_2 2L nasal cannula를 이용하여 흡입시킴.	
		RR : 24회/분, 숨차는 느낌 없다고 발함.	○○○

사례 37

3.8kg의 남아를 출산 후 7시간이 지난 35세의 여자 김○○ 환자는 현재 호흡은 매우 얕고 빠르며 맥박이 160회/분 이상으로 불규칙하고 입술과 손가락에 청색증 증상을 보이고 있다. 담당의 notify 후 검진 시 자궁 저부 수축을 사정하니 자궁이 물렁물렁 한 상태를 보이고 있다. 이에 다음과 같은 EMR order가 추가되었다.

- Pitocin 1@ IV+N/S 1L mix 60cc/hr
- Packed red blood cell 1bag(320cc) IV
- O_2 6L/min via facial mask

알맞은 간호를 수행하시오.

EMR order 해설

1) Pitocin 1@ IV+N/S 1L mix 60cc/hr

   Pitocin 1 ampule을 normal saline 1L와 mix하여 시간당 60cc로 정맥주입 한다.

2) Packed red blood cell 1bag(320cc) IV

   농축적혈구 1bag을 정맥주사 한다.

3) O_2 6L/min via facial mask

   안면마스크를 이용하여 산소 6L/min를 공급한다.

간호 수행

1) Pitocin 1 ampule을 normal saline 1L와 mix하여 60cc/hr로 정맥주입 한다.
   - ✓ <6장 정맥 수액 주입> 수행절차 적용
2) 농축적혈구 1bag을 수혈한다.
   - ✓ <7장 수혈요법> 수행절차 적용
3) 수혈 시작 전과 시작 후 1시간 동안은 15분마다 활력징후를 측정한다.
   - ✓ <1잘 활력징후 측정> 수행절차 적용
4) 안면마스크를 이용하여 6L/min의 산소를 공급한다.
   - ✓ <17장 비강 캐뉼라를 이용한 산소 요법> 수행절차 적용

약물 정보

- Pitocin

Pitocin은 자궁수축제로서 분만 후 출혈, 이완성 자궁출혈, 자궁퇴축부전, 유산, 인공임심중절 일 때 쓰인다. 점적속도를 분당 1~2밀리 단위로 시작하여 진통이 나타나는 상황 및 태아심박 등을 관찰하면서 적절히 증감한다. 점적속도는 분당 20밀리 단위를 초과하지 않는다.

산모의 Pitocin 산소요법

다음과 같은 증상을 보이는 것으로 보아 산모는 조기산후 출혈을 겪고 있음을 알 수 있다. 35~50%의 실혈량을 보이는 것으로 여겨진다. 산모는 청색증이 있으므로 산소 공급을 준비하여 산소공급을 시행하는데 facial mask는 저유량 장치(Low flow system)로서 장치 내의 가스유량이 총 흡식 요구량을 충족시키지 못하므로 호흡용적의 일부가 대기(room air)로 보충되어야 하는 것이다. 사용이 편리하고 경제적이며 환자가 편안하게 느끼고 쉽게 구할 수 있어 많이 이용된다. facial mask의 장점으로는 고농도의 산소를 효과적으로 공급하고 가습의 효과가 크지만 단점으로는 40% 이하의 산소는 공급할 수 없고 식사와 대화에 방해를 받는다. 가습의 필요성으로는 분비물의 점도증가 및 축적을 용이하게 해주고 기도 점막의 섬모운동 저하를 막아주며 점액의 이동장애를 최소화 한다. 최소 5L/min 이상 공급해야 mask내의 CO_2를 배출 할 수 있다.

간호기록 사례 37 | 비강캐뉼라를 이용한 산소요법

날짜	시간	간호기록	서명
00/00/0000	20:00	투약 목적 설명함. Pitocin 1@ IV+N/S 1L mix하여 정맥 주입함(60cc/hr).	○○○
		수혈	
		(사례 14 참조)	
		산소	
	20:15	호흡 얕고 빠름. RR : 28회/분. O_2 6L/min via facial mask로 흡입함.	○○○

사례 38

응급실을 내원한 73세 남자 공○○ 환자는 현재 호흡하기가 답답하다고 호소하고 있고 왼쪽 팔에 18G IV heparin lock을 가지고 있다. X-ray 및 CT 촬영 결과 호흡기내과에서 폐부종이라는 진단을 내렸고, 담당의는 다음과 같은 EMR order를 추가하였다.

- Check SaO_2 monitoring
- O_2 3L via nasal cannula
- Lasix 20mg 0.5@ IV

order를 확인 후 알맞은 간호활동을 수행하시오.

EMR order 해설

1) Check SaO_2 monitoring
   SaO_2 수치를 확인한다.
2) O_2 3L via nasal cannula
   비강캐뉼라로 3L의 산소를 공급한다.
3) Lasix 20mg 0.5@ IV
   Lasix 20mg 0.5 ampule을 정맥주사 한다.

간호 수행

1) 산소포화도를 측정한다.
   ✓ <16장 산소포화도 측정도 심전도 모니터 적용–산소포화도 측정> 수행절차 적용
2) 비강 캐뉼라를 이용하여 3L의 산소를 공급한다.
   ✓ <17장 비강 캐뉼라를 이용한 산소 요법> 수행절차 적용
3) Lasix 20mg 0.5 ampule을 정맥주사 한다.
   ✓ <6장 정맥 수액 주입> 수행절차 적용

약물 정보

- Lasix

고혈압, 심성부종, 급성폐부종에 쓰이는 약물로서 정맥 또는 근육주사하며, 시각이상, 황달, 구갈, 설사, 부정맥, 저혈압 등의 부작용이 올 수 있다.

간호기록 사례 38 | 비강 캐뉼라를 이용한 산소요법

날짜	시간	간호기록	서명
00/00/0000	20:00	산소포화도 측정함(결과 : 95%). 산소투여의 목적과 주의사항에 대해 설명함.	
		산소 3L/min nasal로 투여함. 호흡 곤란 지속됨, RR : 24회/min.	○○○
정맥주입			
	20:10	투약 목적 및 주의사항 설명함. Lasix 0.5@ 정맥 주사함.	○○○

18

기관내 흡인

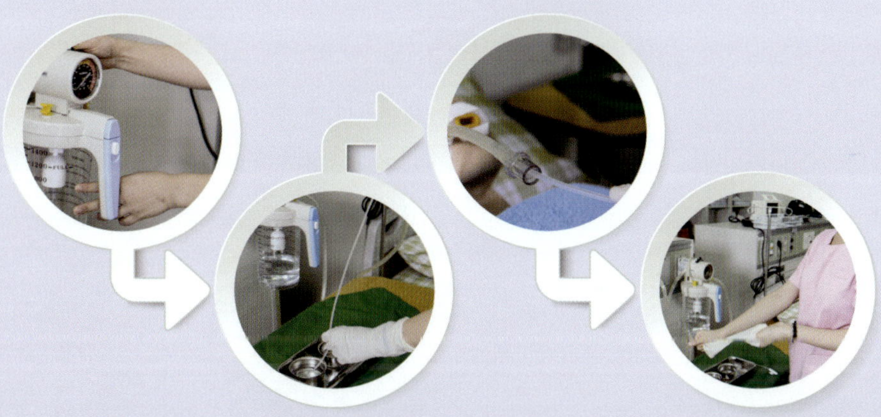

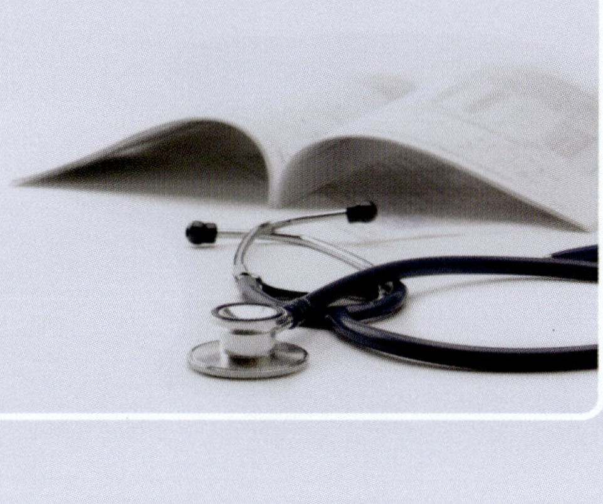

성취목표

필요장비 및 물품

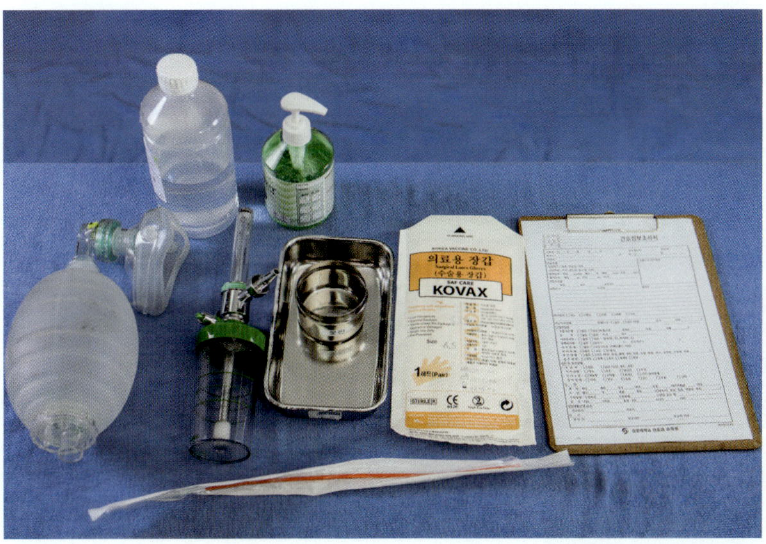

수행시간

- ( )분

1 목적

1) 기관내 분비물을 제거하여 기도의 개방성을 유지하기 위함이다.
2) 기관내 분비물의 축적으로 인한 감염이나 무기폐를 예방하기 위함이다.

2 관련 선행지식

1) 구강, 비강, 기관 흡인인 경우 적절한 각각의 삽입 길이

흡인 구분	길이
구강흡인	성인의 경우 약 13cm, 아동은 조금 더 짧게 삽입
비강흡인	성인의 경우 약 16~20cm
기관내관	기관내관의 삽입 길이 정도
기관지 절개관	8~10cm

2) 흡인 압력 및 흡인 시간

<table>
<tr><td rowspan="2">흡인 압력</td><td>벽 장치(wall unit)</td><td>영아 : 50~95mmHg
아동 : 95~100mmHg
성인 : 110~150mmHg</td></tr>
<tr><td>이동식 장치(portable unit)</td><td>영아 : 2~5mmHg
아동 : 5~10mmHg
성인 : 10~15mmHg</td></tr>
<tr><td>흡인 시간</td><td colspan="2">1회 10~15초
흡인 간격은 20~30초
총 흡인 시간은 5분을 넘지 않도록 함</td></tr>
</table>

3) 흡인시 카테터를 돌려가며 빼야 하는 근거

점막의 한 곳만 흡인하면 기관점막의 손상을 일으킬 수 있다.

4) 흡인시 유의할 점

저산소증(안절부절, 불안, 의식수준 감소, 산소포화도 감소 등), 기관지 점막손상(출혈 등), 심부정맥(심정지), 감염, 무기폐 등이 발생하지 않도록 환자상태 및 반응 사정

MEMO

3 간호수행 절차와 이론적 근거 및 구두 설명

1) 기관내 흡인

수행절차	이론적 근거	
1. 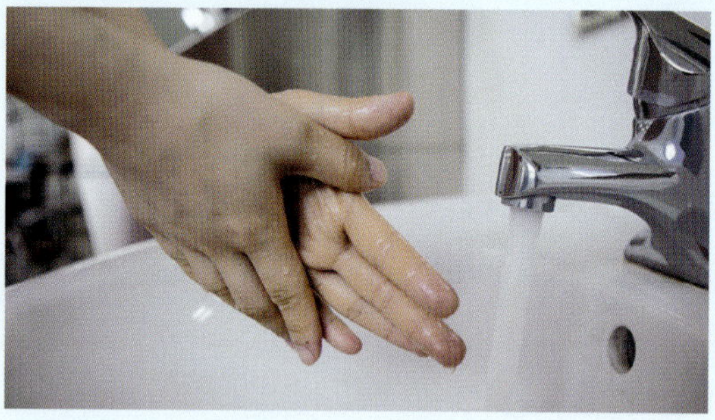	1. 세균의 전파를 막아 감염의 기회를 줄인다.	
2. 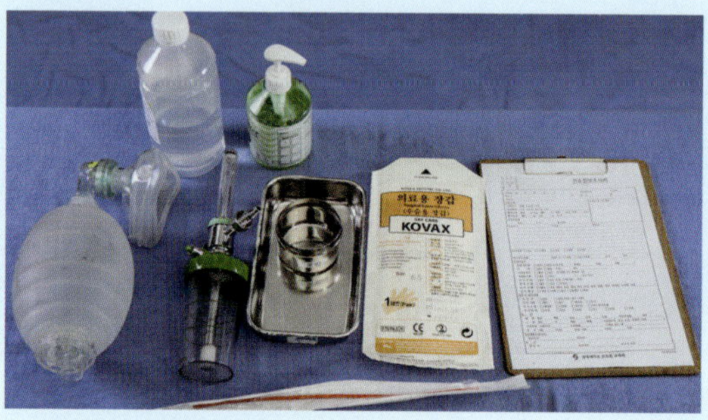	2.	
3. 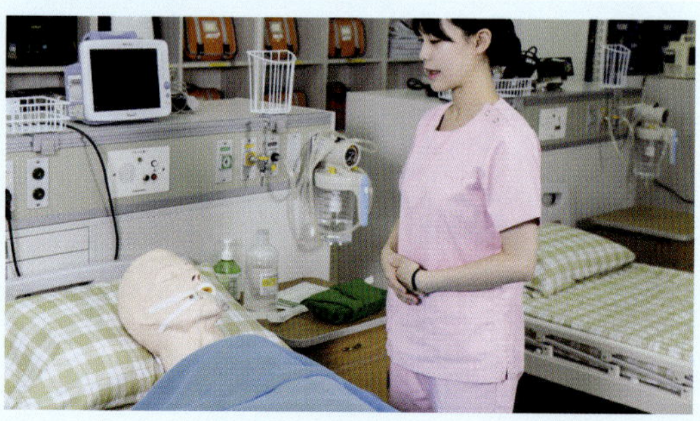	3. 처치에 대한 불안을 감소시키고 절차에 대해 협조를 구한다.	
4.* 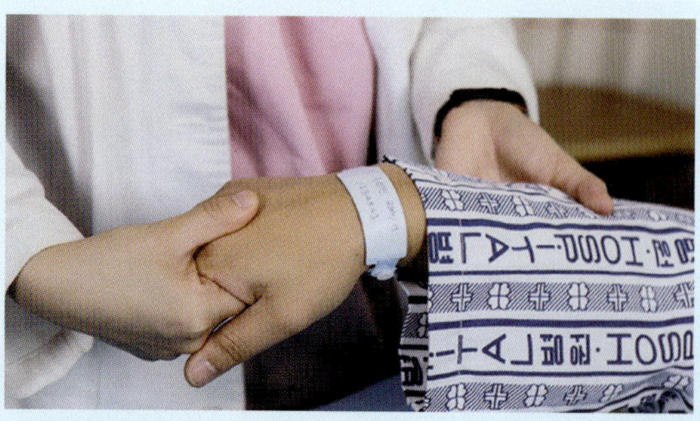	4. 안전한 간호를 수행하기 위한 대상자 확인 절차이다.	

구두 설명	자가평가			교수평가
	수행가능여부	이론적 근거제시 가능여부	연습필요	
1.				
2.				
3. "안녕하세요, 학생간호사 ○○○입니다."				
4. "환자분 성함이 어떻게 되시나요? 등록번호는 어떻게 되시나요?"				

수행절차	이론적 근거
5. 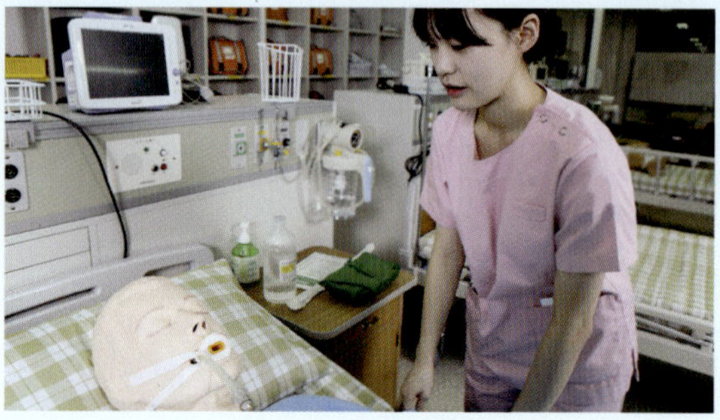	5. 처치에 대한 불안을 감소시키고 절차에 대해 협조를 구한다.
6. 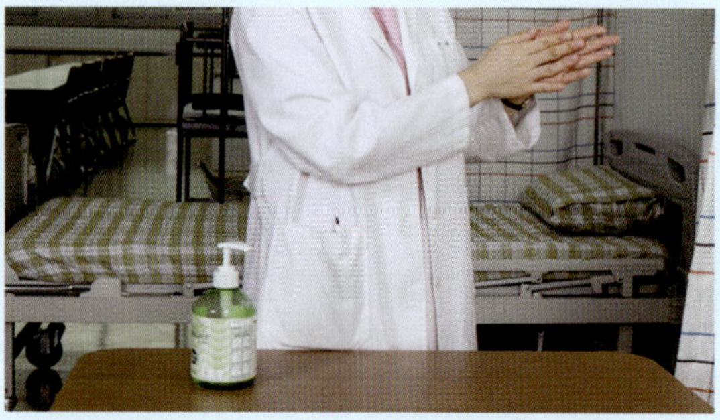	6. 세균의 전파를 막아 감염의 기회를 줄인다.
7. 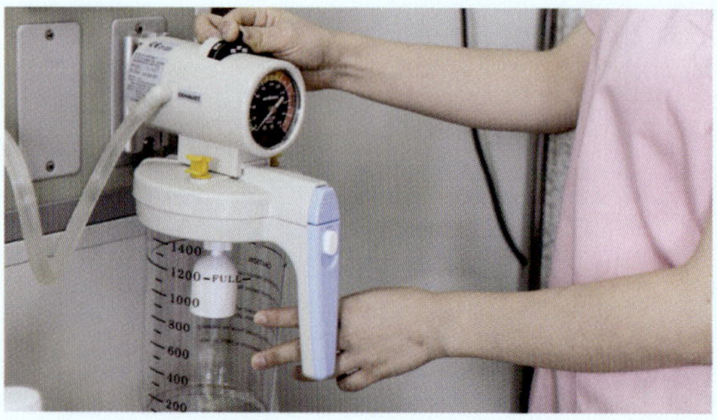	7. 흡인압이 과도하게 높으면 기관내 점막을 손상시킬 수 있다.
8. 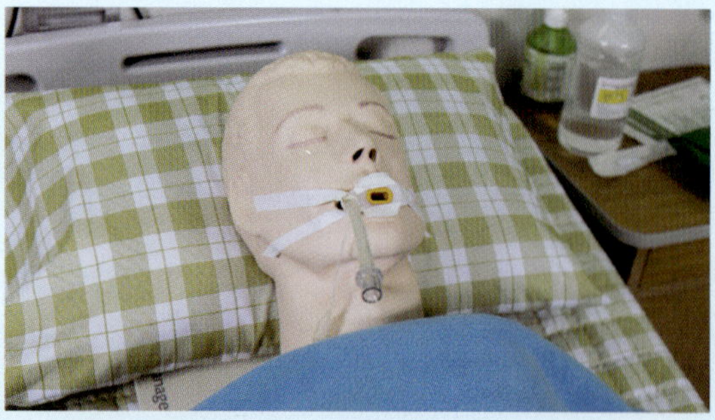	8. 반좌위는 심호흡과 폐확장을 용이하게 하고 기침 유발을 쉽게 한다.

구두 설명	자가평가			교수평가
	수행가능여부	이론적 근거제시 가능여부	연습필요	
5. "기관지 안의 가래 등 분비물로 인해서 불편하신가요? 그렇다면 분비물 등을 제거하여 숨쉬기를 쉽게 하기 위해서 기관내 흡인을 실시할 것입니다. 괜찮으신가요?"				
6.				
7.				
8. "자세는 반좌위를 취해주세요."				

수행절차	이론적 근거
9. 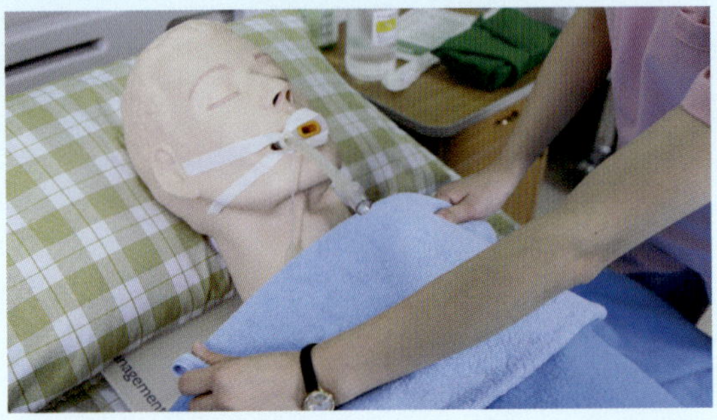	9. 분비물로 인해 침대와 시트의 오염을 막기 위함이다.
10. 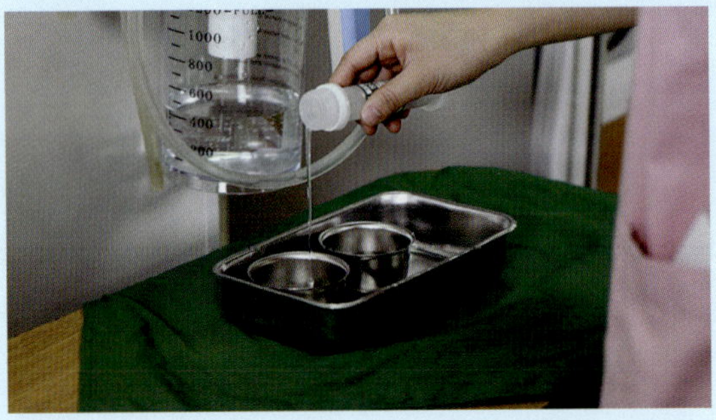	10. 생리식염수는 흡인 후 카테터를 청결하게 하는데 사용되고, 장비의 기능을 사정한다.
11.* 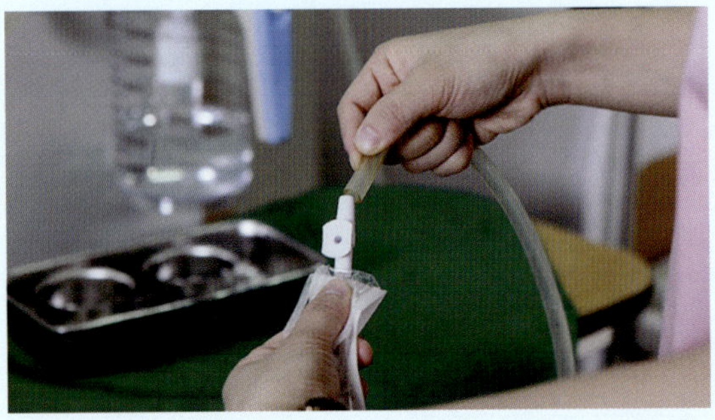	11. 카테터의 개봉부위를 약간만 개봉하여 카테터의 오염을 막을 수 있다.
12.* 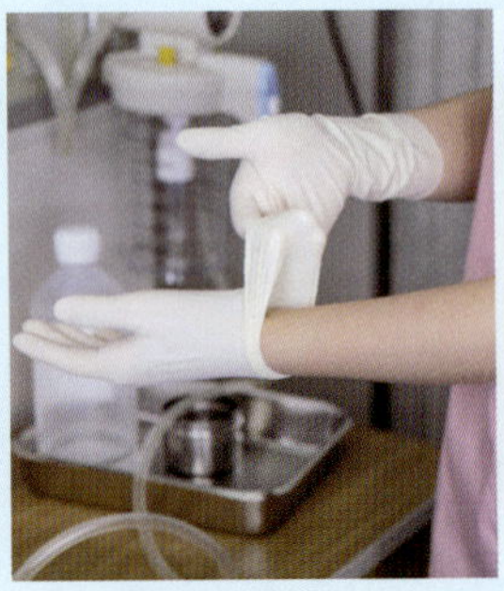 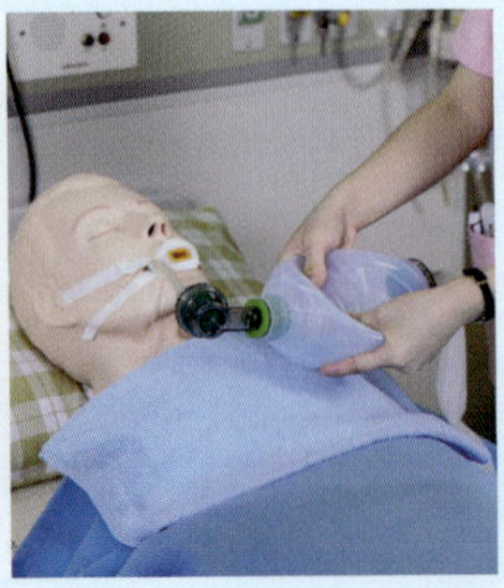	12. 세균의 전파를 막아 감염의 기회를 줄인다.

구두 설명	자가평가			교수평가
	수행가능여부	이론적 근거제시 가능여부	연습필요	
9.				
10.				
11.				
12.				

수행절차	이론적 근거
13.* 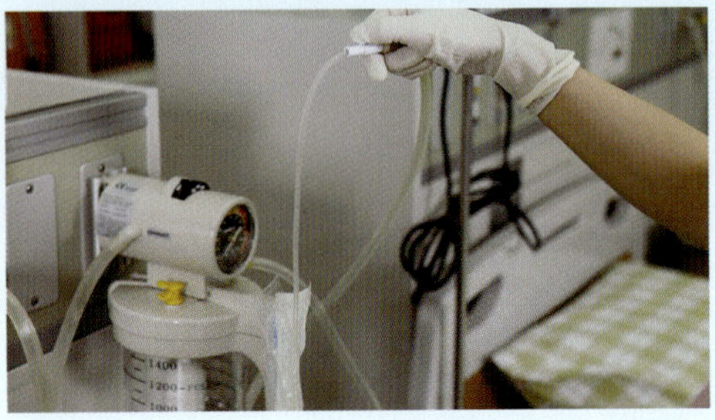	13. 멸균상태를 유지하고 오염을 방지하기 위함이다.
14.* 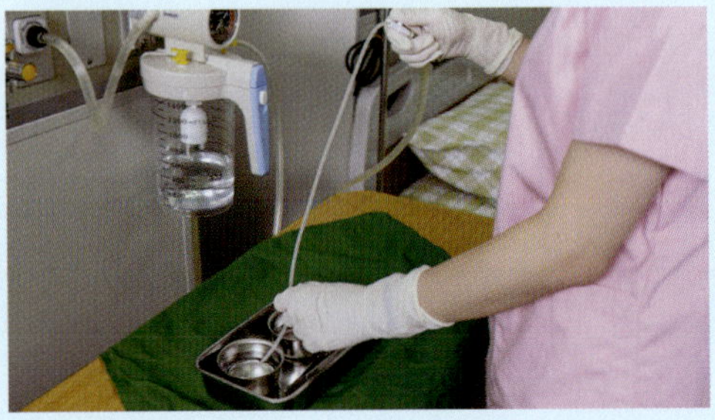	14. 흡인기가 잘 작동하고 있으며 카테터의 막힘이 없다는 것을 확인할 수 있다. 또한 수분으로 마찰없이 카테터가 잘 삽입되도록 하기 위함이다.
15.* 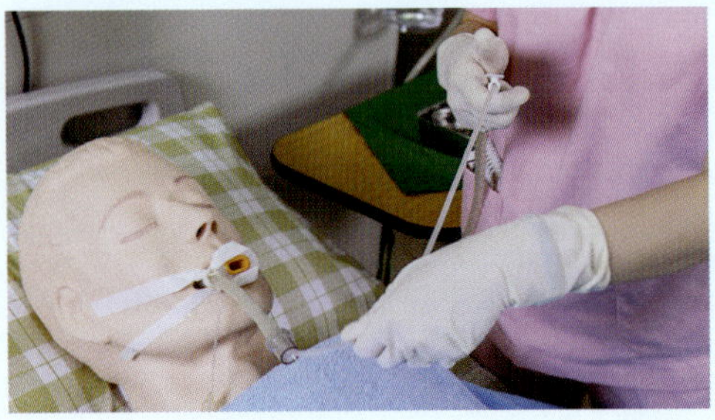	15. 카테터 삽입 시 점막손상에 주의한다.
16.* 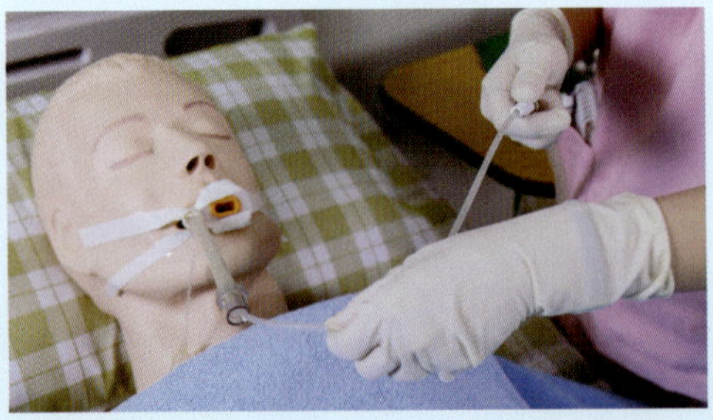	16. 카테터를 부드럽게 회전하면서 빼는 것은 기도의 분비물 제거를 도와주고 기관내 점막의 손상을 방지하기 위함이다.

구두 설명	자가평가			교수평가
	수행가능여부	이론적 근거제시 가능여부	연습필요	
13.				
14.				
15. "지금부터 흡인관을 삽입하겠습니다. 다소 불편감이 있을 수 있습니다."				
16.				

수행절차	이론적 근거
17.* 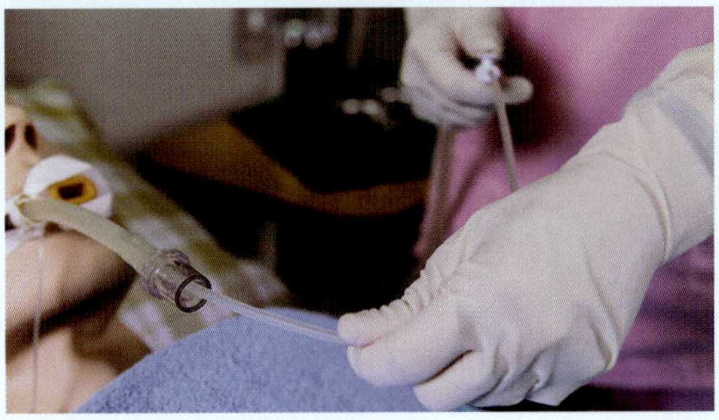	17. 흡인은 분비물뿐만 아니라 산소도 제거하므로 10~15초를 넘어서는 안 된다.
18. 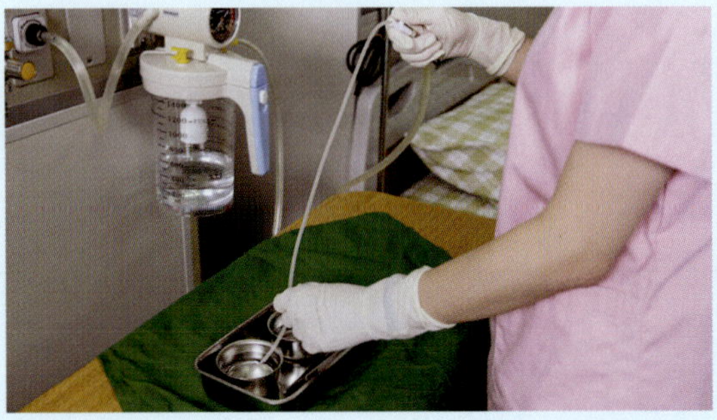	18. 흡인 카테터에 생리식염수를 통과시켜 분비물에 의해 카테터가 막히는 것을 방지할 수 있다. 분비물 양상으로 대상자의 상태를 사정한다.
19. 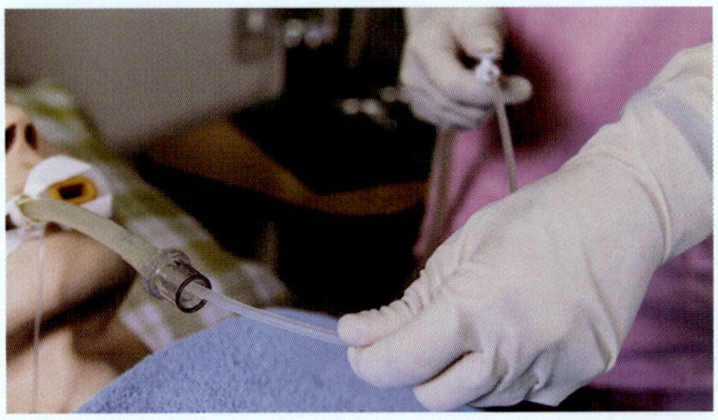	19. 중간에 잠시 쉬는 것은 신체가 흡인으로 인한 저산소증을 보상하도록 산소를 보충하여 회복할 시간을 주기 위함이다.
20. 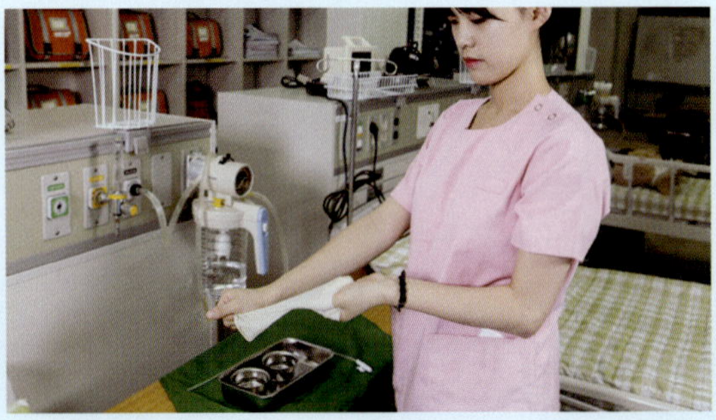	20.

	구두 설명	자가평가			교수평가
		수행가능여부	이론적 근거제시 가능여부	연습필요	
	17.				
	18.				
	19.				
	20.				

수행절차	이론적 근거
21. 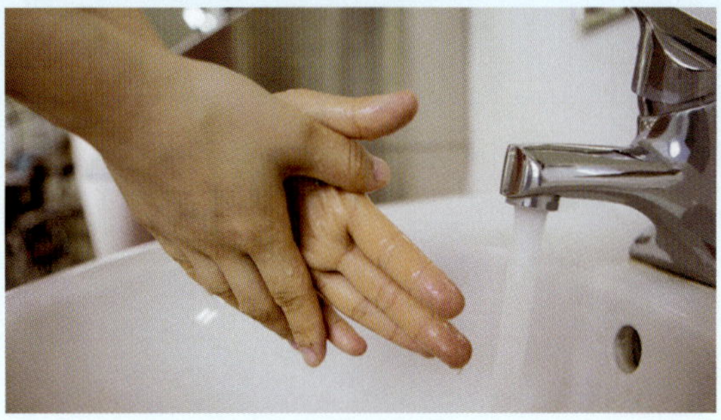	21. 세균의 전파를 막아 감염의 기회를 줄인다.
22. 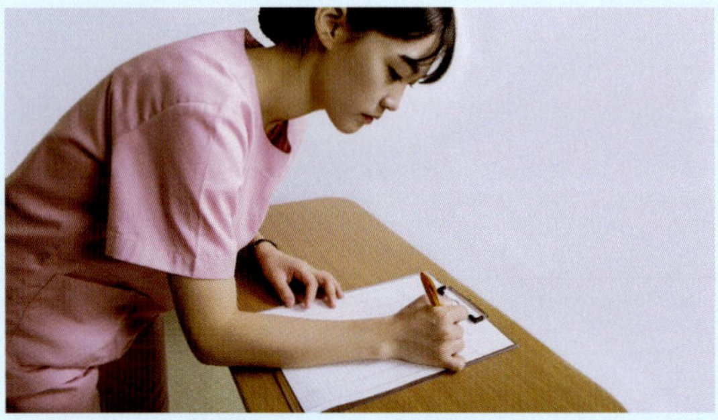	22. 필요한 경우 의사에게 보고한다.

구두 설명	자가평가			교수평가
	수행가능여부	이론적 근거제시 가능여부	연습필요	
21.				
22.				

사례 39

18세 남자 이○○ 환자는 충수염으로 전신마취 하 충수절제술을 받고 POD#3이다. 현재 환자는 숨을 쉴 때마다 그르렁 소리가 들리며 가래가 많으나 기침을 하면 배가 당겨서 스스로 가래를 잘 뱉어내지 못하고 있다. 주치의 검진 후 다음과 같은 EMR order가 추가되었다.

- Oropharyngeal suction q4hr
- Ambroxol 15mg 1@ IV tid

알맞은 간호활동을 수행하시오.

EMR order 해설

1) Oropharyngeal suction q4hr

   구강흡인을 4시간 마다 시행한다.

2) Ambroxol 15mg 1@ IV tid

   ambroxol 15mg 1 ampule을 하루 3회 8시간 간격으로 정맥주사 한다.

간호 수행

1) 구강흡인을 4시간 마다 시행한다.

   ✓ <18장 기관내 흡인> 수행절차 적용

2) ambroxol 15mg 1 ampule을 하루 3회 8시간 간격으로 정맥주사 한다.

   ✓ <6장 정맥 수액 주입> 수행절차 적용

약물 정보

- Ambroxol 15mg

  진해거담제로서 점액분비장애로 인한 급·만성 호흡기질환, 조산아 및 신생아의 호흡곤란증후군, 수술 전·후 폐합병증의 예방 및 치료에 사용한다.

간호기록 사례 39 | 기관내 흡인

날짜	시간	간호기록	서명
00/00/0000	20:00	가래 스스로 뱉지 못하고 그르렁 거리는 소리 있음. 구강 흡인 실시함.	
		양상 : 침과 묽은 가래 소량 나옴. 그르렁 거리는 소리 감소됨.	○○○
		정맥주사	
	20:15	투약 목적 및 주의사항 설명함. ambroxol 15mg 1@ 정맥 주사하고	
		saline 3mL flushing함.	○○○

사례 40

만성 폐쇄성질환으로 입원중인 환자 77세 남자 곽ㅇㅇ은 호흡이 답답함을 호소하고 기침을 하며 면담 시 그르렁 거리는 가래 끓는 소리가 많이 나고 있으나 잘 뱉어내지 못하고 있다. 담당간호사는 주치의에게 notify 후 EMR order가 추가되었다.

- Check SaO_2 q1hr
- **환자 원할 시 suction 시행해 주세요.**

order를 확인 후 알맞은 간호 활동을 수행하시오.

EMR order 해설

1) Check SaO_2 q1hr

   환자의 SaO_2 수치를 1시간마다 측정한다.

2) 환자 원할 시 suction 시행해 주세요.

   환자의 호흡부전이나 객담으로 인해 불편함을 겪을 시 흡인간호를 제공한다.

간호 수행

1) 산소포화도를 측정한다.

   ✓ <16장 산소포화도 측정도 심전도 모니터 적용–산소포화도 측정> 수행절차 적용

2) 환자가 원할 시 흡인간호를 제공한다.

   ✓ <18장 기관내 흡인> 수행절차 적용

간호기록 사례 40 | 기관내 흡인

날짜	시간	간호기록	서명
00/00/0000	20:00	호흡 시 그르렁 거리는 소리 있음. 산소포화도 검사함 : 94%.	
		가래 스스로 뱉지 못하여 구강 흡인함. 양상 : 침과 묽은 가래 소량 나옴.	○○○
	20:30	그르렁 거리는 소리 감소됨. 산소포화도 98% 유지됨.	○○○

19

기관절개관 관리

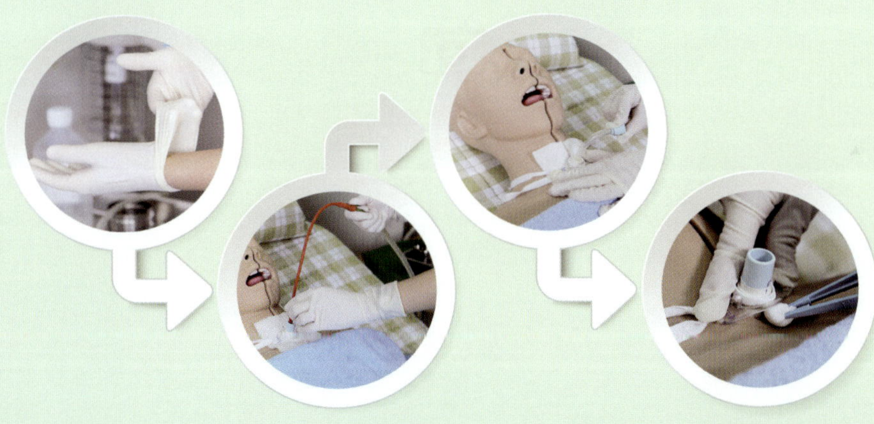

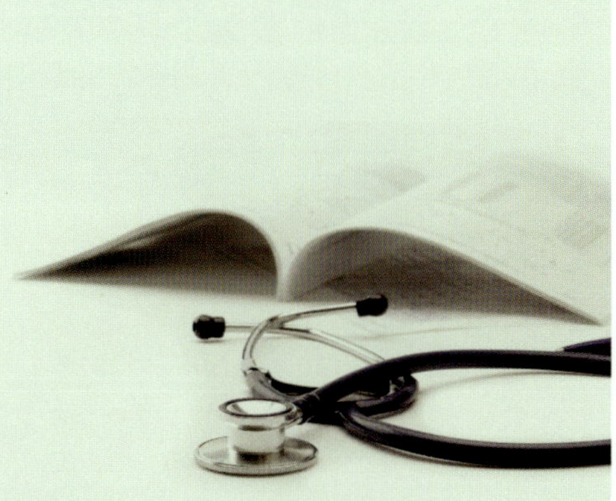

성취목표

필요장비 및 물품

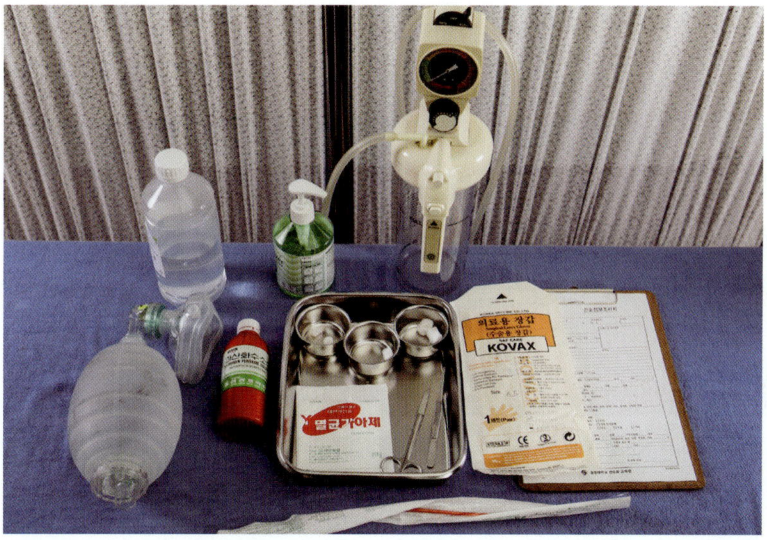

수행시간

- (   )분

1 목적

1) 기도의 개방성을 유지하기 위함이다.
2) 기관절개관 주위의 피부를 보호하고 감염을 예방하기 위함이다.

2 관련 선행지식

1) 기관절개관 드레싱을 할 때 사용하는 용액의 특성

- 기관절개관 드레싱에 사용하는 소독액은 주로 클로로헥시딘과 같이 항균효과(특히 그람 양성 세균)가 좋으면서 피부자극이 적은 소독액을 사용해야 함 [절차표상 소독솜으로 표시됨]
- 과산화수소(H_2O_2)와 생리식염수(normal saline)용액은 내관 및 외관의 분비물을 제거하는데 사용한다.
- 생리식염수(normal saline)용액은 개구부 주위와 피부를 소독하는데 사용한다.

2) 기관절개관 내관에 과산화수소수와 생리식염수를 사용하는 이유

- 과산화수소수(H_2O_2) : 건조되어 딱딱해진 분비물을 부드럽게 해주며 세균, 진균, 결핵균, 바이러스, 아포 제거에 효과적이므로 내관 소독에 이용
- 생리식염수(normal saline) : 과산화수소수가 남아 있으면 피부에 자극을 주므로 내관을 생리식염수로 헹구고 내관 재삽입시 부드럽게 하기 위해 사용

3) Y 거즈를 끼울 때 주의해야 할 사항

- 규격화된 Y 거즈를 사용해야 한다. 만약 멸균거즈를 잘라 사용하게 되면 절단면으로 인해서 감염이 생길 수 있다.
- Y 거즈를 Y자가 거꾸로 되도록 아래에서 위로 무균적으로 끼운다.

3 간호수행 절차와 이론적 근거 및 구두 설명

1) 기관절개관 관리

수행절차	이론적 근거
1. 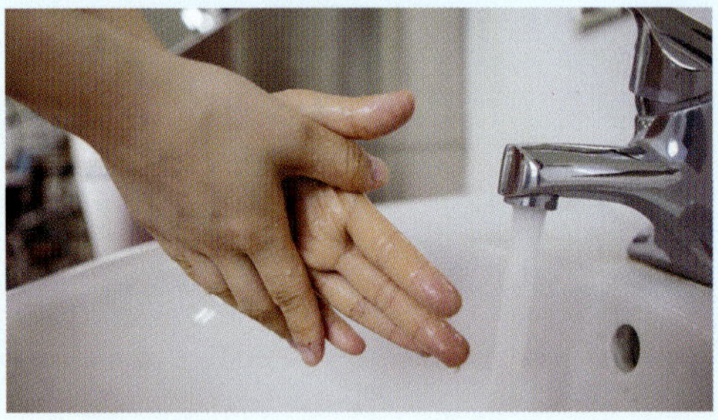	1. 세균의 전파를 막아 감염의 기회를 줄인다.
2. 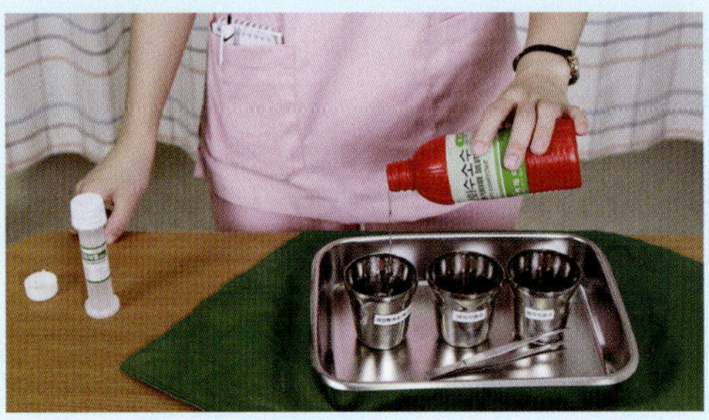	2.
3. 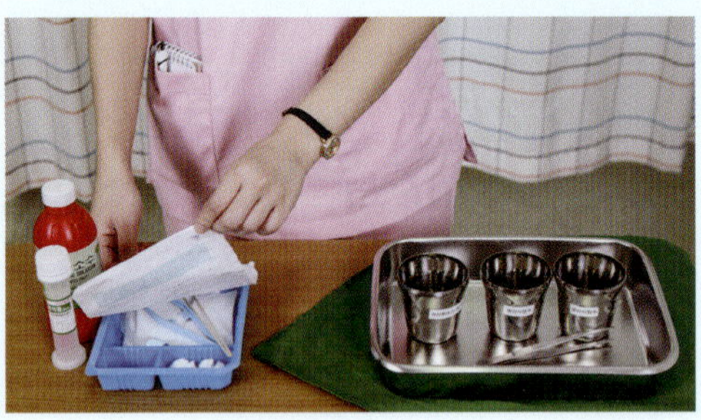	3.
4. 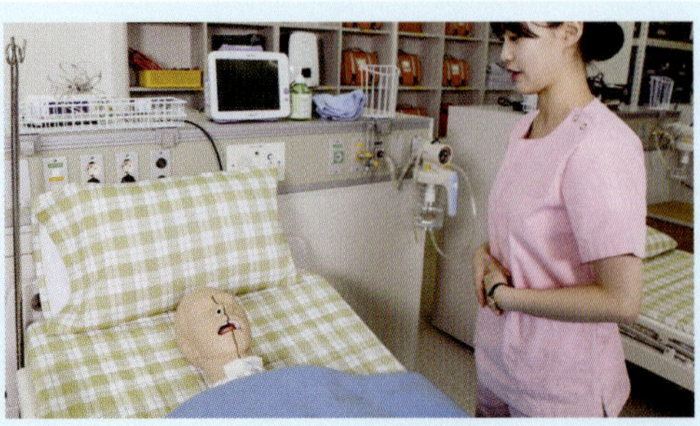	4. 처치에 대한 불안을 감소시키고 절차에 대해 협조를 구한다.

구두 설명	자가평가			교수평가
	수행가능여부	이론적 근거제시 가능여부	연습필요	
1.				
2.				
3.				
4. "안녕하세요, 학생간호사 ○○○입니다."				

수행절차	이론적 근거
5.* 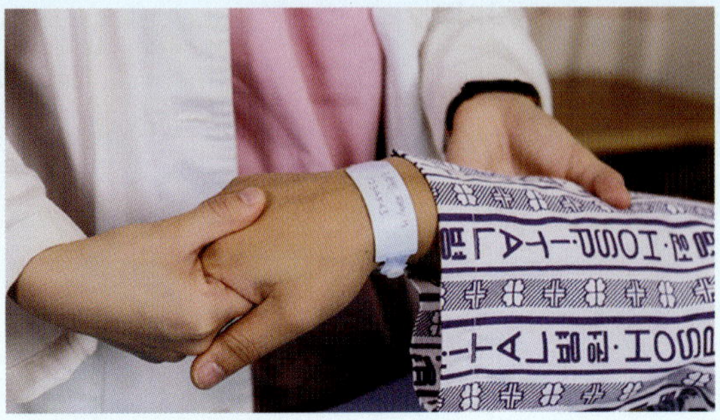	5. 안전한 간호를 수행하기 위한 대상자 확인 절차이다.
6. 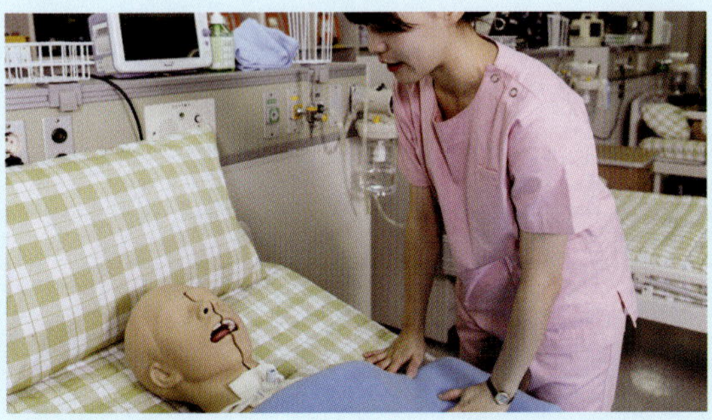	6. 처치에 대한 불안을 감소시키고 절차에 대해 협조를 구한다.
7. 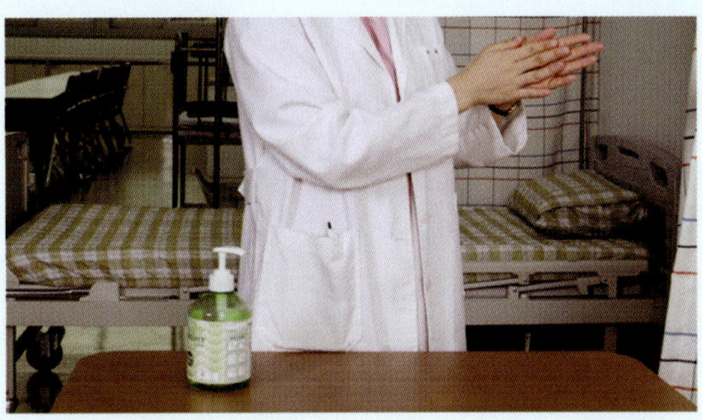	7. 세균의 전파를 막아 감염의 기회를 줄인다.
8. 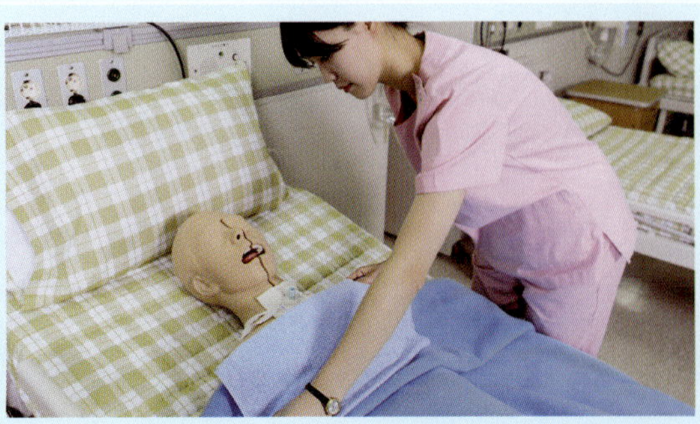	8. 금기되지 않는 한 반좌위나 좌위를 취하게 하여 폐확장을 증진시킨다. 방수포는 대상자의 옷이나 침대보가 오염되는 것을 방지한다.

구두 설명	자가평가			교수평가
	수행가능여부	이론적 근거제시 가능여부	연습필요	
5. "환자분 성함이 어떻게 되시나요? 등록번호는 어떻게 되시나요?"				
6. "지금부터 기관절개관 관리를 하겠습니다. 이는 기관절개관 부위의 피부 상태나 감염을 예방하기 위함입니다."				
7.				
8. "환자분께서는 편안한 자세로 앉아주세요. 처치로 인해서 환자복이나 침대가 젖는 것을 방지하기 위해서 방수포를 깔도록 하겠습니다."				

수행절차	이론적 근거
9. 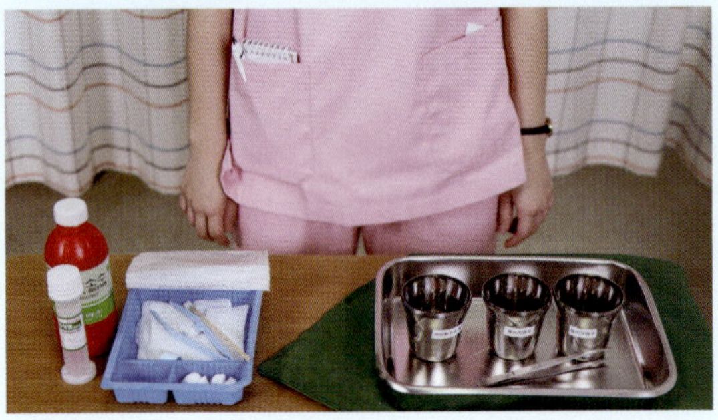	9. 멸균영역을 확보한다.
10. 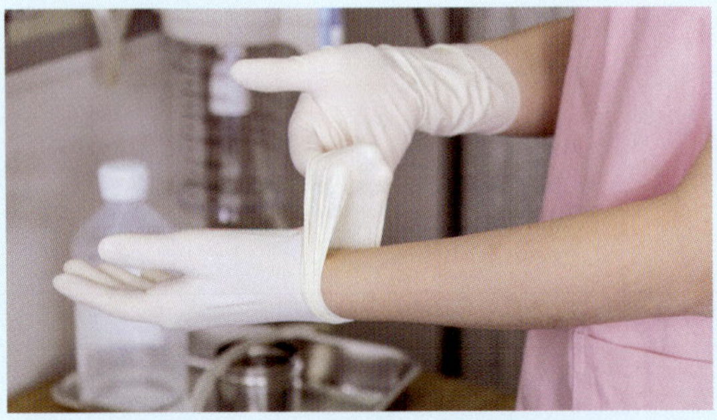	10. 세균의 전파를 막아 감염의 기회를 줄인다.
11.* 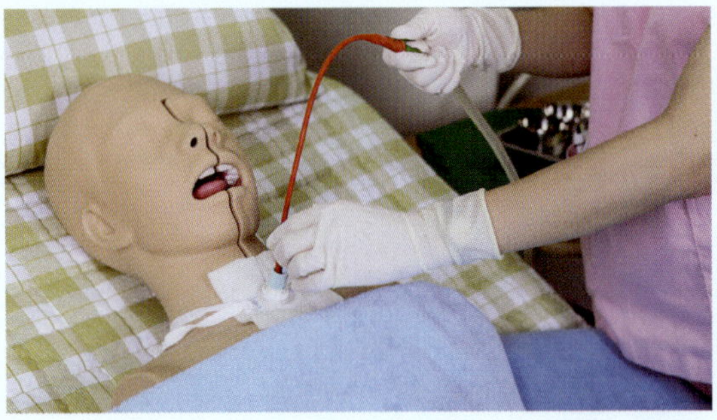	11. 흡인은 내관과 기도에 축적된 분비물을 제거한다.
12.* 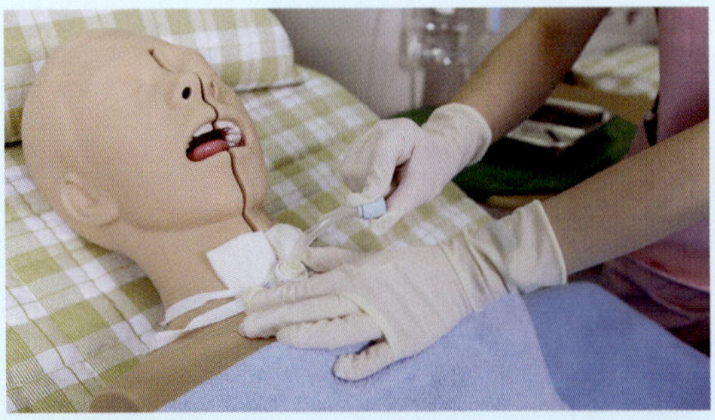	12. 튜브의 이탈을 예방하기 위함이다.

구두 설명	자가평가			교수평가
	수행가능여부	이론적 근거제시 가능여부	연습필요	
9.				
10.				
11. "소독 전에 분비물을 제거하기 위해 흡인을 시행하겠습니다."				
12.				

수행절차	이론적 근거
13.* 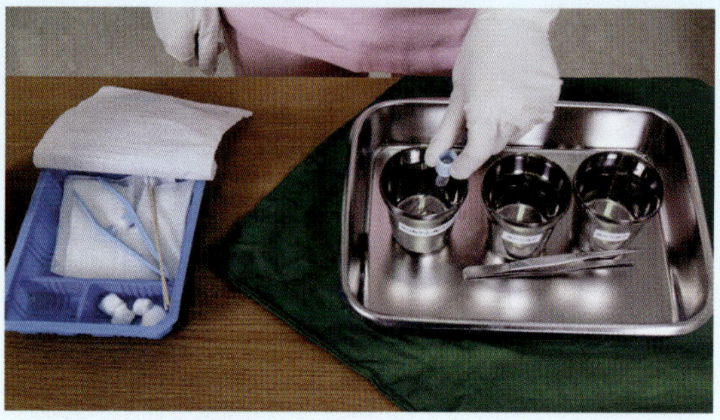	13. 과산화수소수는 마르고 딱지가 엉긴 분비물의 제거를 쉽게 한다.
14.* 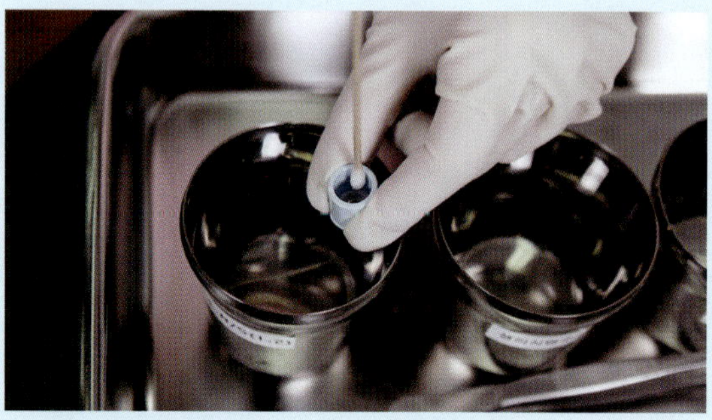	14. 내관에 붙어있는 분비물을 제거하고 멸균 상태를 유지하기 위함이다.
15.* 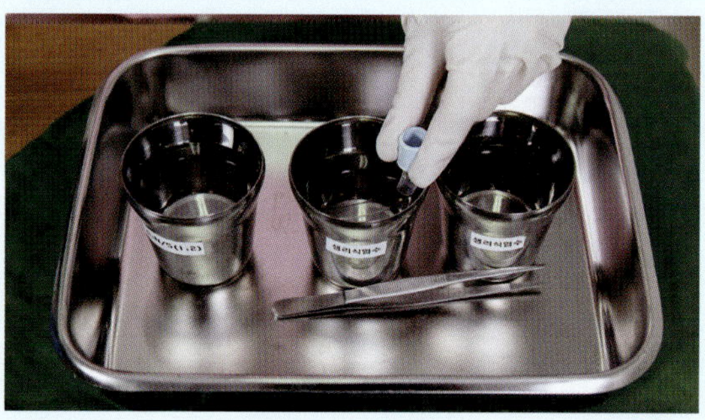	15. 과산화수소가 피부 자극을 유발할 수 있어 관산화수소를 제거하기 위함이다.
16.* 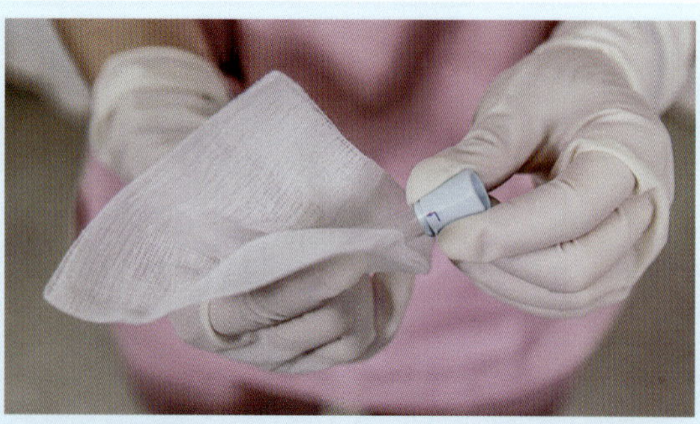	16.

구두 설명	자가평가			교수평가
	수행가능여부	이론적 근거제시 가능여부	연습필요	
13.				
14.				
15.				
16.				

수행절차	이론적 근거
17.* 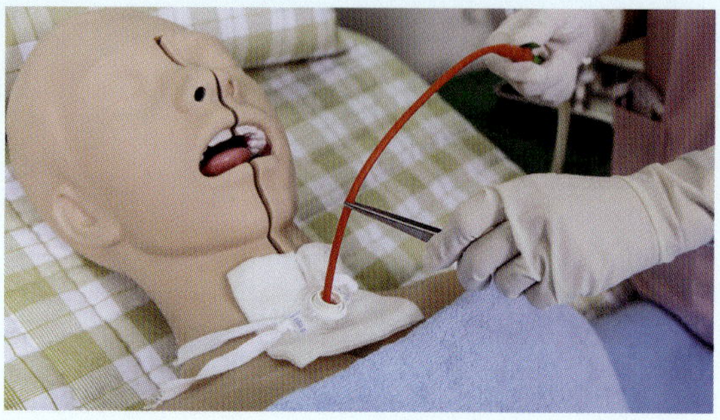	17. 남아 있는 분비물을 제거한다.
18. 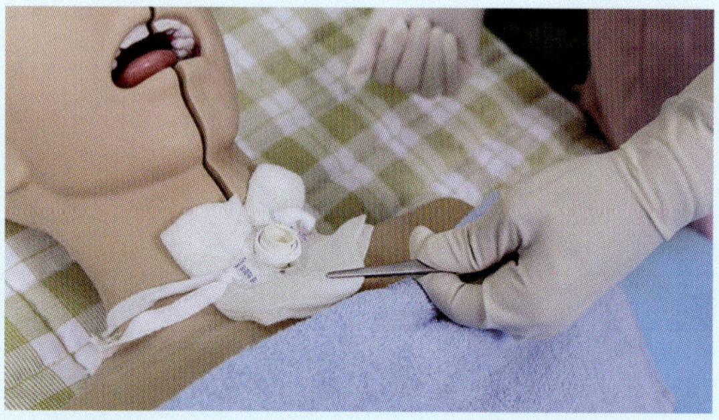	18.
19. 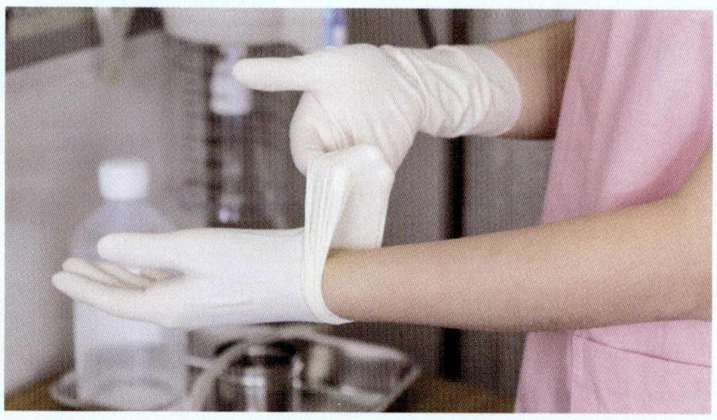	19. 세균의 전파를 막아 감염의 기회를 줄인다.
20.* 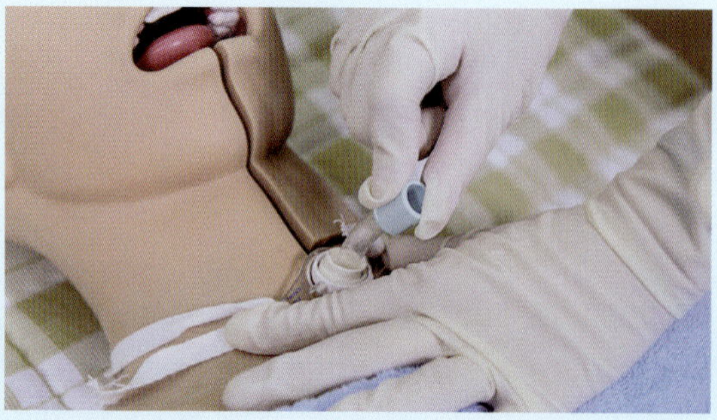	20.

구두 설명	자가평가			교수평가
	수행가능여부	이론적 근거제시 가능여부	연습필요	
17.				
18.				
19.				
20.				

수행절차	이론적 근거
21.* 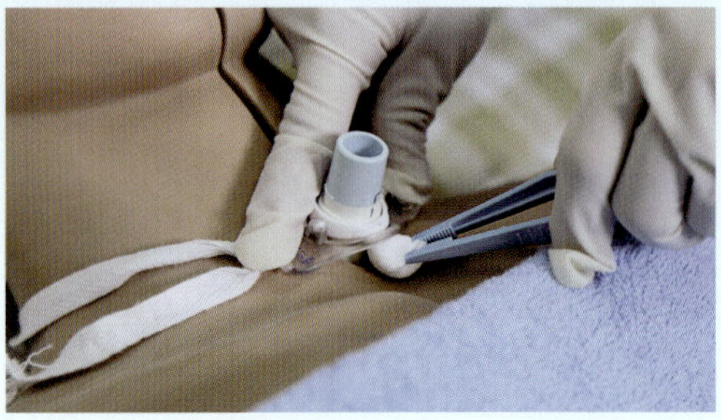	21. 멸균생리식염수는 피부에 자극이 없다. 멸균법을 유지하며 시행한다.
22.* 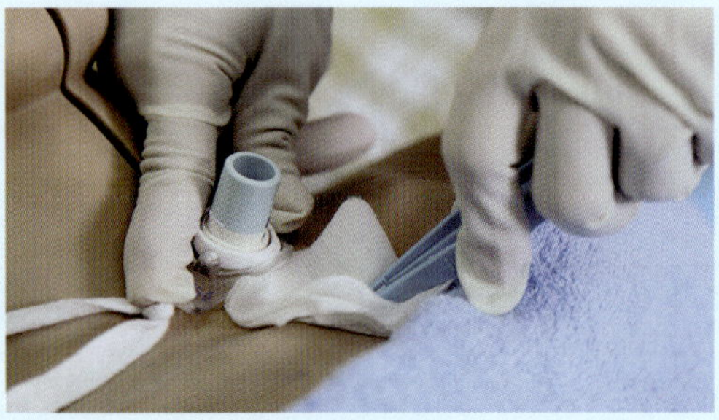	22. 드레싱을 하는 동안 기관절개관이 안전하게 지지되게 한다. 습기의 제거는 개구부 주변의 피부 미생물 증식과 손상을 방지하기 위함이다.
23.* 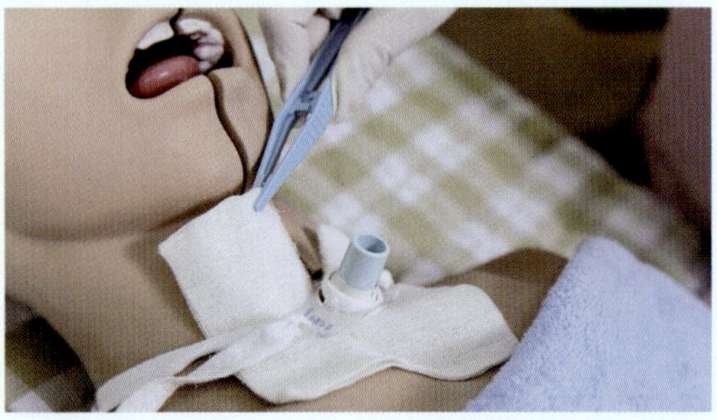	23. 거즈를 잘라서 만든 Y거즈는 면 조각이나 올이 풀린 섬유가 기관내로 흡인될 수 있으므로 최근에는 V자형 거즈가 더 많이 권장된다.
24. 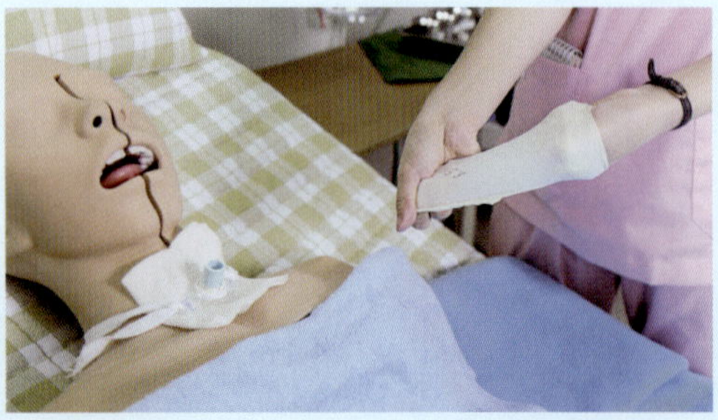	24.

구두 설명	자가평가			교수평가
	수행가능여부	이론적 근거제시 가능여부	연습필요	
21.				
22.				
23.				
24.				

수행절차	이론적 근거
25. 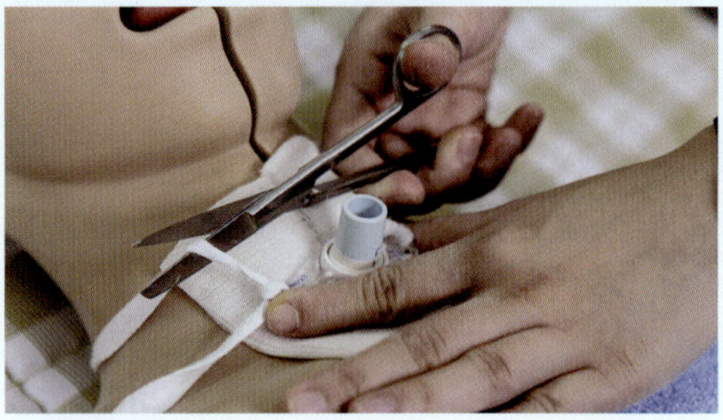	25. 끈으로 고정되지 않은 경우 대상자가 기침을 하거나 움직일 경우 기관절개관의 위치가 흔들릴 수 있다.
26.* 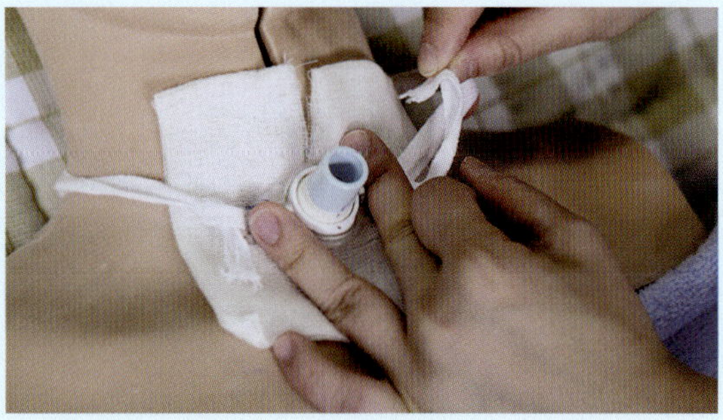	26. 목 사이로 손가락 2개가 들어갈 정도로 여유를 주고 환자가 목을 편안하게 움직일 수 있는지 확인한다.
27. 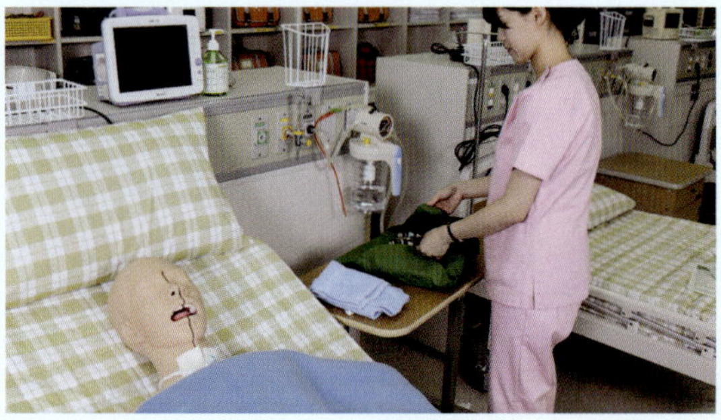	27.
28. 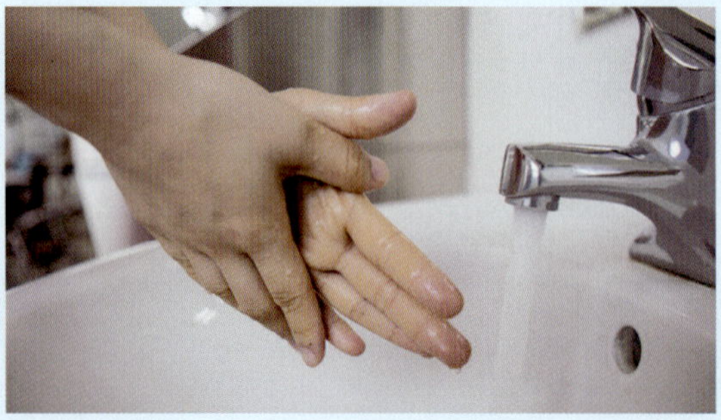	28. 세균의 전파를 막아 감염의 기회를 줄인다.

구두 설명	자가평가			교수평가
	수행가능여부	이론적 근거제시 가능여부	연습필요	
25.				
26.				
27.				
28.				

수행절차	이론적 근거	
29. 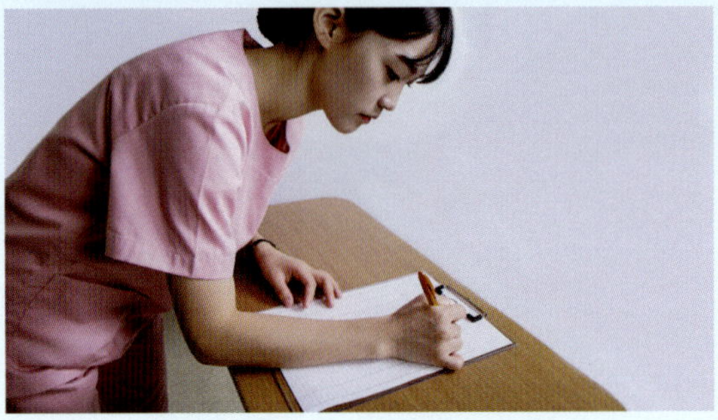	29.	

구두 설명	자가평가			교수평가
	수행가능여부	이론적 근거제시 가능여부	연습필요	
29.				

사례 41

기관절개관(tracheostomy)을 보유하고 있는 37세 남자 양○○의 상처 조직배양 검사 결과 VRE균이 검출되었다. VRE가 검출된 상기 환자에게 알맞은 기관절개관 간호활동을 수행하시오.

기관절개관 간호와 VRE

VRE는 Vancomycin resistant enterococci라고 하며 반코마이신 항생제에 내성이 있는 환자이다. 치료가 어려운 감염 관리의 주요 대상세균이다. 이러한 환자를 대할 때는 손씻기 지침을 제대로 지키는 것이 중요하며 환자와 접촉 할 경우 일회용 장갑을 착용하고 VRE환자가 퇴원할 때는 입원실, 사용기구 등을 청소하고 소독해야 한다. VRE환자는 격리 대상자에 해당하므로 환자를 격리해야 하고 필요한 물품을 준비한다. 코와 입이 완전히 덮히도록 마스크를 착용하고 최근엔 비닐로 된 일회용 비닐가운이 있으므로 이를 착용한다.

간호 수행

1) VRE로 인한 격리실 출입시 보호 장구 착용 및 폐기물 관리를 시행한다.
   - ✓ <15장 격리실 출입시 보호 장구 착용 및 폐기물 관리> 수행절차 적용
2) 기관절개관 관리(Tracheostomy care)를 시행한다.
   - ✓ <19장 기관절개관 관리 측정> 수행절차 적용

간호기록 사례 41 | 기관절개관 관리

날짜	시간	간호기록	서명
00/00/0000	20:00	기관 절개관 관리함. 내관 교환함. 절개부위 발적, 부종 없음.	
		묽은 분비물 소량씩 나옴. 내관 교환 후 호흡 양상 변화없이 안정적임.	○○○

20

기본 심폐소생술 및 제세동기 적용

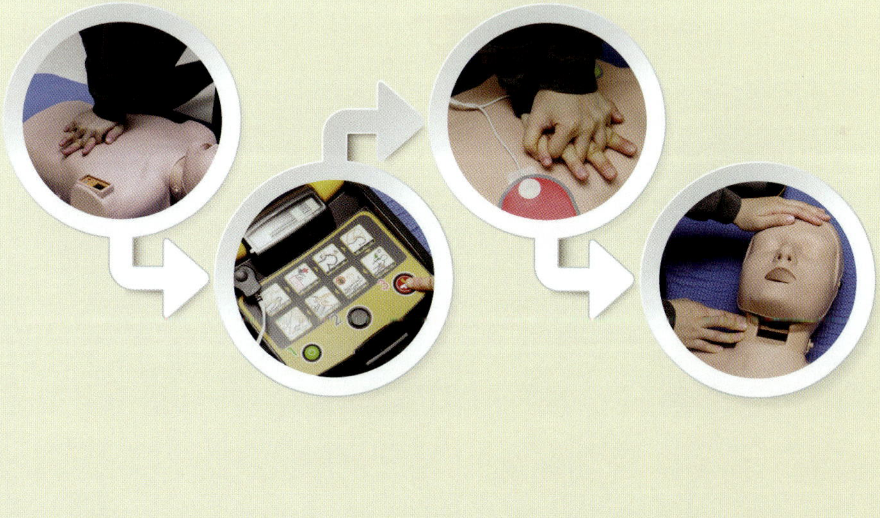

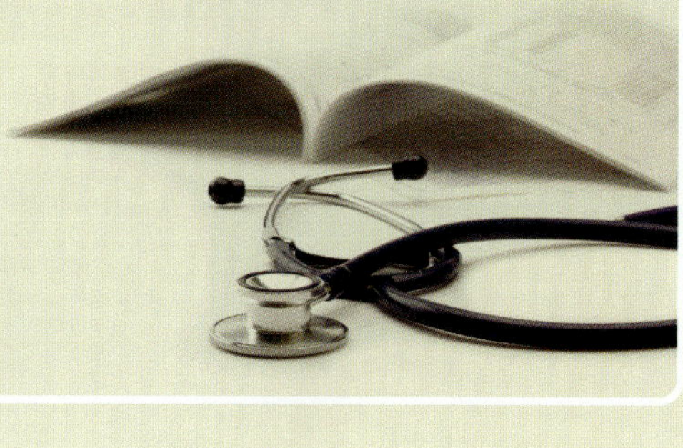

성취목표

필요장비 및 물품

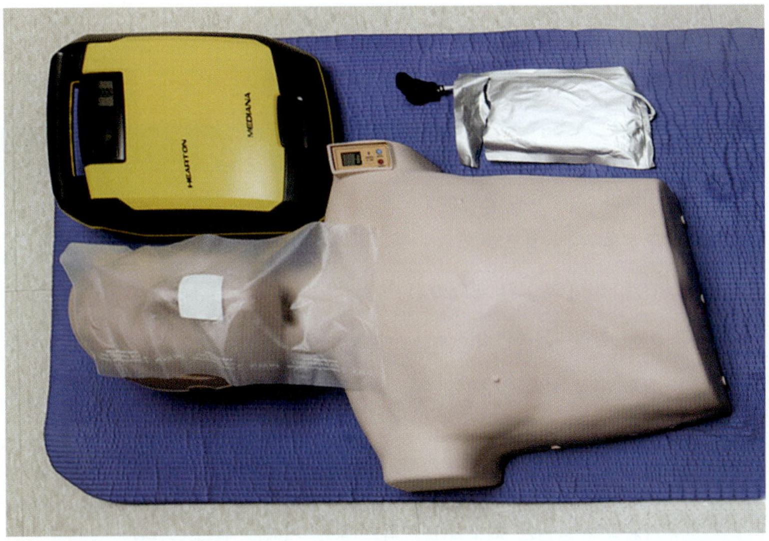

수행시간

- (   )분

1 목적

1) 순환을 유지하여 무산소증으로 인한 비가역적인 뇌손상을 방지한다.
2) 정상적인 심폐기능을 회복시켜 생명을 보존하기 위함이다.
3) 심정지 후 포괄적인 처치가 가능한 중환자실 또는 병원으로 이송한다.

2 관련 선행지식

1) 심폐소생술의 목적과 적응증

심폐소생술은 심정지 또는 심장마비가 발생했을 때 인공적으로 혈액을 순환시키고 호흡을 돕는 응급치료법으로 심장이 마비된 상태에서도 혈액을 순환시켜 뇌의 손상을 지연시키고 심장이 마비 상태로부터 회복하는데 도움을 주는 것이다.

2) 심폐소생술의 기본원리(A : 기도확보, B : 호흡, C : 순환) (대한심폐소생술협회, 2011)

	성인	소아	영아
심정지 확인	무반응		
	무호흡 또는 심정지 호흡		
	10초 이내 확인된 무맥박		
심폐소생술 순서	반응 확인－가슴압박(compression)－기도유지(airway)－인공호흡(breathing)		
가슴압박 속도	최저 분당 100~120회		
가슴압박 깊이	5~6cm	가슴 깊이의 1/3(5cm)	가슴 깊이의 1/4(4cm)
가슴이완	가슴압박 사이에는 완전한 이완		
가슴압박 중단	가슴압박 중단은 최소화(불가피한 중단 시에는 10초 이내)		
기도유지	머리 젖히고－턱 들기(head tilt-chin lift)		
가슴압박 대 인공호흡 비율			
전문기도확보 이전	30 : 2	30 : 2(1인 구조자)	
		15 : 2(2인 구조자)	
전문기도확보 이후	가슴압박과 상관없이 6~8초마다 인공호흡(8~10회/분)		
심폐소생술 교육을 받지 않았거나 할 수 없는 일반인 구조자	'가슴압박소생술' 시행		

3) 제세동기 사용 목적과 적응증

- 자동 제세동기는 심실세동이나 심실빈맥의 특징적인 리듬을 분석하는 내부 감시장치가 있어 환자가 이러한 리듬을 나타나면 시술자가 전기쇼크를 가하도록 알려준다.
- 반응과 정상적인 호흡이 없는 심실세동에 의한 심정지 대상자에게 사용하고, 심폐소생술 시행 중에 자동 제세동기가 도착하면 지체 없이 적용해야 한다.

4) 올바르지 못한 심폐소생술과 제세동기의 사용에 따른 부작용

- 심정지 대상자에게 심정지 호흡은 첫 수 분간 흔하게 나타나며 이러한 징후를 사정하지 못하면 심정지 대상자의 생존 가능성이 낮아진다.
- 과도한 환기는 위 팽창으로 인한 역류, 흡인과 같은 합병증을 유발할 수 있다. 또한 흉곽내압을 증가시키고 심장으로의 정맥혈 귀환을 저하시켜 심박출량과 생존율을 감소시킬 수 있다.
- 가슴압박 후 가슴이 정상 위치로 이완되지 않으면 흉강 내부의 압력이 증가하여 심박출량이 감소된다. 그리고 관상동맥과 뇌동맥으로 가는 혈류가 감소하여 효과적인 심폐소생술을 시행할 수 없다.
- 가슴압박이 적절히 시행되더라도 합병증으로 늑골 골절이 발생할 수 있다. 심폐소생술 후 늑골(13~97%)이나 흉골(1~43%) 골절이 관찰되며 기흉, 혈흉, 폐좌상, 간열상, 지방색전증, 협심증, 심장염, 대동맥혈상, 비장손상 등이 발생한다.
- 뇌손상과 심혈관계 이상은 심정지 후 소생 여부를 결정하는 주요한 합병증이다.

MEMO

③ 간호수행 절차와 이론적 근거 및 구두 설명

1) 기본 심폐소생술 및 제세동기 적용

수행절차	이론적 근거
1. 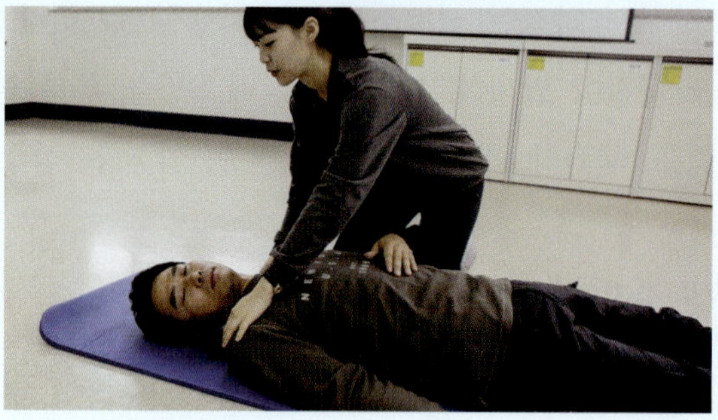	1. 대상자가 반응이 없고 호흡이 없거나 심정지 호흡처럼 비정상적인 호흡을 보인다면 심정지 상태로 판단할 수 있다. 만일 경추손상이 의심되면 목과 머리가 흔들리지 않게 주의해야 한다.
2. 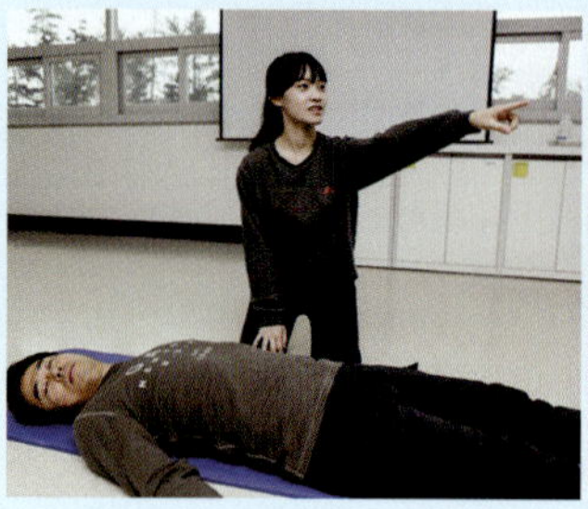 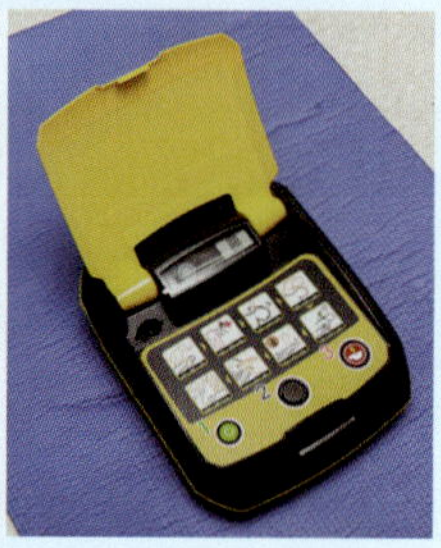	2. 반응이 없으면 대부분이 의식이 없는 것으로 간주할 수 있다. 119에 신고할 때 구조자는 대상자 발생 장소, 상황, 상태 등에 대해서 설명한다.
3. 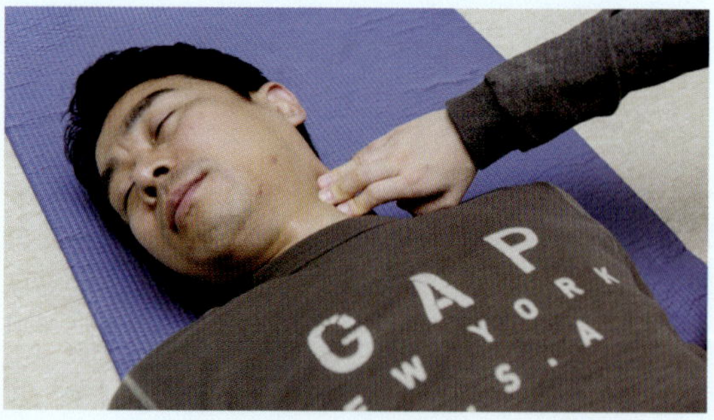	3. 일반인은 맥박 확인이 어려워 순환을 확인하기 어렵다. 자발호흡이나 맥박이 있는 경우에는 심폐소생술을 시행해서는 안 된다.

구두 설명	자가평가			교수평가
	수행가능여부	이론적 근거제시 가능여부	연습필요	
1. "여보세요, 일어나보세요. 제 얘기가 들리시면 반응을 해주세요."				
2. "앞에 양복 입고 계신 남자분, 지금 119에 전화를 해주세요. 그리고 옆에 빨간색 모자 쓴 여자분은 자동 체외제세동기를 가져와주세요."				
3.				

수행절차	이론적 근거
4.* 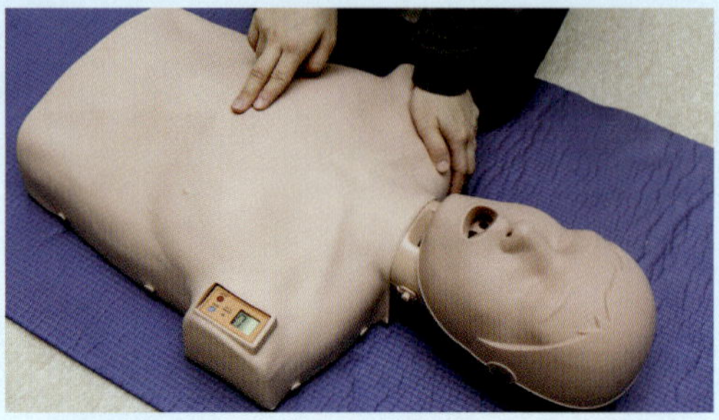	4. 효과적인 가슴압박은 심폐소생술을 하는 동안 심장과 뇌로 충분한 혈류를 전달하기 위함이다. 유두 연결선의 중간부분 지점을 확인한다.
5.* 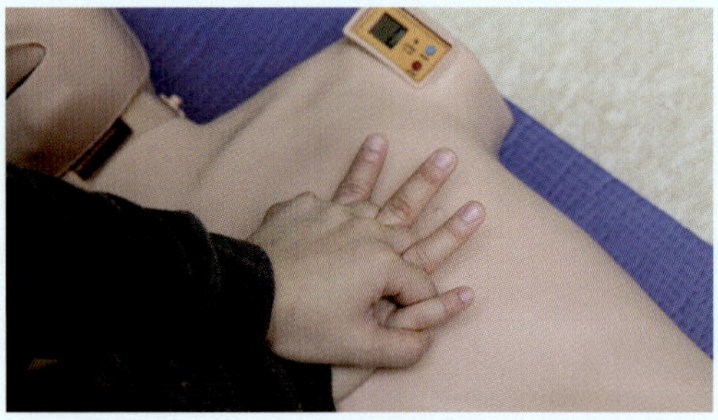	5. 손가락을 깍지 낀 자세는 대상자 가슴에서 손이 빠지는 것을 방지한다.
6.* 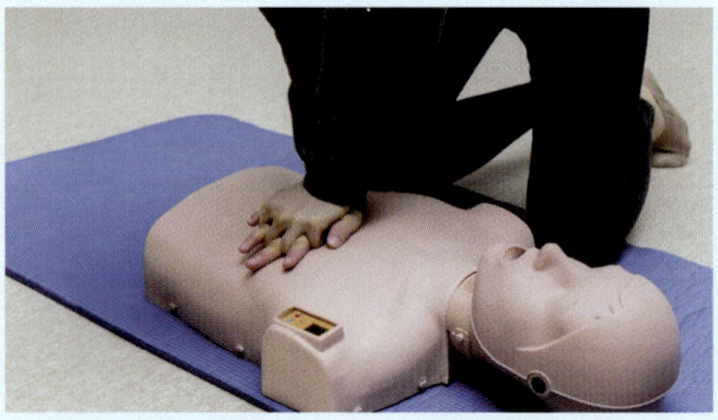	6. 흉부 압박은 뇌와 심장 등 주요 장기에 약간의 혈류를 생성한다. 흉부압박을 효과적으로 시행 할수록 더 많은 혈류를 주요 장기로 보낼 수 있다.
7.* 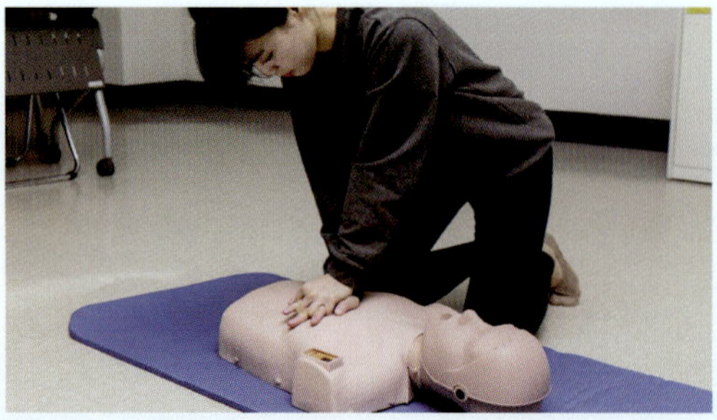	7. 심폐소생술을 하는 동안 분당 시행하는 흉부압박수는 자발순환회복(ROSC) 및 양호한 신경 기능을 유지한 생존율을 결정하는 중요한 요소이다. 흉부압박 후에 충분히 이완을 해주어야 정맥귀환이 가능해진다.

구두 설명	자가평가			교수평가
	수행가능여부	이론적 근거제시 가능여부	연습필요	
4.				
5.				
6.				
7.				

수행절차	이론적 근거
8.* 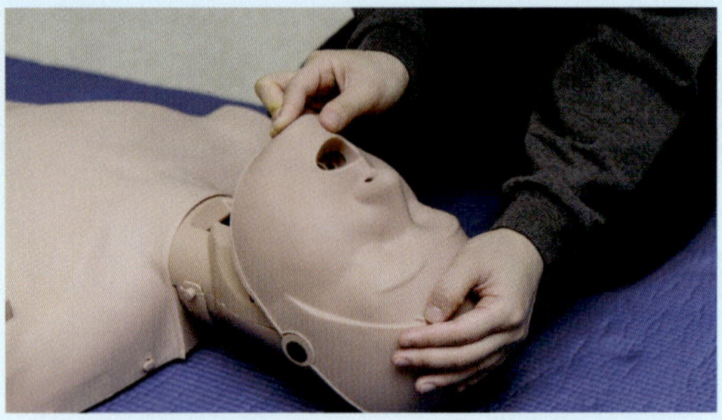	8. 기도개방이 인공호흡에 필수적이다. 머리를 뒤로 젖히고 턱 끌어올리기 자세는 쉽게 기도유지를 할 수 있는 방법이다. 머리나 목의 외상이 의심되는 대상자는 턱 밀어올리기 방법으로 기도를 확보한다.
9.* 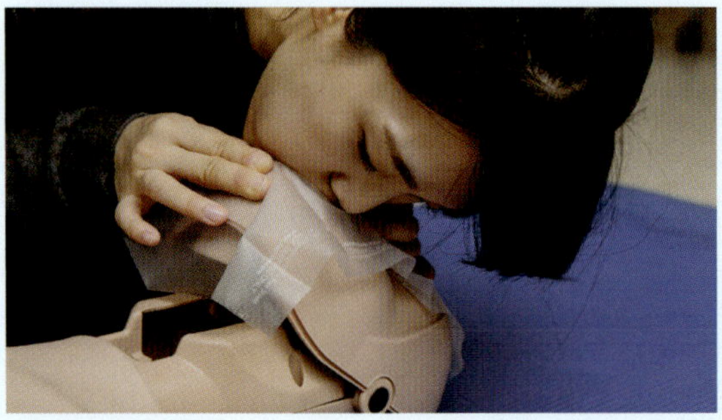	9. 환자의 가슴이 올라오지 않는다면 두 번째 인공호흡을 하기 전에 기도를 다시 확보한다. 코를 막는 것은 공기가 코를 통해 나가는 것을 막기 위해서다.
10. 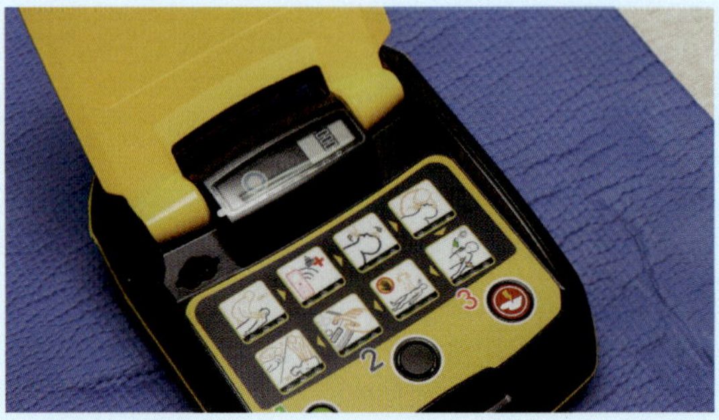	10. 갑자기 발생한 심정지의 대부분은 심실세동에 의해 유발되며 심실세동의 가장 중요한 치료는 전기적 제세동이다.
11.* 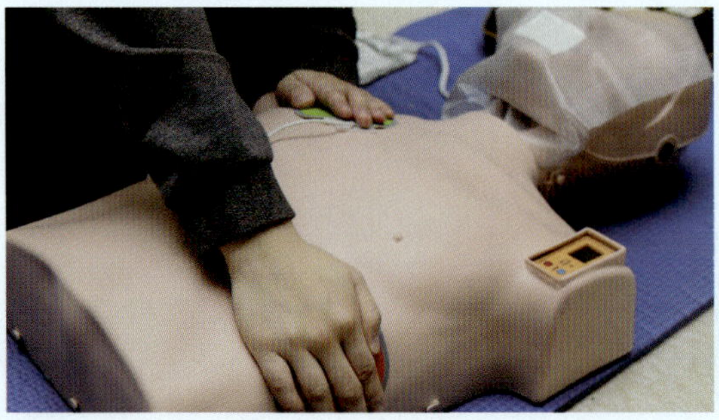	11. 정확한 심전도 판독을 위함이다. 이때 대상자의 옷은 벗겨야 하며 패드 부착 부위에 땀이나 이물질이 있으면 제거한 후에 패드를 부착한다. 그리고 대상자와 접촉을 피하고 대상자의 몸이 움직이지 않도록 한다.

구두 설명	자가평가			교수평가
	수행가능여부	이론적 근거제시 가능여부	연습필요	
8.				
9.				
10.				
11.				

수행절차	이론적 근거
12.* 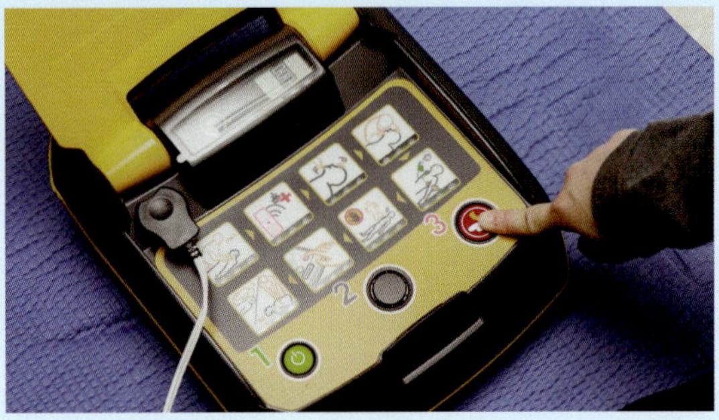	12. 심전도 리듬을 분석하여 심실세동이나 맥박이 없는 심실성 빈맥이면 제세동을 실시한다. 전기적 충격으로부터 다른 사람들을 보호하기 위하여 주위사람들에게 대상자에게서 물러나게 한다.
13.* 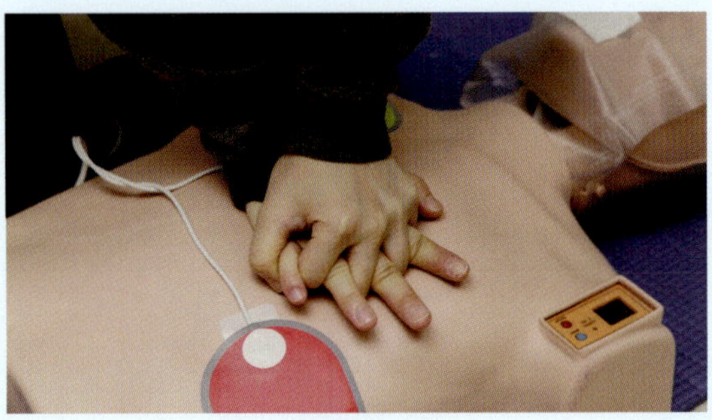	13. 제세동 후에는 맥박확인이나 리듬분석을 시행하지 않고 바로 흉부압박을 실시하며 5 cycle의 심폐소생술을 시행한 후에 다시 한 번 심전도를 분석한다. 이때 적응증이 되면 제세동을 반복하도록 한다.
14. 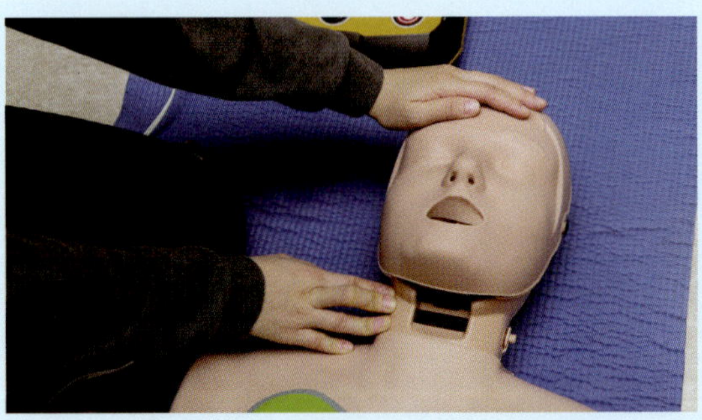	14.
15. 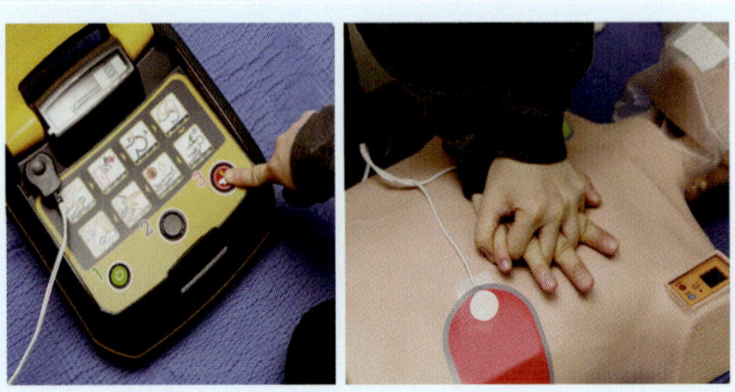	15.

구두 설명	자가평가			교수평가
	수행가능여부	이론적 근거제시 가능여부	연습필요	
12. “제세동을 실시하겠습니다. 주위 분들은 대상자에게서 물러나 계세요.”				
13.				
14.				
15.				

수행절차	이론적 근거
16. 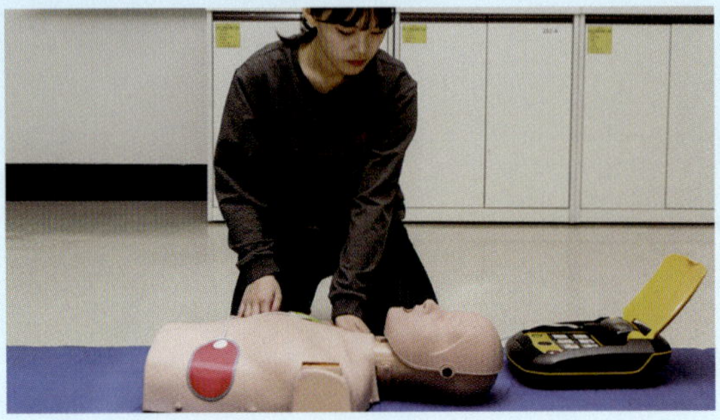	16. 대상자를 발견했던 시간 및 주위 상황, 최초 심폐소생술 등에 대하여 설명한다.

구두 설명	자가평가			교수평가
	수행가능여부	이론적 근거제시 가능여부	연습필요	
16. "환자분이 ○○시 ○○분쯤 쓰러져 있는 것을 발견하였고, 호흡과 맥박이 없는 상태였습니다. 그래서 심폐소생술과 제세동을 실시하였습니다."				

사례 42

학생 실습을 위해 가정 방문을 가던 중 버스정류장에서 20대 정도로 보이는 여자가 가슴을 부여잡고 쓰러져 있다. 알맞은 간호활동을 수행하시오.

간호 수행

- 기본 심폐소생술 및 제세동기를 적용한다.
  - ✓ <20장 기본 심폐소생술 및 제세동기 적용> 수행절차 적용

사례 43

공항에서 6~8세로 보이는 여자 아이가 쓰러져 있는 것을 발견하였다. 아이의 부모는 아이가 목에 걸릴만한 무언가를 먹지는 않았으며 갑자기 숨을 쉬지 않으며 쓰러졌다고 하였다. 알맞은 간호활동을 수행하시오.

아동의 심폐소생술

소아나 영아의 환자사정을 할 때 주위에 도와줄 사람이 없고 기도폐쇄 및 호흡정지에 의한 심정지라는 판단이 되면 우선 기도확보, 이물제거 및 인공호흡을 1분간 시행한 후 도움을 요청하는 것이 바람직하다. 영아가 숨을 쉬지 않는지, 헐떡거림이 있는지 영아의 반응을 확인하고 순환(circulation)을 확인한다.

수행 절차

- 아동의 심폐소생술 및 제세동기를 적용한다.
  - ✓ <20장 기본 심폐소생술 및 제세동기 적용> 수행절차 적용

참 | 고 | 문 | 헌

- 강현숙 외(2014). 근거기반 기본간호학. 수문사.
- 김금순 외(2011). 기본간호학. 신광출판사.
- 김분한 외(2014). 핵심기본간호술 가이드북. 대한나래출판사.
- 김화순 외(2011). 기본간호학 실습.
- 서울대학교병원(2005). 감염관리지침서.
- 서울대학교병원(2014). 감염관리지침.
- 손영희 외(2000). 기본간호 수기. 현문사.
- 손정태 외(2013). 기본간호학 실습. 현문사.
- 송경애(2014). 최신 기본간호학. 수문사.
- 원종순 외(2014). 기본간호학 실습. 현문사.
- 장선옥 외(2012). 기본간호학 실습지침서. 군자출판사.
- 장선옥 외(2012). 기본간호학 이론서. 군자출판사.
- 조경숙 외(2014). 성인간호학. 현문사.
- 한국간호교육평가원(2014). 간호교육인증평가 핵심기본간호술 평가항목.

사진으로 보는

핵심간호술

발 행 2016년 2월 17일

저 자 김 동 옥

발행인 최 명 희

발행처 **퍼시픽북**

서울특별시 중구 충무로 29 아시아미디어타워 503호

TEL. 02-2272-7766(代) / FAX. 02-2272-7166

www.papu.co.kr

ISBN 979-11-5814-092-2

정가 **35,000원**